Monika Neubeck

Evidenzbasierte Selbstmedikation

Monika Neubeck

Evidenzbasierte Selbstmedikation

Monika Neubeck, Kaiserslautern

6., überarbeitete und erweiterte Auflage

Mit 44 Tabellen

Deutscher Apotheker Verlag

Zuschriften an
lektorat@dav-medien.de

Anschrift der Autorin
Dr. Monika Neubeck
Stelzenberger Weg 16
67661 Kaiserslautern

Hinweis
Um die Lesbarkeit des Buches zu verbessern, verzichten wir auf die gleichzeitige Nennung männlicher und weiblicher Sprachformen. Alle personenbezogenen Begriffe beziehen sich unterschiedslos auf Menschen jeden Geschlechts.
Alle Links zu externen Inhalten wurden zum Zeitpunkt der Drucklegung gewissenhaft überprüft. Wir bitten jedoch um Verständnis, dass der Verlag keinen Einfluss auf die dauerhafte Verfügbarkeit externer Onlineressourcen hat und demzufolge keinen zeitlich unbegrenzten Zugang zu diesen Inhalten gewährleisten kann.

Bibliografische Information der Deutschen Nationalbibliothek
Die Deutsche Nationalbibliothek verzeichnet diese Publikation in der Deutschen Nationalbibliografie detaillierte bibliografische Daten sind im Internet unter https://portal.dnb.de abrufbar.

6., überarbeitete Auflage 2023
ISBN 978-3-7692-8062-3 (Print)
ISBN 978-3-7692-8285-6 (E-Book, PDF)

Birkenwaldstraße 44, 70191 Stuttgart
www.deutscher-apotheker-verlag.de
Printed in Germany

Programmplanung: Dr. Tim Kersebohm, Sabrina Porceddu
Lektorat: Lisa K. Rebenstock
Satz: abavo GmbH, Buchloe
Indexer: Walter Greulich, Birkenau
Druck und Bindung: Aumüller Druck GmbH & Co. KG, Regensburg
Umschlagabbildung: nadia_snopek/stock.adobe.com
Umschlaggestaltung: deblik, Berlin

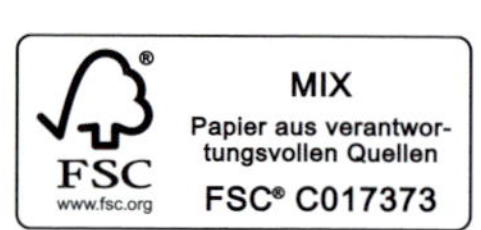

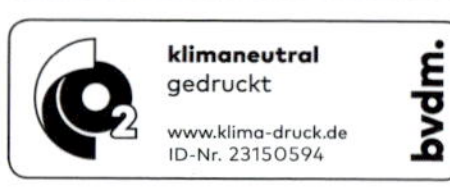

Vorwort

Zehn Jahre „Evidenzbasierte Selbstmedikation“ sind ein Grund zum Feiern!

Seit der im Jahr 2013 erschienenen ersten Auflage hat sich die evidenzbasierte Pharmazie zu einer geachteten Wissenschaft, aber auch zu einem vielgefragten Marketingkonzept entwickelt. Spätestens seit der Erfindung der „Fake News“ ist es offensichtlich, wie wichtig Informationen aus zuverlässigen und unbestechlichen Quellen sind. So hat sich auch in den Apotheken die Umsetzung des Evidenzgedankens für eine qualitativ hochwertige Beratung als unverzichtbar erwiesen. Langfristige Kundenbindung funktioniert am besten, wenn nachweislich wirksame Therapieoptionen empfohlen werden und man bei zweifelhaften Präparaten ehrlich abrät. Auch potenzielle Onlinekunden fühlen sich auf diese Weise ernstgenommen und gut aufgehoben.

Im Apothekenalltag mit seinen vielfältigen Herausforderungen ist es allerdings nicht einfach, zwischen wirklich guten und ungeeigneten Therapieoptionen zu unterscheiden. Beabsichtigt oder unbeabsichtigt werden nicht selten Falschinformationen verbreitet, nicht zuletzt aus pekuniären Gründen. Ein Beispiel: Eine beeindruckende Anzeige wirbt mit der guten Wirksamkeit eines Arzneistoffpräparats. Als vermeintlicher Wirksamkeits- oder sogar Evidenznachweis wird eine klinische Studie zitiert. Bereits der erste Klick auf die Quelle legt zumindest für das geübte Auge relevante Mängel offen. Zuweilen zweifeln sogar die jeweiligen Studienautoren ganz offen die Aussagekraft ihrer eigenen Untersuchung an. Trotzdem spekulieren die Werbetreibenden darauf, dass nur wenige Apothekenmitarbeiter im Alltag Zeit für genauere Nachforschungen finden und die Fehlinformation entdecken.

Diese Fake-News-Rechnung darf nicht aufgehen! Daher benötigt man effektive Hilfsmittel, um den Überblick bei der evidenzbasierten Pharmazie zu behalten. Glücklicherweise liegt mittlerweile auch im Bereich der Selbstmedikation eine Vielzahl von aussagekräftigen Metaanalysen, Reviews und Leitlinien vor, die eine objektive Bewertung erleichtern. Allerdings sollte auch die Aussagekraft dieser Übersichtsarbeiten kritisch hinterfragt werden. So gilt es festzustellen, ob die zitierten Einzelstudien qualitativ hochwertig sind, und ob möglicherweise weitere relevante Untersuchungen vorliegen, die – aus welchen Gründen auch immer – nicht berücksichtigt wurden. Auch lässt das manchmal in der Werbung bemühte „… wird in der Leitlinie XY erwähnt …“ nicht automatisch auf eine uneingeschränkte Empfehlung schließen. Hier ist ein Blick hinter die Kulissen unerlässlich.

Komfortabel ist es nun, sich diese Recherchearbeit von unabhängiger Seite abnehmen zu lassen. So bietet das aktuell in der sechsten Auflage vorliegende Buch „Evidenzbasierte Selbstmedikation“ eine geeignete Informationsbasis. In 41 Kapiteln werden Therapiemöglichkeiten zu den 41 wichtigsten Indikationen des OTC-Bereichs bewertet. Mit wenig Aufwand kann man sich jeweils einen kurzen Überblick über das Krankheitsbild ins Gedächtnis zurückrufen und anhand der aufgezeigten Behandlungsalternativen evidenzbasiert und mit gutem Gewissen beraten. In die vorliegende Auflage wurden neu aus der Verschreibungspflicht entlassene Substanzen wie Levodropropizin, Dexibuprofen und Bilastin aufgenommen. Ebenso steht neuerdings ein Terbinafinlack zur Nagelpilzbehandlung zur Verfügung. Als besonders interessant erwies sich wiederum die Einordnung von neuen Erkenntnissen zum stark polarisierenden Thema „Nahrungsergänzungsmittel“, insbesondere auch von Melatonin als Sedativum.

An dieser Stelle möchte ich mich ganz herzlich bei Frau Sabrina Porceddu für die wertvollen Anregungen zur Themenauswahl und bei Frau Lisa K. Rebenstock für die hilfreiche Unterstützung bei der Entstehung des vorliegenden Buchs bedanken.

Kaiserslautern, im Herbst 2023 — Dr. Monika Neubeck

Inhaltsverzeichnis

Abkürzungsverzeichnis

A

5-HT	5-Hydroxytryptamin (Serotonin)
ACE	Angiotensin Converting Enzyme (Angiotensin-Konversionsenzym)
AkdÄ	Arzneimittelkommission der deutschen Ärzteschaft

B

BfArM	Bundesinstitut für Arzneimittel und Medizinprodukte
BMI	Body-Mass-Index
BPH	benigne Prostatahyperplasie

C

cAMP	cyclisches Adenosinmonophosphat
CGRP	Calcitonin gene-related peptide (Calcitonin-Gen-assoziiertes Peptid)
CHIVA	Cure Conservatrice et Hémodynamique de l'Insuffisance Veineuse en Ambulatoire (ambulante, blutflusskorrigierende Behandlung von Krampfadern)
COX	Cyclooxygenase
COPD	chronic obstructive pulmonary disease (chronisch-obstruktive Lungenerkrankung)
CYP450	Cytochrom-P450

D

DEET	*N,N*-diethyl-m-toluamide (*N,N*-Diethyl-3-methylbenzamid)
DMARD	disease-modifying antirheumatic drug (krankheitsmodifizierendes Antirheumatikum)

E

EKG	Elektrokardiogramm
ETEC	Enterotoxin-bildende *Escherichia-coli*-Stämme

F

FSME	Frühsommer-Meningoenzephalitis

G

GABA	gamma-aminobutyric acid (Gamma-Amino-Buttersäure)

H

HBV	Hepatitis-B-Virus
β-hCG	humanes Choriongonadotropin β
HCV	Hepatitis-C-Virus
HIS	International Headache Society (Internationale Kopfschmerzgesellschaft)
HIV	humanes Immundefizienz-Virus (human immunodeficiency virus)
HPV	humane Papillomaviren

I

ICAM-1	intercellular adhesion molecule 1 (Interzelluläres Adhäsionsmolekül-1)
IgE	Immunglobulin E
IPSS	internationaler Prostata-Symptom-Score

K

KG	Körpergewicht

L

LGI	low glycemic index (niedriger glykämischer Index)

M

MRSA	Methicillin-resistenter *Staphylococcus aureus*

N

NMDA	*N*-Methyl-D-Aspartat
NSAID	non-steroidal anti-inflammatory drug (nichtsteroidales Antirheumatikum)

O

ORS	oral rehydration solution (orale Rehydratationslösung)

P

PAF	platelet-activating factor (plättchenaktivierender Faktor)
PBO	Piperonylbutoxid
PDGF	platelet-derived growth factor (thrombozytärer Wachstumsfaktor)
PPI	Protonenpumpeninhibitor
PSA	prostataspezifisches Antigen

R

RCT	randomized controlled trial (randomisierte kontrollierte Studie)

S

SSRI	selective serotonin reuptake inhibitor (Serotonin-Wiederaufnahmehemmer)

T

TENS	transkutane elektrische Nervenstimulation
TIA	transitorische ischämische Attacke
TNF-α	tumor necrosis factor-α (Tumornekrosefaktor-α)

W

WHO	World Health Organization (Weltgesundheitsorganisation)

Z

ZNS	Zentralnervensystem

Einführung

In der modernen Pharmazie stehen höhere Ansprüche an die Behandlungsqualität einem stets größer werdenden Feld von Behandlungsmöglichkeiten gegenüber. Für den Therapieverantwortlichen wird es immer komplizierter, zeitnah tatsächlich wirksame und für den individuellen Patienten am besten geeignete therapeutische Möglichkeiten zu identifizieren. Die evidenzbasierte Pharmazie hat sich dies zur Aufgabe gemacht. Sie ist in Anlehnung an die bereits etwas früher eingeführte evidenzbasierte Medizin entstanden (siehe Anhang). Basis sind fundierte wissenschaftliche Erkenntnisse zur Wirksamkeit und Sicherheit von therapeutischen Möglichkeiten, in erster Linie in Form von klinischen Studien, Metaanalysen und Leitlinien. Diese Quellen müssen zusammengetragen, anhand

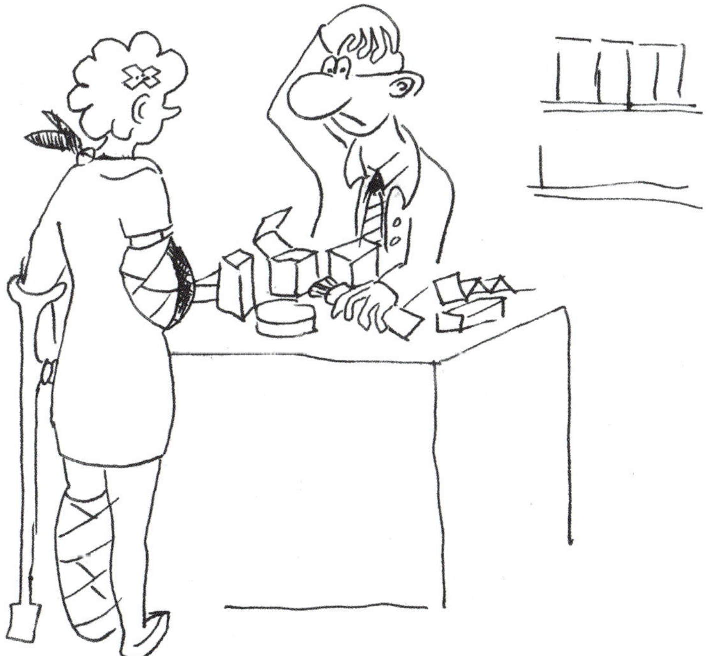

Wie soll man bei dieser Auswahl die richtige Entscheidung treffen?

von festgelegten Kriterien eingeordnet und bezüglich ihrer Qualität und Aussagekraft beurteilt werden. In der Apotheke hat man allerdings im hektischen Alltag selten Zeit, sich zuverlässige Informationen über ein bestimmtes Thema aus der Primär- oder Sekundärliteratur herauszusuchen. Zudem fehlt es verständlicherweise häufig an Übung, verfügbare klinische Studien hinsichtlich ihrer Aussagekraft und Qualität einzuschätzen. Daher ist es in der Apothekenpraxis hilfreich, auf aufgearbeitete Informationen zurückgreifen zu können.

Ziel dieses Buches ist es, verschiedene Therapieansätze im Bereich der Selbstmedikation genau zu beleuchten, und Sie als Teil des Apothekenteams bei der Beratung zu einer „rationalen Selbstmedikation" zu unterstützen. Dabei wird neben der Darstellung der wesentlichen pharmakologischen Eigenschaften eines Wirkstoffs und wichtiger Hinweise, z. B. zum Einsatz bei bestimmten Patientengruppen, ein besonderes Augenmerk auf aktuelle wissenschaftliche Erkenntnisse zum Wirksamkeitsnachweis gelegt. Wie gut ist die Datenlage zu den verschiedenen Arzneistoffen? Ist die Wirksamkeit belegt? Wie kann man die Nutzen-Risiko-Relation des Wirkstoffs einschätzen? Um diese Fragen zu beantworten, wurden zur Bewertung der einzelnen Arzneistoffe verschiedene Studienergebnisse, Meta-Analysen, Übersichtsartikel sowie nationale und internationale Leitlinien herangezogen. Einzelne RCTs wurden unterstützend eingebunden oder bei häufig angewendeten Substanzen und Präparaten hinzugezogen, die trotz ihrer starken Verbreitung nicht in größeren Übersichtsartikeln erwähnt waren. Dabei war es erstaunlich, dass verschiedene Gebiete der Selbstmedikation bereits sehr gut untersucht sind, zu anderen Indikationen jedoch kaum Informationen vorliegen. Gelegentlich traf man bei einem Thema trotz Befragung etablierter Quellen auf abweichende oder sogar gegensätzliche Aussagen. Hier wurden die einzelnen Quellen besonders sorgfältig gegeneinander abgewogen, um eine nach bestem Wissen und Gewissen vertretbare Bewertung abgeben zu können.

Eine evidenzbasierte Aussage für Kombinationspräparate ist noch schwieriger zu erreichen als für einzelne Substanzen. Hier ist es erforderlich, dass für die Kombination fundierte Studien vorliegen und dass der positive Beitrag jedes Wirkstoffs zur klinischen Wirksamkeit der Kombination belegt ist. Dies ist jedoch selten der Fall.

Ähnliches gilt auch für Phytopharmaka. Pflanzenextrakte sind Vielstoffgemische, deren Zusammensetzung sowohl durch Unterschiede in den Rohstoffen wie auch durch das Herstellungsverfahren sehr unterschiedlich sein kann. Daher ist die Übertragbarkeit von klinischen Studien mit einem Präparat auf die Produkte anderer Hersteller schwierig. Manchmal ist nicht einmal bekannt, welcher Inhaltsstoff oder welche Inhaltsstoffe für die Wirksamkeit eines Phytopharmakons verantwortlich sind, sodass auch die Standardisierung auf einen Leitstoff nicht möglich ist. Als Folge ist es für den Hersteller schwierig, eine gleichbleibende Qualität seiner Arzneimittel zu gewährleisten. Auch können selten Angaben zur Pharmakokinetik gemacht werden.

Homöopathische und anthroposophische Arzneimittel werden in der vorliegenden Betrachtung ebenfalls nur am Rande erwähnt, da deren Wirksamkeit meist nicht anhand von klinischen Studien festgemacht werden kann, sondern auf der nicht dokumentierten Erfahrung der Vertreter dieser besonderen Therapierichtungen beruht („Binnenkonsens"). Meist sind auf diesen Gebieten nicht einmal einzelne klinische Studien verfügbar, geschweige denn Metaanalysen. Eine evidenzbasierte Empfehlung solcher Zubereitungen kann dennoch aufgrund positiver Erfahrung des Therapeuten (sogenannte interne Evidenz) oder der individuellen Eignung für einen bestimmten Patienten erfolgen – beispielsweise, wenn der Patient ausdrücklich eine Versorgung mit homöopathischen oder anthroposophischen Arzneimitteln wünscht, der Zustand des Patienten oder die Einnahmeumstände für die Anwendung solcher Zubereitungen sprechen.

Um in der Apotheke eine schnelle und fundierte Entscheidung zu ermöglichen, wurden die Arzneistoffe nach einem Punktesystem bewertet und die wichtigsten Informationen im Kasten „Zusammenfassende Bewertung" kurz dargestellt.

Bewertungsschema

●●●●●

- Die therapeutische Wirksamkeit und der patientenrelevante Nutzen sind bei der entsprechenden Indikation in hochwertigen randomisierten kontrollierten klinischen Studien nachgewiesen
  und
- es besteht eine positive Nutzen-Risiko-Relation.

●●●●○

- Für die Substanz liegen positive Daten vor, die Bewertung der therapeutischen Wirksamkeit und des patientenrelevanten Nutzens ist jedoch noch nicht abschließend möglich, hierzu werden weitere Studien benötigt
  und/oder
- die therapeutische Wirksamkeit ist etwas geringer als bei einer anderen Substanz der entsprechenden Indikation.
- Das Nutzen-Risiko-Verhältnis ist positiv bzw. überwiegend positiv.

●●●○○

- Die Substanz ist im Vergleich zu anderen Behandlungsoptionen weniger wirksam
  und/oder
- sie weist eine schlechtere Evidenzlage auf.
- Die Anwendung kann dennoch bei speziellen Patientenkollektiven indiziert sein.

●●○○○

- Die therapeutische Wirksamkeit und der patientenrelevante Nutzen sind nicht ausreichend bestätigt
  und/oder
- die Substanz besitzt ein ungünstigeres Nebenwirkungsprofil.

●○○○○

- Die bisherigen Daten deuten auf Unwirksamkeit der Substanz hin
  und/oder
- der Arzneistoff besitzt nach bisherigen Erkenntnissen eine ungünstige Nutzen-Risiko-Relation
  und/oder
- Leitlinien raten ausdrücklich von der Anwendung ab.

In den Recherchen wurde auf zum jetzigen Zeitpunkt vorhandene Evidenz zurückgegriffen. Es ist möglich, dass sich die Bewertungen durch neue Studien ändern könnten, insbesondere wenn bislang noch nicht viele qualitativ hochwertige Studien zu einem bestimmten Thema vorliegen. Je qualitativ hochwertiger die bisherigen Studien sind, desto geringer ist die Wahrscheinlichkeit, dass sich durch zukünftige Studien etwas ändert.

Therapiemöglichkeiten

Nicht zu jeder Indikation lagen ausreichende Nachweise aus der Literatur vor, die eine vertretbare Beurteilung der Behandlungsmöglichkeiten ermöglicht hätten.

Manche gängigen Gebiete der Selbstmedikation, wie z. B. Sonnenbrand (▸Kap. 31) oder auch Zahnungsbeschwerden (▸Kap. 41), sind bislang kaum in Studien untersucht. In diesen Fällen wurde auf eine Bewertung im Rahmen des Punktesystems verzichtet. Im Kasten „Therapiemöglichkeiten" wurde jedoch der bisherige Kenntnisstand zusammengefasst, um die persönliche Einschätzung („interne Evidenz") der entsprechenden Arzneimittel zu erleichtern, auch ohne Vorliegen ausreichender „externer (wissenschaftlich belegter) Evidenz".

Auch bei der Einordung von Desinfektionsmitteln (▸Kap. 7) wurde vom normalen Beurteilungsverfahren abgewichen. Hier geht es bei der Bewertung in erster Linie nicht um „besser" oder „schlechter", sondern um „geeignet" oder „nicht geeignet". Zur Vermeidung von Resistenzen und zur Schonung von Haut und Oberflächen sollte in diesem Bereich nicht standardmäßig die am stärksten wirksame Zubereitung eingesetzt werden.

Im Anschluss an jede Indikation und deren Therapiemöglichkeiten wurden weiterhin die Grenzen der Selbstmedikation deutlich aufgezeigt. Um die Patienten im Beratungsgespräch optimal beraten zu können, wurden auch gängige ärztliche Therapieoptionen zu den entsprechenden Indikationen beschrieben. Zur noch besseren Übersicht wurden auch an dieser Stelle die zugeteilten Punktwertungen hinzugefügt. Alle aufgeführten Handelsnamen wurden exemplarisch ausgewählt und erheben keinen Anspruch auf Vollständigkeit.

Das vorliegende Werk soll Sie in Ihrem Beratungsalltag in der Apotheke bei der Umsetzung einer rationalen und evidenzbasierten Pharmazie unterstützen und Ihnen bei der Auswahl der geeigneten Arzneimittel für den jeweiligen Patienten behilflich sein.

1 Akne

Akne (Acne vulgaris) ist eine Verhornungsstörung im Bereich der Talgdrüsen und die weltweit am häufigsten auftretende dermatologische Erkrankung. Etwa 80 % der Jugendlichen sind in der Pubertät davon betroffen. Akne kann jedoch, insbesondere bei Frauen, auch bis ins hohe Erwachsenenalter persistieren oder dann erst auftreten.

Durch die Verhornungsstörung mit gleichzeitiger Überproduktion von Talg kommt es vor allem im Gesicht und am Rücken zur Bildung von Mitessern, Pickeln und entzündlichen Hautveränderungen wie Papeln oder Pusteln. Als primäre pathogenetische Faktoren der androgenabhängigen Erkrankung sind eine verstärkte Sebumproduktion, Verhornungsstörungen, Kolonisierung der Follikel mit *Propionibacterium acnes* und die Freisetzung von Entzündungsmediatoren anzusehen. Bei stärkeren Formen besteht die Gefahr der Narbenbildung. In jedem Fall ist die psychische Belastung der Patienten mit unreiner Haut sehr hoch. In Abhängigkeit vom Schweregrad kann es zu einer Reduktion der Lebensqualität sowie zur Ausbildung von Angst, Depressionen und sozialer Stigmatisierung kommen. Eine Evidenz für die Effektivität einer Psychotherapie bei Akne liegt derzeit jedoch nicht vor.

Wesentliche Ursachen sind genetische Faktoren (> 80 %), hormonelle Störungen sowie klimatische Gegebenheiten wie UV-Strahlung und Luftfeuchtigkeit. Ein direkter Einfluss durch die Ernährung konnte bislang nicht nachgewiesen werden. Wahrscheinlich wirken hohe Blutzuckerspiegel sowie proinflammatorische, sebozytäre Lipide und auch Rauchen als Cofaktoren. Ferner können zahlreiche Arzneimittel wie Glucocorticoide oder Androgene zur Entstehung von Akne beitragen.

Eine effektive nichtmedikamentöse Aknetherapie beruht auf folgenden Maßnahmen:

- gezielte Reinigung und Pflege der Haut,
- additive manuelle Aknetherapie unter hautärztlicher Kontrolle (Kosmetikerin).

Die Reinigung der Haut sollte schonend und ohne rückfettende Zusätze unter Einsatz von Syndets und Einmalwaschlappen erfolgen. Das zur Nachreinigung benutzte Gesichtswasser sollte einen Alkoholgehalt von maximal 5–10 % aufweisen, da höhere Alkoholanteile die Haut zu stark entfetten. Zur Hautpflege können hydrophile Zubereitungen oder Hydrogels verwendet werden. Peelings darf man nur 1–2-mal pro Woche anwenden, wobei stark entzündete Bereiche mit eitrigen Pusteln ausgespart werden müssen, um Schmierinfektionen zu verhindern. Zur Einschätzung des Nutzens mechanischer oder chemischer Peelings mit Aluminiumoxid oder Mikropartikeln bzw. α-Hydroxysäuren bedarf es weiterer Untersuchungen. Das eigenhändige Ausdrücken von Mitessern und Pusteln ist in jedem Fall zu vermeiden. Aufgrund des ungünstigen Nutzen-Risiko-Profils wird UV-Strahlung nicht zur Therapie der Akne empfohlen. Die Effektivität anderer Lichtbehandlungen wie die photodynamische Therapie mit Photosensibilisatoren kann noch nicht abschließend beurteilt werden.

Zur Selbstmedikation stehen vor allem keratolytisch und antimikrobiell wirksame Externa sowie Zink zur peroralen Substitution zur Verfügung.

1.1 Topische Aknetherapeutika

1.1.1 Benzoylperoxid

Wirkung

Benzoylperoxid wirkt antimikrobiell, komedolytisch und keratoplastisch.

Durch Abspaltung von reaktiven Sauerstoff-Spezies wird die Vermehrung von Propionibakterien gehemmt, auch von solchen, die bereits eine Resistenz gegen topische Antibiotika entwickelt haben. Als Folge wird die Lipolyse durch bakterielle Enzyme unterbunden. Der Anteil der freien Fettsäuren in den Lipiden der Hautoberfläche wird reduziert. Benzoylperoxid wirkt weiterhin regulierend auf pathologische Verhornungsstörungen. Nach anfänglicher Hautreizung tritt ein Schäleffekt mit Komedolyse ein.

Dosierung

- Kinder, Jugendliche und Erwachsene: 2,5–10 %ige Zubereitungen 1–3-mal/d dünn auftragen

Die Behandlung beginnt einschleichend mit einmal täglicher Aufbringung eines schwächeren Präparats und kann dann langsam gesteigert werden.

Pharmakokinetische Eigenschaften

Wirkungseintritt

Die Wirkung tritt innerhalb von wenigen Tagen ein. Eine Behandlungsdauer von etwa 4–8 Wochen kann ausreichend sein.

Metabolismus und Ausscheidung

Benzoylperoxid wird in größerem Ausmaß über die Haut aufgenommen und dabei vollständig in Benzoesäure umgewandelt. Diese wird z. T. in der Leber mit Glycin zu Hippursäure konjugiert. Die Ausscheidung erfolgt fast ausschließlich renal.

Besondere Hinweise

Es liegen Untersuchungen vor, dass 2,5 %ige Zubereitungen bei besserer Verträglichkeit genauso gut wirksam sind wie 5 oder 10 %ige. Anders als lokale Antibiotika löst Benzoylperoxid keine Resistenzentwicklung aus. Therapielimitierend ist der Reizeffekt mit Rötung, Schuppung und Brennen. Ein Schleimhautkontakt sollte daher vermieden werden. Bei 0,5–2,5 % der Patienten kommt es zu Kontaktsensibilisierungen.

Benzoylperoxid erhöht die Lichtempfindlichkeit der Haut. Sonnenbäder sind daher nicht angeraten. Bei der Behandlung von atopischer Haut ist Vorsicht geboten. Kleidung und Haare können durch Benzoylperoxid gebleicht werden. Für die Anwendung bei Kindern unter 14 Jahren ist eine sorgfältige Nutzen-Risiko-Abwägung erforderlich, ebenso während der Schwangerschaft und der Stillzeit. Im letzten Monat vor der Geburt sollte die Applikation unterbleiben.

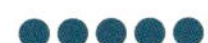

Zusammenfassende Bewertung

●●●●●

Benzoylperoxid wird als Standardtherapeutikum zur topischen Behandlung der Akne angesehen und in der nationalen S2k-Leitlinie sowie der europäischen S3-Leitlinie ausdrücklich empfohlen. Die therapeutische Wirksamkeit bei leichten bis mittelschweren Krankheitsformen ist belegt. Eine Kombinationsbehandlung, auch mit topischen Antibiotika oder Retinoiden, ist möglich.

1.1.2 Salicylsäure

Wirkung

Salicylsäure löst als Schälmittel vorhandene Komedonen auf und bewirkt durch Lockerung der Hornsubstanz die Bildung neuer Hautzellen. Die Substanz wirkt in niedrigen Konzentrationen keratoplastisch und ab 5 % keratolytisch. Diese keratolytische Wirkung beruht auf der direkten Einwirkung auf die interzellulären Kittsubstanzen bzw. die Desmosomen, die den Verhornungsvorgang fördern. Weiterhin zeigt Salicylsäure antiseptische, antiproliferative und entzündungshemmende Effekte.

Dosierung

- Erwachsene und Kinder ab 4 Jahren: 0,5–10 %ige Zubereitungen 1–2-mal/d dünn auftragen

Bei Kindern darf eine Tagesdosis von 0,2 g Salicylsäure nicht überschritten werden.

Pharmakokinetische Eigenschaften

Wirkungseintritt

Zum genauen Wirkungseintritt liegen keine Erkenntnisse vor.

Metabolismus und Ausscheidung

Salicylsäure wird nach transdermaler Aufnahme z. T. in Salicylursäure, Glucuronide, Gentisinsäure und Dihydroxybenzoesäure umgewandelt. Die Ausscheidung erfolgt fast ausschließlich renal. Insbesondere bei Niereninsuffizienz kann es daher zu systemischen toxischen Reaktionen kommen.

Besondere Hinweise

Die Bioverfügbarkeit nach topischer Applikation liegt bei 10–25 %, daher sind starke systemische Nebenwirkungen möglich. Dies gilt insbesondere bei der Behandlung von Kindern oder bei großflächiger Anwendung. Bei Patienten mit Niereninsuffizienz sollte das

Mittel maximal an 3 aufeinanderfolgenden Tagen auf höchstens handtellergroße Areale aufgetragen werden. Ein Schleimhautkontakt ist zu vermeiden. Während der Schwangerschaft ist, zumindest wenn große Areale behandelt werden sollen, die Rücksprache mit einem Arzt angeraten.

Salicylsäure kann bei Postaknezuständen mit superfizieller Vernarbung als chemische Peelsubstanz eingesetzt werden.

Zusammenfassende Bewertung

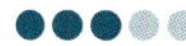

Die topische Behandlung mit Salicylsäure zählt in der aktuellen europäischen evidenzbasierten Leitlinie nicht zu den bevorzugten Therapiemöglichkeiten bei Acne vulgaris. Abgesehen von der relativ schwachen Wirkung können durch Resorption erhebliche Nebenwirkungen auftreten.

1.1.3 Teebaumöl (aus Melaleuca alternifolia)

Wirkung

Teebaumöl weist gegenüber vielen Mikroorganismen antibakterielle und antimykotische Wirkungen auf, z. B. gegen *Propionibacterium acnes*. Die enthaltenen Mono- und Sesquiterpene wie 1-Terpinen-4-ol dringen in Biomembranen von Bakterien, Pilzen und Viren ein und stören deren Funktion. Es kommt zum Verlust der Barrierefunktion und somit zum Austreten von Ionen. An *Staphylococcus aureus* wurde nach Einwirkung von Teebaumöl u. a. ein Verlust an Kaliumionen nachgewiesen. Die vollständige Lyse eines Bakteriums konnte nicht gezeigt werden.

Dosierung

- Kinder, Jugendliche und Erwachsene: als 5 %ige Zubereitung 1–2-mal/d auftragen

Pharmakokinetische Eigenschaften

Wirkungseintritt

Zum genauen Wirkungseintritt liegen keine Erkenntnisse vor.

Metabolismus und Ausscheidung

Aufgrund seiner Lipophilie wird Teebaumöl gut über die Haut und die Schleimhäute resorbiert. Zur weiteren Pharmakokinetik sind keine Daten verfügbar.

Besondere Hinweise

Zum Einsatz von Teebaumöl bei Acne vulgaris liegen einige kleinere vielversprechende kontrollierte Studien vor. Im Vergleich zu Benzoylperoxid setzt die Wirkung etwas später ein, allerdings wurden auch seltener Nebenwirkungen beobachtet. Teebaumöl kann als Zellgift Reizungen verursachen oder allergische Reaktionen auslösen. Insbesondere gealtertes Öl enthält vermehrt Bestandteile wie *p*-Cymen und Ascaridol, die möglicherweise das Auftreten von Kontaktdermatitiden begünstigen. Dieser Alterungsprozess setzt bereits innerhalb weniger Tage nach dem Öffnen ein. Ein zugelassenes Teebaumöl-Fertigarzneimittel mit definierter Indikation steht derzeit nicht zur Verfügung.

Zusammenfassende Bewertung

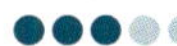

Teebaumöl kann bei leichter Akne angewendet werden. Trotz vielversprechender Wirkungen in verschiedenen klinischen Studien sind zur abschließenden Beurteilung methodisch hochwertige randomisierte klinische Untersuchungen erforderlich. Die Verträglichkeit von Teebaumöl ist möglicherweise etwas besser als die von Benzoylperoxid.

Anmerkungen

- Der Nutzen topischer Zubereitungen mit Chlorhexidin und Zinkacetat konnte bislang nicht ausreichend belegt werden, sodass keine Empfehlung für die Aknetherapie gerechtfertigt ist.
- Povidon-Iod zeigt als Halogen aknefördernde Effekte. Die Anwendung kann somit nicht empfohlen werden.
- Schwefel wirkt komedogen, eine Anwendung zur Aknetherapie sollte daher unterbleiben.
- Triclosan kann die Resistenzbildung von Bakterien fördern, die durch Kreuzresistenz auch auf Doxycyclin und Ciprofloxacin übergreifen kann. Von einer Anwendung zur Aknetherapie wird daher abgeraten.

1.2 Perorale Aknetherapeutika

1.2.1 Perorales Zink

Wirkung

Zink ist als Spurenelement ein Cofaktor zahlreicher Enzyme im zellulären Metabolismus. Mögliche Wirkungsmechanismen bei Akne ergeben sich aus antiinflammatorischen Wirkungen über die Hemmung der Granulozytenchemotaxis, Expression von TNF-α und des Adhäsionsmoleküls ICAM-1. Weiterhin wurden für Zink antiandrogene Effekte durch Inhibition der 5α-Reduktase nachgewiesen. Ebenso zeigten sich sebumreduzierende Wirkungen sowie eine Wachstumshemmung von *Propionibacterium acnes.*

Dosierung

- Erwachsene: 25–50 mg/d
- Kinder ab 10 Jahren: 0,5–1 mg/kg KG × d

Pharmakokinetische Eigenschaften

Wirkungseintritt und -dauer

Eine Wirkung von Zink ist erst nach längerer Behandlung zu erwarten.

Metabolismus und Ausscheidung

Etwa 30 % des eingenommenen ionischen Zinks werden über einen aktiven, sättigbaren und einen passiven, nicht sättigbaren Prozess aus dem Dünndarm resorbiert. Kupfer-, Eisen-, Calcium- und Phosphationen können diesen Vorgang behindern. Zinkionen unterliegen einem enterohepatischen Kreislauf. Hauptspeicherorgane sind Haare, Augen, Prostata, Muskulatur und Knochen. Die Ausscheidung erfolgt bis zu 85 % über die Fäzes. Zudem wird Zink über Haut, Haare, Sperma, Urin und Schweiß eliminiert.

Besondere Hinweise

Es können gastrointestinale Beschwerden wie Diarrhö auftreten. Die Gefahr einer akuten Zinkvergiftung besteht bei einmaliger Aufnahme von etwa 2 g Zink, chronische Vergiftungserscheinungen wurden bei längerfristiger Applikation von mehr als 110 mg Zink/d beobachtet. Für die perorale Gabe bei der Aknebehandlung liegen keine Erkenntnisse zur Wirksamkeit und Sicherheit bei Kindern unter 10 Jahren vor.

Zusammenfassende Bewertung

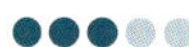

Zur peroralen Anwendung von Zink sind insbesondere bei entzündlichen Akneformen positive Befunde verfügbar. Die Wirksamkeit war jedoch in Studien schwächer im Vergleich zu Minocyclin und Tetracyclinen. Eine endgültige Beurteilung ist derzeit aufgrund der bisherigen Datenlage nicht möglich.

1.3 Abgrenzung zu verschreibungspflichtigen Arzneimitteln und anderen ärztlichen Therapieverfahren

Ärztliche Hilfe sollte bei Acne vulgaris immer dann in Anspruch genommen werden, wenn sich starke, evtl. eitrige Entzündungen über größere Bereiche ausdehnen oder über längere Zeit bestehen. Um die Bildung von Narben zu vermeiden, kann mit verschreibungspflichtigen Externa, die Antibiotika wie Clindamycin enthalten, behandelt werden. Ebenso ist die topische Applikation von Azelainsäure oder von Retinoiden wie Adapalen, Isotretinoin und Tretinoin möglich. Bei Frauen im konzeptionsfähigen Alter lässt sich durch Einnahme oraler Kontrazeptiva ebenfalls eine Besserung des Hautbilds erreichen. Als geeignete Gestagene haben sich z. B. Drospirenon oder Levonorgestrel erwiesen. Ggf. kann auf Präparate mit Antiandrogenen wie Cyproteronacetat oder Chlormadinonacetat zurückgegriffen werden. Bei schweren Fällen sollten Tetracycline, Erythromycin oder Minocyclin als systemische Antibiotika zur Anwendung kommen. In sehr schweren Fällen ist die Einnahme des jedoch stark teratogen wirkenden Isotretinoins möglich. Systemische Glucocorticoide werden für den Einsatz bei Akne nicht empfohlen. In Sonderfällen (z. B. Acne fulminans oder Exazerbation unter systemischer Isotretinointherapie) können sie jedoch auch lokal injiziert werden. Insbesondere bei plötzlich auftretender, starker Akne ist die Anfertigung eines Hormonstatus angeraten, um schwerwiegende Erkrankungen, wie ein polyzystisches Ovarialsyndrom oder ein Hypophysen- bzw. Nebennierenrindenadenom, auszuschließen.

Tab. 1.1 Leitliniengerechte Empfehlungen zur stadiengerechten Aknetherapie

Empfehlungen	Acne comedonica (hauptsächlich Mitesser)	Leichte bis mittelschwere Acne papulopustulosa	Schwere Acne papulopustulosa	Acne conglobata (sehr schwere Akneform)
Mittel der Wahl		Benzoylperoxid + Adapalen (lokal) oder Benzoylperoxid + Clindamycin (lokal)	Isotretinoin (oral)	Isotretinoin (oral)
Empfohlene Alternativen	Adapalen (lokal)	Benzoylperoxid (lokal) oder Azelainsäure (lokal) oder Adapalen (lokal)	Systemische Antibiotika + Adapalen (lokal) oder Systemische Antibiotika + Azelainsäure (lokal) oder Systemische Antibiotika + Benzoylperoxid (lokal) + Adapalen (lokal)	Systemische Antibiotika (z. B. Doxycyclin) + Azelainsäure (lokal)

Orale antiandrogene Kontrazeptiva können als Alternativen für Frauen eingesetzt werden. Bei der systemischen Gabe von Antibiotika ist zu beachten, dass sie nicht in Monotherapie verwendet werden sollen. Die Behandlung mit oralem Isotretinoin sollte sehr schweren Formen vorbehalten bleiben, die potenziell schweren Nebenwirkungen und Teratogenität sind zu beachten.

1.4 Handelspräparate (Auswahl)

Wirkstoff	Bewertung	Präparatebeispiele®
Benzoylperoxid	●●●●●	Aknefug, Benzaknen
Salicylsäure	●●●○○	Aknefug Liquid
Teebaumöl	●●●○○	Alkmene Teebaum Pickeltupfer, Widmer Skin Care Stick, Teebaumöl Bombastus
Zinkionen (peroral)	●●●○○	Cefazink, Unizink, Zink Verla, ZINKOTASE

1

Literatur

Ammon H, Mutschler E, Scholz H (Hrsg.). Arzneimittel Information und Beratung. 27. Akt.lfg., Wissenschaftliche Verlagsgesellschaft Stuttgart, 2023

Barbaric J, Abbott R, Posadzki P et al. Light therapies for acne, Cochrane Database Syst Rev 9(9): CD007917, 2016

Barlow R, Payyazhi G, Hogan S et al. Suicide and Suicidality in Children and Adolescents with Chronic Skin Disorders: A Systematic Review. Acta Derm Venereol 103: adv00851, 2023

Behandlung der Akne (S2k-Leitlinie). AWMF-Register-Nr. 013/017, Stand 2015 (in Überarbeitung)

Blaschek W et al. Wichtl Teedrogen und Phytopharmaka. 6. Aufl., Wissenschaftliche Verlagsgesellschaft Stuttgart, 2016

Cao H, Yang G, Wang Y et al. Complementary therapies for acne vulgaris, Cochrane Database Syst Rev 1(1): CD009436, 2015

Chen X, Wang S, Yang M, Li L. Chemical peels for acne vulgaris: a systematic review of randomised controlled trials. BMJ Open 8(4): e019607, 2018

Deyno S, Mtewa AG, Abebe A et al. Essential oils as topical anti-infective agents: A systematic review and meta-analysis. Complement Ther Med 47: 102224, 2019

Fachinformation Aknefug Liquid, Stand 01/2020

Fachinformation Cordes BPO, Stand 02/2021

Fachinformation Zinkorotat-POS, Stand 09/2022

Hamacher H, Wahl MA. Selbstmedikation, 2. Aufl., Wissenschaftliche Verlagsgesellschaft Stuttgart, 2022

Hammer KA. Treatment of acne with tea tree oil (melaleuca) products: a review of efficacy, tolerability and potential modes of action. Int J Antimicrob Agents 45(2): 106–110, 2015

Jones VA, Patel PM, Wilson C et al. Complementary and alternative medicine treatments for common skin diseases: A systematic review and meta-analysis. JAAD Int 2: 76–93, 2020

Liu H, Yu H, Xia J et al. Topical azelaic acid, salicylic acid, nicotinamide, and sulphur for acne, Cochrane Database Syst Rev (5)5: CD011368, 2020

Mavranezouli I, Daly CH, Welton NJ et al. A systematic review and network meta-analysis of topical pharmacological, oral pharmacological, physical and combined treatments for acne vulgaris. Br J Dermatol 187(5): 639–649, 2022

Meixiong J, Ricco C, Vasavda C, Ho BK. Diet and acne: A systematic review. JAAD Int 7: 95–112, 2022

Proença AC, Luís Â, Duarte AP. The Role of Herbal Medicine in the Treatment of Acne Vulgaris: A Systematic Review of Clinical Trials. Evid Based Complement Alternat Med 2011945, 2022

Starostzik, C. Aktueller Stand der Therapie bei Akne und Rosazea. hautnah dermatologie 36: 58, 2020

Stuart B, Maund E, Wilcox C et al. Topical preparations for the treatment of mild-to-moderate acne vulgaris: systematic review and network meta-analysis. Br J Dermatol 185(3): 512–525, 2021

Yang Z, Zhang Y, Mosler EL et al. Topical benzoyl peroxide for acne, Cochrane Database Syst Rev 3(3): CD011154, 2020

2 Allergische Rhinitis, Heuschnupfen

Bei der allergischen Rhinitis handelt es sich um eine Überempfindlichkeitsreaktion, die durch eine IgE-Antikörper-vermittelte Entzündung der Nasenschleimhaut ausgelöst wird. Die Ursachen sind in der Regel multifaktoriell, wobei sowohl genetische Faktoren als auch Umwelteinflüsse eine Rolle spielen. Charakteristisch sind nasale Symptome wie Niesen, Juckreiz, Sekretion und Obstruktion. Begleitend treten häufig Sinusitis und Konjunktivitis auf. Die Beschwerden können so schwer sein, dass Lebensqualität und Leistungsfähigkeit der betroffenen Patienten stark eingeschränkt sind. Die WHO teilt die allergische Rhinitis in die intermittierende und die persistierende (perenniale) Form ein. Dabei treten bei der persistierenden Form die Symptome definitionsgemäß länger als 4 Wochen im Jahr und an mehr als 4 Tagen pro Woche auf. Da die allergische Rhinitis als Risikofaktor für Asthma gilt, sollen alle Patienten, die an einer persistierenden Rhinitis leiden, regelmäßig ärztlich untersucht werden.

Die Therapie basiert auf 4 Säulen:

- Allergenkarenz (soweit möglich),
- Immuntherapie (falls geeignet),
- Patientenschulung,
- Pharmakotherapie.

Ein Nutzen durch Schleimhautbefeuchtungen und -spülungen mit Salz-, Dexpanthenol- oder Hydroxypropylcelluloselösungen konnte bislang nicht eindeutig nachgewiesen werden. Die S3-Leitlinie zur Allergieprävention empfiehlt u. a. ein Vollstillen über 4–6 Monate. Eine Zufütterung von kuhmilchbasierter Formulanahrung sollte in den ersten Lebenstagen bei Stillwunsch der Mutter unbedingt vermieden werden. Als abträglich gelten ebenso Übergewicht, Luftschadstoffe, Tabakrauch sowie ein Schimmelpilz-förderndes Innenraumklima. Bei Risikokindern sollten keine Katzen angeschafft werden. Die Haltung von Hunden im Haushalt ist offenbar nicht mit einem erhöhten Allergierisiko verbunden.

Eine Indikation zur Pharmakotherapie besteht, wenn die klinischen Symptome die alltäglichen Aktivitäten einschränken oder den Schlaf beeinträchtigen. Zur Selbstmedikation stehen perorale H_1-Antihistaminika und Sympathomimetika sowie verschiedene intranasal anzuwendende Arzneimittel zur Verfügung. Entsprechend den Leitlinien ist die perorale Therapie als erster Schritt angeraten, während topische Zubereitungen bei nicht ausreichender Wirksamkeit hinzukommen sollten.

2.1 Perorale H_1-Antihistaminika

2.1.1 Loratadin

Wirkung

Loratadin wird als selektiver peripherer H_1-Antagonist der zweiten Generation zur symptomatischen Behandlung der allergischen Rhinitis eingesetzt.

Dosierung

- Erwachsene und Kinder ab 30 kg KG: 10 mg 1-mal/d
- Kinder von 2–6 Jahren und unter 30 kg KG: 5 mg 1-mal/d

Pharmakokinetische Eigenschaften

Wirkungseintritt und -dauer

Die antihistaminerge Wirkung tritt nach 1–4 Stunden ein und erreicht nach 8–12 Stunden ihr Maximum. Die Wirkungsdauer liegt bei 24–48 Stunden.

Metabolismus und Ausscheidung

Loratadin unterliegt einem ausgeprägten First-Pass-Metabolismus durch CYP3A4 und CYP2D6, wobei der Hauptmetabolit Desloratadin für die klinische Wirkung verantwortlich ist. Die Exkretion erfolgt renal und über die Fäzes.

Besondere Hinweise

Die Substanz soll bei Patienten mit schweren Leberfunktionsstörungen nur unter Reduktion der Initialdosis angewendet werden. Bei geriatrischen Patienten und Patienten mit Nierenfunktionsstörungen ist keine Dosisanpassung notwendig. Gleichzeitig eingesetzte starke Enzyminhibitoren oder -induktoren können die Wirksamkeit von Loratadin geringfügig reduzieren oder verstärken.

Zusammenfassende Bewertung

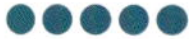

Loratadin gehört zu den Mitteln der ersten Wahl bei leichter allergischer Rhinitis bei Erwachsenen und Kindern. In randomisierten kontrollierten Studien zeigte es überlegene Wirksamkeit im Vergleich zu Placebo. Bei der Mehrzahl der Patienten und bei Anwendung in therapeutischen Dosen treten keine klinisch relevanten, sedierenden oder anticholinergen Effekte auf. Eventuelle Einschränkungen des Reaktionsvermögens gilt es zu beachten.

2.1.2 Desloratadin

Wirkung

Desloratadin wird als selektiver peripherer H_1-Antagonist der dritten Generation zur symptomatischen Behandlung der allergischen Rhinitis eingesetzt.

Dosierung

- Erwachsene und Kinder ab 12 Jahren: 5 mg 1-mal/d
- Kinder von 6–11 Jahren: 2,5 mg 1-mal/d
- Kinder von 2–5 Jahren: 1,25 mg 1-mal/d

Die Behandlung von Kindern unter 12 Jahren sollte allerdings unter ärztlicher Aufsicht erfolgen.

Pharmakokinetische Eigenschaften

Wirkungseintritt und -dauer

Die antihistaminerge Wirkung tritt nach einer Stunde ein. Die Wirkungsdauer liegt bei 24 Stunden.

Metabolismus und Ausscheidung

Desloratadin ist der pharmakologisch aktive Hauptmetabolit von Loratadin und muss daher im Körper nicht mehr bioaktiviert werden. Die Substanz wird durch CYP2C8 oxidativ biotransformiert und mit Glucuronsäure konjugiert. Die Exkretion erfolgt renal und über die Fäzes.

Besondere Hinweise

Desloratadin soll bei Patienten mit Neigung zu Krampfanfällen oder mit Nierenfunktionsstörungen nur unter Vorsicht angewendet werden. Vor einer Anwendung während der Schwangerschaft ist ärztlicher Rat einzuholen.

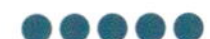

Zusammenfassende Bewertung

●●●●●

Desloratadin gehört für Erwachsene und Kinder zu den Mitteln der ersten Wahl bei leichter allergischer Rhinitis. In randomisierten kontrollierten Studien zeigte es überlegene Wirksamkeit im Vergleich zu Placebo. Bei der Mehrzahl der Patienten und bei Anwendung in therapeutischen Dosen treten keine klinisch relevanten, sedierenden oder anticholinergen Effekte auf. Eventuelle Einschränkungen des Reaktionsvermögens gilt es zu beachten. Der Wirkungseintritt ist etwas schneller als bei Loratadin, das Interaktionspotenzial mit Enzyminhibitoren und -induktoren ist geringer.

2.1.3 Bilastin

Wirkung

Bilastin wird als selektiver peripherer H_1-Antagonist der zweiten Generation zur symptomatischen Behandlung der allergischen Rhinitis eingesetzt.

Dosierung

- Erwachsene und Kinder ab 12 Jahren: 20 mg 1-mal/d
- Die Behandlung von jüngeren Kindern unterliegt der ärztlichen Aufsicht.

Pharmakokinetische Eigenschaften

Wirkungseintritt und -dauer

Die antihistaminerge Wirkung tritt bereits nach etwa einer Stunde ein. Die Wirkungsdauer liegt bei 24 Stunden.

Metabolismus und Ausscheidung

Bilastin wird nicht metabolisiert und unverändert über Urin und Fäzes eliminiert.

Besondere Hinweise

Bei geriatrischen Patienten und Patienten mit Leber- oder Nierenfunktionsstörungen ist keine Dosisanpassung notwendig. Allerdings ist die gleichzeitige Gabe von Bilastin und P-Glykoprotein-Inhibitoren wie Azol-Antimykotika oder Makrolid-Antibiotika bei Patienten mit einer moderaten oder schweren Niereninsuffizienz zu vermeiden. Für den Einsatz von Bilastin während der Schwangerschaft und Stillzeit liegen keine auseichenden Erfahrungen vor.

Zusammenfassende Bewertung

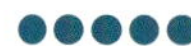

Bilastin gehört zu den Mitteln der ersten Wahl bei Erwachsenen und Jugendlichen mit leichter allergischer Rhinitis. In randomisierten kontrollierten Studien zeigte es überlegene Wirksamkeit im Vergleich zu Placebo. Bei der Mehrzahl der Patienten und bei Anwendung in therapeutischen Dosen treten keine klinisch relevanten, sedierenden oder anticholinergen Effekte auf. Eventuelle Einschränkungen des Reaktionsvermögens gilt es dennoch zu beachten. Ähnlich wie Loratadin wirkt Bilastin etwas weniger sedierend als Cetirizin.

2.1.4 Cetirizin

Wirkung

Cetirizin ist ein selektiv peripher wirksamer H_1-Antagonist der zweiten Generation und wird zur Linderung von nasalen und okularen Symptomen der allergischen Rhinitis eingesetzt.

Dosierung

- Erwachsene und Jugendliche ab 12 Jahren: 10 mg 1-mal/d
- Kinder von 2–11 Jahren: 5 mg 2-mal/d
- Kinder mit einem Körpergewicht unter 30 kg: 2,5 mg 2-mal/d

Pharmakokinetische Eigenschaften

Wirkungseintritt und -dauer

Die antihistaminerge Wirkung tritt innerhalb von 20 Minuten ein und erreicht nach einer Stunde ihr Maximum. Die Wirkungsdauer liegt bei mindestens 24 Stunden.

Metabolismus und Ausscheidung

Cetirizin wird nur zu einem geringen Teil metabolisiert, etwa zwei Drittel der Dosis erscheinen unverändert im Urin.

Besondere Hinweise

Bei älteren Menschen muss, soweit die Nierenfunktion unauffällig ist, die Dosis nicht reduziert werden. Bei schweren Nierenfunktionsstörungen ist Cetirizin kontraindiziert, bei leichteren Formen muss die Dosis angepasst werden. Für Patienten mit eingeschränkter Leberfunktion ist keine Dosisanpassung erforderlich.

Zusammenfassende Bewertung

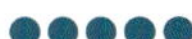

Cetirizin gehört zu den Mitteln der ersten Wahl für die Behandlung der leichten allergischen Rhinitis bei Erwachsenen und Kindern. In randomisierten kontrollierten Studien zeigte es überlegene Wirksamkeit im Vergleich zu Placebo. Aufgrund der pharmakokinetischen und pharmakodynamischen Eigenschaften wird das Interaktionspotenzial als gering eingeschätzt.

Cetirizin zeigt nur geringe Nebenwirkungen auf das ZNS (z. B. Schläfrigkeit) und ist praktisch frei von anticholinergen Wirkungen. Das Reaktionsvermögen kann durch die Einnahme von Cetirizin verringert sein, was für das Autofahren und das Bedienen von Maschinen möglicherweise relevant ist. Vorsicht ist besonders im Zusammenhang mit Alkohol angezeigt.

2.1.5 Levocetirizin

Wirkung

Levocetirizin ist ein selektiv peripher wirksamer H_1-Antagonist der dritten Generation und wird zur Linderung von nasalen und okularen Symptomen der allergischen Rhinitis eingesetzt.

Dosierung

- Erwachsene und Jugendliche ab 12 Jahren: 5 mg 1-mal/d
- Kinder von 6–11 Jahren: 2,5 mg 1-mal/d

Die Behandlung von Kindern unter 6 Jahren sollte unter ärztlicher Aufsicht erfolgen.

Pharmakokinetische Eigenschaften

Wirkungseintritt und -dauer

Die antihistaminerge Wirkung tritt innerhalb von einer Stunde ein und erreicht nach 4 Stunden ihr Maximum. Die Wirkungsdauer liegt bei mindestens 32 Stunden.

Metabolismus und Ausscheidung

Levocetirizin wird nur zu einem geringen Teil metabolisiert, etwa zwei Drittel der Dosis erscheinen unverändert im Urin.

Besondere Hinweise

Levocetirizin ist das pharmakologisch aktive Enantiomer von Cetirizin, sodass lediglich die Hälfte der Racematdosis eingesetzt wird. Bei älteren Menschen muss, soweit die Nierenfunktion unauffällig ist, die Dosis nicht reduziert werden. Bei schweren Nierenfunktionsstörungen ist Levocetirizin kontraindiziert, bei leichteren Formen muss die Dosis angepasst werden. Für Patienten mit eingeschränkter Leberfunktion ist keine Dosisreduktion erforderlich.

Zusammenfassende Bewertung

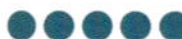

Levocetirizin gehört zu den Mitteln der ersten Wahl für die Behandlung der leichten allergischen Rhinitis bei Erwachsenen und Kindern. In randomisierten kontrollierten Studien zeigte es überlegene Wirksamkeit im Vergleich zu Placebo. Aufgrund der pharmakokinetischen und pharmakodynamischen Eigenschaften wird das Interaktionspotenzial als gering eingeschätzt.

Das pharmakologisch aktive Enantiomer von Cetirizin zeigt nur geringe Nebenwirkungen auf das ZNS (z. B. Schläfrigkeit) und ist praktisch frei von anticholinergen Wirkungen. Das Reaktionsvermögen kann durch die Einnahme von Levocetirizin verringert sein, was für das Autofahren und das Bedienen von Maschinen möglicherweise relevant ist. Vorsicht ist besonders im Zusammenhang mit Alkohol angezeigt.

2.1.6 Dimetinden

Wirkung

Dimetinden ist ein H_1-Antihistaminikum der ersten Generation und kann zur symptomatischen Akutbehandlung bei allergischen Erkrankungen eingesetzt werden, wenn gleichzeitig eine Sedierung erwünscht ist.

Dosierung

- Erwachsene (peroral): 1–2 mg 3-mal/d
- Kinder und Jugendliche ab 6 Jahren (peroral): 1 mg 3-mal/d

Der Wirkstoff ist bei dieser Indikation erst für Kinder ab 6 Jahren zugelassen.

Pharmakokinetische Eigenschaften

Wirkungseintritt und -dauer

Die antihistaminerge Wirkung tritt innerhalb von 30 Minuten ein und erreicht nach 2–5 Stunden ihr Maximum. Die Wirkungsdauer liegt bei 8–10 Stunden.

Metabolismus und Ausscheidung

Dimetinden wird in der Leber metabolisiert. Die Ausscheidung von Wirkstoff und Metaboliten erfolgt sowohl biliär als auch renal.

Besondere Hinweise

H_1-Antihistaminika der ersten Generationwie Dimetinden weisen ausgeprägte anticholinerge und sedierende Wirkungen sowie ein erhebliches Interaktionspotenzial mit Antidepressiva und zentral dämpfenden Wirkstoffen wie opioiden Analgetika, Hypnotika, Sedativa sowie Alkohol auf. Sie können die Rapid-Eye-Movement-(REM-)-Schlafphase beeinträchtigen und sich auf die Lern- und Leistungsfähigkeit auswirken. Die Beeinträchtigung ist besonders beim Multitasking und bei der Ausführung komplexer sensomotorischer Aufgaben wie dem Autofahren ausgeprägt. Daher wird von den aktuellen Leitlinien zur Therapie einer Urtikaria oder Allergie dringend empfohlen, Substanzen wie Dimetinden sowohl bei Erwachsenen als auch insbesondere bei Kindern nicht mehr einzusetzen.

Zusammenfassende Bewertung

●○○○○

Die Anwendung von H_1-Antihistaminika der ersten Generation, wie Dimetinden, wird aufgrund einer ungünstigen Nutzen-Risiko-Relation von den Leitlinien ausdrücklich nicht mehr empfohlen. Es muss mit ausgeprägten Nebenwirkungen und Beeinträchtigungen der Lern- und Leistungsfähigkeit gerechnet werden.

2.1.7 Clemastin

Wirkung

Clemastin ist ein H_1-Antihistaminikum der ersten Generation und kann zur symptomatischen Linderung bei allergischer Rhinitis eingesetzt werden, wenn gleichzeitig eine Sedierung indiziert ist.

Dosierung

- Erwachsene und Jugendliche ab 12 Jahren: 1 mg 2-mal/d
- Kinder ab 6 Jahren: 0,5–1 mg 2-mal/d
- Kinder von 5 Jahren: 0,5 mg 2-mal/d
- Kinder von 2–4 Jahren: 0,25 mg 2-mal/d

Pharmakokinetische Eigenschaften

Wirkungseintritt und -dauer

Die antihistaminerge Wirkung von Clemastin setzt innerhalb von 2 Stunden ein und erreicht nach 5–7 Stunden ihr Maximum. Die Wirkungsdauer beträgt 10–12 Stunden.

Metabolismus und Ausscheidung

Clemastin wird intensiv in der Leber metabolisiert. Die Metabolite werden hauptsächlich über die Nieren ausgeschieden.

Besondere Hinweise

H_1-Antihistaminika der ersten Generation, wie Clemastin, weisen ausgeprägte anticholinerge und sedierende Wirkungen sowie ein erhebliches Interaktionspotenzial mit Antidepressiva und zentral dämpfenden Wirkstoffen wie opioiden Analgetika, Hypnotika, Sedativa sowie Alkohol auf. Sie können die Rapid-Eye-Movement-(REM-)-Schlafphase beeinträchtigen und sich auf die Lern- und Leistungsfähigkeit auswirken. Die Beeinträchtigung ist besonders beim Multitasking und bei der Ausführung komplexer sensomotorischer Aufgaben wie dem Autofahren ausgeprägt. Daher wird von den aktuellen Leitlinien zur Therapie einer Urtikaria oder Allergie dringend empfohlen, Substanzen wie Clemastin sowohl bei Erwachsenen als auch insbesondere bei Kindern nicht mehr einzusetzen.

Zusammenfassende Bewertung

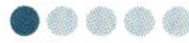

Die Anwendung von H_1-Antihistaminika der ersten Generation, wie Clemastin, wird aufgrund einer ungünstigen Nutzen-Risiko-Relation von den Leitlinien ausdrücklich nicht mehr empfohlen. Es muss mit ausgeprägten Nebenwirkungen und Beeinträchtigungen der Lern- und Leistungsfähigkeit gerechnet werden.

2.2 Systemische α-Sympathomimetika

2.2.1 Pseudoephedrin

Wirkung

Systemische α-Sympathomimetika wie Pseudoephedrin bewirken eine Vasokonstriktion und somit eine Abschwellung der Schleimhäute. Bei allergischer Rhinitis wird eine Verbesserung der Nasenatmung erreicht.

Dosierung

- Erwachsene und Kinder ab 12 Jahren: 120 mg 2-mal/d

Pharmakokinetische Eigenschaften

Wirkungseintritt und -dauer

Die abschwellende Wirkung von Pseudoephedrin setzt innerhalb von 15–30 Minuten ein und erreicht nach etwa einer Stunde ihr Maximum. Die Wirkungsdauer liegt bei 3–4 Stunden, für Retardformulierungen bei 8–10 Stunden.

Metabolismus und Ausscheidung

10–30 % der resorbierten Dosis werden in der Leber in den aktiven Metaboliten Norpseudoephedrin umgewandelt. Dieser kann zentrale Erregungszustände hervorrufen. Die Ausscheidung erfolgt zu 70–90 % renal.

Besondere Hinweise

Systemische α-Sympathomimetika wie Pseudoephedrin reduzieren das von Patienten als besonders lästig empfundene Symptom der nasalen Obstruktion. Allerdings muss während der Anwendung mit Tachykardien, Unruhe, Schlaflosigkeit und Hypertonie gerechnet werden. Offenbar weist Pseudoephedrin im Vergleich zu dem weiteren α-Sympathomimetikum Phenylephrin ein günstigeres Sicherheitsprofil auf. Ein Einsatz von Sympathomimetika bei Patienten unter 12 bzw. über 60 Jahren darf nicht erfolgen, ebenso nicht bei eingeschränkter Leber- oder Nierenfunktion sowie während der Schwangerschaft.

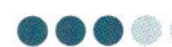

Zusammenfassende Bewertung

●●●○○

Erwachsene und Kinder ab 12 Jahren können kurzzeitig mit systemisch wirkenden α-Sympathomimetika wie Pseudoephedrin therapiert werden. Die Wirkung von peroralen H_1-Antihistaminika wird durch die Substanzen verstärkt. Mögliche Nebenwirkungen und bestehende Kontraindikationen sind zu berücksichtigen.

2.3 Lokal anzuwendende Arzneimittel

2.3.1 Beclometason

Wirkung

Topische Glucocorticoide führen bei regelmäßigem Einsatz zur Reduktion aller nasalen Symptome der allergischen Rhinitis. Die Konzentration von Entzündungsmediatoren in der Nasenschleimhaut wird nachhaltig reduziert. Beclometason wirkt antiexsudativ und antientzündlich, hemmt die Leukozytenmigration, tonisiert die Blutgefäße und führt zur Zurückbildung der ödematösen Schleimhaut.

Dosierung

- Erwachsene und Kinder ab 12 Jahren: 0,1 mg 2-mal/d (je Nasenloch)

Pharmakokinetische Eigenschaften

Wirkungseintritt

Die Wirkung setzt innerhalb von einigen Tagen ein und erreicht nach etwa 2 Wochen ihr Maximum. Zur Überbrückung können initial zusätzlich topische Vasokonstriktoren oder orale Antihistaminika gegeben werden, bis die volle Wirkung von Beclometason erreicht ist.

Metabolismus und Ausscheidung

Die Biotransformation findet in der Leber und in der Lunge statt. U. a. entsteht der pharmakologisch aktive Metabolit Beclometason-17-monopropionat. Die Ausscheidung erfolgt überwiegend mit den Fäzes, nur 10–15 % werden im Urin wiedergefunden.

Besondere Hinweise

Der Wirkungseintritt topischer Glucocorticoide ist protrahiert. Vor der Anwendung müssen bestehende Mykosen des Mund- und Rachenraums behandelt werden. Wegen möglicher systemischer Wirkungen ist Beclometason für die Behandlung von Kindern unter 12 Jahren nicht freigegeben. Eine Anwendung während der Schwangerschaft sollte insbesondere im 1. Trimenon vermieden werden.

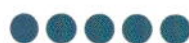

Zusammenfassende Bewertung

●●●●●

Intranasal verabreichte Glucocorticoide wie Beclometason sind derzeit als effektivste Therapiemöglichkeit bei allergischer Rhinitis anzusehen. Die Wirksamkeit wurde in randomisierten kontrollierten Studien bestätigt. Sie sind besser wirksam als perorale bzw. intranasale H_1-Antihistaminika und auch als Leukotrien-Antagonisten. Das Risiko für systemische Nebenwirkungen ist minimal.

2.3.2 Mometason

Wirkung

Topische Glucocorticoide führen bei regelmäßigem Einsatz zur Reduktion aller nasalen Symptome der allergischen Rhinitis. Mometason wirkt antiexsudativ und antientzündlich, hemmt die Leukozytenmigration, tonisiert die Blutgefäße und führt zur Zurückbildung der ödematösen Schleimhaut. Die Substanz hemmt die Freisetzung von Leukotrienen sowie Synthese und Freisetzung der Interleukine 1, 4, 5 und 6, bzw. von TNF-α. Darüber hinaus hemmt Mometason die Produktion von Leukotrienen und Th2-Zytokinen.

Dosierung

- Erwachsene: 0,05–0,1 mg 2-mal/d (je Nasenloch)

Der Einsatz von mehr als 0,2 mg/d sowie die Behandlung von Kindern sollten unter ärztlicher Aufsicht erfolgen.

Pharmakokinetische Eigenschaften

Wirkungseintritt

Die Wirkung setzt innerhalb von 12–48 Stunden ein. Zur Überbrückung können initial zusätzlich topische Vasokonstriktoren oder orale Antihistaminika gegeben werden, bis die volle Wirkung von Mometason erreicht ist.

Metabolismus und Ausscheidung

Die geringe Menge, die verschluckt und resorbiert wird, unterliegt einer starken First-Pass-Metabolisierung in der Leber. Über CYP3A4 entsteht hauptsächlich ein hydroxyliertes Derivat. Die Ausscheidung erfolgt renal und mit den Fäzes.

Besondere Hinweise

Mometason zeigte in klinischen Studien eine bessere und länger anhaltende Symptomkontrolle als andere nasale Glucocorticoide wie z. B. Beclometason. Die Substanz ist bei nasaler Applikation zu weniger als 1 ‰ systemisch verfügbar. Wegen dennoch nicht völlig auszuschließender systemischer Wirkungen wurde Mometason für die Behandlung von Kindern im Rahmen der Selbstmedikation nicht freigegeben. Eine Anwendung während der Schwangerschaft darf nur nach strenger Nutzen-Risiko-Abwägung erfolgen. Die Applikation in der Stillzeit sollte unterbleiben.

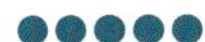

Zusammenfassende Bewertung

●●●●●

Intranasal verabreichte Glucocorticoide wie Mometason sind derzeit als effektivste Therapiemöglichkeit bei allergischer Rhinitis anzusehen. Die Wirksamkeit wurde in randomisierten kontrollierten Studien bestätigt. Hierbei zeigte sich eine gewisse Überlegenheit gegenüber Beclometason.

Topische Glucocorticoide sind besser wirksam als perorale bzw. intranasale H_1-Antihistaminika und auch als Leukotrien-Antagonisten. Das Risiko für systemische Nebenwirkungen ist minimal.

2.3.3 Azelastin

Wirkung

Azelastin ist ein selektiver H_1-Antagonist mit antiallergischer und antientzündlicher Wirkung sowie zusätzlichen mastzellstabilisierenden Eigenschaften. Die Substanz bewirkt eine Hemmung der Freisetzung und Synthese von Mediatoren wie Histamin, Leukotrienen, PAF und Serotonin in der Früh- und Spätphase allergischer Reaktionen.

2

Dosierung

- Erwachsene und Kinder ab 6 Jahren: 0,14 mg 2-mal/d (je Nasenloch)

Pharmakokinetische Eigenschaften

Wirkungseintritt und -dauer

Die Wirkung tritt innerhalb von wenigen Minuten ein und hält bis zu 8 Stunden an.

Metabolismus und Ausscheidung

Azelastin unterliegt in der Leber einer ausgeprägten Biotransformation durch CYP450-Isoenzyme. U. a. entsteht der pharmakologisch aktive Metabolit *N*-Desmethylazelastin. Die Ausscheidung erfolgt zu 75 % mit den Fäzes und zu 25 % mit dem Urin.

Besondere Hinweise

Bei Applikation vor dem Allergenkontakt ist die Wirkung effektiver. Eine Anwendung während der Schwangerschaft und der Stillzeit wird aus Sicherheitsgründen nicht empfohlen.

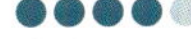

Zusammenfassende Bewertung

●●●●○

Intranasal verabreichtes Azelastin ist gut zur Behandlung der allergischen Rhinitis geeignet. Es ist ebenso wirksam wie peroral applizierte H_1-Antihistaminika der zweiten Generation und besitzt mastzellstabilisierenden Eigenschaften. Die Wirksamkeit wird als etwas geringer als bei den intranasalen Corticosteroiden eingeschätzt. Mit wesentlichen lokalen und systemischen Nebenwirkungen muss normalerweise nicht gerechnet werden.

2.3.4 Levocabastin

Wirkung

Levocabastin ist ein sehr selektiver H_1-Antagonist zur Behandlung der allergischen Rhinitis. Symptome wie Niesen, Juckreiz der Nase und Rhinorrhö werden gemildert.

Dosierung

- Erwachsene und Kinder ab einem Jahr: 0,1 mg 2–4-mal/d (je Nasenloch)

Pharmakokinetische Eigenschaften

Wirkungseintritt und -dauer

Die Wirkung tritt innerhalb von 30 Minuten ein und hält bis zu 12 Stunden an.

Metabolismus und Ausscheidung

Levocabastin wird kaum biotransformiert. Die Ausscheidung erfolgt überwiegend renal. Nur etwa 20 % der resorbierten Dosis erscheinen in den Fäzes.

Besondere Hinweise

Bei Applikation vor dem Allergenkontakt ist die Wirkung effektiver. Insbesondere bei Patienten mit Niereninsuffizienz sollte die Dosis reduziert (halbiert) werden. Eine Anwendung von Levocabastin während der Schwangerschaft und der Stillzeit wird aus Sicherheitsgründen nicht empfohlen.

Zusammenfassende Bewertung

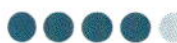

Intranasal verabreichtes Levocabastin ist gut zur Behandlung der allergischen Rhinitis geeignet. Mit wesentlichen lokalen und systemischen Nebenwirkungen muss normalerweise nicht gerechnet werden. Die Wirksamkeit wird als etwas geringer als bei den intranasalen Corticosteroiden eingeschätzt. Anders als Azelastin besitzt Levocabastin keine mastzellstabilisierenden Eigenschaften.

2.3.5 Cromoglicinsäure

Wirkung

Cromoglicinsäure blockiert den mit dem IgE-Rezeptor gekoppelten Calciumkanal und hemmt dadurch den Einstrom von Calcium in die Mastzellen. Die Degranulation der Mastzellen wird gehemmt und somit die Freisetzung von Entzündungsmediatoren. Es kommt zu einer Linderung der Symptome einer allergischen Rhinitis.

Dosierung

- Erwachsene und Kinder ab 2 Jahren: 2,8 mg 2–4-mal/d (je Nasenloch)

Pharmakokinetische Eigenschaften

Wirkungseintritt

Die Wirkung tritt innerhalb von 1–2 Wochen ein.

Metabolismus und Ausscheidung

Cromoglicinsäure wird kaum resorbiert und nicht biotransformiert. Der resorbierte Anteil wird über die Nieren und mit den Fäzes ausgeschieden.

Besondere Hinweise

Die Substanz ist nur bei prophylaktischer Gabe wirksam und sollte aufgrund ihres verzögerten Wirkungseintritts möglichst mehrere Tage vor dem erwarteten Allergenkontakt als Dauertherapie appliziert werden (Pollenflugkalender!).

> **Zusammenfassende Bewertung**
>
> 
>
> Cromoglicinsäure ist bei allergischer Rhinitis langsamer und schwächer wirksam als topische Glucocorticoide und auch als perorale und topische Antihistaminika. Die Substanz ist sehr gut verträglich und kann daher als Langzeittherapie und nach Nutzen-Risiko-Abwägung auch während der Schwangerschaft bzw. Stillzeit angewendet werden.

2.3.6 Topische α-Sympathomimetika (z. B. Oxymetazolin, Xylometazolin)

Wirkung

Topische α-Sympathomimetika wirken vasokonstriktorisch und bewirken so ein Abschwellen der Schleimhäute. Hieraus resultieren eine erleichterte Nasenatmung und ein verbesserter Sekretabfluss.

Dosierung

- Erwachsene: 0,05–0,1 %ige Lösung
- Kinder: 0,01–0,05 %ige Lösung

Es können 1–2 Tropfen oder 1 Sprühstoß bis zu 3-mal/d (je Nasenloch) appliziert werden.

Pharmakokinetische Eigenschaften

Wirkungseintritt und -dauer

Die Wirkung setzt innerhalb von 5–10 Minuten ein und hält 5–8 Stunden an.

Metabolismus und Ausscheidung

Zum pharmakokinetischen Verhalten der intranasal anzuwendenden α-Sympathomimetika liegen nur unzureichende Daten vor.

Besondere Hinweise

Bei längerer Anwendung topischer Vasokonstriktoren kann es zur Atrophie der Nasenschleimhaut kommen. Die Therapiedauer sollte daher auf 5–7 Tage begrenzt bleiben. Der Einsatz von Zubereitungen ohne das Konservierungsmittel Benzalkoniumchlorid wird empfohlen, da diese offenbar seltener Atrophien auslösen. Während der Schwangerschaft ist erhöhte Vorsicht geboten.

Zusammenfassende Bewertung

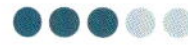

Topische α-Sympathomimetika wie Oxymetazolin oder Xylometazolin werden in aktuellen Leitlinien zur Anwendung bei allergischer Rhinitis allenfalls bei Patienten mit stark verstopfter Nase empfohlen. Die Indikation ist auf die initiale, kurzzeitige additive Gabe, z. B. zur anfänglichen Unterstützung einer Behandlung mit topischen Glucocorticoiden, beschränkt.

2.4 Abgrenzung zu verschreibungspflichtigen Arzneimitteln und anderen ärztlichen Therapieverfahren

Treten die Symptome einer allergischen Rhinitis erstmalig auf, liegt eine schwere persistierende Form vor oder ist nach 7–15 Tagen Behandlung im Rahmen der Selbstmedikation keine Besserung feststellbar, sollte an einen Arzt verwiesen werden.

Intranasale Corticosteroide sind sehr wirksam und gelten als Mittel der Wahl bei schweren Formen der allergischen Rhinitis, insbesondere bei persistierender Rhinitis. Systemische Corticosteroide sollen hingegen nur dann zum Einsatz kommen, wenn die intranasale Anwendung nicht ausreichend wirksam ist. Leukotrienrezeptor-Antagonisten waren in Untersuchungen in ihrer Wirksamkeit in Bezug auf eine Reduzierung der nasalen Symptome und einer Verbesserung der Lebensqualität bei Rhinokonjunktivitis ähnlich mit H_1-Antihistaminika, den intranasalen Glucocorticoiden waren sie jedoch unterlegen. Eine Kombination von peroralen Antihistaminika und Leukotrienrezeptor-Antagonisten wird nicht als sinnvoll angesehen, da hierdurch keine stärkere Besserung erzielt werden kann als durch die jeweilige alleinige Anwendung.

Eine spezifische Immuntherapie ist indiziert, wenn nur ein oder zwei Allergene relevant sind und Pharmakotherapie oder Allergenkarenz nicht ausreichend effektiv sind. Die Wirksamkeit der subkutanen Immuntherapie ist bei Hausstaubmilben- und Pollenallergie gut dokumentiert. Mehrere kontrollierte Studien belegen die Wirksamkeit der sublingualen Immuntherapie bei der allergischen Rhinokonjunktivitis durch Gräserpollen-Allergene.

2.5 Handelspräparate (Auswahl)

Wirkstoff	Bewertung	Präparatebeispiele®
Azelastin	●●●●○	Allergodil, Vividrin Azelastin, Azedil
Beclometason (intranasal)	●●●●●	ratioAllerg, Rhinivict nasal
Bilastin (peroral)	●●●●●	Allegra
Cetirizin (peroral)	●●●●●	Cetidex, Reactine, Zyrtec, Cetirizin AL, Cetirizin HEXAL
Clemastin (peroral)	●○○○○	Tavegil
Cromoglicinsäure (topisch)	●●●○○	CromoHEXAL® Augentropfen, Cromo-ratiopharm, Vividrin antiallergische Augentropfen, Pollocrom Augentropfen und Nasenspray
Desloratadin (peroral)	●●●●●	Deslora 1A-Pharma, Desloratadin TAD, LoranoPro
Dimetinden (peroral)	●○○○○	Fenistil
Levocabastin	●●●●○	Livocab
Levocetirizin (peroral)	●●●●●	Levocetirizin Hexal, Levocetirizin-ratiopharm
Loratadin (peroral)	●●●●●	Lorano akut, Loratadin-ratiopharm®, Loratadin STADA
Mometason (intranasal)	●●●●●	MometaHEXAL Heuschnupfenspray, Mometason-ratiopharm Heuschnupfenspray
Oxymetazolin	●●●○○	Nasivin, WICK Sinex Schnupfenspray
Pseudoephedrin	●●●○○	Aspirin Complex, Reactine duo, Rhinopront
Xylometazolin	●●●○○	Olynth, Otriven, nasic, Snup, schnupfen endrine

Literatur

Abdelshafy AM, Abdallah SY, Hassan AF et al. The Impact of Bilastine on Symptoms of Allergic Rhinitis and Chronic Urticaria: A Systematic Review and Meta-Analysis of Randomized Controlled Trials. Am J Rhinol Allergy 36(5): 684–694, 2022

Allergieprävention (S3-Leitlinie). AWMF-Register-Nr. 061/016, Stand 07.12.2021, gültig bis 01.01.2026 (in Überarbeitung)

Ammon H, Mutschler E, Scholz H (Hrsg.). Arzneimittel Information und Beratung. 27. Akt.lfg., Wissenschaftliche Verlagsgesellschaft Stuttgart, 2023

Braido F, Sclifò F, Ferrando M, Canonica GW. New therapies for allergic rhinitis. Curr Allergy Asthma Rep 14(4): 422, 2014

Castillo M, Scott NW, Mustafa MZ et al. Topical antihistamines and mast cell stabilisers for treating seasonal and perennial allergic conjunctivitis, Cochrane Database Syst Rev (6): CD009566, 2015

Chitsuthipakorn W, Hoang MP, Kanjanawasee D et al. Combined medical therapy in the treatment of allergic rhinitis: Systematic review and meta-analyses. Int Forum Allergy Rhinol 12(12): 1480–1502, 2022

Chong LY, Head K, Hopkins C et al. Intranasal steroids versus placebo or no intervention for chronic rhinosinusitis, Cochrane Database Syst Rev 4(4): CD011996, 2016

Di Bona D, Plaia A, Leto-Barone MS, La Piana S, Di Lorenzo G. Efficacy of Grass Pollen Allergen Sublingual Immunotherapy Tablets for Seasonal Allergic Rhinoconjunctivitis: A Systematic Review and Metaanalysis. JAMA Intern Med 175(8): 1301–1309, 2015

Die spezifische Immuntherapie (Hyposensibilisierung) bei IgE-vermittelten allergischen Erkrankungen (S2k-Leitlinie). AWMF-Register-Nr. 061/004, Stand 30.06.2022, gültig bis 29.06.2027

Fachinformation Allegra Allergietabletten, 12/2022

Fachinformation Allergodil akut, Stand 12/2022

Fachinformation Boxagrippal, Stand 10/2022

Fachinformation Cetirizindihydrochlorid elac, Stand 02/2023

Fachinformation Desloranio, Stand 06/2022

Fachinformation Fenistil, Stand 10/2021

Fachinformation Levocabamed, Stand 07/2019

Fachinformation Levoceti-AbZ, Stand 11/2022

Fachinformation Lora ADGC, Stand 10/2022

Fachinformation Otriven, Stand 09/2022

Fachinformation ratioAllerg Heuschnupfenspray, Stand 01/2021

Fachinformation Tavegil, Stand Januar 2021

Fachinformation Vividrin antiallergische Augentropfen, Stand 05/2020

Fachinformation Vividrin Mometason Heuschnupfennasenspray, Stand 11/2022

Fachinformation WICK Sinex avera Nasenspray, Stand 12/2021

Güngör D, Nadaud P, LaPergola CC et al. Infant milk-feeding practices and food allergies, allergic rhinitis, atopic dermatitis, and asthma throughout the life span: a systematic review Am J Clin Nutr 109(Suppl 7): 772S–799S, 2019

Hamacher H, Wahl MA. Selbstmedikation, 2. Aufl., Wissenschaftliche Verlagsgesellschaft Stuttgart, 2022

Harrison P, Reisdorf S. Update der US-Leitlinie für saisonale allergische Rhinitis: Intranasale Kortikosteroide bald Erstlinientherapie? Medscape November, Stand 2017

Head K, Snidvongs K, Glew S et al. Saline irrigation for allergic rhinitis, Cochrane Database Syst Rev 6(6): CD012597, 2018

Kim M, Ryu G, Kang SY et al. Intranasal antihistamine and corticosteroid to treat allergic rhinitis: A systematic review and meta-analysis. Allergy 77(11): 3436–3440, 2022

Klassifikation, Diagnostik und Therapie der Urtikaria (S3-Leitlinie). AWMF-Register-Nr. 013/028, Stand 01.02.2022, gültig bis 31.01.2025

Klimek L, Bachert C, Pfarr O e al. ARIA-Leitlinie 2019: Behandlung der allergischen Rhinitis im deutschen Gesundheitssystem. Allergo J Int 28: 255–276, 2019

Liu L, Pan M, Liu Y et al. Efficacy of nasal irrigation with hypertonic saline on chronic rhinosinusitis: systematic review and meta-analysis. Braz J Otorhinolaryngol 16: S1808–S8694, 2020

Mengxia S, Wenfang S, Jiangxia WU et al. Efficacy and safety of acupoint application for allergic rhinitis: a systematic review and Meta-analysis of randomized controlled trials. J Tradit Chin Med 42(6): 858–868, 2022

Nasser M, Fedorowicz Z, Aljufairi H, McKerrow W. Antihistamines used in addition to topical nasal steroids for intermittent and persistent allergic rhinitis in children (Review), Cochrane Database Syst Rev 2010(7): CD006989, 2010

Obbagy JE, English LK, Wong YP et al. Complementary feeding and food allergy, atopic dermatitis/eczema, asthma, and allergic rhinitis: a systematic review, Am J Clin Nutr 109(Suppl 7): 890S–934S, 2019

Passali D, Spinosi MC, Crisanti A, Bellussi LM. Mometasone furoate nasal spray: a systematic review, Multidiscip Respir Med 11: 18, 2016

Rhinosinusitis (S2k-Leitlinie). AWMF-Register-Nr. 017/049, Stand 07.04.2017, gültig bis 06.04.2022 (in Überarbeitung) und 053/012, Stand 07.04.2017, gültig bis 06.04.2022 (in Überarbeitung)

Singh Randhawa A, Mohd Noor N, Md Daud MK, Abdullah B. Efficacy and Safety of Bilastine in the Treatment of Allergic Rhinitis: A Systematic Review and Meta-analysis. Front Pharmacol, 2022

Snidvongs K, Seresirikachorn K, Khattiyawittayakun L, Chitsuthipakorn W. Sedative Effects of levocetirizine: a systematic review and meta-analysis of randomized controlled studies, Drugs 77(2): 175–186, 2017

Spada F, Barnes TM, Greive KA. Comparative safety and efficacy of topical mometasone furoate with other topical corticosteroids. Australas J Dermatol 59(3): e168-e174, 2018

2

3 Atopische Dermatitis, Neurodermitis

Atopische Dermatitis bzw. Neurodermitis ist eine chronische bzw. chronisch-rezidivierende, nicht kontagiöse Hauterkrankung. In Europa sind zeitweilig etwa 10–15 % der Kinder bis zu 6 Jahren betroffen. Bei Erwachsenen ist die Prävalenz seltener, sie liegt in Deutschland bei 2–3 %. Insgesamt kam es innerhalb der letzten 50 Jahre zu einer Vervier- bis Versechsfachung der Krankheitsfälle. Die Ursachen für diese Entwicklung werden kontrovers diskutiert. Von einer genetischen Disposition ist auszugehen, andere pathogenetische Faktoren wie Barrierefunktionsstörungen in der Haut sind jedoch auch von Bedeutung. Eine Auslösung der atopischen Dermatitis im Kindesalter soll zudem möglicherweise auf eine psychische Anspannung der Mutter während der Schwangerschaft und der ersten Lebenswochen des Kindes zurückzuführen sein. Es wurde eine Reihe von Polymorphismen von Mediatoren der atopischen Entzündung beschrieben, die mit einem erhöhten Risiko für die Neurodermitis assoziiert sind. Einige stimmen mit Genlokalisationen für respiratorische atopische Erkrankungen oder auch Psoriasis überein.

Die Hauterscheinungen sind meist mit quälendem Juckreiz verbunden. Der Verlauf ist wechselhaft mit Krankheitsschüben unterschiedlicher Dauer und Schwere. Eine häufig auftretende Komplikation sind Infektionen durch Bakterien, Viren und Pilze. Eine atopische Dermatitis kann zu einer erheblichen Minderung der Lebensqualität, mit Einschränkung der Leistungsfähigkeit durch schlechten Schlaf oder auch zu Depressionen führen. Ein erheblicher Anteil der Patienten zeigt IgE-vermittelte Überempfindlichkeit gegen Allergene aus der Luft bzw. der Nahrung. Begleitend treten oft allergische Rhinokonjunktivitis und allergisches Asthma bronchiale auf.

Das chronische Krankheitsbild der atopischen Dermatitis und die fehlende Heilbarkeit durch spezifische Maßnahmen bedingen die Anwendung individueller Therapieformen. Reduktion und Vermeidung individueller Provokationsfaktoren, Vermeidung von feuchten Milieus und starker Hautverschmutzung oder -reizung sowie die Teilnahme an Neurodermitis-Schulungen können hilfreich sein.

Folgende nichtmedikamentöse Maßnahmen können nach Empfehlung der S2k-Leitlinie Neurodermitis eingesetzt werden:

- Eliminationsdiäten,
- Reduktion von Hausstaubmilben,
- Psychotherapie,

- Phototherapie,
- Neurodermitis-Schulung.

Gezielte Eliminationsdiäten sind nur bei nachgewiesener Sensibilisierung gegen bestimmte Nahrungsmittel sinnvoll. Nach etwa 2 Jahren sollte die Signifikanz dieser Allergie erneut überprüft werden. Für diätetische Substitution mit γ-Linolensäure liegen bei atopischer Dermatitis keine Wirksamkeitsnachweise vor. In Beobachtungsstudien konnte für viermonatiges, ausschließliches Stillen, außer bei bestehender Kuhmilchallergie, kein reduziertes Neurodermitisrisiko für den Säugling gezeigt werden. Trotzdem empfehlen aktuelle Leitlinien ein mindestens dreimonatiges ausschließliches Stillen bei Atopie in der Familienanamnese. Zudem schützen offenbar während der zweiten Schwangerschaftshälfte bzw. während der Stillzeit bei der Mutter zugeführte Omega-3-Fettsäuren und Probiotika vor atopischer Dermatitis.

Encasing-Maßnahmen sind nur bei bestehender Sensibilisierung gegen Hausstaubmilben wirksam. Psychotherapien mit verhaltenstherapeutischen Interventionen wirken sich nachweislich positiv auf die Krankheitsverarbeitung und die Schweregradverbesserung aus.

Eine Phototherapie ist ebenfalls als kurzzeitige Intervention bei Neurodermitis geeignet. Derzeit ist die Wirksamkeit der UVB-Therapie bei mittelgradig ausgeprägter Neurodermitis und die der Hochdosis-UVA-1-Therapie im akuten Schub am besten gesichert. Therapieverfahren wie Homöopathie, Akupunktur, Eigenblutbehandlung und deren Modifikationen, Aromatherapie, autohomologe Immuntherapie nach Kief, Symbioselenkung, Colon-Hydrotherapie und Bioresonanztherapie können entsprechend der AWMF-Leitlinien derzeit nicht empfohlen werden.

Atopische Dermatitis kann im Rahmen der Selbstmedikation im Wesentlichen mit topischen Basistherapeutika (Emollienzien), Glucocorticoiden, Antipruriginosa und Antihistaminika gelindert werden.

3.1 Topische Therapeutika

3.1.1 Hydrocortison bzw. Hydrocortisonacetat

Wirkung

Hydrocortison und das entsprechende Acetat sind schwach wirksame Glucocorticoide. Sie wirken entzündungshemmend, antiexsudativ, antiallergisch und antipruriginös und führen somit zu einem schnellen Abheilen der atopischen Dermatitis.

Dosierung

- Schulkinder, Jugendliche und Erwachsene: 0,25–0,5 %ige Zubereitungen dünn auf die Hautregion auftragen, im akuten Zustand 2-mal/d, als Erhaltungstherapie 2-mal/Woche, ggf. zusätzlich zu bzw. alternierend mit Emollienzien

Eine dauerhafte tägliche Behandlung wird nicht empfohlen. Vor allem bei Behandlung größerer Hautareale sollte nach spätestens 2 Wochen ärztlicher Rat eingeholt werden. Kinder unter 6 Jahren dürfen nur unter ärztlicher Aufsicht behandelt werden.

Pharmakokinetische Eigenschaften

Wirkungseintritt

Die Wirkung tritt innerhalb von 2–7 Tagen ein.

Metabolismus und Ausscheidung

Hydrocortison penetriert rasch in die Haut. Das Penetrationsvermögen hängt u.a. vom Hautzustand, Applikationsort und vom verwendeten Vehikel ab. Die erhöhte Resorptionsgefahr unter okklusiven Verhältnissen (z.B. Windelbereich) sollte bedacht werden. Im Stratum corneum als der stärksten Permeationsbarriere bildet sich ein epidermales Depot, aus dem der Wirkstoff langsam an das darunterliegende Gewebe abgegeben wird. Dort setzt die Metabolisierung ein. Hydrocortison wird bis zu 95 % an Transcortin und Albumine gebunden. Die systemische Biotransformation erfolgt hauptsächlich in der Leber, die Ausscheidung vorwiegend renal.

Besondere Hinweise

Rezeptfrei erhältliche topische Glucocorticoide sind zur kurzzeitigen Behandlung der atopischen Dermatitis geeignet. Bei Erfordernis einer längerfristigen Therapie sollte jedoch unter ärztlicher Anleitung auf potentere verschreibungspflichtige Substanzen mit besserer Nutzen-Risiko-Relation zurückgegriffen werden. Als Nebenwirkungen können Hautatrophien, Teleangiektasien, Hautinfektionen, periorale Dermatitis, steroidinduzierte Rosacea und Striae distensae auftreten. Diese sind bei Hydrocortison geringer als bei verschreibungspflichtigen Glucocorticoiden. Kinder reagieren jedoch besonders empfindlich. Topische Glucocorticoide sollten nicht bei bakteriellen, viralen oder mykotischen Superinfektionen eingesetzt werden. Die Anwendung auf Schleimhäuten oder im Gesicht ist zu vermeiden. Während des 1. Trimenons der Schwangerschaft besteht eine Kontraindikation. Im weiteren Verlauf der Schwangerschaft sowie während der Stillzeit sollte die Behandlung auf kleinere Areale begrenzt bleiben. Während der Stillzeit darf die Zubereitung nicht auf die Brust aufgebracht werden, um eine Übertragung auf den Säugling zu vermeiden.

Zusammenfassende Bewertung

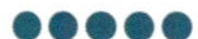

Topische Glucocorticoide sind zur Behandlung der atopischen Dermatitis Mittel der ersten Wahl. Ihr Einsatz wird in der S2k-Leitlinie Neurodermitis empfohlen, allerdings sind verschreibungspflichtige Substanzen besser untersucht. Das rezeptfrei erhältliche Hydrocortison zeigt eine schnelle und zuverlässige Wirkung bei überschaubarem Nebenwirkungsprofil. Es wirkt jedoch insgesamt schwächer als verschreibungspflichtige potentere Glucocorticoide, wie z.B. Betamethason-17-valerat.

3.1.2 Emollienzien

Wirkung

Bei atopischer Dermatitis ist die Haut meist sehr trocken und schuppig. Emollienzien sind wirkstofffreie Zubereitungen wie Cremes, (Wasch-)Lotionen, Salben oder Badezusätze, die aufgrund unterschiedlicher Mechanismen eine Befeuchtung oder Rückfettung der Haut bewirken. Hydrophile Cremes führen den äußeren Hautschichten Feuchtigkeit zu, paraffinhaltige Zubereitungen verhindern durch einen Okklusiveffekt einen Wasserverlust. Die Haut wird geschmeidiger und die Barrierefunktion kann leichter wiederhergestellt werden. Allergie auslösende Substanzen dringen somit schlechter ein.

Dosierung

- Kinder, Jugendliche und Erwachsene: Emollienzien möglichst häufig, mindestens 3–4-mal/d auf die Haut auftragen

Pharmakokinetische Eigenschaften

Wirkungseintritt

Die Wirkung tritt meist innerhalb weniger Stunden ein.

Metabolismus und Ausscheidung

Emollienzien enthalten keine Wirksubstanzen im eigentlichen Sinne.

Besondere Hinweise

Emollienzien sind auch bei besonders empfindlichen Patienten wie Säuglingen oder während der Schwangerschaft über längere Zeit einsetzbar. Sie können im Rahmen der alternierenden Therapie mit topischen Glucocorticoiden angewendet werden. Man erreicht sogar eine Einsparung der Steroide, u. a. auch wegen einer verbesserten Permeation dieser Substanzen in die Haut.

Zusammenfassende Bewertung

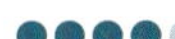

Emollienzien gelten entsprechend nationaler und internationaler Leitlinien als wichtige Basistherapie bei atopischer Dermatitis. Auch wenn es nur wenige randomisierte kontrollierte klinische Studien gibt, besteht unter Experten Konsens über die Wirksamkeit dieser Therapieform. Die Basispflege sollte als Langzeittherapie erfolgen. Emollienzien bewirken, dass Glucocorticoide sparsamer verwendet werden können.

3.1.3 Harnstoff (Urea)

Wirkung

Harnstoff bewirkt eine Durchfeuchtung der Haut und eine verbesserte Penetration von anderen topisch wirkenden Substanzen wie Glucocorticoiden. Der genaue Wirkungsmechanismus ist nicht bekannt.

Dosierung

- Kinder, Jugendliche und Erwachsene: 5–15 %ige Zubereitungen 1–2-mal/d auf die betroffenen Regionen auftragen

Pharmakokinetische Eigenschaften

Wirkungseintritt

Die Wirkung tritt innerhalb von 1–2 Stunden ein.

Metabolismus und Ausscheidung

Harnstoff wird aus Öl/Wasser-Emulsionen schneller freigesetzt als aus Wasser/Öl-Emulsionen. Aus Letzteren penetriert er jedoch in weit tiefere Hautschichten wie Dermis und Epidermis. Die Ausscheidung des resorbierten Harnstoffs erfolgt vor allem durch den Urin, in geringerem Maß auch durch den Schweiß.

Besondere Hinweise

Harnstoff enthaltende Zubereitungen bewirken, dass topische Glucocorticoide eingespart werden können, da die Haut besser auf diese Substanzen anspricht. Die Substanz führt gelegentlich zu einem Brennen auf der Haut. Insbesondere Kinder bis etwa zum 5. Lebensjahr sind davon betroffen. Die Anwendung auf stark entzündeten Arealen sollte vermieden werden, ebenso die Anwendung auf der Brust während der Stillzeit.

> **Zusammenfassende Bewertung**
>
> 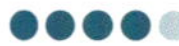
>
> Harnstoff führt bei atopischer Dermatitis zu einer signifikanten Verbesserung der Hautdurchfeuchtung. Die Wirkung scheint effektiver als bei Emollienzien allein. Bei entzündeter Haut sowie bei Kleinkindern wird aufgrund möglicher Irritation die vorherige Prüfung der Verträglichkeit empfohlen.

3.1.4 Schieferöle (Bituminosulfonate)

Wirkung

Bituminosulfonate stellen eine komponentenreiche Mischung aus ca. 120 verschiedenen Bestandteilen dar. In vitro wurden antiinflammatorische Effekte, aber auch ein Anlocken von Granulozyten nachgewiesen.

Dosierung

- Kinder, Jugendliche und Erwachsene: 0,5–5 %ige Zubereitungen 3-mal/d auf die betroffenen Regionen auftragen

Der Einsatz in Form von Badezusätzen ist ebenso möglich.

Pharmakokinetische Eigenschaften

Wirkungseintritt

Zum Wirkungseintritt liegen keine Erkenntnisse vor.

Metabolismus und Ausscheidung

Zur Pharmakokinetik von Schieferölen sind keine Daten verfügbar.

Besondere Hinweise

Schieferöle (Bituminosulfonate) gelten bei der Behandlung oberflächlicher Entzündungen als Lokaltherapeutika mit sehr guter Verträglichkeit. Die Wirksamkeit wurde insbesondere bei Kindern im Alter von 0–12 Jahren nachgewiesen. Während der Schwangerschaft und der Stillzeit sollte eine Behandlung vermieden werden.

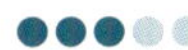

Zusammenfassende Bewertung

●●●○○

Entsprechend den Leitlinien kann die Behandlung von atopischer Dermatitis mit Schieferölen aufgrund der allgemeinen klinischen Erfahrungen erwogen werden. Entsprechende Zubereitungen tragen möglicherweise zur Linderung der Entzündung bei.

3.1.5 Dimetinden

Wirkung

Dimetinden ist ein H_1-Antihistaminikum der ersten Generation. Bei topischer Applikation wirkt es kühlend, jedoch nur sehr kurz juckreizstillend.

Dosierung

- Kinder, Jugendliche und Erwachsene: 0,1 %ige Zubereitungen mehrmals täglich dünn auftragen

Pharmakokinetische Eigenschaften

Wirkungseintritt

Die Wirkung tritt innerhalb weniger Minuten ein.

Metabolismus und Ausscheidung

Das Ausmaß der kutanen Resorption ist nicht bekannt. Nach systemischer Aufnahme wird Dimetinden in der Leber metabolisiert. Die Ausscheidung von Wirkstoff und Metaboliten erfolgt sowohl biliär als auch renal.

Besondere Hinweise

Dimetinden sollte nicht auf stark entzündete oder verletzte Haut aufgetragen werden, auch nicht im Bereich der Augen. Möglicherweise können durch topisch appliziertes Dimetinden Allergien ausgelöst werden. Bei Kindern unter 2 Jahren dürfen nur sehr kleine Flächen behandelt werden.

Zusammenfassende Bewertung

●○○○○

Der Einsatz topischer H_1-Antihistaminika wie Dimetinden wird bei atopischer Dermatitis in aktuellen Leitlinien ausdrücklich nicht empfohlen, da die Wirkung therapeutisch nicht relevant und nur sehr kurz anhaltend ist.

3.1.6 Gerbstoffe

Wirkung

Bei atopischer Dermatitis wirken synthetische oder pflanzliche Gerbstoffe nach topischer Applikation leicht entzündungshemmend und juckreizstillend. Proteine an der Hautoberfläche vernetzen sich und bilden einen künstlichen Schorf. Nässende Wunden trocknen schneller ab.

Dosierung

- Kinder, Jugendliche und Erwachsene: 1–2 %ige Zubereitungen 1-2-mal/d dünn auftragen

Die Anwendung kann auch in Form eines Badezusatzes erfolgen. Die Behandlungsdauer beträgt normalerweise etwa 4 Wochen.

Pharmakokinetische Eigenschaften

Wirkungseintritt

Die Wirkung tritt innerhalb von 2–3 Stunden ein.

Metabolismus und Ausscheidung

Der Protein-Gerbstoff-Komplex wird in den oberen Hautschichten gebunden. Es kommt zur Einlagerung im Stratum corneum, nicht jedoch im Stratum basale.

Besondere Hinweise

Gravierende Nebenwirkungen von gerbstoffhaltigen Externa sind nicht bekannt. Bei Augenkontakt sollte sofort gespült werden. Gelegentlich kann es innerhalb von 30 Minuten nach dem Auftragen zu Hautirritationen mit Brennen und Rötung sowie Juckreiz kommen. Bei großflächiger Anwendung auf Verbrennungen 1. bis 2. Grades sind allerdings hepatotoxische Nebenwirkungen beobachtet worden.

Zusammenfassende Bewertung

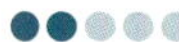

Zur Behandlung der atopischen Dermatitis mit Gerbstoffen liegen keine ausreichenden Daten aus kontrollierten Untersuchungen vor. Aufgrund der Ergebnisse offener Studien kann in Einzelfällen eine unterstützende antipruriginöse Behandlung erwogen werden. Die Anwendung von Gerbstoffen ersetzt eine antientzündliche Therapie nicht.

3.1.7 Polidocanol

Wirkung

Polidocanol ist ein Oberflächenanästhetikum und lindert bei atopischer Dermatitis den Juckreiz. Die Substanz hemmt sensorische, motorische und autonome Nervenfasern und hebt örtlich begrenzt sowohl die Erregbarkeit der sensiblen Endorgane (Rezeptoren) als auch das Leitungsvermögen der sensiblen Nervenfasern reversibel auf.

Dosierung

- Kinder; Jugendliche und Erwachsene: 5–10%ige Zubereitungen ein- bis mehrmals täglich dünn auftragen

Pharmakokinetische Eigenschaften

Wirkungseintritt

Die Wirkung tritt innerhalb weniger Minuten ein.

Metabolismus und Ausscheidung

Das Ausmaß der Resorption ist nicht bekannt. Im Tierversuch wird der resorbierte Anteil überwiegend renal ausgeschieden.

Besondere Hinweise

Polidocanol kann allergische Reaktionen verursachen. Zur Anwendung während der Schwangerschaft und der Stillzeit liegen keine ausreichenden Erfahrungen vor.

Zusammenfassende Bewertung

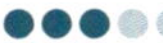

Der Einsatz von Polidocanol kann bei atopischem Ekzem erfolgen, wenn der Juckreiz besonders quälend ist. Die Substanz hat jedoch keinen Einfluss auf die entzündliche Reaktion. Kontrollierte Untersuchungen liegen nicht in ausreichender Zahl vor. Die Anwendung von Polidocanol ersetzt eine antientzündliche Therapie nicht.

Anmerkungen

Folgende Therapeutika zeigen **tendenziell positive Effekte** bei der Behandlung der atopischen Dermatitis, eine Empfehlung auf der Basis kontrollierter klinischer Studien kann jedoch zurzeit nicht gegeben werden:

- Zinkhaltige Externa haben einen adstringierenden, antiinflammatorischen und kühlenden Effekt, auch wirken sie juckreizstillend. Die Anwendung kann daher bei entzündlichen Läsionen erfolgen.
- Bei chronischer Neurodermitis kann das Tragen von antimikrobiell wirkender Unterwäsche entsprechend der S2k-Leitlinie erwogen werden. Die Beschichtungen bestehen aus Silbernitrat oder Ammoniumverbindungen.

Von der Anwendung folgender Therapeutika **wird abgeraten**:

- Kamille oder Bittersüß können bei nicht relevantem Effekt Kontaktdermatitiden auslösen.
- Steinkohleteerhaltige Präparate sollten aufgrund des bestehenden mutagenen, kanzerogenen und teratogenen Risikos nur ausnahmsweise, z. B. bei chronisch lichenifizierten Ekzemen bei Erwachsenen, angewendet werden.
- Die Zulassungen von Arzneimitteln, die Bufexamac enthalten, wurden wegen der allergieauslösenden Wirkung am 5. Mai 2010 vom BfArM widerrufen.

3.2 Systemische Therapeutika

3.2.1 Dimetinden

Wirkung

Dimetinden ist wie Diphenhydramin oder Clemastin ein H_1-Antihistaminikum der ersten Generation. Es wirkt mäßig antipruriginös und sedierend.

Dosierung

- Erwachsene (peroral): 1–2 mg 3-mal/d
- Kinder und Jugendliche (peroral): 1 mg 3-mal/d

Pharmakokinetische Eigenschaften

Wirkungseintritt und -dauer

Die antihistaminerge Wirkung tritt innerhalb von 30 Minuten ein und erreicht nach 2–5 Stunden ihr Maximum. Die Wirkungsdauer liegt bei 8–10 Stunden.

Metabolismus und Ausscheidung

Dimetinden wird in der Leber metabolisiert. Die Ausscheidung von Wirkstoff und Metaboliten erfolgt sowohl biliär als auch renal.

Besondere Hinweise

Bei Patienten mit Glaukom und Prostatahypertrophie ist bei der Anwendung von Dimetinden Vorsicht geboten. Die Verordnung sedierender Antihistaminika erfordert eine entsprechende Aufklärung hinsichtlich der zentral dämpfenden Wirkung und den Hinweis, dass die Einnahme daher möglichst am Abend erfolgen sollte. Es muss mit ausgeprägten Beeinträchtigungen der Lern- und Leistungsfähigkeit sowie mit anticholinergen Effekten gerechnet werden. Zeigen junge Patienten nach Einnahme von Antihistaminika Unruhezustände, so kann dies auf eine paradoxe Reaktion zurückzuführen sein, das Präparat muss abgesetzt werden.

Zusammenfassende Bewertung

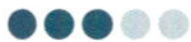

H_1-Antihistaminika der ersten Generation wie Dimetinden können bei atopischer Dermatitis unterstützend eingesetzt werden. Sie wirken zwar nur mäßig juckreizstillend, verbessern jedoch durch ihren sedierenden Effekt die Schlafqualität. Eine direkte klinisch relevante Wirkung auf die Erkrankung selbst ist nicht nachweisbar.

3.2.2 Cetirizin

Wirkung

Cetirizin ist wie Loratadin ein selektiv peripher wirksamer H_1-Antagonist der zweiten Generation. Die Substanz wirkt schwach antipruriginös.

Dosierung

- Erwachsene und Jugendliche ab 12 Jahren: 10 mg 1-mal/d
- Kinder von 2–11 Jahren: 5 mg 2-mal/d
- Kinder mit einem Körpergewicht unter 30 kg: 5 mg 1-mal/d

Pharmakokinetische Eigenschaften

Wirkungseintritt und -dauer

Die antihistaminerge Wirkung tritt innerhalb von 20 Minuten ein und erreicht nach einer Stunde ihr Maximum. Die Wirkungsdauer liegt bei mindestens 24 Stunden.

Metabolismus und Ausscheidung

Cetirizin wird nur zu einem geringen Teil metabolisiert, etwa zwei Drittel der Dosis werden unverändert renal ausgeschieden.

Besondere Hinweise

Bei schweren Nierenfunktionsstörungen ist Cetirizin kontraindiziert, bei leichteren Formen muss die Dosis angepasst werden. Für Patienten mit eingeschränkter Leberfunktion ist keine Dosisanpassung erforderlich.

Zusammenfassende Bewertung

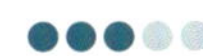

Nicht sedierende H_1-Antihistaminika wie Cetirizin wirken bei atopischer Dermatitis nur mäßig juckreizstillend. Eine Verbesserung des Hautzustands konnte nicht nachgewiesen werden.

3.2.3 Natriumcromoglicat

Wirkung

Natriumcromoglicat blockiert den mit dem IgE-Rezeptor gekoppelten Calciumkanal und hemmt dadurch den Einstrom von Calcium in die Mastzellen. Die Degranulation der Mastzellen wird gehemmt und somit die Freisetzung von Entzündungsmediatoren.

Dosierung

- Erwachsene und Jugendliche (peroral): 200–500 mg 4-mal/d
- Kinder von 2–14 Jahren (peroral): 100–200 mg 4-mal/d
- Säuglinge und Kleinkinder ab 2 Monaten (peroral): 20–40 mg/kg KG, verteilt auf 4 Einzelgaben

Die Einnahme erfolgt 15–30 Minuten vor einer Mahlzeit.

Pharmakokinetische Eigenschaften

Wirkungseintritt

Ein direkter therapeutischer Effekt ist bei atopischer Dermatitis nicht feststellbar.

Metabolismus und Ausscheidung

Nach oraler Applikation werden weniger als 2 % des Wirkstoffs resorbiert und in unmetabolisierter Form zu gleichen Teilen renal und biliär eliminiert.

Besondere Hinweise

Zur Anwendung während der Schwangerschaft und der Stillzeit liegen keine ausreichenden Erfahrungen vor. Insbesondere im 1. Trimenon ist besondere Vorsicht geboten. Für Kinder unter 2 Jahren besteht eine Kontraindikation.

Zusammenfassende Bewertung

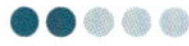

Natriumcromoglicat zeigte bislang keine therapeutisch relevanten Effekte bei der Behandlung der atopischen Dermatitis.

3.2.4 Probiotika

Wirkung

Probiotika wie *Lactobacillus acidophilus* kommen im Gastrointestinaltrakt des Menschen vor. Sie besitzen keine pathogenen Eigenschaften und können das Wachstum pathogener Keime verhindern. Der Wirkungsmechanismus ist nicht klar.

Dosierung

- Je nach Probiotikum unterschiedlich entsprechend der Zulassung. Die Einnahme erfolgt zusammen mit einer Mahlzeit.

Pharmakokinetische Eigenschaften

Wirkungseintritt

Ein Wirkungseintritt ist nur nach längerfristiger Applikation zu erwarten.

Metabolismus und Ausscheidung

Nach Beendigung der Einnahme verschwinden die Probiotika sehr schnell wieder aus dem Gastrointestinaltrakt.

Besondere Hinweise

Abgesehen von leichten gastrointestinalen Störungen treten keine relevanten Nebenwirkungen auf. Bei Patienten mit stark geschwächter Immunabwehr sollte die Einnahme vermieden werden. Kleinkinder unter 2 Jahren dürfen nur unter ärztlicher Aufsicht behandelt werden. Die Einnahme während der Schwangerschaft sollte mit Vorsicht erfolgen, da Hinweise auf ein erhöhtes Präeklampsierisiko bei Anwendung von Probiotika zur Vorbeugung eines Gestationsdiabetes vorliegen. Die Applikation in der Stillzeit ist offenbar unbedenklich.

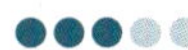

Zusammenfassende Bewertung

●●●○○

In einigen Studien konnte eine Besserung der Symptome durch Probiotika gezeigt werden. Die Einnahme von *Lactobacillus acidophilus* während des letzten Trimenons der Schwangerschaft durch die Mutter kann das Neurodermitisrisiko für das Kind offenbar nicht senken. Möglicherweise besteht eine Gefahr für die Entwicklung einer Präeklampsie.

3.2.5 Gamma-Linolensäure

Wirkung

Gamma-Linolensäure wird normalerweise im menschlichen Körper aus Linolsäure gebildet, bei Neurodermitikern ist mitunter ein relativer Mangel nachweisbar. Die Substanz ist ein Vorläufer der Dihomogammalinolensäure und der Arachidonsäure.

Dosierung

- Erwachsene und Kinder ab einem Jahr: ca. 250 mg/d
- Kinder unter einem Jahr: 100 mg/d

Nachtkerzenöl enthält davon etwa 10 %, Borretschöl 20 %.

Pharmakokinetische Eigenschaften

Wirkungseintritt

Zum Wirkungseintritt liegen keine Erkenntnisse vor.

Metabolismus und Ausscheidung

Gamma-Linolensäure wird wie andere Fettsäuren resorbiert.

Besondere Hinweise

Vor dem Hintergrund einer nachweisbar verminderten Delta-6-Desaturase-Aktivität bei Neurodermitis wurde eine Reihe von Studien zur Supplementierung mit essenziellen n-6-Fettsäuren durchgeführt, die keine Effekte auf die Neurodermitis zeigten.

Zusammenfassende Bewertung

●○○○○

Sowohl die orale als auch die topische Applikation von Gamma-Linolensäure werden bei Neurodermitis in Leitlinien explizit nicht empfohlen.

3

Anmerkungen

- Es liegen verschiedene Untersuchungen vor, die auf einen Zusammenhang zwischen Vitamin-D-Mangel und atopischer Dermatitis sprechen. Um die Substitution von Vitamin D zur Behandlung von Neurodermitis empfehlen zu können, sind weitere klinische Untersuchungen erforderlich. Allerdings sollte generell bei einem bestehenden Mangel substituiert werden. Schwerwiegende Mangelzustände, die durch höhere Vitamin-D-Dosierungen ausgeglichen werden müssen, sollten unter ärztlicher Aufsicht behandelt werden.
- Die Wirksamkeit der systemischen Gabe von Vitamin-B- bzw. Vitamin-E- oder Multivitaminpräparaten konnte nicht belegt werden.

3.3 Abgrenzung zu verschreibungspflichtigen Arzneimitteln und anderen ärztlichen Therapieverfahren

Schwere Zustände atopischer Dermatitis bedürfen der Behandlung mit verschreibungspflichtigen Substanzen. Topische Glucocorticoide zählen aufgrund der guten Nutzen-Risiko-Relation zu den Mitteln der ersten Wahl. Schwere, akute Krankheitsschübe können insbesondere bei Erwachsenen kurzzeitig auch mit oralen Glucocorticoiden behandelt werden. Topische Calcineurininhibitoren wie Pimecrolimus und Tacrolimus stellen eine Alternative zu topischen Glucocorticoiden dar. Sie bewirken auch bei längerfristiger Anwendung keine Atrophie der Haut und können daher auf Körperregionen mit dünner Haut angewendet werden. Anders als Glucocorticoide führen sie bei Applikation im Gesicht nicht zu steroidinduzierter Rosacea oder perioraler Dermatitis. Wegen eines noch nicht ganz ausgeräumten Krebsverdachts sollten sie zurzeit dennoch als Reservesubstanzen angesehen werden.

Moderat bis mäßig ausgeprägte Ekzeme bei atopischer Dermatitis bedürfen in der Regel keiner zusätzlichen antimikrobiellen Therapie. Bei Auftreten einer bakteriellen Superinfektion sollte dagegen zusätzlich topisch antibiotisch behandelt werden. Von einer längerfristigen Anwendung wird wegen der Gefahr der Resistenzbildungen und der Sensibilisierung abgeraten. Bei schwereren Fällen können auch systemische Antibiotika indiziert sein.

Sehr schwere, chronische atopische Dermatitiden können im Erwachsenenalter seit wenigen Jahren mit dem Interleukin-4- und -13-Signalweg-Inhibitor Dupilumab oder dem Interleukin-13-Signalweg-Inhibitor Tralokinumab behandelt werden. Die subkutan angewandten Antikörper wurden speziell für die Indikation atopische Dermatitis zugelassen und können das bislang in solchen Fällen eingesetzte, schlecht verträgliche Ciclosporin ersetzen. Eine weitere sehr effektive neue Therapieoption ist der 2021 auf dem Markt eingeführte Januskinasen-Inhibitor Abrocitinib.

3.4 Handelspräparate (Auswahl)

Wirkstoff	Bewertung	Präparatebeispiele®
Cetirizin (peroral)	●●●○○	Cetidex, Reactine, Zyrtec, Cetirizin AL, Cetirizin HEXAL
Dimetinden (peroral)	●●●○○	Fenistil
Dimetinden (topisch)	●○○○○	Fenistil Gel
Emollienzien	●●●●○	Avène XeraCalm, Balneum Hermal, Bepanthol, Excipial
Gerbstoffe (topisch)	●●○○○	Tannolact, Tannosynt
Harnstoff	●●●●○	Elacutan, Optiderm, Widmer Remederm Creme
Hydrocortison (acetat)	●●●●●	Ebenol, Hydrocutan Creme, Linola akut
Natriumcromoglicat (peroral)	●●○○○	Allergoval, Colimune S 200 Sachets, PENTATOP
Polidocanol (Macrogollaurylether)	●●●○○	Balneum Hermal plus, Linola Fett N Ölbad
Probiotika	●●●○○	Perenterol, Probiocult, Symbioflor, Colibiogen, Hylak, Mutaflor
Schieferöle (Bituminosulfonat)	●●●○○	Ichthoderm, Solutio Cordes

Literatur

Allergieprävention (S2-Leitlinie). AWMF-Register-Nr. 061/016, Stand 07.12.2021, gültig bis 01.01.2026 (in Überarbeitung)

Ammon H, Mutschler E, Scholz H (Hrsg.). Arzneimittel Information und Beratung. 27. Akt.lfg., Wissenschaftliche Verlagsgesellschaft Stuttgart, 2023

Chan CWH, Law BMH, Liu YH. The association between maternal stress and childhood eczema: a systematic review, Int J Environ Res Public Health 15(3): 395, 2018

Christensen MO, Barakji YA, Loft N et al. Prevalence of and association between atopic dermatitis and food sensitivity, food allergy and challenge-proven food allergy: A systematic review and meta-analysis. J Eur Acad Dermatol Venereol, 2023

Davidson SJ, Barrett HL, Price SA et al. Probiotics for preventing gestational diabetes. Cochrane Database Syst Rev 4(4): CD009951, 2021

Drugdex® System. Thomson Healthcare, Zugriff 04/2023

Eshtiaghi P, Gooderham MJ. Dupilumab: an evidence-based review of its potential in the treatment of atopic dermatitis, Core Evid 13: 13–20, 2018

Fachinformation Allergoval, Stand 04/2016

Fachinformation Balneum Hermal Plus, Stand 04/2022

Fachinformation Balneum Hermal, Stand 04/2021

Fachinformation Cetirizindihydrochlorid elac, Stand 02/2023

Fachinformation Elacutan, Stand 02/2022
Fachinformation Fenistil, Stand 02/2021
Fachinformation Solutio Cordes, Stand 10/2021
Fachinformation Soventol HydroCort, Stand 05/2021
Fachinformation Symbioflor, Stand 10/2020
Fachinformation Tannolact, Stand 02/2023
Ferguson L, Futamura M, Vakirlis E, et all. Leukotriene receptor antagonists for eczema, Cochrane Database Syst Rev 10(10): CD011224, 2018
Fishbein AB, Mueller K, Lor J et al. Systematic Review and Meta-analysis Comparing Topical Corticosteroids With Vehicle/Moisturizer in Childhood Atopic Dermatitis. J Pediatr Nurs 47: 36–43, 2019
Garcia-Larsen V, Ierodiakonou D, Jarrold K et al. Diet during pregnancy and infancy and risk of allergic or autoimmune disease: A systematic review and meta-analysis. PLoS Med 15(2): e1002507, 2018
Gunaratne AW, Makrides M, Collins CT. Maternal prenatal and/or postnatal n-3 long chain polyunsaturated fatty acids (LCPUFA) supplementation for preventing allergies in early childhood, Cochrane Database Syst Rev 2015(7): CD010085, 2015
Güngör D, Nadaud P, LaPergola CC et al. Infant milk-feeding practices and food allergies, allergic rhinitis, atopic dermatitis, and asthma throughout the life span: a systematic review Am J Clin Nutr 109(Suppl 7): 772S–799S, 2019
Hamacher H, Wahl MA. Selbstmedikation, 2. Aufl., Wissenschaftliche Verlagsgesellschaft Stuttgart, 2022
Hattangdi-Haridas SR, Lanham-New SA, Hing Sang Wong W et al. Vitamin D deficiency and effects of Vitamin D supplementation on disease severity in patients with atopic dermatitis: a systematic review and meta-analysis in adults and children. Nutrients 11 (8): 1854, 2019
Iftikhar H, Awan MO, Awan MS et al. Role of Probiotics in Patients with Allergic Rhinitis: A Systematic Review of Systematic Reviews. Int Arch Otorhinolaryngol 26(4): e744–e752, 2022
Liu Y, Cui H, Du R et al. Acupuncture for patients with atopic dermatitis: A systematic review protocol, Medicine (Baltimore) 98(52): e18559, 2019
Makrgeorgou A, Leonardi-Bee J, Bath-Hextall FJ et al. Probiotics for treating eczema, Cochrane Database Syst Rev 11(11): CD006135, 2018
Matterne U, Böhmer MM, Weisshaar E et al. Oral H1 antihistamines as add-on therapy to topical treatment for eczema, Cochrane Database Syst Rev 1(1): CD012167, 2019
Neurodermitis (S2k-Leitlinie). AWMF-Register-Nr. 013/027 Stand 31.03.2015, gültig bis 30.03.2020 (in Überarbeitung)
Ng JC, Yew YW. Effect of Vitamin D Serum Levels and Supplementation on Atopic Dermatitis: A Systematic Review and Meta-analysis. Am J Clin Dermatol 23(3): 267–275, 2022
Obbagy JE, English LK, Wong YP et al. Complementary feeding and food allergy, atopic dermatitis/eczema, asthma, and allergic rhinitis: a systematic review, Am J Clin Nutr 109 (Suppl 7): 890S–934S, 2019
Sodré CS, Vieira MS, Estefan JL et al. The effect of probiotics on the clinical status of adult patients with atopic dermatitis: a systematic review. Eur J Med Res 27(1): 94, 2022
Van Halewijn KF, Lahnstein T, Bohnen AMet al. Recommendations for emollients, bathing and topical corticosteroids for the treatment of atopic dermatitis: a systematic review of guidelines. Eur J Dermatol 32(1): 113–123, 2022
Van Zuuren EJ, Fedorowicz Z, Christensen R et al. Emollients and moisturisers for eczema, Cochrane Database Syst Rev 2(2): CD012119, 2017

Voigt J, Lele M. Lactobacillus rhamnosus Used in the Perinatal Period for the Prevention of Atopic Dermatitis in Infants: A Systematic Review and Meta-Analysis of Randomized Trials. Am J Clin Dermatol 23(6): 801–811, 2022

Wang FP, Tang XJ, Wie CQ et al. Dupilumab treatment in moderate-to-severe atopic dermatitis: A systematic review and meta-analysis, J Dermatol Sci 90(2): 190–198, 2018

Yepes-Nuñez JJ, Brożek JL, Fiocchi A et al. Vitamin D supplementation in primary allergy prevention: Systematic review of randomized and non-randomized studies. Allergy 73(1): 37–49, 2018

Zhao M, Shen C, Ma L. Treatment efficacy of probiotics on atopic dermatitis, zooming in on infants: a systematic review and meta-analysis, Int J Dermatol 57(6): 635–641, 2018

4 Blasenentzündung

Eine Blasenentzündung geht häufig auf eine bakterielle Infektion der unteren Harnwege, meist durch *Escherichia coli* aus dem Darm, zurück. Ein Befall mit Viren oder Pilzen oder durch Medikamente ausgelöste Blasenentzündungen sind selten. Die Keime dringen von außen über die Harnröhre in die Blase ein und bewirken eine Entzündung der Harnblasenschleimhaut bzw. der gesamten Blase. Das Vorhandensein von mehr als 100 000 Keimen pro Milliliter Urin gilt als sicherer Nachweis für einen Infekt. Typische Symptome sind Schmerzen und Brennen beim Wasserlassen, ständiger Harndrang, Schmerzen im Unterleib und schlecht riechender Urin, ggf. mit Blutbeimischung. Die Selbstheilungsrate einer Blasenentzündung liegt bei 25–40 %. Am häufigsten sind Frauen betroffen, da deren Harnröhre wesentlich kürzer ist als bei Männern und der Harnröhrenausgang näher am After und in feuchterem Milieu liegt. Von einer chronischen Blasenentzündung wird gesprochen, wenn mehr als zwei Infekte pro Jahr auftreten. Die Therapie unterscheidet sich grundsätzlich nicht von der einer einmaligen Infektion.

Risikofaktoren für das Auftreten einer Blasenentzündung sind:

- Schwangerschaft,
- Postmenopause,
- Diabetes mellitus,
- Immunschwäche,
- Einengung der Harnwege,
- Katheterisierung,
- vesiko-ureteraler Reflux oder
- Blasenfunktionsstörungen durch neuronale Erkrankungen.

Begünstigend wirken Unterkühlung, eine geschwächte Immunabwehr sowie die Verwendung von Verhütungsmitteln wie Diaphragmen oder spermiziden Cremes. Es konnte nicht nachgewiesen werden, dass Maßnahmen wie Vermeiden des Einhaltens von Harndrang, Blasenentleerung innerhalb von 15 Minuten nach dem Geschlechtsverkehr, Säuberung nach dem Stuhlgang von vorne nach hinten sowie das Tragen weiter Baumwollunterwäsche einer Blasenentzündung vorbeugen.

Bei beginnenden Beschwerden kann die Erkrankung zunächst durch Trinken von 2 bis 3 Litern Flüssigkeit täglich behandelt werden. Wärme in Form von Wärmflaschen, Sitzbädern oder Umschlägen führt zu einer Entspannung der Muskulatur und wirkt somit schmerzlindernd. Im Rahmen der Selbstmedikation kommt neben der Behandlung einer leichten oder beginnenden Blasenentzündung der Prophylaxe rezidivierender Harnwegsinfekte besondere Bedeutung zu. Zur Verfügung stehen hier Substanzen oder Pflanzenextrakte zur Ansäuerung des Urins wie Methionin oder Cranberrypräparate, D-Mannose sowie Pflanzenextrakte mit antibakterieller Wirkkomponente zur Unterstützung einer Durchspülungstherapie.

4.1 Substanzen mit direktem oder indirektem Einfluss auf das Keimwachstum

4.1.1 Cranberry (Vaccinum macrocarpon)

Wirkung

Die in Cranberryzubereitungen enthaltenen Inhaltsstoffe wie Proanthocyanidine verhindern offenbar ein Anhaften von Keimen an der Blasenschleimhaut. Außerdem kommt es zu bakteriostatischen Effekten durch eine Ansäuerung des Harns.

Dosierung

- Kinder, Jugendliche und Erwachsene: ca. 300 mg Cranberryextrakt oder 100–250 ml reiner Saft 3-mal/d

Bislang liegen noch keine Hinweise auf eine Richtdosis vor.

Pharmakokinetische Eigenschaften

Wirkungseintritt

Zum Wirkungseintritt liegen keine Erkenntnisse vor.

Metabolismus und Ausscheidung

Zur Pharmakokinetik von Cranberryextrakten liegen keine Erkenntnisse vor.

Besondere Hinweise

Cranberryzubereitungen sind nach aktuellen klinischen Studien bei der Prävention von Harnwegsinfekten nicht hilfreich. Ebenso sind bislang keine Erkenntnisse hinsichtlich einer Richtdosis verfügbar, zumal zwischen den einzelnen Zubereitungen erhebliche Qualitätsunterschiede bestehen. Nach Anwendung von Cranberryzubereitungen sind leichte gastrointestinale Störungen möglich.

Zusammenfassende Bewertung

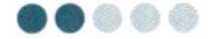

Cranberryzubereitungen können zur Prophylaxe von Harnwegsinfekten nicht explizit empfohlen werden. In aktuellen, kontrollierten klinischen Studien an erwachsenen Frauen, Älteren, Schwangeren und Kindern konnte laut einem Cochrane-Review bislang keine signifikante Reduktion des Erkrankungsrisikos nachgewiesen werden.

4.1.2 Bärentraubenblätter (Arctostaphylos uva-ursi)

Wirkung

Extrakte aus Bärentraubenblättern zeigen in vitro eine antimikrobielle Wirksamkeit gegen *Escherichia coli, Proteus vulgaris, Ureaplasma urealyticum, Mycoplasma hominis, Staphylococcus aureus, Pseudomonas aeruginosa, Klebsiella pneumoniae, Enterococcus faecalis*, verschiedene Streptococcus-Stämme sowie gegen *Candida albicans*. Die Wirkung wird in erster Linie auf die in der Droge enthaltenen Phenylglykoside Arbutin und Methylarbutin zurückgeführt. Aus diesen entsteht Hydrochinon-Glucuronid, dessen antimikrobiell wirksames Aglykon Hydrochinon in der Harnblase enzymatisch durch Bakterien freigesetzt wird. Die Wirkung ist somit an die Anwesenheit von Bakterien gebunden.

Dosierung

- Erwachsene und Jugendliche ab 12 Jahren: 500–600 mg Trockenextrakt entsprechend etwa 100–200 mg Hydrochinon-Anteil 3-mal/d
  Tagesmaximaldosis: 400–800 mg Hydrochinonderivate

Im Rahmen der Selbstmedikation sollte Bärentraubenblätterextrakt nicht länger als 7 Tage angewendet werden.

Pharmakokinetische Eigenschaften

Wirkungseintritt

Zum Wirkungseintritt liegen keine Erkenntnisse vor.

Metabolismus und Ausscheidung

Arbutin wird in der Leber zu Hydrochinon biotransformiert und mit Glucuron- bzw. Schwefelsäure konjugiert. Die Ausscheidung erfolgt zu mehr als 70 % renal.

Besondere Hinweise

Die Wirksamkeit von Bärentraubenblätterextrakt zur Behandlung und Vorbeugung von Harnwegsinfekten wurde bislang nur in sehr kleinen Untersuchungen nachgewiesen. Wegen des Verdachts auf erbgutverändernde Wirkungen dürfen die Extrakte nicht während der Schwangerschaft oder der Stillzeit angewendet werden. Auch für Kinder unter 12 Jahren besteht eine Kontraindikation.

Bei Herz- oder Niereninsuffizienz ist besondere Vorsicht geboten. Unter der Einnahme kann es zu gastrointestinalen Störungen, allergischen Reaktionen und Leberschäden kommen.

Zusammenfassende Bewertung

Bärentraubenblätterextrakte können nur eingeschränkt zur Behandlung oder Prophylaxe von Harnwegsinfekten empfohlen werden. Die wissenschaftliche Evidenz zu Sicherheit und Wirksamkeit ist sehr dürftig. Eine mögliche mutagene Wirkung kann nicht ausgeschlossen werden. Daher begrenzt die S3-Leitlinie die Anwendung auf maximal einen Monat. Die empfohlene Dosis sollte zudem unbedingt eingehalten werden.

4.1.3 Goldrute (Solidago virgaurea)

Wirkung

Die schwach diuretische Wirkung von Goldrutenkrautextrakt wird dem Phenolglykosid Leiocarposid zugeschrieben, die schwach antiphlogistischen, analgetischen, spasmolytischen und antimikrobiellen Effekte den enthaltenen Flavonoiden und Saponinen.

Dosierung

- Erwachsene und Kinder ab 12 Jahren: 350–500 mg Trockenextrakt 3–4-mal/d

Zur Anwendung bei Kindern unter 12 Jahren liegen keine ausreichenden Erfahrungen vor.

Pharmakokinetische Eigenschaften

Wirkungseintritt

Zum Wirkungseintritt liegen keine Erkenntnisse vor.

Metabolismus und Ausscheidung

Zur Pharmakokinetik von Goldrutenkrautextrakt sind keine Daten verfügbar.

Besondere Hinweise

Die Wirksamkeit von Goldrutenkrautextrakt zur Behandlung und Vorbeugung von Harnwegsinfekten wurde bislang nicht ausreichend nachgewiesen. Es können allergische Reaktionen auftreten. Während der Schwangerschaft und der Stillzeit sollte die Applikation sicherheitshalber vermieden werden.

Zusammenfassende Bewertung

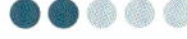

Goldrutenkrautextrakte können nur eingeschränkt zur Behandlung oder Prophylaxe von Harnwegsinfekten empfohlen werden. In-vitro-Studien weisen zwar auf spasmolytische und antibakterielle Effekte hin, die klinische Relevanz dieser Effekte wurde jedoch bislang nicht in kontrollierten randomisierten klinischen Studien bestätigt.

4.1.4 D-Mannose

Wirkung

D-Mannose umhüllt in der Harnblase und den ableitenden Harnwegen befindliche Bakterien und verhindert deren Festsetzen an den Schleimhäuten. Dies erleichtert die Ausspülung der Erreger beim Wasserlassen.

Dosierung

- Erwachsene und Kinder ab 14 Jahren:
  Tag 1–3: 3-mal/d jeweils 2000 mg
  Tag 4–5: 2-mal/d jeweils 2000 mg
  prophylaktisch 1-mal/d 2000 mg

Falls nach dreitägiger Behandlung keine Besserung eintritt, sollte ein Arzt aufgesucht werden.

Pharmakokinetische Eigenschaften

Wirkungseintritt

Zum Wirkungseintritt liegen keine Erkenntnisse vor.

Metabolismus und Ausscheidung

Zur Pharmakokinetik von D-Mannose sind keine Daten verfügbar.

Besondere Hinweise

D-Mannose hat sich in einer kleineren kontrollierten Studie als ebenso gut wirksam erwiesen wie Nitrofurantoin. Die Substanz ist gut verträglich und verursacht allenfalls gastrointestinale Störungen wie Übelkeit und Blähungen. Während der Schwangerschaft und der Stillzeit sollte die Applikation unter ärztlicher Aufsicht erfolgen.

Zusammenfassende Bewertung

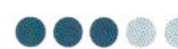

Zubereitungen mit D-Mannose werden in der S3-Leitlinie für den Einsatz bei häufig rezidivierender Zystitis mit Empfehlungsgrad C empfohlen. Die sehr gut verträgliche Substanz kann auch unterstützend zu geeigneten Antibiotika appliziert werden. Zur abschließenden Beurteilung sind kontrollierte Untersuchungen an größeren Patientenkollektiven erforderlich.

4.1.5 Probiotika

Wirkung

Probiotika wie *Lactobacillus acidophilus* oder Bifidus-Spezies besitzen keine pathogenen Eigenschaften und können im Gastrointestinaltrakt des Menschen das Wachstum pathogener Keime verhindern. In seltenen Fällen kann es zu einer Bakteriämie kommen. Der Wirkungsmechanismus ist nicht klar.

Dosierung

- Je nach Probiotikum unterschiedlich entsprechend der Zulassung. Die Einnahme erfolgt zusammen mit einer Mahlzeit.

Pharmakokinetische Eigenschaften

Wirkungseintritt

Ein Wirkungseintritt ist nur nach längerer Einnahme zu erwarten.

Metabolismus und Ausscheidung

Nach Beendigung der Einnahme verschwinden die Probiotika sehr schnell wieder aus dem Gastrointestinaltrakt.

Besondere Hinweise

Abgesehen von leichten gastrointestinalen Störungen treten keine relevanten Nebenwirkungen auf. Bei Patienten mit stark geschwächter Immunabwehr sollte die Einnahme vermieden werden. Kleinkinder unter 2 Jahren dürfen nur unter ärztlicher Aufsicht behandelt werden. Die Einnahme während der Schwangerschaft und der Stillzeit ist möglich.

Zusammenfassende Bewertung

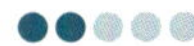

Lactobazillen und Bifidobakterien haben in sehr kleinen klinischen Studien positive Wirkungen gezeigt. Bei Anwendung in Kombination mit Antibiotika konnte in einigen Untersuchungen eine Reduktion von Rezidiven gezeigt werden. Zur abschließenden Beurteilung sind randomisierte Untersuchungen an größeren Patientenkollektiven erforderlich.

Anmerkungen

- Bei Harnwegsinfektionen mit starken Schmerzen ist die kurzzeitige Einnahme von Analgetika möglich (▸Kap. 17, Kopfschmerzen). Paracetamol empfiehlt sich eher für die Behandlung kleinerer Kinder, Ibuprofen für Kinder ab 6 Jahren oder Erwachsene. Die Einnahme von Acetylsalicylsäure sollte ohne ärztlichen Rat bei Kindern unter 16 Jahren unterbleiben.
- Zu traditionell bei Harnwegsinfekten häufig angewendeten Phytopharmaka wie Brennnessel, Brunnenkresse, Kapuzinerkresse, Meerrettichwurzel, Orthosiphon oder Schachtelhalm liegen keine ausreichenden Wirksamkeitsnachweise aus kontrollierten klinischen Studien vor, die eine explizite Empfehlung an dieser Stelle rechtfertigen.
- Wacholderpräparate sind wegen einer möglichen Reizung des Nierenparenchyms zu vermeiden.
- Methionin soll durch Erzeugung eines sauren Milieus die Vermehrung von Bakterien hemmen und die Wirksamkeit einiger Antibiotika verbessern. Die Wirksamkeit wurde jedoch nach Datenlage der Datenbank Medline bislang nicht in größeren kontrollierten randomisierten Studien nachgewiesen. Weiterhin besteht insbesondere bei Leberinsuffizienz die Gefahr der Entstehung neurotoxischer Metabolite.
- Die Rezidivrate von Harnwegsinfekten kann möglicherweise durch Akupunktur reduziert werden.
- Zu neu auf dem Markt befindlichen Zubereitungen mit Gelatine, Xyloglucan und Propolis ist derzeit eine Einschätzung wegen fehlender Studien nicht möglich.

4

4.2 Abgrenzung zu verschreibungspflichtigen Arzneimitteln und anderen ärztlichen Therapieverfahren

Bei erstmals auftretenden, länger als 5 Tage anhaltenden, häufig wiederkehrenden Beschwerden, wenn starkes Fieber oder starke bzw. dumpfe Schmerzen hinzukommen oder wenn kleinere Kinder oder Schwangere betroffen sind, sollte ein Arzt aufgesucht werden. Zunächst müssen differenzialdiagnostisch schwerwiegendere Ursachen wie Nierenbeckenentzündungen, Blasensteine, Harnröhrenverengungen, Phimosen, Prostataadenome oder Blasentumoren ausgeschlossen werden.

Auch bei Männern ist in den meisten Fällen von einer komplizierten Harnwegsinfektion auszugehen. Bei behandlungsbedürftiger Blasenentzündung sind Antibiotika wie Fosfomycintrometamol, Cotrimoxazol und Nitrofurantoin Mittel der ersten Wahl. Im Fall einer Pyelonephritis senkt ein sofortiger Behandlungsbeginn das Risiko für eine Schädigung des Nierenparenchyms. Bei chronischen Harnwegsinfekten (ab 3 Erkrankungen pro Jahr) führt die prophylaktische Anwendung von Antibiotika wie Cotrimoxazol, Nitrofurantoin, Cefaclor oder Fluorchinolonen zumindest bei Erwachsenen zu signifikant reduzierten Rezidivraten. Es besteht jedoch die Gefahr von Allergie- und Resistenzentwicklungen.

Bei Frauen, die einen direkten Zusammenhang zwischen Geschlechtsverkehr und nachfolgend auftretender Blasenentzündung feststellen, ist möglicherweise eine postkoitale prophylaktische Einnahme sinnvoll. Während der Schwangerschaft kann ein unbehandelter Harnwegsinfekt zu vorzeitigen Wehen führen. Eine antibiotische Behandlung mit Penicillinen, Cephalosporinen oder Fosfomycintrometamol sollte daher erwogen werden. Für die topische Behandlung mit Estrogenen zur Prophylaxe von Harnwegsinfekten nach der Menopause konnte bislang kein eindeutiger Nutzen nachgewiesen werden.

Zum Nutzen einer prophylaktischen Immuntherapie mit Zubereitungen aus immunaktiven *Escherichia-coli*-Stämmen liegen vielversprechende kleinere Untersuchungen vor. Für eine endgültige Beurteilung sind jedoch weitere kontrollierte klinische Studien an größeren Patientenkollektiven erforderlich. Bei der interstitiellen Zystitis, einer schmerzhaften chronischen Harnblasenentzündung ohne Keimnachweis, deren Ursache noch nicht endgültig geklärt ist, behandelt man derzeit mit Analgetika, Antidepressiva oder topisch mit Dimethylsulfoxid, Hyaluronsäure bzw. Chondroitinsulfat.

Bei rezidivierenden Blasenentzündungen aufgrund von anatomischen Besonderheiten sollte eine chirurgische Korrektur erwogen werden.

4.3 Handelspräparate (Auswahl)

Wirkstoff	Bewertung	Präparatebeispiele®
Bärentraubenblätter	●●○○○	Arctuvan, Cystinol akut, Uvalysat
Cranberry (Kranbeere)	●●○○○	Cranberola, Cranberry 36 mg Alsifemin, Cranberry 400 mg
Goldrutenkraut	●●○○○	Cystinol long, Nieral 100, Urol flux Durchspül-Therapie
D-Mannose	●●●○○	Femannose
Probiotika	●●○○○	Perenterol, Probiocult, Symbioflor, Colibiogen, Hylak, Mutaflor

Literatur

Aydin A, Ahmed K, Zaman I et al. Recurrent urinary tract infections in women, Int Urogynecol J 26(6): 795–804, 2015

Benseler A, Anglim B, Zhao ZY et al. Antibiotic prophylaxis for urodynamic testing in women: a systematic review, Int Urogynecol J 26: 1–12, 2020

Blaschek W et al. Wichtl Teedrogen und Phytopharmaka. 6. Aufl., Wissenschaftliche Verlagsgesellschaft Stuttgart, 2016

Caretto M, Giannini A, Russo E, Simoncini T. Preventing urinary tract infections after menopause without antibiotics. Maturitas 99: 43–46, 2017

Cooper TE, Teng C, Howell M, Teixeira-Pinto A et al. D-mannose for preventing and treating urinary tract infections. Cochrane Database Syst Rev 8(8): CD013608, 2022

Drugdex® System. Thomson Healthcare, Zugriff 04/2023

Fachinformation Avitale Cranberry, Stand 04/2021

Fachinformation Cystinol akut, Stand 03/2021

Fachinformation Femannose, Stand 06/2017

Fachinformation Solidagoren mono, Stand 12/2021

Fachinformation Symbioflor, Stand 10/2020

Fu Z, Liska D, Talan D, Chung M. Cranberry Reduces the Risk of Urinary Tract Infection Recurrence in Otherwise Healthy Women: A Systematic Review and Meta-Analysis, J Nutr 147(12): 2282–2288, 2017

Hamacher H, Wahl MA. Selbstmedikation, 2. Aufl., Wissenschaftliche Verlagsgesellschaft Stuttgart, 2022

Konesan J, Liu L, Mansfield KJ. The Clinical Trial Outcomes of Cranberry, D-Mannose and NSAIDs in the Prevention or Management of Uncomplicated Urinary Tract Infections in Women: A Systematic Review. Pathogens, 2022

Kranjcec B, Papeš D, Altarac S. D-mannose powder for prophylaxis of recurrent urinary tract infections in women: a randomized clinical trial, World J Urol 32(1): 79–84, 2014

Lenger SM, Bradley MS, Thomas DA et al. D-mannose vs other agents for recurrent urinary tract infection prevention in adult women: a systematic review and meta-analysis, Am J Obstet Gynecol 223(2): 265, 2020

Meena J, Thomas CC, Kumar J, Raut S, Hari P. Non-antibiotic interventions for prevention of urinary tract infections in children: a systematic review and meta-analysis of randomized controlled trials. Eur J Pediatr 180(12): 3535–3545, 2021

New FJ, Theivendrampillai S, JuliebØ-Jones P, Somani B. Role of Probiotics for Recurrent UTIs in the Twenty-First Century: a Systematic Review of Literature. Curr Urol Rep 23(2): 19–28, 2022

Harnwegsinfektionen bei erwachsenen Personen (S3-Leitlinie). AWMF-Register-Nr. 043/044, Stand 30.04.2017, gültig bis 31.12.2021 (in Überarbeitung)

Scott AM, Clark J, Del Mar C, Glasziou P. Increased fluid intake to prevent urinary tract infections: systematic review and meta-analysis, Br J Gen Pract 70(692): e200–e207, 2020

Shaheen G, Akram M, Jabeen F et al. Therapeutic potential of medicinal plants for the management of urinary tract infection: A systematic review, Clin Exp Pharmacol Physiol 46(7): 613–624, 2019

Tewary K, Narchi H. Recurrent urinary tract infections in children: Preventive interventions other than prophylactic antibiotics, World J Methodol 5(2): 13–19, 2015

Toh SL, Boswell-Ruys CL, Lee BSB et al. Probiotics for preventing urinary tract infection in people with neuropathic bladder, Cochrane Database Syst Rev 9(9): CD010723, 2017

Wawrysiuk S, Naber K, Rechberger T, Miotla P. Prevention and treatment of uncomplicated lower urinary tract infections in the era of increasing antimicrobial resistance-non-antibiotic approaches: a systemic review, Arch Gynecol Obstet 300(4): 821–828, 2019

5 Demenz

In Deutschland leidet über eine Million Menschen unter Demenz (lat. mens = Verstand). Die Erkrankung geht mit dem Verlust der intellektuellen Funktionen, signifikanten Störungen der Fähigkeit alltägliche Tätigkeiten durchzuführen und Veränderungen der Persönlichkeit sowie des Sozialverhaltens einher. Mit zunehmendem Alter ist jeder Mensch zu einem gewissen Ausmaß von normaler Vergesslichkeit betroffen. Diese Störungen treten jedoch nur vorübergehend oder gelegentlich auf, auch bleiben i. d. R. soziale Kontakte erhalten.

Bei Demenz handelt es sich im Unterschied zu normaler Altersvergesslichkeit um einen letztlich irreversiblen Verlust der kognitiven Fähigkeiten. Die Erkrankung kann sehr schnell fortschreiten. Mitunter dauert es jedoch auch Jahre, bis eine relevante Verschlechterung wahrgenommen wird. Die mittlere Überlebenszeit nach Diagnose liegt bei 8–10 Jahren.

Nicht nur die Patienten selbst leiden häufig unter den Veränderungen. Auch für die Angehörigen kann die Situation sehr belastend sein. Die meisten Betroffenen sind älter als 80 Lebensjahre. Die Demenzinzidenz bei den 65–69-Jährigen liegt bei 1,2 %, bei den 85–89-Jährigen sind es 24 %. Im fortgeschrittenen Stadium werden Angehörige nicht mehr erkannt und es kommen Depressionen oder aggressives Verhalten hinzu. Das hohe Alter und die Gebrechlichkeit der Betroffenen erschweren die Pflege zusätzlich.

Demenzpatienten haben grundsätzlich das Recht, über ihre Diagnose informiert zu werden. Man sollte jedoch auch respektieren, wenn keine detaillierte Aufklärung über die Erkrankung und die Prognose gewünscht ist. Eine Heilung ist derzeitig nicht möglich.

Die wichtigsten Demenzformen sind Alzheimer-, Lewy-Körper- und Pseudodemenz sowie vaskuläre Demenz. Etwa zwei Drittel der Patienten sind an der häufigsten Form, der Alzheimer Demenz erkrankt. Die nach dem Psychiater und Neuropathologen Alois Alzheimer benannte Demenzform tritt insbesondere nach dem 60. Lebensjahr auf.

Die Lewy-Körper-Demenz kann sowohl als eigenständige Erkrankung als auch sekundär, im Rahmen einer bereits bestehenden Parkinsonkrankheit vorkommen. Neben den klassischen Parkinsonsymptomen gelten visuelle Halluzinationen, Delusionen oder Stürze als charakteristische Anzeichen. Bei einer Pseudodemenz nimmt der Patient Symptome einer Demenz wahr, ist jedoch nicht demenzkrank. Auslöser können Medikamente, Entzündungen, Tumore, Verletzungen des Gehirns oder Infektionskrankheiten sein. Die vaskuläre Demenz beruht auf Störungen der Gehirndurchblutung. Sie kann plötzlich oder schleichend auftreten und ist häufig mit Harninkontinenz, Bewegungsstörungen oder Gleichgewichtsproblemen assoziiert. Grundsätzlich können mehrere Demenzformen parallel auftreten.

Erkrankungen, die das Demenzrisiko erhöhen sind:
- Bluthochdruck,
- Diabetes,
- Hypercholesterolämie,
- Fettleibigkeit,
- Depressionen.

Im Verlauf einer Demenzerkrankung kommt es zur Schrumpfung von Nervenzellen und zum Verlust von Nervenzellkontakten. Als Folge werden gespeicherte Informationen unwiederbringlich gelöscht. Zunächst kann das Gehirn dies durch Herstellung neuer Verknüpfungen ausgleichen. Nach einiger Zeit kommt es jedoch zu einem massiven Verlust an Nervenzellen sowie zu einer Veränderung der Hirnstruktur. Spätestens wenn auch ein Neurotransmittermangel hinzukommt, sind die Ausfälle offensichtlich.

Ein Mangel an Acetylcholin bewirkt Störungen in der Gedächtnisleistung, das Fehlen von Noradrenalin oder Serotonin führt zu Verhaltensänderungen und kann Depressionen oder Angstzustände auslösen. Weitere Folgen des Untergangs von Nervenzellen ist die Durchsetzung des Hirngewebes mit Amyloid- und Tauprotein-Plaques und Neurofibrillen. Innerhalb der Nervenzellen entstehen die neurotoxischen Proteine Amyloid-beta-40 und -42, die den Stofftransport stoppen und auch bei Trisomie-21-Patienten nachweisbar sind. Nahezu jeder dieser Menschen erkrankt an Alzheimer-Demenz, die meisten von ihnen sterben an dieser Demenzform. Dieser Zusammenhang spricht für die Hypothese, dass Amyloid-Plaques Erkrankungsursache und nicht nur Symptom sind. Andererseits haben alle Wirkstoffe, die sich gegen Amyloid-Proteine richten, in klinischen Studien versagt. Möglicherweise haben die entsprechenden Interventionen aber auch zu spät bei bereits zu stark fortgeschrittener Erkrankung eingesetzt.

Nach Diagnosestellung einer Demenz ist der Einsatz unterstützender, nichtmedikamentöser Behandlungsmethoden möglich, um eine Verzögerung des Krankheitsverlaufs zu erreichen. Entsprechend der aktuellen S3-Leitlinie ist der Nutzen von psychosozialen Interventionen wie alltagsnahe kognitive Stimulation, Musik- oder Aromatherapie, Tanz, künstlerische Beschäftigung und Ergotherapie durch aussagekräftige klinische Studien belegt. Zur Wirksamkeit eines Gedächtnistrainings liegen allerdings keine eindeutigen Belege vor.

Im Rahmen der Selbstmedikation kann der Versuch unternommen werden, das Fortschreiten einer Demenz mit pflanzlichen oder chemischen Therapeutika aufzuhalten. Auch zur Prophylaxe und Behandlung von Hirnleistungsstörungen im Rahmen der normalen Altersvergesslichkeit werden Ginsengwurzel, Ginkgo, Knoblauch, DHEA (2-Dimethylaminoethanol), Folsäure oder Vitamin E eingesetzt.

5.1 Pflanzliche Therapeutika

5.1.1 Ginseng (Panax ginseng)

Wirkung

Zubereitungen aus der Ginsengwurzel sollen die natürliche Widerstandsfähigkeit des Organismus stärken, die Erholung nach Belastungen beschleunigen und sowohl sedierend als auch stimulierend oder leistungssteigernd wirken. An kultivierten Zellen wurden eine gesteigerte Aktivität natürlicher Killerzellen, eine vermehrte Interferon- und Komplementproduktion und eine Zunahme der Phagozytoseaktivität des retikuloendothelialen Systems festgestellt. Ebenso konnten eine Stimulation der Hirnrinde sowie ein Anstieg der kortikalen Dopamin-, Noradrenalin-, Serotonin- und cAMP-Konzentrationen nachgewiesen werden. Weiterhin kommt es zu einer Steigerung der Glucose-Aufnahme in die Erythrozyten sowie zu einer Hemmung der Thrombozytenaggregation und der Thromboxanbildung. In verschiedenen Stressmodellen, z. B. Immobilisationstest und Kältetest, wurde die Belastbarkeit von Nagern erhöht. Die Wirkungen werden überwiegend den Ginsenosiden zugeschrieben.

Dosierung

- Erwachsene: 1–2 g Droge als Pulver oder Aufguss täglich

Pharmakokinetische Eigenschaften

Wirkungseintritt

Erkenntnisse über Wirkungseintritt und -dauer liegen nicht vor.

Metabolismus und Ausscheidung

Im Tierversuch überwinden Ginsenoside die Blut-Hirn-Schranke nicht. Weitere Daten zum pharmakokinetischen Verhalten von Ginsengextrakten sind nicht verfügbar.

Besondere Hinweise

Die meisten der vorliegenden, sehr heterogenen klinischen Studien wurden an gesunden Patienten durchgeführt. Über die Wirksamkeit von Ginseng bei bestehender Demenz liegen allerdings praktisch keine Daten vor. Ginseng ist gut verträglich. Lediglich nach peroraler Einnahme von höheren Dosierungen ab etwa 3 g Droge kann es zu Diarrhö, Hautausschlägen, Schlaflosigkeit, Euphorie, Ödemen, Bluthochdruck sowie zu vaginalen Blutungen in der Menopause kommen.

Zusammenfassende Bewertung

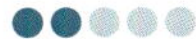

Eine endgültige Beurteilung der Wirksamkeit von Ginsengextrakten zur Demenzbehandlung ist aufgrund der vorliegenden klinischen Studien nicht möglich. Hinweise auf eine mögliche Verbesserung der kognitiven Funktionen durch die gut verträgliche Droge müssen in größeren Untersuchungen an Demenzkranken überprüft werden.

5.1.2 Ginkgo (Ginkgo biloba)

Wirkung

Zubereitungen aus *Ginkgo biloba* werden bei Gedächtnis- und Konzentrationsstörungen, Verwirrtheit, Depressionen, Angst, Schwindel, Tinnitus und Kopfschmerzen eingesetzt. Die Wirkung wird auf eine verbesserte Durchblutung aufgrund von Vasodilatation, Reduktion der Blutviskosität, Modifikationen im Neurotransmittersystem und Reduktion freier Sauerstoffspezies zurückgeführt. Als Folge wird im Tierversuch die Toleranz des Hirngewebes gegenüber Schädigungen durch Sauerstoffmangel erhöht und negative Auswirkungen von Hypoxie und Ischämie vermindert.

An der neuroprotektiven Wirkung ist offenbar in erster Linie der Inhaltsstoff Bilobalid beteiligt, der als Antagonist an der Glycin-Bindungsstelle des NMDA-Rezeptors wirkt. Die durchblutungsfördernde Wirkung wird auf Ginkgolide zurückgeführt, die als Antagonisten von PAF (Platelet Activating Factor) die Thrombozytenaggregation hemmen. Als Folge werden insbesondere die Mikrozirkulation und die Fließeigenschaften des Blutes verbessert.

In Ginkgoextrakten enthaltene Flavonoide und deren Abbauprodukte wirken zusätzlich als Radikalfänger. Sie sollen toxische Sauerstoffradikale inaktivieren und die Prostacyclin-Synthese fördern. Ebenso hemmen Ginkgopräparate die altersbedingte Reduktion von muscarinergen Cholinozeptoren und α_2-Adrenozeptoren und fördern die Aufnahme von Cholin im Hippocampus. Diese Verbesserung der cholinergen Signalübertragung könnte zur Steigerung der kognitiven Leistungsfähigkeit beitragen.

Dosierung

- Erwachsene: 240 mg verteilt auf 2–3 Einzelgaben

Zur Behandlung von Kindern und Jugendlichen sind keine Daten vorhanden.

Pharmakokinetische Eigenschaften

Wirkungseintritt

Erkenntnisse über Wirkungseintritt und -dauer liegen nicht vor.

Metabolismus und Ausscheidung

Die Terpenlactone Ginkgolid A, Ginkgolid B und Bilabolid werden nach peroraler Gabe nahezu vollständig aus dem Magen-Darm-Trakt resorbiert. Die Plasmaproteinbindung liegt zwischen 50 und 70 %. Die Eliminationshalbwertszeit wird für Ginkgolid A und Bilobalid mit 3, für Ginkgolid B mit etwa 6 Stunden angegeben.

Besondere Hinweise

Ginkgopräparate sind bei Patienten mit bereits fortgeschrittener Alzheimer-Demenz stärker wirksam als bei Gesunden oder im Anfangsstadium Erkrankten. Eine prophylaktische Wirkung ist bislang nicht nachweisbar. Auch ist strittig, ob eine Abnahme von kognitiven Fähigkeiten das Auftreten einer Demenz vorhersagen kann. Studien zum frühzeitigen und langfristig vorbeugenden Einsatz von Ginkgo fehlen bislang. Die Zubereitungen sind im Allgemeinen gut verträglich. Sehr selten wird unter der Einnahme über Magen-Darm-Beschwerden, Kopfschmerzen, Schwindel, Verstärkung bestehender Schwindelbeschwerden, Juckreiz oder allergische Hautreaktionen berichtet.

Bei plötzlich auftretender Schwerhörigkeit und/oder Hörverlust sollte unverzüglich ein Arzt aufgesucht werden. Vor chirurgischen Eingriffen ist möglicherweise ein Absetzen eines Ginkgopräparats erforderlich, da insbesondere bei Langzeitbehandlung die Blutungsneigung erhöht sein kann. Bei zusätzlicher Anwendung von Substanzen, die die Blutgerinnung hemmen, ist erhöhte Vorsicht geboten, die Einnahme sollte bei diesen Patienten nur unter ärztlicher Aufsicht erfolgen. Bei gemeinsamer Behandlung mit Trazodon kann es zum Koma kommen, bei Applikation mit Diuretika zu Hypertonie. Ebenso begünstigen Ginkgozubereitungen bei Epileptikern das Auftreten von Krampfanfällen. Wegen der erhöhten Blutungsgefahr sollte die Einnahme von Ginkgopräparaten während der Schwangerschaft unterbleiben. Zur Anwendung während der Stillzeit liegen keine Erfahrungen vor.

Zusammenfassende Bewertung

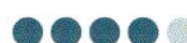

Standardisierte Ginkgoextrakte können zur unterstützenden Behandlung bei Demenz eingesetzt werden. Aus einigen kontrollierten Studien konnte für den *Ginkgo-biloba*-Extrakt EGb 761 bei guter Verträglichkeit ein gewisser Nutzen abgeleitet werden. Zumindest für den Einsatz der hohen Dosis von 240 mg gibt es Hinweise für die positive Beeinflussung der Kognition bei Patienten mit leichter bis mittelgradiger Alzheimer-Demenz oder vaskulärer Demenz und nichtpsychotischen Verhaltenssymptomen. Die Wirkung reicht allerdings nicht an die von Cholinesterasehemmern heran. Ein vorbeugender Effekt durch Ginkgo ist derzeit nicht hinreichend belegt.

5.1.3 Knoblauch (Allium sativum)

Wirkung

Knoblauchpräparate hemmen die Thrombozytenaggregation, verlängern die Blutungszeit, steigern die fibrinolytische Aktivität und wirken antiarteriosklerotisch. Als Folge kommt es zu einer Verbesserung der Durchblutung und zur Reduktion des Blutdrucks. Weiterhin wirkt die Droge antibakteriell, antimykotisch und über eine Hemmung der HMG-CoA-Reduktase lipidsenkend. Die Wirkung wird auf den Hauptinhaltsstoff Alliin bzw. auf das hieraus im Körper entstehende Allicin sowie auf Ajoene zurückgeführt. Die einzelnen Effekte sind nicht besonders stark ausgeprägt, ergeben jedoch über ihr Zusammenwirken einen antiarteriosklerotischen Gesamteffekt.

Dosierung

- Erwachsene und Kinder ab 12 Jahren: 300 mg Knoblauchextrakt oder eine 1–2 Knoblauchzehen entsprechende Menge (etwa 4 g) 3-mal/d

Die Behandlung kann zeitlich unbegrenzt erfolgen. Für die Behandlung von Kindern sind keine Daten vorhanden.

Pharmakokinetische Eigenschaften

Wirkungseintritt

Erkenntnisse über Wirkungseintritt und -dauer liegen nicht vor.

Metabolismus und Ausscheidung

Daten zum pharmakokinetischen Verhalten von Knoblauchpräparaten sind nicht verfügbar.

Besondere Hinweise

Knoblauchpräparate sind wegen ihrer durchblutungsverbessernden Wirkung eher zur Therapie vaskulär bedingter Gedächtnisstörungen geeignet. Selten treten unter der Einnahme gastrointestinale Beschwerden und allergische Reaktionen auf. Bei Patienten mit verstärkter Blutungsneigung besteht eine Kontraindikation. Bei gleichzeitiger Einnahme von Substanzen, die die Blutgerinnung hemmen, ist besondere Vorsicht geboten. Zur Anwendung während der Schwangerschaft und der Stillzeit liegen keine Erfahrungen vor. Die Einnahme von Knoblauch ist mit Veränderungen des Geruchs von Haut und Atemluft assoziiert.

Zusammenfassende Bewertung

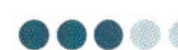

Knoblauchpräparate können versuchsweise zur Prophylaxe oder zur unterstützenden Behandlung insbesondere vaskulär bedingter Demenzformen eingesetzt werden. Kleinere klinische Studien ergaben Hinweise auf positive Wirkungen bei guter Verträglichkeit. Zur endgültigen Beurteilung sind weitere und größere kontrollierte Untersuchungen erforderlich.

5.2 Chemische Therapeutika

5.2.1 DHEA (Dehydroepiandrosteron)

Wirkung

Dehydroepiandrosteron ist das am häufigsten vorkommende Steroidhormon im menschlichen Körper. In Abhängigkeit vom jeweiligen hormonellen Niveau verhält es sich wie ein Estrogen oder wie ein Androgen, da es für beide Hormongruppen als Vorstufe fungiert. In jungen Erwachsenen sind die DHEA-Blutspiegel hoch und sinken mit fortschreitendem Alter ab. DHEA soll unter anderem den Energieverbrauch von Zellen senken und damit deren Lebensdauer erhöhen.

Dosierung

- Erwachsene: 50 mg 1-mal/d

Pharmakokinetische Eigenschaften

Wirkungseintritt

Erkenntnisse über Wirkungseintritt und -dauer liegen nicht vor.

Metabolismus und Ausscheidung

DHEA wird nach peroraler Gabe bereits in der Darmwand in den entsprechenden Sulfatester umgewandelt. Durch CYP450-Enzyme, insbesondere CYP3A4, entstehen verschiedene Androgene und Estrogene. Die Ausscheidung erfolgt überwiegend renal. Die Eliminationshalbwertszeit beträgt bei Männern 5–7 und bei Frauen 7–12 Stunden.

Besondere Hinweise

Der Einsatz von DHEA als Anti-Aging-Medikament ist aufgrund fehlender Wirksamkeitsnachweise kritisch zu beurteilen. In placebokontrollierten Untersuchungen an älteren Menschen wurden keine lebensverlängernden Effekte festgestellt. Ein Nutzen bei der Vorbeugung oder Behandlung von Demenz konnte ebenfalls nicht nachgewiesen werden.

Die vorliegenden Studien fanden an sehr kleinen Patientenkollektiven statt und überdeckten mit maximal einem Jahr einen zu kleinen Zeitraum. Die Studienschwerpunkte lagen meist nicht bei der Evaluierung der kognitiven Funktionen: Insgesamt war eine Bewertung somit nicht möglich. Weiterhin wird durch DHEA eine Begünstigung der Ovario-, Mammo- und Prostatakarzinogenese vermutet. Bei Patienten mit erhöhtem Tumorrisiko, z. B. für hormonabhängig wachsende Tumoren, sowie bei Schwangeren und Stillenden darf die Substanz daher nicht angewendet werden. Auch bei Patienten mit Neigung zu Depressionen oder Stimmungsschwankungen ist Vorsicht geboten. Bei Patienten mit schwerwiegenden psychiatrischen Störungen ist die Behandlung wegen Exazerbationsgefahr zu vermeiden, insbesondere bei gleichzeitiger Therapie mit Antidepressiva. Zur Behandlung von Leber- oder Niereninsuffizienten liegen keine Erfahrungen vor. Von der Anwendung bei Kindern und Jugendlichen wird wegen der Hormonwirkung abgeraten.

Zusammenfassende Bewertung

●○○○○

DHEA-Präparate können derzeit nicht zur Demenzbehandlung oder -prophylaxe empfohlen werden. Die überwiegende Mehrheit der vorliegenden, wenig aussagekräftigen Studien konnte keinen über die Placebowirkung hinausgehenden Effekt nachweisen. Zudem besteht ein Verdacht hinsichtlich der Auslösung von Ovarial-, Mamma- und Prostatakarzinomen.

5

5.2.2 Omega-3-Fettsäuren

Wirkung

Omega-3-Fettsäuren zählen zu den mehrfach ungesättigten Fettsäuren und können vom Körper nicht selbst produziert werden. Die 3 wichtigsten Vertreter sind α-Linolensäure (ALA), Eicosapentaensäure (EPA) und Docosahexaensäure (DHA). Sie fließen in den Energiestoffwechsel ein, werden in Zellmembranen eingebaut und sind Vorläufer von Prostaglandinen. Insbesondere EPA und DHA wirken schwach blutdruck- und lipidsenkend. Sie können zu einer Verbesserung der Fließeigenschaften des Blutes beitragen und besitzen zudem antiinflammatorische Wirkungen. Eine unterstützende Wirkung bei Demenz wird diskutiert. Ebenso ist eine positive Beeinflussung von Herz-Kreislauferkrankungen wie Arteriosklerose oder Hypertonie sowie von Osteoporose (durch α-Linolensäure) denkbar.

Dosierung

- Erwachsene: 250 mg EPA und DHA (Empfehlung der Deutschen Gesellschaft für Ernährung)

Pharmakokinetische Eigenschaften

Erforderliche Behandlungsdauer

Erkenntnisse über die erforderliche Einnahmedauer liegen nicht vor.

Metabolismus und Ausscheidung

Omega-3-Fettsäuren werden zu einem geringen Anteil in Eicosapentaensäure, Docosapentaensäure und Docosahexaensäure umgewandelt. Der verbleibende Anteil unterliegt dem physiologischen Fettsäurekatabolismus.

Besondere Hinweise

Der Nutzen von Omega-3-Fettsäuren hinsichtlich der Verbesserung von kognitiven Fähigkeiten bei Demenz konnte trotz Vorliegen einer Vielzahl von klinischen Studien bislang nicht eindeutig geklärt werden. Einige Arbeitsgruppen stellten zumindest einen gewissen Zusammenhang zwischen einem hohen EPA- und DHA-Spiegel und einem größeren Gehirnvolumen fest. Ob dies auch direkt mit einem reduzierten Demenz-Risiko gleichzusetzen ist, bleibt abzuwarten.

Omega-3-Fettsäuren sind insbesondere in fettreichen Fischsorten wie Hering, Makrele oder Lachs enthalten. Pflanzliche Quellen sind Soja-, Walnuss-, Raps- oder Leinöl. Der Unterschied zwischen Fettsäuren aus tierischen Lebensmitteln und denen aus Kapseln ist zu vernachlässigen, da viele Präparate ebenfalls Fischöl enthalten. Die Einnahme kann allerdings mit gastrointestinalen Beschwerden wie Durchfall oder Übelkeit assoziiert sein. Ebenso wurde über eine Erhöhung des Cholesterolspiegels, eine erhöhte Blutungsneigung und eine Beeinträchtigung der Immunabwehr bei älteren Menschen berichtet. Gegen eine Einnahme normaler Dosierungen während der Schwangerschaft oder der Stillzeit bestehen keine Bedenken.

Zusammenfassende Bewertung

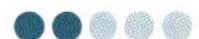

In kontrollierten klinischen Studien konnte bislang kein relevanter Nutzen von Omega-3-Fettsäuren zur Vorbeugung oder Behandlung von Demenz nachgewiesen werden. Lediglich eine Reduktion des Triglyceridspiegels gilt als gesichert. Positive Ergebnisse aus kleineren klinischen Studien beruhen teilweise auf etwa dem 10-Fachen der von der Deutschen Gesellschaft für Ernährung empfohlenen Dosis.

5.2.3 Folsäure

Wirkung

Folsäure wird im Körper durch die Dihydrofolsäurededuktase zur Wirkform Tetrahydrofolsäure reduziert. Diese fungiert als Coenzym bei der Übertragung von C-1-Resten, im Rahmen der Synthese von Nucleinsäuren, des Porphyringerüsts und einiger Aminosäuren und besitzt somit eine zentrale Stellung im Intermediärstoffwechsel aller lebenden Zellen.

Die Körperreserven an Folsäure sind mit 5–10 mg relativ gering. Wird keine Folsäure mit der Nahrung zugeführt, kommt es nach 4–5 Monaten zur Manifestation einer megaloblastischen Anämie. Ein Folsäuremangel während der Schwangerschaft kann zu kongenitalen Neuralrohrdefekten (Spina bifida) beim Fetus führen. Auslöser sind Fehlernährung, insuffiziente Resorption oder eine gestörte Biotransformation von Folsäure. Mangelzustände sind meist mit hohem Homocysteinblutspiegel assoziiert, was wiederum mit einem erhöhten Risiko für Arterienerkrankungen, Demenz und Morbus Alzheimer korrelieren soll.

Dosierung

- Erwachsene: 0,5–5 mg 1–3-mal/d

Pharmakokinetische Eigenschaften

Wirkungseintritt und -dauer

Erkenntnisse über Wirkungseintritt und -dauer liegen nicht vor.

Metabolismus und Ausscheidung

Folsäure wird nach Hydrolyse und Reduktion sowie Methylierung gut und vollständig resorbiert. Bei intaktem enterohepatischem Kreislauf wird die mit der Galle sezernierte Folsäure praktisch quantitativ reabsorbiert. Hauptspeicherorgan ist die Leber.

Besondere Hinweise

Die Datenlage zur Gabe von Folsäure bei Demenz ist sehr uneinheitlich. In Untersuchungen an gesunden älteren Patienten mit und ohne zusätzliche Vitamin-B_{12}-Gabe war kein Nutzen hinsichtlich kognitiver Fähigkeiten oder Stimmung feststellbar. Lediglich in einer Studie an Patienten mit sehr hohen Homocysteinspiegeln konnte eine Besserung durch die Applikation von Folsäure gezeigt werden. In einer Pilotstudie an Demenzpatienten wurde ein verbessertes Ansprechen auf Cholinesterasehemmer nachgewiesen. Weitere Untersuchung an erkrankten Patienten ergaben keine Verbesserung der kognitiven Fähigkeiten durch Folsäure bzw. Folsäure plus Vitamin B_{12}.

Folsäure ist sehr gut verträglich. Ein durch Folsäure hervorgerufener Retikulozytenanstieg kann einen Vitamin-B_{12}-Mangel maskieren. Wegen der Gefahr irreversibler neurologischer Störungen ist vor Therapie einer Megaloblastenanämie sicherzustellen, dass diese nicht auf einem Vitamin-B_{12}-Mangel beruht. Die Gabe von Folsäure kann die Blutspiegel von Antikonvulsiva wie Phenytoin, Phenobarbital oder Primidon senken und dadurch die Krampfbereitschaft erhöhen. Hohe Folsäuredosen hemmen die Wirkung gleichzeitig verabreichter Folsäureantagonisten.

Zusammenfassende Bewertung

●●●○○

Folsäure kann als Therapieversuch zur unterstützenden Behandlung einer Demenz eingesetzt werden. Einige klinische Studien mit oder ohne Kombination mit Vitamin B_{12} ergaben Hinweise auf eine mögliche Verbesserung der kognitiven Funktionen, bei sehr guter Verträglichkeit. Zur endgültigen Beurteilung sind wegen der Uneinheitlichkeit der bisherigen Erkenntnisse weitere Untersuchungen erforderlich.

5.2.4 Vitamin E

Wirkung

Vitamin E besteht aus verschiedenen fettlöslichen Substanzen mit antioxidativen und nichtantioxidativen Wirkungen. Die am häufigsten vorkommenden Vitamin-E-Formen sind Tocopherole und Tocotrienole. Vitamin E wird häufig fälschlicherweise synonym für α-Tocopherol allein verwendet, den am besten erforschten Bestandteil. Vitamin E kommt in den Membranen aller tierischen Zellen vor und wird von photosynthetisch aktiven Organismen wie Pflanzen und Cyanobakterien gebildet. Als Radikalfänger schützt das Substanzgemisch mehrfach ungesättigte Fettsäuren in Membranlipiden, Lipoproteinen und Depotfett vor einer Zerstörung durch Oxidation. Dabei wird es selbst zu einem reaktionsträgen mesomeriestabilisierten Radikal umgewandelt, das wiederum unter Bildung eines regenerierbaren Ascorbatradikals reduziert wird. Aufgrund seiner antioxidativen Wirkungen könnte Vitamin E dazu beitragen, pathologische Prozesse bei der Entstehung von Demenz einzudämmen.

Dosierung

- Erwachsene: 500–1000 IE/d

Pharmakokinetische Eigenschaften

Wirkungseintritt und -dauer

Erkenntnisse über Wirkungseintritt und -dauer liegen nicht vor.

Metabolismus und Ausscheidung

Die Bestandteile von Vitamin E werden zu 70–80 % hepatisch biotransformiert. Es entstehen pharmakologisch aktive Glucuronsäurekonjugate. Die Ausscheidung erfolgt überwiegend über die Galle und die Fäzes.

Besondere Hinweise

Die bei Demenz empfohlenen Dosen liegen erheblich über dem Bedarf an Vitamin E (ca. 10 IE/d). Aus den wenigen vorliegenden klinischen Studien konnte kein eindeutiger Nutzen durch Vitamin E bei der Behandlung von Demenzpatienten abgeleitet werden. Auch wurde der Verdacht einer erhöhten Mortalität bei Einnahme hoher Vitamin-E-Dosierungen bislang nicht ausgeräumt. Bei Patienten mit verstärkter Blutungsneigung oder gleichzeitiger Anwendung von Medikamenten, die die Blutgerinnung beeinflussen, ist Vorsicht geboten. Die Applikation während der Schwangerschaft sollte nur bei nachgewiesenem Vitamin-E-Mangel erfolgen.

Zusammenfassende Bewertung

●○○○○

Vitamin E kann nicht zur Behandlung von Demenz empfohlen werden. Aus wenigen klinischen Studien ergab sich kein Unterschied zur Placebowirkung. Auch besteht ein Verdacht einer möglicherweise erhöhten Mortalität und erhöhter Inzidenz kardiovaskulärer Ereignisse unter Vitamin-E-Einnahme.

Anmerkungen

- Acetylsalicylsäure könnte theoretisch zur unterstützenden Behandlung von Patienten mit vaskulärer Demenz hilfreich sein. Entsprechende aussagekräftige Untersuchungen liegen derzeit allerdings nicht vor.
- Für NSAID wurden bislang keine eindeutig verwertbaren Hinweise auf eine Verbesserung der kognitiven Fähigkeiten bei Demenz gefunden. In einer kleineren klinischen Studie war eine gewisse Verbesserung des räumlichen Gedächtnisses nachweisbar. Bezüglich der Sprache konnte jedoch kein Fortschritt erzielt werden.
- Zur Behandlung mit Lecithin, Moxaverin, Pyritinol, Spermidin oder Salbeiextrakten liegen keine aussagekräftigen Studien vor.
- Procain kann nicht zur Behandlung der Demenz empfohlen werden. Es wurde festgestellt, dass das Risiko für schädigende Effekte wie beispielsweise eine verstärkte Migräneneigung den möglichen Nutzen von Procain überwiegt.
- Neueren Erkenntnissen zufolge kann eine gestörte Darmflora zu einer Beeinträchtigung der Epithelbarriere des Darms führen und als Folge den Übergang von aus dem Darmmikrobiom stammenden neurotoxischen Stoffwechselprodukten in das zentrale Nervensystem erleichtern und inflammatorische Prozesse begünstigen. Diese Prozesse stehen im Verdacht, an der Pathogenese verschiedener Demenzformen beteiligt zu sein. Inwiefern diesen Prozessen durch den Einsatz von Probiotika entgegengewirkt werden kann, ist derzeit noch nicht ausreichend untersucht.

5

5.3 Abgrenzung zu verschreibungspflichtigen Arzneimitteln und anderen ärztlichen Therapieverfahren

Sobald den Angehörigen eines Patienten eine relevante Veränderung der kognitiven Fähigkeiten auffällt, sollte ein Arzt aufgesucht werden. Dies gilt insbesondere, wenn die Beschwerden plötzlich auftreten oder Begleitsymptome wie Schwindel oder Ohrensausen hinzukommen. Durch differenzialdiagnostische Untersuchungen können transitorische ischämische Attacken, Apoplex, Hirntumoren, Herzerkrankungen, Schilddrüsenfunktionsstörungen, Parkinsonerkrankungen, Depressionen, verschleppte Infektionen, arterielle Entzündungen, Embolien oder Enzephalopathien von den verschiedenen Demenzformen oder normaler Altersvergesslichkeit abgegrenzt werden.

Neben kognitiven, Verhaltens- und Persönlichkeitstests kann eine Demenzerkrankung über körperliche Untersuchungen, Liquorpunktionen, Labortests und bildgebende Diagnostik mittels Computertomographie, Magnetresonanztomographie, Single-Photon-Emissionstomographie oder Positronenemissionstomographie diagnostiziert und frühzeitig eine optimale Behandlungsstrategie eingeleitet werden.

Zur Behandlung von leichter bis mittelschwerer Demenz werden Cholinesterasehemmer wie Rivastigmin, Galantamin oder Donepezil eingesetzt. Sie bewirken eine Reduktion des Abbaus von Acetylcholin und gleichen bis zu einem gewissen Grad ein Defizit dieses Neurotransmitters aus. Bei mittelschwerer und schwerer Alzheimer-Demenz wird bevorzugt der NMDA-Antagonist Memantin angewendet. Der Wirkstoff blockiert Glutamatwirkungen, die zu Funktionseinschränkungen und zum Absterben von Nervenzellen führen. Nachgewiesenermaßen schreitet eine Demenz unter der Therapie mit den genannten verschreibungspflichtigen Medikationen langsamer voran, die kognitiven Fähigkeiten bleiben zumindest für einen gewissen Zeitraum erhalten.

Die Pathogenese der Alzheimer-Demenz geht, wie erwähnt, mit der bereits sehr früh eintretenden Entwicklung von Amyloidablagerung und dem möglicherweise erst Jahrzehnte später ausgelösten Zelltod durch Tauproteine einher. In den USA wurde daher der gegen Amyloid gerichtete Antikörper Aducanumab zugelassen, mit dessen Hilfe die zerebralen Ablagerungen zu einem gewissen Teil entfernt werden können. Dennoch ist offenbar nur eine leichte Verzögerung der kognitiven Einbußen möglich. Dem stehen teilweise schwere Nebenwirkungen wie Hirnschwellungen und -blutungen entgegen. Die Europäische Arzneimittelbehörde EMA lehnte den Antrag auf Zulassung von Aducanumab ab.

Antipsychotika wie die konventionellen Substanzen Chlorpromazin und Haloperidol sowie die atypischen Neuroleptika Olanzapin und Risperidon können unterstützend bei mit Demenz assoziierten Verhaltensstörungen angewendet werden. Antidepressiva sind lediglich bei Patienten mit entsprechender Komorbidität hilfreich, nicht aber für die Behandlung der Demenz selbst. Das sedierend wirkende Antidepressivum Trazodon kann bei depressiven Demenzpatienten zu einer Reduktion von Agitiertheit beitragen.

Eine Hormontherapie bei postmenopausalen Frauen wird in den Leitlinien nicht empfohlen. Bei Frauen mit Demenz konnte in klinischen Studien keine Wirksamkeit auf die Kognition nachgewiesen werden. Im Gegenteil liegen sogar Hinweise auf ein erhöhtes Risiko für eine Demenz bei Frauen vor, die bei Beginn einer kontinuierlichen kombinierten Hormontherapie oder einer Estrogenmonotherapie älter als 65 Jahre waren. Weiterhin besteht durch die Anwendung von Hormonpräparaten ein erhöhtes Risiko für Schlaganfälle, Thrombosen oder Mammakarzinome. Beruht eine Demenz auf der Verlegung von Arterien, die für die Gehirnversorgung relevant sind, können diese durch künstliche Gefäße ersetzt werden.

5.4 Handelspräparate (Auswahl)

Wirkstoff	Bewertung	Präparatebeispiele®
DHEA (Dehydroepiandrosteron)	●○○○○	DHEA-Kapseln (Gall-Pharma) Kombinationen: Yamswurzel + DHEA 25 mg GPH
Folsäure	●●●○○	Femibion, folsan, Folsäure Heumann, TAXOFIT Folsäure
Ginkgoextrakt	●●●●○	CRATON, Gingium, Gingko STADA, GINKOBIL-ratiopharm, Tebonin
Ginsengextrakt	●●○○○	Ginsana G115, Korea Ginseng extra
Knoblauch	●●●○○	Kwai, Strongus
Vitamin E	●○○○○	Eusovit, Optovit, Evit 400, E-Vitamin-ratiopharm

Literatur

Ahmad S, Ahmed SB, Khan A et al. Natural remedies for Alzheimer's disease: A systematic review of randomized controlled trials. Metab Brain Dis 38(1): 17–44, 2023

Akhgarjand C, Ebrahimi Mousavi S et al. Does folic acid supplementation have a positive effect on improving memory? A systematic review and meta-analysis of randomized controlled trials. Front Aging Neurosci 14: 966933, 2022

Behrens A, Graessel E, Pendergrass A, Donath C. Vitamin B-Can it prevent cognitive decline? A systematic review and meta-analysis, Syst Rev 9(1): 111, 2020

Blaschek W et al. Wichtl Teedrogen und Phytopharmaka. 6. Aufl., Wissenschaftliche Verlagsgesellschaft, Stuttgart 2016

Borges-Vieira JG, Cardoso CKS. Efficacy of B-vitamins and Vitamin D therapy in improving depressive and anxiety disorders: a systematic review of randomized controlled trials. Nutr Neurosci 26(3): 187–207, 2023

Burckhardt M, Herke M, Wustmann T et al. Omega-3 fatty acids for the treatment of dementia. Cochrane Database Syst Rev 4(4): CD009002, 2016

Butler M, Nelson VA, Davila H. Over-the-Counter Supplement Interventions to Prevent Cognitive Decline, Mild Cognitive Impairment, and Clinical Alzheimer-Type Dementia: A Systematic Review. Ann Intern Med 168(1): 52–62, 2018

Drugdex® System. Thomson Healthcare, Zugriff 04/2023

Fachinformation DHEA Kapseln (Gall-Pharma), Stand 03/2023

Fachinformation Eusovit, Stand 07/2020

Fachinformation Folsäure AbZ, Stand 09/2018

Fachinformation Ginkobil ratiopharm, Stand 12/2022

Fachinformation Kwai, Stand 11/2014

Fachinformation Yamato Gast, Stand 10/2020

Farina N, Llewellyn D, Isaac MGEKN, Tabet N. Vitamin E for Alzheimer's dementia and mild cognitive impairment. Cochrane Database Syst Rev 4(4): CD002854, 2017

Gil Martínez V, Avedillo Salas A, Santander Ballestín S. Vitamin Supplementation and Dementia: A Systematic Review. Nutrients 14(5): 1033, 2022

González-Fraile E, Ballesteros J, Rueda JR et al. Remotely delivered information, training and support for informal caregivers of people with dementia. Cochrane Database Syst Rev 1(1): CD006440, 2021

Kligler B, Teets R, Quick M et al. Complementary/integrative therapies that work: a review of the evidence, Am Fam Physician 94(5): 369–374, 2016

Kocatürk RR, Temizyürek A, Özcan ÖÖ et al. Effect of nutritional supports on malnutrition, cognition, function and biomarkers of Alzheimer's disease: a systematic review. Int J Neurosci 3: 1–19, 2022

Kosti RI, Kasdagli MI, Kyrozis A et al. Fish intake, n-3 fatty acid body status, and risk of cognitive decline: a systematic review and a dose-response meta analysis of observational and experimental studies. Nutr Rev 80(6): 1445–1458, 2022

Kosti RI, Kasdagli MI, Kyrozis A et al. Fish intake, n-3 fatty acid body status, and risk of

Külzow N, Witte AV, Kerti L et al. Impact of omega-3 fatty acid supplementation on memory functions in healthy older adults. J Alzheimers Dis 51(3): 713–725, 2016

Laver K, Dyer S, Whitehead C et al. Interventions to delay functional decline in people with dementia: a systematic review of systematic reviews, BMJ Open 6(4): e010767, 2016

Liao Z, Cheng L, Li X, Zhang M et al. Meta-analysis of Ginkgo biloba Preparation for the Treatment of Alzheimer's Disease. Clin Neuropharmacol 43(4): 93–99, 2020

5

McCleery J, Abraham RP, Denton DA et al. Vitamin and mineral supplementation for preventing dementia or delaying cognitive decline in people with mild cognitive impairment. Cochrane Database Syst Rev 11(11): CD011905, 2018

Pazan F, Petrovic M, Cherubini A et al. A Systematic Review of the Current Evidence from Randomised Controlled Trials on the Impact of Medication Optimisation or Pharmacological Interventions on Quantitative Measures of Cognitive Function in Geriatric Patients. Drugs Aging 39(11): 863–874, 2022

S3-Leitlinie Demenzen. Deutsche Gesellschaft für Psychiatrie, Psychotherapie und Nervenheilkunde (DGPPN), Deutsche Gesellschaft für Neurologie (DGN), Stand 2016

Spiegel R, Kalla R, Mantokoudis G et al. Ginkgo biloba extract EGb 761® alleviates neurosensory symptoms in patients with dementia: a meta-analysis of treatment effects on tinnitus and dizziness in randomized, placebo-controlled trials, Clin Interv Aging 13: 1121–1127, 2018

Strac DS, Konjevod M, Perkovic MN et al. Dehydroepiandrosterone (DHEA) and its Sulphate (DHEAS) in Alzheimer's Disease. Curr Alzheimer Res 17(2): 141–157, 2020

Wang Y, Yang G, Gong J et al. Ginseng for Alzheimer's Disease: A Systematic Review and Meta-Analysis of Randomized Controlled Trials, Curr Top Med Chem 16 (5): 529–536, 2016

Wang Z, Zhu W, Xing Y, Jia J, Tang Y. B vitamins and prevention of cognitive decline and incident dementia: a systematic review and meta-analysis. Nutr Rev 80(4): 931–949, 2022

WHO Guidelines, Risk Reduction of Cognitive Decline and Dementia, 2019

Zhang HF, Huang LB, Zhong YB et al. An Overview of Systematic Reviews of Ginkgo biloba Extracts for Mild Cognitive Impairment and Dementia, Front Aging Neurosci 8: 276, 2016

Zhao R, Han X, Zhang H et al. Association of vitamin E intake in diet and supplements with risk of dementia: A meta-analysis. Front Aging Neurosci 14: 955878, 2022

6 Depressionen

In Deutschland leiden ungefähr 6,5 Millionen Menschen an einer Depression. Etwa 10 % erkranken ein- oder mehrmals im Leben an einer solchen Episode. Obwohl von vielen unterschätzt, ist eine Depression eine ernstzunehmende und vielschichtige Erkrankung, keinesfalls eine vorübergehende Niedergeschlagenheit oder Schwäche, die allein mit Willenskraft überwunden werden kann. Die Betroffenen berichten von Hoffnungslosigkeit, Hilflosigkeit, Antriebslosigkeit, Schuldgefühlen, Angst und der Unfähigkeit, Gefühle empfinden zu können. Häufig kommen körperliche Beschwerden wie Schlaflosigkeit, Appetit-, Konzentrations- und Gedächtnisstörungen oder schnelle Ermüdung hinzu. Auch Verdauungsstörungen, Luftnot, Schwindel, Kopfschmerzen und andere chronische Schmerzzustände sind möglich. Die Patienten leben eher passiv und zurückgezogen und vermeiden soziale Kontakte. Äußerlich können Mimik und Gestik erstarrt sein, die Stimme klingt leise und monoton. Zusätzlich kann eine erhöhte Suizidgefahr bestehen.

Insgesamt führt eine Depression zu einer Reduktion der Leistungsfähigkeit und kann sowohl das Leben der Betroffenen als auch das der Angehörigen maßgeblich beeinträchtigen. Eine besondere Krankheitsform ist die bipolare Störung, bei der neben depressiven Phasen auch manische Episoden auftreten. Depressionen gehen mit Veränderungen der Gehirnstruktur und Gehirnfunktion einher. Obwohl die Erkrankung familiär gehäuft vorkommt, besteht nach derzeitigem Kenntnisstand jedoch kein zwingender genetischer Zusammenhang. Patienten mit entsprechender Disposition können gesund bleiben, während andere erkranken, in deren Familie noch nie eine solche Störung aufgetreten ist.

Auslöser für eine Depression sind in vielen Fällen einschneidende Lebensereignisse wie Trennung, finanzielle Sorgen oder Todesfälle, körperliche Erkrankungen wie Schilddrüsenunterfunktion, Schlaganfall, Herzinfarkt, Krebs, Morbus Parkinson und Hormonstörungen oder eine Medikamenteneinnahme. Spätere Episoden werden häufig schon durch wesentlich geringere Belastungen als Erstmanifestationen ausgelöst. Die Inzidenz einer Depression ist bei Frauen etwa doppelt so häufig wie bei Männern. Offenbar tragen hormonelle Schwankungen im Verlauf des weiblichen Zyklus, während einer Schwangerschaft, nach einer Entbindung sowie in der Prämenopause und Menopause zur Pathogenese bei. Suizid aufgrund einer postnatalen Depression zählt zu den Hauptgründen für die Müttersterblichkeit in Industrieländern. Männer sind dagegen seltener bereit, sich eine Depression einzugestehen und Hilfe zu suchen. Anstelle von Hoffnungs- und Hilflosigkeit zeigen sie sich eher reizbar, verärgert und enttäuscht und neigen verstärkt dazu, die Erkrankung mit Aktionismus, Alkohol- und Drogenkonsum zu überdecken. Die Suizidrate ist bei Männern vierfach höher als bei Frauen und steigt mit dem Alter an.

Diagnostisch werden einmalig auftretende depressive Episoden, wiederholt auftretende und wieder völlig abklingende rezidivierende Depressionen und sich über Jahre immer wieder verstärkende, nie völlig abklingende dysthyme Störungen unterschieden.

Ohne geeignete Therapie können die Symptome jahrelang anhalten. Es ist nicht bekannt, in welchem Ausmaß Entspannungstechniken wie autogenes Training oder progressive Muskelrelaxation, Bewegung an der Sonne und der frischen Luft, Lichttherapien, bessere Alltagsstrukturierung, Hypnose, Stressvermeidung und der Besuch von Selbsthilfegruppen zur Besserung einer Depression beitragen können. Akupunktur ist als unterstützende Maßnahme möglicherweise hilfreich. Insbesondere sportlicher Betätigung wird jedoch eine große Bedeutung zugemessen. Psychotherapeutische Maßnahmen wie Gesprächs- oder Verhaltenstherapien können die Ursache einer depressiven Verstimmung für den Patienten offenlegen und helfen, die persönliche Problematik zu verarbeiten. Als Folge kommt es zu signifikanten Verbesserungen der Erkrankung und deutlich geringeren Rückfallquoten.

Falls therapeutische Maßnahmen nicht ausreichen oder nicht schnell genug wirksam sind, z. B. um einen Suizid zu vermeiden, ist die Gabe von Antidepressiva eine weitere geeignete therapeutische Möglichkeit. Leitliniengerecht soll nicht schwangeren Patienten mit einer akuten, mittelgradigen depressiven Episode eine medikamentöse Therapie mit einem Antidepressivum angeboten werden. Während der Schwangerschaft gelten allerdings zunächst Psychotherapie und körperliches Training als Mittel der ersten Wahl. Zur Behandlung von Depressionen im Bereich der Selbstmedikation stehen Pflanzenextrakte, insbesondere aus Johanniskraut, zur Verfügung. Mittelschwere bis schwere Depressionen sollen jedoch, wegen der damit assoziierten Gefahren, in jedem Fall der ärztlichen Behandlung unterstellt werden.

6.1 Pflanzliche Therapeutika

6.1.1 Johanniskraut (Hypericum perforatum)

Wirkung

Für wässrig-alkoholische Johanniskrautextrakte wurden im Rahmen einer Reihe kontrollierter klinischer Studien antidepressive Effekte nachgewiesen. Als Wirkungsmechanismus werden eine Reuptakehemmung von Noradrenalin, Dopamin, Serotonin und GABA an den entsprechenden Synapsen angenommen. Als Folge kommt es zu einer Down-Regulation von β- und zu einer Up-Regulation von 5-HT_2-Rezeptoren. Die Wirkung wird insbesondere auf den Inhaltsstoff Hypericin in Kombination mit Procyanidinen zurückgeführt.

Gesamtextrakte bewirken eine Hemmung der Monoaminooxidase wie auch der COMT. Die MAO-Hemmung durch Hypericin erwies sich als deutlich geringer als die durch den Gesamtextrakt erreichte. Die COMT-Hemmung wird den Flavonoiden zugeordnet. Ebenso kommt es durch Johanniskrautextrakte zu einer Stabilisierung der Membranfluidität und somit zu einer reduzierten Empfindlichkeit gegenüber einer von Cortisol abhängigen Auslösung von Stress. Die Beteiligung des Inhaltsstoffs Hyperforin an der antidepressiven Wirkung wird kontrovers diskutiert, allerdings soll die Substanz für die Induktion der CYP450-Isoenzyme und damit für das Interaktionspotenzial maßgeblich sein.

Dosierung

- 750–900 mg Trockenextrakt/d, verteilt auf 1–2 Einzelgaben

Wegen der unterschiedlichen Wirksamkeit sollte auf den Einsatz von hochwertigen und standardisierten Extrakten geachtet werden. Zur Anwendung bei Kindern unter 12 Jahren liegen keine ausreichenden Erfahrungen zu Sicherheit und Wirksamkeit vor. Wenn die Beschwerden mittelschwer bis schwer sind oder sich innerhalb von 4 Wochen nicht eindeutig gebessert haben, sollte ein Arzt aufgesucht werden.

Pharmakokinetische Eigenschaften

Wirkungseintritt

Die maximale antidepressive Wirkung tritt innerhalb von 2–4 Wochen ein.

Metabolismus und Ausscheidung

Zur Pharmakokinetik von Johanniskrautextrakten ist lediglich bekannt, dass Hypericin in der Leber zu Pseudohypericin, dem 2-Hydroxymethylderivat von Hypericin biotransformiert wird. Weiterhin sind in der Droge Substanzen enthalten, die eine starke Induktion verschiedener CYP450-Isoenzyme bewirken können.

Besondere Hinweise

Johanniskraut ist das in Deutschland am häufigsten angewandte Antidepressivum. Zum Wirksamkeits- und Verträglichkeitsnachweis entsprechender Extrakte bei Depressionen liegt eine Reihe klinischer Studien mit guten Resultaten vor. In direkt vergleichenden Untersuchungen wurde eine ähnlich gute Wirksamkeit wie bei den verschreibungspflichtigen Standardmedikationen, z. B. tricyclischen Antidepressiva oder SSRI, festgestellt. Dabei kam es unter der Einnahme von Johanniskraut signifikant seltener zum Therapieabbruch wegen unerwünschter Wirkungen.

Besonders bei hellhäutigen Personen besteht allerdings insbesondere durch Hypericin die Gefahr einer Photosensibilisierung. Bei Einnahme während der Stillzeit wurden beim Säugling Koliken, Schwindel und Lethargie beobachtet. Insbesondere der Inhaltsstoff Hyperforin kann in erheblichem Ausmaß die CYP450-Isoenzyme CYP1A1, CYP1A2, CYP2D6 und CYP3A4 induzieren. Als Folge wird die Biotransformation vieler Arzneistoffe wie Antiepileptika, Antikoagulanzien, Ciclosporin, Methadon, oraler Kontrazeptiva und anderen Arzneimitten beschleunigt und somit deren Wirkung abgeschwächt. Allerdings ist mittlerweile ein hyperforinarmer Extrakt Ze 117 ohne diese pharmakokinetischen Interaktionen verfügbar. Ob dieser eine genauso gute antidepressive Wirkung zeigt, bleibt abzuwarten. Ein Serotoninsyndrom ist bei Kombination von Johanniskaut mit SSRI und Triptanen möglich. Im Zweifelsfall sollte von einer gleichzeitigen Anwendung mit diesen Substanzen abgeraten und zumindest initial ärztlicher Rat eingeholt werden.

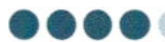

Zusammenfassende Bewertung

●●●●○

Johanniskrautextrakte können zur Behandlung von leichten Depressionen im Rahmen der Selbstmedikation empfohlen werden. Sie sind ähnlich gut wirksam wie verschreibungspflichtige Antidepressiva, bei besserer Verträglichkeit. Bei der Anwendung ist besonders auf unterschiedliche Extraktqualitäten und das Interaktionspotenzial zu achten. Ein Nutzen für die Therapie von Kindern konnte bislang noch nicht eindeutig belegt werden.

6.1.2 Baldrian (Valeriana officinalis)

Wirkung

Klinische Untersuchungen für wässrige bzw. ethanolisch-wässrige Baldrianwurzeltrockenextrakte ergaben Hinweise auf eine mögliche Verkürzung der Einschlaflatenz und eine Verbesserung der Schlafqualität. Die eindeutige Zuordnung dieser Wirkungen zu einem oder mehreren Inhaltsstoffen konnte bislang nicht erfolgen. Als mögliche Wirkungsmechanismen werden Interaktionen mit $GABA_A$-, Benzodiazepin-, $5\text{-}HT_{1A}$- und Adenosin-A_1- bzw. -A_{2a}-Rezeptoren diskutiert.

Dosierung

- Erwachsene und Jugendliche ab 12 Jahren: 600 mg Trockenextrakt 1–3-mal/d

Die Einnahme sollte vorzugsweise etwa 30 Minuten vor dem Schlafengehen erfolgen.

Pharmakokinetische Eigenschaften

Wirkungseintritt

Die schlaffördernde Wirkung setzt nach 2–3 Wochen ein.

Metabolismus und Ausscheidung

Zur Pharmakokinetik von Baldrianzubereitungen liegen keine Erkenntnisse vor.

Besondere Hinweise

Baldrianextrakte können bei Depressionen, die mit Schlafstörungen einhergehen, möglicherweise eine gewisse Erleichterung bringen. Eine direkte Verbesserung der depressiven Stimmungslage durch die Droge ist derzeit nicht bekannt.

Zur sedierenden Wirksamkeit von Baldrianextrakten liegen sich widersprechende Untersuchungen vor. In den Fällen, in denen eine sedierende Wirkung gefunden werden konnte, setzte diese erst nach 2–3 Wochen ein. Die Einnahme während der Schwangerschaft und der Stillzeit sollte sicherheitshalber unterbleiben. Wegen möglicher mutagener Effekte durch in ethanolischen Auszügen enthaltene Valepotriate sollte besser auf wässrige Extrakte zurückgegriffen werden.

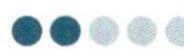

Zusammenfassende Bewertung

●●○○○

Zum Nutzen von Baldrianextrakten im Rahmen der Behandlung von Depressionen liegen keine aussagekräftigen Untersuchungen vor. Einige klinische Studien ergaben Hinweise auf eine leichte, sedierende Wirkung. Lediglich eine günstige Beeinflussung von Schlafstörungen als Begleitsymptomen einer Depression wäre denkbar.

6.1.3 Lavendelöl (aus Lavandula angustifolia)

Wirkung

Lavendelöl wird als mild wirkendes Sedativum bei Unruhezuständen, Einschlafstörungen und Appetitlosigkeit verwendet. In tierexperimentellen Untersuchungen mit Lavendelöl wurden nach oraler Applikation anxiolytische, antidepressive und sedierende Eigenschaften nachgewiesen. Die lipophilen Monoterpene Linalool und Linalylacetat interagieren mit Biomembranen und verändern die Aktivität von Ionenkanälen, Transportern und Rezeptoren. Mindestens eine Komponente des ätherischen Öls bindet, ähnlich wie Benzodiazepine, allosterisch an den $GABA_A$-Rezeptor. Ebenso sollen serotoninerge und glutamaterge Signalwege beeinflusst werden. Weiterhin wird eine Blockade präsynaptischer spannungsabhängiger Calciumkanäle, ähnlich der Wirkung des Anxiolytikums Pregabalin, postuliert.

Dosierung

- Erwachsene ab 18 Jahren: 80 mg 1-mal/d

Die Einnahme sollte wegen des mitunter intensiven Geschmacks mit ausreichend Flüssigkeit erfolgen.

Wenn nach zweiwöchiger Anwendung keine relevante Besserung zu verzeichnen ist, sollte ein Arzt konsultiert werden. Die Behandlung von Depressionen und Angststörungen bei Kindern muss generell unter ärztlicher Aufsicht durchgeführt werden.

Pharmakokinetische Eigenschaften

Wirkungseintritt

Zum genauen Wirkungseintritt liegen keine Erkenntnisse vor.

Metabolismus und Ausscheidung

Zum pharmakokinetischen Verhalten von Lavendelöl sind keine Daten verfügbar.

Besondere Hinweise

In kleineren klinischen Studien über kurze Zeiträume konnten für Lavendelöl allenfalls anxiolytische und sedierende Effekte gezeigt werden. Zur Behandlung von Depressionen liegen dagegen keine aussagekräftigen Untersuchungen vor. Ein Therapieversuch bei leicht depressiven Patienten ist daher höchstens bei begleitenden Angst- und Unruhezuständen sinnvoll. Unter der Einnahme von Lavendelöl kann es zu Magen-Darm-Beschwerden, wie Aufstoßen, oder allergischen Reaktionen kommen. Bei Leberinsuffizienz besteht eine Kontraindikation. Erfahrungen zur Anwendung während der Schwangerschaft und der Stillzeit liegen nicht vor.

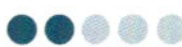

Zusammenfassende Bewertung

●●○○○

Zubereitungen aus Lavendelöl können allenfalls bei leichten Depressionen, die mit einer Angstsymptomatik und Unruhezuständen einhergehen, versuchsweise eingesetzt werden. Antidepressive Wirkungen konnten beim Menschen bislang nicht nachgewiesen werden.

Anmerkungen

- Zum Wirksamkeitsnachweis von beruhigend oder sedierend wirkenden Pflanzenextrakten aus Passionsblume, Melisse oder Hopfen bei Depressionen liegen keine verlässlichen Studien vor. Positive Effekte sind allenfalls bei Patienten mit im Zusammenhang mit Depressionen auftretender Unruhe oder Schlafstörungen zu erwarten. Mit einer Stimmungsaufhellung ist jedoch nach derzeitigem Kenntnisstand nicht zu rechnen. Hinzu kommt der fehlende eindeutige Wirksamkeitsnachweis bei Schlafstörungen für diese Pflanzenextrakte (▸Kap. 27).
- Zur Wirksamkeit von *Agnus-castus*-Präparaten bei zyklusbedingten depressiven Verstimmungen liegen keine aussagekräftigen klinischen Untersuchungen vor.
- Bei depressiven Verstimmungen, die mit Schlafstörungen oder Unruhe einhergehen, können über kurze Zeit H_1-Antihistaminika wie Dimenhydrinat oder Doxylamin eingesetzt werden. Diese Substanzen besitzen jedoch keine eigentliche antidepressive Wirkung.
- Für den Einsatz von Cannabidiolölen zur Behandlung von Depressionen liegen keine Wirksamkeitsnachweise vor. Entsprechende Werbeaussagen wurden daher untersagt.
- Zum Nutzen einer Substitution mit Folsäure, Vitamin B_{12}, Vitamin D oder Omega-3-Fettsäuren liegen keine verlässlichen Daten vor.

6.2 Abgrenzung zu verschreibungspflichtigen Arzneimitteln und anderen ärztlichen Therapieverfahren

Mittelschwere bis schwere Depressionen sollen, u. a. wegen der möglicherweise bestehenden Suizidgefahr, durch einen Arzt oder erfahrenen Psychotherapeuten behandelt werden. Vor allem bei über Wochen andauernden oder starken Beschwerden ist daher das Aufsuchen eines Arztes angeraten. Angehörige sollten wegen einer möglichen Suizidgefahr besonders aufmerksam sein.

Differentialdiagnostisch kann eine endogene Depression von anderen psychiatrischen Erkrankungen, Durchblutungsstörungen des Gehirns oder von Nebenwirkungen, verursacht durch Medikamente wie Antihypertonika oder Glucocorticoide, abgegrenzt werden. Über eine Psychotherapie sind wirksame Verhaltensweisen erlernbar, um mit den Problemen im Leben, einschließlich der Depression, besser umgehen zu können. Bei mittelschweren bis schweren Depressionen kann eine zusätzliche Therapie mit Antidepressiva sinnvoll sein. Durch die medikamentöse Unterstützung wird relativ rasch eine Symptombesserung erreicht und somit möglicherweise ein Suizid abgewendet.

Johanniskrautextrakte werden auch unter ärztlicher Aufsicht bei leichten bis mittelschweren Depressionen angewendet. Bei starken oder lange anhaltenden Krankheitszuständen haben sich diese bislang als etwas weniger effektiv erwiesen als Standardtherapeutika. Weitere häufig eingesetzte Antidepressiva sind selektive Serotonin-Wiederaufnahmehemmer (z. B. Citalopram, Fluoxetin, Paroxetin und Sertralin), selektive Serotonin-Noradrenalin-Wiederaufnahmehemmer (z. B. Venlafaxin), tricyclische Antidepressiva (z. B. Amitriptylin, Doxepin und Imipramin), tetracyclische Antidepressiva (z. B. Maprotilin, Mirtazapin), Monoaminooxidase-Hemmer (z. B. Moclobemid), selektive Noradrenalin-Dopamin-Wiederaufnahmehemmer (z. B. Bupropion), Melatonin-Rezeptor-Agonisten (MT1/MT) und Serotonin-5-HT_{2C}-Rezeptor-Antagonisten (z. B. Agomelatin). Bei bipolaren Störungen wird häufig zusätzlich mit Lithium oder Antikonvulsiva wie Carbamazepin, Gabapentin, Lamotrigin und Valproinsäure behandelt.

Bis zum Einsetzen der vollen Wirksamkeit eines Antidepressivums können mehrere Wochen vergehen. Darüber sollen der Patient und die Angehörigen wegen der möglicherweise weiter bestehenden Suizidgefahr in Kenntnis gesetzt werden. Sobald sich eine Besserung einstellt, müssen die Medikamente über weitere 6–9 Monate eingenommen werden, um ein Wiederauftreten der Depression zu verhindern. Bei bipolaren Störungen und rezidivierenden Depressionen ist häufig eine langfristige Therapie erforderlich.

Ärztlich oder psychotherapeutisch verordnete nicht medikamentöse Therapieoptionen sind Schlafentzugstherapie, Magnetstimulation des Gehirns, Nervus-Vagus-Stimulation und Elektrokrampftherapien. Letztere werden insbesondere dann eingesetzt, wenn bei schweren und lebensbedrohlichen Depressionen mit Medikamenten keine Besserung erzielt werden kann. Vor dieser Behandlung, die unter Kurznarkose durchgeführt wird, wird ein muskelentspannendes Mittel gegeben.

6.3 Handelspräparate (Auswahl)

Wirkstoff	Bewertung	Präparatebeispiele®
Baldrianextrakt	●●○○○	Baldrivit, Luvased mono, Sedonium
Johanniskrautextrakt	●●●●○	Felis, Hyperforat, Laif, Neuroplant Aktiv
Lavendelöl	●●○○○	Lasea

Literatur

Almeida OP, Ford AH, Flicker L. Systematic review and meta-analysis of randomized placebo-controlled trials of folate and vitamin B12 for depression. Int Psychogeriatr 27 (5): 727–737, 2015

Apaydin EA, Maher AR, Shanman R et al. A systematic review of St. John's wort for major depressive disorder. Syst Rev 5(1): 148, 2016

Appleton KM, Sallis HM, Perry R et al. Omega-3 fatty acids for depression in adults. Cochrane Database Syst Rev 2015(11): CD004692, 2015

Asher GN, Gartlehner G, Gaynes BN et al. Comparative benefits and harms of complementary and alternative medicine therapies for initial treatment of major depressive disorder: systematic review and meta-analysis. J Altern Complement Med 23(12): 907–919, 2017

Blaschek W et al. Wichtl Teedrogen und Phytopharmaka. 6. Aufl., Wissenschaftliche Verlagsgesellschaft Stuttgart, 2016

Craig M. Postnatal depression: drug treatment. BMJ Clin Evid 01: 1407, 2016

Diagnostik und Therapie Bipolarer Störungen (S3-Leitlinie). AWMF-Register-Nr. 038/019, Stand 01.03.2019, gültig bis 28.02.2024

Drugdex® System. Thomson Healthcare, Zugriff 04/2023

Fabiano N, Gupta A, Fiedorowicz JG et al. The effect of exercise on suicidal behaviors: A systematic review and meta-analysis of randomized controlled trials. J Affect Disord 330: 355–366, 2023

Fachinformation Baldrian-ratiopharm, Stand 05/2020

Fachinformation Johanniskraut MADAUS, Stand 04/2022

Fachinformation Lasea, Stand 10/2021

Fißler M, Quante A. A case series on the use of lavendula oil capsules in patients suffering from major depressive disorder and symptoms of psychomotor agitation, insomnia and anxiety. Complement Ther Med 22(1): 63–69, 2014

Grigolon RB, Ceolin G, Deng Y et al. Effects of nutritional interventions on the severity of depressive and anxiety symptoms of women in the menopausal transition and menopause: a systematic review, meta-analysis, and meta-regression. Menopause 30(1): 95–107, 2023

Guzek D, Kołota A, Lachowicz K et al. Effect of Vitamin D Supplementation on Depression in Adults: A Systematic Review of Randomized Controlled Trials (RCTs). Nutrients 15(4): 951, 2023

Hamacher H, Wahl MA. Selbstmedikation, 2. Aufl., Wissenschaftliche Verlagsgesellschaft Stuttgart, 2022

Ijaz S, Davies P, Williams CJ et al. Psychological therapies for treatment resistant depression in adults. Cochrane Database Syst Rev 5(5): CD010558, 2018

Maher AR, Hempel S, Apaydin E et al. St. john's wort for major depressive disorder: a systematic review. Rand Health Q 5(4): 12, 2016

Nationale VersorgungsLeitlinie Unipolare Depression (S3-Leitlinie). AWMF-Register-Nr. nvl/005, Stand 29.09.2022, gültig bis 28.09.2027

Nikfarjam M, Rakhshan R, Ghaderi H. Comparison of effect of lavandula officinalis and venlafaxine in treating depression: a double-blind clinical trial. J Clin Diagn Res 11(7): KC01–KC04, 2017

Nussbaumer-Streit B, Greenblatt A, Kaminski-Hartenthaler A et al. Melatonin and agomelatine for preventing seasonal affective disorder. Cochrane Database Syst Rev 6(6): CD011271, 2019

Okereke OI, Reynolds CF, Mischoulon D et al. Effect of Long-term Vitamin D_3 Supplementation vs Placebo on Risk of Depression or Clinically Relevant Depressive Symptoms and on Change in Mood Scores. JAMA, 324(5): 471–480, 2020

Roozbeh N, Ghazanfarpour M, Khadivzadeh T et al. Effect of lavender on sleep, sexual desire, vasomotor, psychological and physical symptom among menopausal and elderly women: A Systematic Review. J Menopausal Med 25(2): 88–93, 2019

Sarris J. Herbal medicines in the treatment of psychiatric disorders: 10-year updated review. Phytother Res 32(7): 1147–1162, 2018

Schrader E. Equivalence of St John's wort extract (Ze 117) and fluoxetine: a randomized, controlled study in mild-moderate depression. Int Clin Psychopharmacol 15(2): 61–68, 2000

Shamabadi A, Akhondzadeh S. Efficacy and tolerability of Lavandula angustifolia in treating patients with the diagnosis of depression: a systematic review of randomized controlled trials. J Complement Integr Med 20(1): 81–91, 2021

Smith CA, Armour M, Lee MS et al. Acupuncture for depression. Cochrane Database Syst Rev 3(3): CD004046, 2018

Yeung KKS, Hernandez M, Mao JJ et al. Herbal medicine for depression and anxiety: A systematic review with assessment of potential psycho-oncologic relevance. Phytother Res 32(5): 865–891, 2018

Zahner C, Kruttschnitt E, Uricher J et al. No clinically relevant interactions of st. john's wort extract Ze 117 low in hyperforin with cytochrome P450 enzymes and p-glycoprotein, Clin Pharmacol Ther 106(2): 432–440, 2019

Zhang W, Yan Y, Wu Y et al. Medicinal herbs for the treatment of anxiety: A systematic review and network meta-analysis. Pharmacol Res 179: 106204, 2022

7 Desinfektion

7.1 Definitionen

Im Rahmen einer Desinfektion wird nach Definition des Deutschen Arzneibuchs „totes oder lebendes Material in einen Zustand versetzen, dass es nicht mehr infizieren kann". Als Mindestvoraussetzung für jedes Desinfektionsmittel gilt die Wirksamkeit gegen Bakterien, Hefen und behüllte Viren. Ein Nutzen besteht allerdings nur bei sachgerechter Anwendung und einer den Gegebenheiten angepassten Zusammensetzung. Zudem ist zu bedenken, dass die Anwendung von Desinfektionsmitteln auch mit Gefahren assoziiert sein kann. So kann die tägliche Verwendung von vernebelten Desinfektionsmitteln unter Umständen zu einem erhöhten Risiko für chronische Lungenerkrankungen führen (s. ▸ Anmerkungen). Insbesondere für den nicht medizinischen Einsatz ist daher stets zu prüfen, ob beispielsweise das gründliche Händewaschen mit Seife als Maßnahme der Händehygiene ausreicht. Hierdurch kann bereits eine Keimreduktion um 99 % erzielt werden, ohne die Hautflora nachhaltig zu schädigen. Desinfektionsmittel führen dagegen zu einer stärkeren Keimreduktion um mehr als 99,99 %. Geprüfte Produkte sind in der Liste des Verbunds für Angewandte Hygiene (VAH) oder des Robert Koch-Instituts (RKI) zu finden. Eine komplette Keimfreiheit (Sterilität) ist auf der Haut vor allem längerfristig kaum zu erreichen. Zumindest nicht, ohne eine erhebliche Schädigung der Haut zu verursachen.

7.2 Desinfektionsmittel

7.2.1 Wirkungsspektrum

Das Wirkungsspektrum eines Desinfektionsmittels ist von dessen Zusammensetzung abhängig. Präparate mit 70 %igem Gehalt an Ethanol oder Propanol gelten als „begrenzt viruzid" und können gegen Bakterien und Viren mit einer Fetthülle eingesetzt werden. Zu diesen behüllten Viren zählen Influenza-, Masern- und Ebolaviren sowie das Coronavirus SARS-CoV-2.

Zur Bekämpfung von unbehüllten Viren wie Rota-, Adeno- oder Noroviren, die häufig Erreger von Magen-Darm-Erkrankungen sind, müssen dagegen „begrenzt viruzid PLUS" oder „viruzid" wirkende Desinfektionsmittel zum Einsatz kommen. Hier eignen sich beispielsweise Substanzen wie Hypochlorite, die Sauerstoff als Oxidationsmittel abspalten. Diese Zubereitungen sind ebenfalls zur Ausschaltung von behüllten Viren geeignet.

Zur Beseitigung von Sporen, die selbst unter extremen Bedingungen wie starker Hitze, Kälte oder Trockenheit überleben können, müssen sporizide Zubereitungen, z. B. Mischungen aus Wasserstoffperoxid, Peroxyessigsäure und Essigsäure, verwendet werden.

Um einer verstärken Resistenzentwicklung entgegenzuwirken, sollte jedoch nicht grundsätzlich ein Mittel ausgewählt werden, das gegen möglichst viele Keime wirkt. Für den Einsatz im privaten Bereich sind in der Regel „begrenzt viruzide" Desinfektionsmittel ausreichend. Ebenso ist zu beachten, dass für die Hände ausschließlich Handdesinfektionsmittel verwendet werden sollte, da Flächendesinfektionsmittel mitunter Hautreizungen und -schäden verursachen.

7.2.2 Händedesinfektion

Eine effektive Händedesinfektion ist am besten nach einem festen Schema mit bereits gebrauchsfertigen Zubereitungen auf trockener Haut durchzuführen. Falls die Desinfektionsflasche über einen Spender mit Pumpmechanismus verfügt, sollte dieser mit dem Ellenbogen betätigt werden, um ein Aufbringen der eigenen Keime auf die Flasche zu vermeiden.

Während des Desinfektionsvorgangs ist darauf zu achten, dass alle Handbereiche wie Fingerzwischenräume, Handrücken und Streckseiten der Finger, Fingernägel und die Handgelenke intensiv mit der Desinfektionslösung benetzt werden. Die Einwirkzeit von begrenzt viruziden Mitteln beträgt mindestens 30 Sekunden, wobei normalerweise etwa 3 ml Zubereitung zum Einsatz kommen. Diese Prozedur gilt zur Bekämpfung von Besiedlungen durch das Coronavirus SARS-CoV-2 als sicher. Bei viruziden Desinfektionsmitteln können allerdings längere Anwendungszeiten von 60–90 Sekunden erforderlich sein. Die Desinfektion ist erst dann abgeschlossen, wenn die Hände trocken sind. Sie dürfen nach dem Vorgang nicht erneut abgewaschen werden!

7.2.3 Flächendesinfektion

Falls das akute Risiko einer Erregerübertragung besteht und das Einhalten einer Abstandswahrung nicht möglich ist, kann auch im privaten Bereich eine Flächendesinfektion erforderlich sein. Viren können mehrere Tage auf Oberflächen infektiös bleiben. So wurde für das Coronavirus SARS-CoV-2 auf Plastikoberflächen eine Überlebensdauer von bis zu neun Tagen gezeigt. Durch eine effektive Desinfektion ist es möglich, beispielsweise wegen einer Immunsuppression oder anderer Grunderkrankungen gefährdete Personen zu schützen. Potenziell kontaminierte Oberflächen wie Türklinken, Geländer, Lichtschalter, Bettgestelle, Toilettenspülungen oder Wasserhähne sind in diesen Fällen regelmäßig zu reinigen. Hierzu empfiehlt sich die Verwendung von Einwegtüchern oder alternativ von Putzlappen, die häufig gewechselt und bei mindestens 60 °C gewaschen werden können. Für verschiedene Bereiche wie Bad, Küche oder Aufenthaltsräume sind nach Möglichkeit getrennte Putzlappen zu benutzen.

In jedem Fall ist auf eine überlegte und strategische Verwendung von Desinfektionsmitteln zu achten. Der gewohnheitsmäßige Einsatz im Haushalt ist eher nachteilig, da es genau wie bei übertriebener Händedesinfektion aufgrund der Selektion robuster Stämme zu Resistenzentwicklungen kommen kann. Bei Erregern, die wie das SARS-CoV-2-Virus vor allem über Tröpfchen und Aerosole übertragen werden, ist regelmäßiges Lüften im Alltag sinnvoller als ständiges Desinfizieren.

7.2.4 Eigenschaften und Einsatzmöglichkeiten von Hand- und Flächendesinfektionsmitteln

Das in den meisten anderen Kapiteln dieses Buches angewandte Bewertungssystem ist für die Empfehlung von Desinfektionsmitteln nicht geeignet. Es sind zwar durchaus Abstufungen in der Wirksamkeit der Substanzen feststellbar, die Effektivität ist jedoch stark von den aktuellen Bedingungen abhängig, sodass eine Einordnung in „besser" oder „schlechter" nicht möglich ist. Ein optimales Desinfektionsmittel muss u. a. auf die potenziell zu bekämpfenden Keime, den angestrebten Reinheitsgrad und das zu desinfizierende Medium (Arbeitsfläche, Kittel, Instrumente oder Haut) abgestimmt werden.

Im Folgenden werden die Eigenschaften der wichtigsten und gängigsten Bestandteile von Desinfektionsmitteln beschrieben, wie sie normalerweise im Privatbereich zum Einsatz kommen.

Alkohole (z. B. Ethanol, 1-Propanol, 2-Propanol)

Alle 3 Alkohole kommen als mindestens 70 %ige Wassergemische (V/V) wegen ihrer Wirksamkeit gegen behüllte Viren wie Coronaviren zur Händedesinfektion in Betracht, wenn keine Möglichkeit zum gründlichen Waschen der Hände besteht.

Aufgrund des Wasseranteils durchdringen die Alkohole die Zellwand der Bakterien und Viren und führen zu einer Fällung von Proteinen. 100 %iger Alkohol ist nicht wirksam, denn er verursacht lediglich eine Präzipitation der externen Eiweiße und kann daher nicht mehr in das Zellinnere gelangen. Bei einer Einwirkzeit von 30 Sekunden wirken die Zubereitungen begrenzt viruzid, bakterizid (eingeschränkt bei gramnegativen Erregern), tuberkulozid und fungizid. Eine ausreichende Wirkung gegen Sporen und unbehüllte Viren besteht nicht. Die Präparate können auch zur Desinfektion von Oberflächen und Instrumenten eingesetzt werden.

70 %ige wässrige Isopropanolzubereitungen (V/V) gelten als anerkannte Mittel gemäß § 18 des Infektionsschutzgesetzes für die hygienische Händedesinfektion. Es ist von einer ausreichenden Wirksamkeit, sowohl gegen Bakterien als auch gegen Coronaviren, auszugehen. Die bakterizide Wirkung eines 70 %igen Ethanol-Wasser-Gemischs ist im Vergleich schwächer. Zum Erreichen eines ausreichenden bakteriziden Effekts muss der Ethanolanteil auf 80 % (V/V) erhöht werden. Für 1-Propanol-Wasser-Gemische liegen keine ausreichenden wissenschaftlichen Daten zur Zuverlässigkeit ihrer bakteriziden Wirkung vor.

Durch eine Beimischung von Wasserstoffperoxid kann die desinfizierende Wirkung von Alkohol-Wasser-Gemischen verbessert werden. Der Zusatz von Glycerol verlängert die Verweildauer von Alkoholen auf der Haut und besitzt hautpflegende Eigenschaften. Durch die regelmäßige Anwendung von Pflegeprodukten kann der stark austrocknenden Wirkung von Alkoholen entgegengewirkt werden.

Phenole (z. B. Chlorxylenol, Chlorkresol, Thymol, Triclosan)

Diese Substanzen wirken bakteriostatisch bis bakterizid und fungizid. Die Effektivität bei Tuberkulose ist fraglich. Bei Sporen sind Phenole wirkungslos. Die viruzide Wirksamkeit ist substanzabhängig. Das am häufigsten eingesetzte Triclosan wirkt beispielsweise nur gegen behüllte Viren viruzid. Seine Wirkung beruht auf einer Beeinträchtigung der Zellmembranen, einer schädigenden Wirkung auf das Protoplasma und einer Hemmung von Enzymen der Fettsäuresynthese. Phenole werden zur Desinfektion von Haut, Schleimhäuten, Oberflächen und Instrumenten verwendet. Allerdings besteht die Gefahr einer Irritation von Augen- und Nasenschleimhäuten. Ebenso können möglicherweise (Kontakt-)Allergien ausgelöst werden. Symptome einer Phenolvergiftung sind neurotoxische Reaktionen und Störungen des Herz-Kreislauf-Systems.

Quartäre Ammonium-Verbindungen (z. B. Benzalkoniumchlorid)

Die Wirkung von quartären Ammoniumverbindungen ist bakterizid (eingeschränkt bei gramnegativen Erregern), fungistatisch und gegen behüllte Viren viruzid. Sie beruht auf einer Anreicherung in der Zellmembran und führt zur Störung von deren Funktion. Die Effektivität gegen Tuberkulosebakterien ist fraglich.

Bei Sporen sind quartäre Ammoniumverbindungen wirkungslos. Sie werden zur Desinfektion oder eher Reinigung von Haut und Schleimhäuten verwendet. Im Tierexperiment kam es nach längerer Exposition zu Lungenschädigungen. Durch die Zugabe der Substanzen zu alkoholhaltigen Lösungen kann eine gegenseitige Wirkungsverstärkung erreicht werden.

Aldehyde (z. B. Formaldehyd, Glutaraldehyd, o-Phthalaldehyd)

Die Substanzen wirken bakterizid, tuberkulozid, sporizid, fungizid und viruzid. Der Effekt beruht auf einer Reaktion der Aldehydgruppen mit Aminogruppen von Proteinen auf der Oberfläche von Mikroorganismen. Dies führt zu einer starken Denaturierung der Eiweiße.

Aldehyde sind bei behüllten und unbehüllten Viren effektiv und werden vorzugsweise zur Raum-, Geräte- und Flächendesinfektion eingesetzt. Sie können möglicherweise Allergien der Haut und der Atemwege auslösen und führten im Tierexperiment zu Läsionen an den Augen, der Haut und im gesamten Atemtrakt von den Nasenhöhlen bis zu den Alveolen.

Wasserstoffperoxid (H_2O_2)

Das Wirkspektrum von H_2O_2 ist bakterizid, viruzid, fungizid und sporizid. Die relativ instabile Substanz wirkt stark oxidierend und wird als 3 %ige Lösung zur Desinfektion von Haut und Schleimhaut angewendet. Sie tötet nur Organismen an der Hautoberfläche ab, im Gewebe wird sie durch Katalase bzw. Peroxidase inaktiviert. Als Beimischung zu Alkoholen kann Wasserstoffperoxid deren Wirkung bei der Händedesinfektion verbessern. 30 %ige Zubereitungen wirken langsam sporizid und dienen in Medizin, Pharmazie und Lebensmittelherstellung zur Sterilisation von Instrumenten und Behältern.

Wasserstoffperoxid ist für die Entkeimung von Wasser geeignet. Ebenso kann eine Begasung zur Dekontamination von Räumen und raumlufttechnischen Anlagen erfolgen, wenn beispielsweise der Einsatz von Formaldehydgas nicht möglich oder gewünscht ist. Die regelmäßige Exposition gegenüber vernebelten H_2O_2-Zubereitungen ist mit einer erhöhten Inzidenz von chronischen Lungenerkrankungen wie COPD verbunden.

Natrium- oder Calciumhypochlorit

Hypochlorite dienen zur Desinfektion von Oberflächen und zur Aufbereitung von Trinkwasser. Beim Einbringen in Wasser entsteht aus Hypochlorit hypochlorige Säure. Dieses starke Oxidationsmittel bewirkt eine Denaturierung und Hydrolyse von Proteinen. Beim weiteren Zerfall des Moleküls werden Salzsäure und reaktive Sauerstoffspezies gebildet, die gegen Sporen wirksam sind und zur desinfizierenden Wirkung beitragen. Unter sauren Bedingungen wird zudem giftiges Chlorgas freigesetzt.

Bei der Anwendung von Hypochloriten ist darauf zu achten, dass korrosive Effekte auftreten und eine Mischung mit sauren Reinigern dringend zu vermeiden ist. Zur Anwendung von Hypochloriten als Händedesinfektionsmittel liegen bisher keine Erfahrungen vor. Allerdings wird aufgrund der Instabilität und möglicher Hautirritation durch diese Produkte von der Verwendung für die Händedesinfektion abgeraten. Eine Bewertung hinsichtlich der Qualität und Unbedenklichkeit entsprechender Zubereitungen durch eine Zulassungsbehörde liegt nicht vor.

Die regelmäßige Anwendung vernebelter Hypochloritpräparate ist mit einer erhöhten Inzidenz von chronischen Lungenerkrankungen wie COPD verbunden. Bei akuten Vergiftungen besteht die Gefahr von schweren Atemwegsreizungen bis hin zu Lungenödemen und Atemstillstand. Eine ausreichende Lüftung ist daher bei der Anwendung stets sicherzustellen.

Chloramin T

Die Substanz wirkt aufgrund ihrer oxidativen Eigenschaften sporizid und kann zur Desinfektion von Oberflächen, Instrumenten, Haut und Schleimhäuten sowie zur Entkeimung von Wasser verwendet werden. Die Einwirkzeit zur Oberflächendesinfektion beträgt 120 Minuten. In wässriger Lösung wirkt Chloramin T wie Hypochlorit, es ist jedoch länger haltbar und gegenüber der Haut oder anderen organische Materialien weniger aggressiv.

Iod

Zubereitungen aus Iod wirken bakterizid gegen grampositive und gramnegative Bakterien sowie Mykobakterien, fungizid, germizid, viruzid und langsam sporizid. Die Substanz reagiert als starkes Oxidationsmittel u. a. mit ungesättigten Fettsäuren sowie mit oxidierbaren SH- oder OH-Gruppen der Aminosäuren in Enzymen und Strukturproteinen von Mikroorganismen.

Iodzubereitungen dienen hauptsächlich zur Desinfektion von Haut und Schleimhäuten. Für die regelmäßige Händedesinfektion ist eine Iodlösung aufgrund der Einfärbung nicht geeignet. Selten können die Präparate, wie auch PVP-Iod, allergische Reaktionen, Kontaktsensibilisierungen und systemische Nebenwirkungen wie z. B. eine Schilddrüsenüberfunktion hervorrufen.

Detergenzien oder Tenside (z. B. Cetyltrimethylammoniumbromid)

Detergenzien oder Tenside wirken fungistatisch und in Abhängigkeit von den Bedingungen teilweise bakterizid. Gegen Sporen und Viren ist keine Wirkung feststellbar. Die Stoffe werden zur Reinigung bzw. Desinfektion von Haut und Schleimhäuten eingesetzt.

Chlorhexidin

Bei grampositiven und einigen gramnegativen Bakterien bakteriostatisch wirkende Chlorhexidinzubereitungen dienen zur Desinfektion von Haut und Schleimhäuten. Die hauptsächliche Verwendung ist als Mundspülung bei Zahnfleischentzündungen oder nach Zahnextraktionen. Gegen Pilze und Viren ist nur eine eingeschränkte Wirkung feststellbar. Die Effekte von Chlorhexidin beruhen auf einer Störung der Funktion der Zellmembran. Aufgrund seiner guten Adhäsion an Oberflächen wie der Mucosa, aber auch an Zähnen oder Zahnersatz, wird eine Verlängerung der Desinfektion ermöglicht.

Octenidin

Die Substanz zeigt bakterizide, tuberkulozide und fungizide Effekte. Die viruzide Wirkung ist auf behüllte Viren begrenzt. Gegenüber Sporen sind Octenidinzubereitungen wirkungslos. Sie werden zur Desinfektion von Haut und Schleimhäuten verwendet, oft in Kombination mit Phenoxyethanol. Die Wirkung tritt bereits nach 30 Sekunden bis 5 Minuten ein und hält lange an. Sie beruht auf der Wechselwirkung des Kations mit den negativen Ladungen von Zellwand- und Zellmembranbestandteilen der Mikroorganismen (▸ Kap. 40.1.4).

Polihexanid

Der Wirkstoff wird aufgrund seiner bakteriziden und tuberkuloziden Effekte für die Desinfektion von Haut und Schleimhäuten eingesetzt. Die Substanz ist auch gegen den methicillinresistenten *Staphylococcus aureus* (MRSA) wirksam. Die Wirkung gegen behüllte Viren ist allerdings nicht gesichert.

Als kationenaktive Verbindung wirkt Polihexanid durch eine selektive Bindung an saure Lipide bakterieller Zellmembranen. Die Mikroorganismen werden schon von sehr geringen Konzentrationen nachhaltig geschädigt und abgetötet. Im Vergleich zu anderen Wunddesinfektionsmitteln tritt die Wirkung relativ langsam ein. Dafür verfügt der Wirkstoff über eine sehr gute Gewebeverträglichkeit und eine wundheilungsfördernde Wirkung (▸ Kap. 40.1.3).

Ionen (Kupferionen, organische Quecksilberverbindungen, Silberionen)

Die genannten Ionen wirken zwar schwach bakterizid, sind allerdings gegen Sporen, Tuberkulosebakterien, Pilze und Viren wirkungslos.

Silberionen werden zur Infektionsprophylaxe in Wundauflagen, Katheterbeschichtungen und zur Wasserentkeimung verwendet. Ihre Wirkung beruht auf einer Störung der DNA-Synthese sowie auf einer Bindung an Struktur- und Funktionsproteine von Bakterien. Es liegen allerdings Hinweise vor, dass Silberverbindungen aufgrund ihrer zytotoxischen Wirkung eine Verzögerung der Heilung und u. U. eine Verstärkung von Schmerzen bewirken (▸ Kap. 40.1.3).

Anmerkungen

- Alkohol-Wasser-Gemische zur hygienischen Händedesinfektion auf Basis von 2-Propanol oder Ethanol mit mindestens 70 % Alkoholanteil kommen wegen ihrer Wirksamkeit gegenüber Coronaviren in Betracht, wenn keine Möglichkeit zum gründlichen Waschen der Hände besteht. Die bakterizide Wirkung des Ethanol-Wasser-Gemischs (70 % V/V) ist im Vergleich schwächer als die der entsprechenden 2-Propanol-Zubereitung. Um auch eine sichere Wirksamkeit gegenüber Bakterien sicherzustellen, sollte auf ein Ethanol-Wasser-Gemisch mit 80 % V/V Ethanol zurückgegriffen werden.

- Bei Kindern kann es durch das Einatmen von alkoholischen Desinfektionsmitteln zu Kopfschmerzen, Benommenheit und Schläfrigkeit kommen. Ältere Kinder oder Jugendliche können zudem verleitet werden, die Zubereitungen zu schnüffeln. Zum Infektionsschutz in Schulen oder Kindergärten sollte daher vorzugsweise auf gründliches Händewaschen mit handelsüblicher Seife zurückgegriffen werden.
- In geeignetem zeitlichem Abstand nach einer Händedesinfektion empfiehlt sich zum Schutz der Haut die Verwendung eines Pflegeprodukts, das mit dem Desinfektionsmittel kompatibel ist.
- Von einer Kombination aus übermäßigem Händewaschen mit Seife und nachfolgender Händedesinfektion wird abgeraten. Ein großer Teil der Hautflora siedelt im fettartigen Talg der Haarfollikel. Wenn der Talg samt Flora durch Tenside aufgelöst wird und anschließend ein Desinfektionsmittel zum Einsatz kommt, findet die Regeneration der natürlichen Besiedlung im Vergleich zur alleinigen Desinfektion mit Nichttensiden stark verzögert statt. Als Folge besteht die Gefahr von Dermatosen.
- Die gewohnheitsmäßige Anwendung von Desinfektionsmitteln im Haushalt ist eher nachteilig, da es, aufgrund der Selektion robuster Stämme, sowohl bei übertriebener Hände- als auch Flächendesinfektion zu Resistenzentwicklungen kommen kann.
- Eine unter Umständen tägliche Verwendung von vernebelten Desinfektionsmitteln ist mit einem erhöhten Risiko für chronische Lungenerkrankungen wie COPD assoziiert. Dies gilt vor allem für Zubereitungen, die Hypochlorit oder Wasserstoffperoxid enthalten.
- Durch Chlor oder Phenol enthaltende Präparate besteht die Gefahr einer Irritation von Augen- und Nasenschleimhäuten.
- Aldehyde und Phenole können möglicherweise Allergien auslösen. Ebenso werden humantoxische oder karzinogene Effekte diskutiert. Entsprechende Desinfektionsmittel sollten daher nur bei eindeutigem Erfordernis zur Anwendung kommen.
- Aufgrund eines bedenkenlosen Einsatzes von Desinfektionsmitteln können größere Substanzmengen beispielsweise in Flüsse oder Kläranlagen gelangen. Dort stören sie das Zusammenspiel einer Vielzahl von Bakterienarten, wodurch die Reinigungswirkung in den Klärbecken oder Gewässern herabgesetzt wird.
- Milchsäurehaltige Biozidprodukte können derzeit nicht für die Händedesinfektion empfohlen werden. Ein Nachweis zu einer gesicherten Desinfektionswirkung gegen Bakterien, Hefepilze und behüllte Viren wurde bislang nicht erbracht.

7.3 Abgrenzung zum Einsatz von Desinfektionsmitteln in Kliniken, Pflegeheimen und Arztpraxen

Entsprechend der Leitlinie zur Hygiene in Krankenhäusern und ähnlichen Einrichtungen muss aus Gründen des Patienten- und Personalschutzes sowie der Qualitätssicherung stets eine ordnungsgemäße, hygienisch einwandfreie Durchführung der Reinigung und indikationsgerechten Flächendesinfektion als Teil eines Multibarrierensystems gewährleistet sein. Auf diese Weise werden eine effektive Prävention und Kontrolle von nosokomialen Infektionen und der Verhütung der Ausbreitung antibiotikaresistenter Mikroorganismen angestrebt.

Wegen der zunehmenden Zahl infektionsgefährdeter und infektionsgefährdender Patienten im Krankenhaus und der speziell in diesem Bereich stattfindenden Selektion antibiotikaresistenter Mikroorganismen muss die Sicherstellung einer lückenlos wirksamen Hände- und Flächendesinfektion sowie der Hausreinigung gewährleistet sein. Besondere Vorsicht ist in OP-Abteilungen, im Bereich der Intensivtherapie, der Transplantationsmedizin, der Hämatoonkologie, bei Frühgeborenen und in Isolierbereichen geboten. Vor allem wenn möglicherweise schwer zu bekämpfende Erreger wie beispielsweise Milzbrandsporen vorliegen.

Bei Desinfektionsmitteln muss auf die Abstimmung von Konzentration und Einwirkzeit geachtet werden. Wenn die Konzentration z. B. wegen der Geruchsbelästigung niedrig gehalten wird, muss die Einwirkzeit lang sein und umgekehrt. Bei der Flächendesinfektion wird normalerweise eine Konzentration gewählt, die einer Einwirkzeit von einer Stunde entspricht. Für eine zuverlässige viruzide Wirkung werden in der Regel Aldehyde und Sauerstoffabspalter wie Chlordioxid oder Wasserstoffperoxid eingesetzt. Weitere gebräuchliche chemische Verfahren basieren auf der Zugabe von Ethylenoxid, Natrium- bzw. Calciumhypochlorit, Dimethyldicarbonat, Silberionen oder Ozon. In der Reinraumtechnik kommen zudem sporizide Mischungen aus Wasserstoffperoxid und Peroxyessigsäure mit Essigsäure als Stabilisator zur Anwendung.

Bei der Instrumentendesinfektion wird mittlerweile die maschinelle Säuberung im Reinigungs-Desinfektions-Gerät der manuellen Reinigung vorgezogen. Als sehr schwierig zu desinfizierende Medizinprodukte gelten beispielsweise flexible Endoskope, Da-Vinci-Instrumente, intrakavitäre Ultraschallsonden, HNO-Behandlungseinheiten, aber auch einfachere Gegenstände wie Blutdruckmessgeräte, Betten oder Rollstühle. Zur Sterilisation werden Chemikalien oder große Hitze im Sinne einer Heißluft- oder Dampfsterilisation eingesetzt, wobei die zu sterilisierenden Gegenstände nach Möglichkeit vor der Behandlung speziell verpackt werden. Neben der chemischen und thermischen Desinfektion kann eine Keimreduktion auch durch Bestrahlung erreicht werden, beispielsweise durch UV-Licht oder ionisierende Strahlung wie Gammastrahlen.

Als letztes Beispiel einer immer größer werdenden Reihe an keimverringernden Maßnahmen sollen an dieser Stelle mechanische Techniken wie Zelllyse, Homogenisierung, Ultraschall sowie Mikro- und Ultrafiltration genannt werden, die letztlich auf einer Zerstörung oder Filterung von Krankheitserregern beruhen.

7.4 Handelspräparate (Auswahl)

7.4.1 Händedesinfektionsmittel

Wirkstoff	Präparatebeispiele®
Alkohole	Aseptoman, Kodan-Tinktur forte, Sagrotan, Sterillium (Virugard)
Halogene	Braunol, Chloramin T (2 %)
Peroxide	Wofasteril

7.4.2 Flächendesinfektionsmittel

Wirkstoff	Präparatebeispiele®
Aldehyde	Incidin perfekt
Alkohole	Bacillol, Sagrotan
Biguanide	Incidin Plus
Chlorderivate	Chloramin-T (DAB 9)
Peroxide	Wofasteril
Phenole	Amocid

Literatur

ABDA – Bundesvereinigung Deutscher Apothekerverbände e. V. Herstellung von Desinfektionsmitteln in der Apotheke, Geschäftsbereich Pharmazie, April 2020

Anforderungen an die Hygiene bei der Reinigung und Desinfektion von Flächen, Empfehlung der Kommission für Krankenhaushygiene und Infektionsprävention beim Robert Koch-Institut (RKI), Bundesgesundheitsblatt – Gesundheitsforschung – Gesundheitsschutz, 47: 51–61, 2004

Berardi A, Perinelli DR, Merchant HA et al. Hand sanitisers amid CoViD-19: A critical review of alcohol-based products on the market and formulation approaches to respond to increasing demand. Int J Pharm 584: 119431, 2020

Boyce JM. Current issues in hand hygiene, Am J Infect Control 47S: A46-A52, 2019

Bredin D, O'Doherty D, Hannigan A, Kingston L. Hand hygiene compliance by direct observation in physicians and nurses: a systematic review and meta-analysis. J Hosp Infect 130: 20–33, 2022

Cimolai N. Environmental and decontamination issues for human coronaviruses and their potential surrogates. J Med Virol 92(11): 2498–2510, 2020

Coronavirus (COVID-19): infection control and prevention measures, Cochrane Special Collections, September 2020

Deutsche Gesellschaft für Krankenhaushygiene e. V. Maßnahmen zur Aufrechterhaltung eines Regelbetriebs und zur Prävention von SARS-CoV-2-Ausbrüchen in Einrichtungen der Kindertagesbetreuung oder Schulen unter Bedingungen der Pandemie und Kozirkulation weiterer Erreger von Atemwegserkrankungen, 2020

Dev Kumar G, Mishra A, Dunn L et al. Biocides and novel antimicrobial agents for the mitigation of coronaviruses. Front Microbiol 11: 1351, 2020

Dewan M, Sharma N, Panda PS, Banerjee P. School reopening: Back to classroom. A systematic review of strategies and their implementation during COVID-19 pandemic. J Family Med Prim Care 11(8): 4273–4279, 2022

Exner M, Gebel J. Qualitätskennzeichen für den Einkauf von Händedesinfektionsmitteln, Verbund für Angewandte Hygiene e. V. (Desinfektionsmittel-Kommission), Mai 2020

Golin AP, Choi D, Ghahary A. Hand sanitizers: A review of ingredients, mechanisms of action, modes of delivery, and efficacy against coronaviruses. Am J Infect Control 48(9): 1062–1067, 2020

Hygienische Anforderungen an Hausreinigung und Flächendesinfektion (S1-Leitlinie). AWMF-Register-Nr. 029/006, Stand 28.09.2015, gültig bis 30.09.2020 (in Überarbeitung)

Kampf G, Suchomel M. Wirksamkeit der von der WHO empfohlenen Formulierungen zur Händedesinfektion. Verbund für Angewandte Hygiene e. V., Desinfektionsmittel-Kommission, März 2020

Linksammlung für die Verbund-für-Angewandte-Hygiene-(VAH-)Informationen zum Thema COVID-19 (Zugriff 04/2023)

Liste der vom Robert Koch-Institut geprüften und anerkannten Desinfektionsmittel und -verfahren (17. Ausgabe), Bundesgesundheitsbl 60: 1274–1297, 2017

Mahmood A, Eqan M, Pervez S et al. COVID-19 and frequent use of hand sanitizers human health and environmental hazards by exposure pathways. Sci Total Environ 742: 140561, 2020

Protano C, Cammalleri V, Romano Spica V et al. Hospital environment as a reservoir for cross transmission: cleaning and disinfection procedures. Ann Ig 31(5): 436–448, 2019

Qiu Y, Xu J, Xu Y, Shi Z et al. Disinfection efficacy of sodium hypochlorite and glutaraldehyde and their effects on the dimensional stability and surface properties of dental impressions: a systematic review. Peer J doi: 10.7717/peerj. 14868, 2023

Sharafi SM, Ebrahimpour K, Nafez A. Environmental disinfection against COVID-19 in different areas of health care facilities: a review. Rev Environ Health 36(2): 193–198, 2020

Simon A, Hübner J, Berner R et al. Maßnahmen zur Aufrechterhaltung eines Regelbetriebs und zur Prävention von SARS-CoV-2-Ausbrüchen in Einrichtungen der Kindertagesbetreuung oder Schulen unter Bedingungen der Pandemie und Kozirkulation weiterer Erreger von Atemwegserkrankungen, Deutsche Gesellschaft für Pädiatrische Infektiologie (DGPI), 08/2020

VAH (Hrsg.). Chlorbasierte Desinfektionsmittel: Anforderungen an die Zertifizierung durch den VAH, Verbund für Angewandte Hygiene e. V., Mai 2020

VAH (Hrsg.). Hinweise zur Herstellung und zur Wirksamkeit von Händedesinfektionsmitteln aus 2-Propanol, 1-Propanol oder Ethanol vor dem Hintergrund der COVID-19-Pandemie aufgrund der Mitteilungen der BAuA vom 4. März 2020 und 13. März 2020, Verbund für Angewandte Hygiene e. V., März 2020

Verbeek JH, Rajamaki B, Ijaz S et al. Personal protective equipment for preventing highly infectious diseases due to exposure to contaminated body fluids in healthcare staff. Cochrane Database Syst Rev 4(4): CD011621, 2020

8 Durchfall

Man spricht von Durchfall (Diarrhö), wenn es bei Erwachsenen bei erhöhter Darmmotilität öfter als dreimal am Tag zu wässrigem oder breiigem Stuhlgang kommt. Begleitend sind Symptome wie Erbrechen, Kopfschmerzen, Fieber oder Blut im Stuhl möglich. Die Erkrankung kann auf virale oder bakterielle Infekte zurückgeführt werden, aber z. B. auch auf Nahrungsmittelunverträglichkeiten, Medikamente (z. B. Antibiotika), Stress, Entzündungen, Reizdarmsyndrome oder chemische Noxen.

Mögliche prinzipielle Mechanismen sind die unzureichende Resorption osmotischer Substanzen, die verstärkte Sekretion von Elektrolyten und Wasser in das Darmlumen, die gesteigerte Permeabilität der Darmschleimhaut oder eine verstärkte Darmmotilität. Viral oder bakteriell verursachter Durchfall kann durch Trinkwasser, Nahrung (z. B. unvollständig gegartes Fleisch, rohe Eier, Salat) sowie durch Kontakt- oder Schmierinfektionen übertragen werden. 40 % aller infektiös bedingten Durchfälle bis zum Alter von 5 Jahren werden durch Rotaviren verursacht.

Enterotoxische *Escherichia coli*, *Bacillus cereus*, *Campylobacter perfringens* oder *Staphylococcus aureus* produzieren die krankheitsauslösenden Toxine bereits in den Nahrungsmitteln. Invasive Keime wie Salmonellen, Shigellen, Yersinien, Campylobacter oder invasive *Escherichia coli* erzeugen neben Durchfällen meist auch Fieber. Hygienemaßnahmen und entsprechende Vorsicht bei der Nahrungsaufnahme kann eine Übertragung verhindern. Reisende in gefährdete Länder sollten nur abgefülltes bzw. frisch abgekochtes Wasser trinken bzw. damit Zähne putzen. Rohes Gemüse oder Obst ohne Schale ist zu meiden. Bei Säuglingen kann durch Stillen ein Infektionsschutz erreicht werden, auch bei akuten Durchfällen sollte das Stillen nicht unterbrochen werden.

Leichter Durchfall bedarf normalerweise keiner ärztlichen Behandlung. Aufgrund des hohen Leidensdrucks ist jedoch eine frühzeitige symptomatische Therapie sinnvoll. Als wichtigste Maßnahme sollte zur Vermeidung einer Exsikkose peroral Flüssigkeit, z. B. in Form von Elektrolytlösungen mit Glucose, zugeführt werden. Anderenfalls kann es zu Schwäche, Muskelkrämpfen oder Herzrhythmusstörungen kommen. Die Hemmung der Darmmotilität wird nicht nur bei stressbedingtem, sondern auch bei viral oder bakteriell verursachtem Durchfall als sinnvolle Maßnahme eingeschätzt. Die Relevanz einer Ausscheidung toxischer Substanzen durch dünnflüssigen Stuhl wurde in der Vergangenheit offenbar überbewertet. Auch von einer frühzeitigen Nahrungsaufnahme wird nicht mehr abgeraten. Geeignet ist eine sogenannte Stopfkost mit Reis, Banane, Zwieback und Tee.

Stark fetthaltige oder scharfe Speisen sowie die Darmmotilität anregende Stoffe wie Coffein oder Kohlensäure sollten allerdings gemieden werden. Die häufig empfohlene Kombination von Salzstangen und Cola ist ungeeignet.

Im Rahmen der Selbstmedikation ist neben der peroralen Flüssigkeits-, Elektrolyt- und Glucosezufuhr die Anwendung von Antisekretorika, Motilitätshemmern, Immunstimulanzien oder von Adsorbenzien möglich.

8.1 Antisekretorika

8.1.1 Racecadotril

Wirkung

Das Prodrug Racecadotril wird im Gewebe zum pharmakologisch aktiven Thiorphan hydrolysiert. Dieses ist ein Inhibitor der Enkephalinase, einer Zellmembran-Peptidase, die insbesondere im Dünndarmepithel zum Abbau exogener und endogener Peptide wie den Enkephalinen beiträgt. Racecadotril schützt selektiv endogene Enkephaline, die vor allem im Verdauungstrakt physiologisch aktiv sind, vor Biotransformation. Als Folge kommt es zu einer Verlängerung des antisekretorischen Effekts, ohne dass die Darmmotilität und die Verweildauer beeinflusst werden.

Dosierung

- Erwachsene: 100 mg 3-mal/d
  Tagesmaximaldosis: 300 mg/d
- Kinder ab 12 Jahren: 30 mg (zusammen mit einer oralen Rehydratation) 3-mal/d

Die Behandlung sollte bis zum Auftreten von zwei geformten Stühlen fortgesetzt werden. Im Rahmen der Selbstmedikation darf die Anwendung derzeit nur über einen Zeitraum von bis zu 3 Tagen erfolgen.

Pharmakokinetische Eigenschaften

Wirkungseintritt

Die Wirkung tritt innerhalb von einer halben Stunde ein und hält über etwa 8 Stunden an.

Metabolismus und Ausscheidung

In den Geweben entsteht durch Hydrolyse nahezu quantitativ der für die Wirkung von Racecadotril verantwortliche Metabolit Thiorphan. Die Ausscheidung erfolgt zu 82 % renal in Form von inaktiven Metaboliten. In den Fäzes werden nur geringe Substanzmengen wiedergefunden.

Besondere Hinweise

Akute Durchfälle können mit dem Antisekretorikum Racecadotril effektiver behandelt werden als durch den Motilitätshemmer Loperamid. Im Gegensatz zu diesem verlängert Racecadotril nicht die Transitzeit und verursacht seltener Nebenwirkungen wie bakterielle Kolonisationen, abdominale Blähungen oder ein toxisches Megakolon. Auch wurden bislang keine Interaktionen mit anderen Medikationen bekannt.

Bei blutigen oder eitrigen Stühlen, schweren Durchfällen nach Antibiotika-Einnahme sowie bei chronischen Durchfällen darf Racecadotril nicht angewendet werden. Bei Nieren- oder Leberinsuffizienz ist Vorsicht geboten. Die Behandlung von Kindern unter 12 Jahren ist derzeit der ärztlichen Aufsicht unterstellt. Zur Anwendung während der Schwangerschaft und der Stillzeit liegen keine Erfahrungen vor. Nach derzeitigem Kenntnisstand ist das Missbrauchspotenzial von Racecadotril niedriger als das von Loperamid.

Zusammenfassende Bewertung

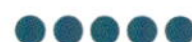

Racecadotril kann zur kurzzeitigen symptomatischen Behandlung akuter, auch bakteriell oder viral bedingter Durchfälle bei Erwachsenen und Kindern über 12 Jahren empfohlen werden. Die Wirksamkeit wurde in doppelblinden randomisierten Studien belegt. Die Substanz ist wirksamer und besser verträglich als das motilitätshemmende Opioid Loperamid. Die bestehenden Kontraindikationen sind unbedingt einzuhalten.

8.2 Motilitätshemmer

8.2.1 Loperamid

Wirkung

Loperamid wirkt als Agonist an peripheren Opiatrezeptoren. Die Substanz hemmt die Darmmotilität, erhöht den Tonus des Darms und vermindert die propulsive Peristaltik. Als Folge kommt es zu einer Reduktion der Stuhlentleerungsfrequenz. Loperamid wirkt weiterhin antisekretorisch und führt somit zu einer Verfestigung des Stuhls. Durch die Erhöhung des Analsphinktertonus wird zusätzlich der Stuhldrang reduziert.

Dosierung

- Erwachsene: initial 4 mg, danach 2 mg nach jedem ungeformten Stuhl
  Tagesmaximaldosis: 12 mg/d
- Kinder ab 12 Jahren: initial 2 mg, danach 2 mg nach jedem ungeformten Stuhl
  Tagesmaximaldosis: 8 mg/d

Im Rahmen der Selbstmedikation ist die Anwendung auf 48 Stunden zu begrenzen.

Pharmakokinetische Eigenschaften

Wirkungseintritt

Die Wirkung tritt innerhalb von 1–3 Stunden ein und hält über etwa 40 Stunden an.

Metabolismus und Ausscheidung

Aufgrund eines ausgeprägten First-Pass-Effekts liegt die perorale Bioverfügbarkeit von Loperamid bei nur 0,3 %. Hauptbiotransformationswege sind die oxidative *N*-Desmethylierung und *N*-Desalkylierung unter Beteiligung von CYP3A4 und CYP2C8. Die Ausscheidung erfolgt überwiegend mit den Fäzes, 30–50 % in unveränderter Form.

Besondere Hinweise

Loperamid ist zur kurzzeitigen symptomatischen Behandlung von akuten Durchfällen geeignet. Es darf nicht bei fiebrigen oder blutigen Diarrhöen sowie während der Schwangerschaft und der Stillzeit eingesetzt werden. Bei pseudomembranöser Kolitis, einem akuten Schub einer Colitis ulcerosa, bakteriellen Darmentzündungen und Zuständen, bei denen eine Reduktion der Darmtätigkeit vermieden werden muss, ist die Substanz ebenfalls zu vermeiden. Bei gleichzeitiger Einnahme von Chinidin, Verapamil, Doxepin oder Ketoconazol können diese Substanzen über eine Hemmung des P-Glykoprotein-Transporters zentralnervöse Wirkungen auslösen. Hieraus ergibt sich ein gewisses Missbrauchspotenzial.

Zusammenfassende Bewertung

●●●●○

Loperamid kann zur kurzzeitigen symptomatischen Behandlung akuter, auch bakteriell oder viral bedingter Durchfälle bei Erwachsenen und Kindern ab 12 Jahren empfohlen werden. Die Wirksamkeit wurde in doppelblinden randomisierten Studien belegt. Die Kontraindikationen sind jedoch unbedingt einzuhalten.

8.3 Probiotika

8.3.1 Lactobacillus und Saccharomyces

Wirkung

Probiotika wie *Lactobacillus acidophilus* oder *Lactobacillus rhamnosus*, *Escherichia coli* oder *Saccharomyces cerevisiae* kommen im Gastrointestinaltrakt des Menschen vor. *Saccharomyces boulardii* werden weiterhin toxinbindende Eigenschaften zugesprochen. Durch Einnahme von Probiotika kann bei akuten Durchfällen der Erhalt oder Wiederaufbau der physiologischen Darmflora unterstützt werden.

Dosierung

Vorbeugung von Reisedurchfall mit Lactobacillus oder Saccharomyces

- Kinder, Jugendliche und Erwachsene: 250 mg 1–3-mal/d

Die prophylaktische Einnahme zur Vorbeugung einer Reisediarrhö sollte 5 Tage vor der Abreise beginnen.

Vorbeugung von antibiotikainduzierten Durchfällen mit *Lactobacillus rhamnosus* oder *Saccharomyces boulardii*

- Kinder, Jugendliche und Erwachsene: 5–40 Mio. koloniebildende Einheiten/d

Zur Prophylaxe von antibiotikainduzierten Durchfällen können Probiotika bereits zum Einnahmebeginn des Antiinfektivums angewendet werden. Die Applikation sollte allerdings im Abstand von mindestens 4 Stunden zum Antibiotikum stattfinden, um eine Inaktivierung des Probiotikums zu vermeiden.

Pharmakokinetische Eigenschaften

Wirkungseintritt

Der genaue Zeitpunkt des Wirkungseintritts ist nicht feststellbar.

Metabolismus und Ausscheidung
Nach Beendigung der Einnahme verschwinden die Probiotika sehr schnell wieder aus dem Gastrointestinaltrakt.

Besondere Hinweise

Die prophylaktische und therapeutische Einnahme von Probiotika bei akuten Durchfällen kann prinzipiell empfohlen werden. Ein Nutzen wurde insbesondere für Kinder mit Rotavirusinfektionen nachgewiesen. Es kommt zu einer Verkürzung der Erkrankungsdauer und zu einer Reduktion der Stuhlfrequenz. Allerdings sind zwischen den Zubereitungen erhebliche Qualitätsunterschiede bezüglich Stabilität, Adhärenz an der Darmschleimhaut und biologischer Aktivität feststellbar.

Zubereitungen mit *Saccharomyces boulardii* oder *Lactobacillus rhamnosus* GG zeigten besonders bei der Prophylaxe von antibiotikainduzierter Diarrhö positive Effekte. Bei Patienten mit stark geschwächter Immunabwehr sollte die Einnahme vermieden werden. Kleinkinder unter 2 Jahren dürfen nur unter ärztlicher Aufsicht behandelt werden. Die Einnahme während der Schwangerschaft und der Stillzeit ist möglich.

Zusammenfassende Bewertung

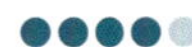

Durch die therapeutische und prophylaktische Einnahme von Probiotika können eine Besserung der Symptome, eine Verkürzung der Erkrankungsdauer sowie eine Reduktion der Inzidenz akuter Durchfallerkrankung herbeigeführt werden, wie verschiedene doppelblinde kontrollierte Studien zeigen.

8.4 Pflanzenextrakte

8.4.1 Uzarawurzel (aus Xysmalobium undulatum)

Wirkung

Die in Uzarawurzel enthaltenen Cardenolidglykoside Uzarin und Xysmalorin sind chemisch mit den Digitalisglykosiden verwandt. Sie bewirken eine Relaxation von glatten Muskeln des Gastrointestinaltrakts, der ableitenden Harnwege sowie des Uterus. Bei akutem Durchfall soll der Extrakt daher zu einer Reduktion der Peristaltik und somit zu einer Reduktion der Stuhlfrequenz führen. Weiterhin wird eine Verminderung des Übertritts von Wasser und Elektrolyten ins Darmlumen postuliert. In therapeutischen Dosierungen treten keine Wirkungen am Herzmuskel auf.

Dosierung

- Erwachsene und Kinder ab 12 Jahren: initial 75 mg Gesamtglykoside/d, dann 15 mg 3–6-mal/d
- Kinder von 6–11 Jahren: 15 mg Gesamtglykoside 2–3-mal/d
- Kinder von 2–5 Jahren: 5 mg Gesamtglykoside 3–5-mal/d

Die Behandlung im Rahmen der Selbstmedikation sollte auf höchstens 7 Tage begrenzt bleiben.

Pharmakokinetische Eigenschaften

Wirkungseintritt

Der Wirkungseintritt ist nicht bekannt.

Metabolismus und Ausscheidung

Zur Pharmakokinetik von Uzarawurzelextrakten liegen keine Erkenntnisse vor.

Besondere Hinweise

Der Nutzen von Uzarawurzel zur Behandlung von akuten Durchfallerkrankungen wurde nicht ausreichend in kontrollierten klinischen Studien nachgewiesen. Die Droge bzw. deren Extrakte dürfen nicht zusammen mit herzwirksamen Glykosiden angewendet werden. Unter der Einnahme sind gastrointestinale Störungen möglich.

Zusammenfassende Bewertung

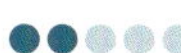

Zur Wirksamkeit von Uzarawurzelextrakten liegen bislang nur Resultate aus Anwendungsbeobachtungen vor. Eine ausdrückliche Empfehlung kann daher an dieser Stelle nicht ausgesprochen werden.

8.5 Salze zur oralen Rehydratation (ORS)

8.5.1 ORS

Wirkung

Die Behandlung mit Zubereitungen zur oralen Rehydratation sollte bei akuten Durchfällen so früh wie möglich erfolgen, um schwere Flüssigkeitsverluste, ggf. mit Bewusstseinstrübungen, zu vermeiden. Die Fertigpräparate setzen sich meist aus Natrium-, Kalium-, Chlorid- und Citrationen sowie aus Glucose zusammen. Bei akuten Diarrhöen sind die Resorptionsmechanismen intakt, Natrium sowie Glucose werden zusammen mit Wasser direkt aus dem Darmlumen in das Zellinnere aufgenommen. Die enthaltenen Kaliumionen bewirken einen Ausgleich von durch die Diarrhö verursachten Kaliumverlusten. Schwach basische Citrationen beugen einer metabolischen Azidose vor. Glucose dient weiterhin zur Energiezufuhr.

Dosierung

- Erwachsene und Schulkinder: Flüssigkeitszufuhr von max. 10–20 ml/kg KG × h in den ersten 4 Stunden
  Tagesmaximaldosis: 2 l/24 h
- Kleinkinder und Säuglinge: Flüssigkeitszufuhr von max. 20 ml/kg KG × h
  Tagesmaximaldosis: 500 ml/24 h

Die von der WHO empfohlene glucosebasierte Elektrolytlösung setzt sich wie folgt zusammen:

- Glucose 13,5 g/l,
- Natriumchlorid 2,6 g/l,

8

- Kaliumchlorid 1,5 g/l,
- Natriumcitrat 2,9 g/l.

Sie sollte nicht mit anderen Getränken wie Milch oder Limonade verabreicht werden und ist anderen Zubereitungen wie gesüßtem Tee in Kombination mit Salzgebäck oder mit Zucker und Salz angereicherter Fruchtsaftverdünnung vorzuziehen. Die Zufuhr sollte jeweils unmittelbar nach den Stuhlgängen erfolgen. Die Anwendungsdauer für Erwachsene und Schulkinder im Rahmen der Selbstmedikation liegt bei höchstens 36 Stunden, für Säuglinge und Kleinkinder bei höchstens 24 Stunden.

Pharmakokinetische Eigenschaften

Wirkungseintritt

Der genaue Wirkungseintritt ist nicht bekannt.

Metabolismus und Ausscheidung

Die Salze und Glucose verhalten sich nach Resorption entsprechend ihrer Rolle im physiologischen Stoffwechsel.

Besondere Hinweise

Die orale Rehydratationslösung wird bei mittelschweren bis schweren Durchfällen als unerlässlich angesehen. In gravierenden Fällen stellt sie eine lebensrettende Maßnahme dar. Bei Patienten, die mit herzwirksamen Glykosiden behandelt werden, ist besondere Vorsicht geboten, ebenso bei Niereninsuffizienz, metabolischer Alkalose, unstillbarem Erbrechen und drohenden Schockzuständen. Bei akutem Darmverschluss besteht eine Kontraindikation.

Zusammenfassende Bewertung

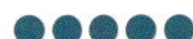

Die orale Rehydratationstherapie stellt eine wichtige, mitunter lebensrettende Maßnahme bei der Behandlung von Durchfällen dar. Sie wird in den Leitlinien als Basistherapie empfohlen.

Anmerkungen

- Die Wirksamkeit von Adsorbenzien wie medizinischer Kohle oder Pektin wurde bislang nicht abschließend in kontrollierten klinischen Studien bestätigt.
- Gerbstoffhaltige Drogenextrakte aus Heidelbeeren, Brombeerblättern oder Frauenmantelkraut oder auch Zubereitungen aus Tannineiweiß sollen bei akuten Durchfällen eine schleimhautabdichtende Wirkung besitzen. Obwohl diese Drogen seit langer Zeit in der Volksmedizin eingesetzt werden, liegen keine kontrollierten klinischen Studien vor, die eine Beurteilung ihres Nutzens ermöglichen. Gegen eine unterstützende Anwendung bei akuten Durchfällen bestehen jedoch keine Bedenken.

- Eichenrindenextrakte sind nicht nur gerbstoffhaltig, sondern wirken auch adstringierend und virustatisch. Für eine eindeutige Beurteilung des Nutzens bei akuten Durchfällen sind jedoch qualitativ hochwertige kontrollierte Studien bei akuten Durchfällen erforderlich. Gegen eine unterstützende Anwendung bestehen auch hier keine Bedenken.
- Ethacridin soll ähnlich wie Gerbstoffdrogen eine Abdichtung der oberen Zellschichten der Darmmukosa bewirken. Bei der Anwendung besteht allerdings die Gefahr von Kontaktallergien sowie von Schleimhautschädigungen nach Überdosierung. Auch liegt keine ausreichende Anzahl kontrollierter klinischer Studien zum Wirksamkeitsnachweis vor.
- Lactose und Lactulose werden von Bakterien im Dickdarm zu Säuren umgewandelt. Diese bewirken eine Absenkung des Darm-pH-Werts und somit eine Veränderung der Bakterienzusammensetzung. Die Substanzen begünstigen somit die Wiederherstellung der physiologischen Darmbesiedlung und können daher bei der Behandlung von Salmonellendauerausscheidern hilfreich sein.
- Perorales Zink kann zur Behandlung oder Prophylaxe von akuten Durchfällen eingesetzt werden, wenn ein Verdacht auf einen Zinkmangel besteht. Die Wirksamkeit wurde vor allem an Kindern in Ländern mit schlechter medizinischer Versorgung nachgewiesen. Die WHO empfiehlt bei Kindern mit akuter Diarrhö die tägliche Gabe von 20 mg Zink über 10 Tage. Kinder unter 2 Monaten erhalten entsprechend 10 mg. Es kommt zu einer Verbesserung der Symptome, zu einer Verkürzung der Erkrankungsdauer und zu einer reduzierten Inzidenz der Erkrankung. In diesen Ländern erwiesen sich die therapeutische und prophylaktische Einnahme von Zink neben der Rehydratation als mögliche lebensrettende Maßnahme, vor allem bei Kindern über 6 Monaten. Zur Wirksamkeit bei medizinisch und ernährungstechnisch gut versorgten Patienten liegen kaum Erkenntnisse vor.
- Durch Einnahme von Quellstoffen wie Flohsamen oder Flohsamenschalen können bei akuten Durchfällen eine Bindung von Flüssigkeit und eine Verlängerung der Passagezeit erreicht werden. Die Wirkung ist jedoch deutlich schwächer als z. B. die des Motilitätshemmers Loperamid. Bei mangelnder Flüssigkeitszufuhr besteht die Gefahr eines Darmverschlusses. In klinischen Studien wurde gezeigt, dass Präparate mit Flohsamenschalen bei Patienten mit chronisch entzündlichen Darmerkrankungen zum Remissionserhalt beitragen können.
- Reine Fruchtsäfte, Leitungswasser und Limonade gelten laut Leitlinien als ungeeignet zur Substitution von Flüssigkeit und Elektrolyten. Sie enthalten meist zu viel Zucker oder zu wenige Elektrolyte beziehungsweise diese im falschen Verhältnis.

8.6 Abgrenzung zu verschreibungspflichtigen Arzneimitteln und anderen ärztlichen Therapieverfahren

Bei Durchfällen, die mit besonders starken Symptomen, kolikartigen Schmerzen, hohem Fieber oder Blutverlust einhergehen oder länger als 2–3 Tage anhalten, sollte ein Arzt aufgesucht werden. Dies gilt ebenfalls, wenn Kinder unter 2 Jahren, Patienten mit Immunschwäche, schweren chronischen Erkrankungen oder Mangelernährung betroffen sind, oder wenn die Beschwerden immer wiederkehren.

Ohne eine gezielte Behandlung können schwere Durchfälle aufgrund des Wasser- und Elektrolytverlusts zu Hypotonie mit prärenalem Nierenversagen und schweren Elektrolytverschiebungen mit neurologischen oder kardialen Komplikationen führen. Es ist abzuklären, ob es sich um Nahrungsmittelunverträglichkeiten, Reaktionen auf Medikamente, chronische Pankreatitis, pseudomembranöse Kolitis, entzündliche Darmerkrankungen wie Colitis ulcerosa oder Morbus Crohn handelt, oder ob möglicherweise schwerwiegendere psychische Ursachen zugrunde liegen.

Fiebrige Durchfälle beruhen häufig auf bakteriellen Infektionen. Die antibiotische Behandlung ist in den meisten Fällen nicht zu empfehlen, insbesondere wenn keine Hinweise auf den auslösenden Erreger vorliegen und der Durchfall nicht sehr schwerwiegend ist. Da das Anlegen einer Kultur meist recht langwierig ist, kann u. U. auf eine empirische Behandlung z. B. mit dem Breitbandantibiotikum Rifaximin zurückgegriffen werden. Diese Substanz hat mit weniger als 1 % eine sehr geringe systemische Bioverfügbarkeit, ihre Wirksamkeit gegen Cholera ist jedoch bislang noch nicht eindeutig nachgewiesen. Bei bestimmten Erregern wie z. B. *Salmonella typhi*, *Shigella sonnei* oder *Shigella flexneri*, *Vibrio cholerae*, *Entamoeba histolytica*, *Gardia lamblia* und bei Toxin-positiver *Clostridium-difficile*-Kolitis sollte in jedem Fall antibiotisch behandelt werden.

Eine intravenöse Rehydratation sollte insbesondere bei Unfähigkeit zu trinken, Bewusstlosigkeit oder Schock eingeleitet werden, anderenfalls ist die orale oder enterale Versorgung zu bevorzugen. Bei starken Flüssigkeitsverlusten kann es zum toxischen oder Volumenmangelschock und als Folge durch die Elektrolytverschiebung zu zerebralen Krämpfen kommen.

Kinder ab der sechsten Lebenswoche können durch eine Schluckimpfung gegen Rotaviren geschützt werden. Urlaubsreisende in gefährdete Länder sollten eine Impfung gegen Cholera erwägen. Aufgrund der strukturellen Ähnlichkeit der Choleratoxine und der Enterotoxine von ETEC-Bakterien besteht u. U. wegen einer Kreuzimmunität auch ein Schutz gegen diese Erreger.

8.7 Handelspräparate (Auswahl)

Wirkstoff	Bewertung	Präparatebeispiele®
Ethacridin + Tannalbin	●●○○○	Tannacomp
Loperamid	●●●●○	Imodium akut, Lopedium, Loperamid STADA akut
Probiotika	●●●●○	Perenterol, Probiocult, Mutaflor
Racecadotril	●●●●●	Vaprino
Salze zur oralen Rehydratation (ORS)	●●●●●	Elotrans, Oralpädon
Tannin-Eiweiß	●●○○○	Tannalbin
Uzarawurzel	●●○○○	UZARA Lösung
Zinkionen (peroral)	●●○○○	Cefazink, Unizink, Zink Verla, ZINKOTASE

Literatur

Akuter Durchfall (S1-Leitlinie). AWMF-Register-Nr. 053/030, Stand 09/2013, gültig bis 09/2018 (in Überarbeitung)

Ansari F, Pashazadeh F, Nourollahi E et al. A systematic review and meta-analysis: The Effectiveness of probiotics for viral gastroenteritis, Curr Pharm Biotechnol, April 16, 2020

Bauza V, Ye W, Liao J et al. Interventions to improve sanitation for preventing diarrhoea. Cochrane Database Syst Rev 1(19): CD013328, 2023

Cai J, Zhao C, Du Y et al. Comparative efficacy and tolerability of probiotics for antibiotic-associated diarrhea: Systematic review with network meta-analysis, United European Gastroenterol J 6(2): 169–180, 2018

Collinson S, Deans A, Padua-Zamora A et al. Probiotics for treating acute infectious diarrhoea. Cochrane Database Syst Rev 2010(11): CD003048, 2020

Dalby-Payne JR, Elliott EJ. Gastroenteritis in children. BMJ Clin Evid 07: 314, 2011

Drugdex® System. Thomson Healthcare, Zugriff 04/2023

Eberlin M, Chen M, Mueck T, Däbritz J. Racecadotril in the treatment of acute diarrhea in children: a systematic, comprehensive review and meta-analysis of randomized controlled trials. BMC Pediatr 18(1): 124, 2018

Ejemot-Nwadiaro RI, Ehiri JE, Arikpo D et al. Hand washing promotion for preventing diarrhoea. Cochrane Database Syst Rev 12(1): CD004265, 2021

Fachinformation Elotrans, Stand 09/2019

Fachinformation Loperamid elac, Stand 11/2022

Fachinformation Perenterol, Stand 01/2021

Fachinformation Tannacomp, Stand 09/2022

Fachinformation Tannalbin, Stand 09/2022

Fachinformation Uzara, Stand 02/2017

Fachinformation Vaprino, Stand 07/2022

Fachinformation Zinkorotat-POS, Stand 09/2022

Fischbach W, Andresen V, Eberlin M et al. A comprehensive comparison of the efficacy and tolerability of racecadotril with other treatments of acute diarrhea in adults, Front Med (Lausanne) 3: 44, 2016

Florez ID, Sierra JM, Niño-Serna LF. Gelatin tannate for acute diarrhoea and gastroenteritis in children: a systematic review and meta-analysis. J Comp Eff Res 8(2): 91–102, 2019

Florez ID, Veroniki AA, Khalifah RA et al. Comparative effectiveness and safety of interventions for acute diarrhea and gastroenteritis in children: A systematic review and network meta-analysis, PLoS One 13(12): e0207701, 2018

Hagel S et al. S2k-Leitlinie Gastrointestinale Infektionen und Morbus Whipple. Z Gastroenterol 53: 418–459, Stand 31.01.2015, gültig bis 30.01.2020 (in Überarbeitung)

Gregorio GV, Gonzales MLM, Dans LF et al. Polymer-based oral rehydration solution for treating acute watery diarrhoea. Cochrane Database Syst Rev 12(12): CD006519, 2016

Guo Q, Goldenberg JZ, Humphrey C et al. Probiotics for the prevention of pediatric antibiotic-associated diarrhea. Cochrane Database Syst Rev 4(4): CD004827, 2019

Gutiérrez-Castrellón P, Ortíz-Hernández AA, Llamosas-Gallardo B et al. Efficacy of racecadotril vs. smectite, probiotics or zinc as an integral part of treatment of acute diarrhea in children under five years: A meta-analysis of multiple treatments, Gac Med Mex 151(3): 329–337, 2015

Hamacher H, Wahl MA. Selbstmedikation, 2. Aufl., Wissenschaftliche Verlagsgesellschaft Stuttgart, 2022

Lassi ZS, Kurji J, Oliveira CS et al. Zinc supplementation for the promotion of growth and prevention of infections in infants less than six months of age. Cochrane Database Syst Rev 4(4): CD010205, 2020

Lazzerini M, Ronfani L. Oral zinc for treating diarrhoea in children. Cochrane Database Syst Rev 12(12): CD005436, 2016

Lee ZY, Lew CCH, Ortiz-Reyes A et al. Benefits and harm of probiotics and synbiotics in adult critically ill patients. A systematic review and meta-analysis of randomized controlled trials with trial sequential analysis. Clin Nutr 42(4): 519–531, 2023

Liang Y, Zhang L, Zeng L et al. Racecadotril for acute diarrhoea in children. Cochrane Database Syst Rev 12(12): CD009359, 2019

Lopetuso L, Graziani C, Guarino A et al. Gelatin tannate and tyndallized probiotics: a novel approach for treatment of diarrhea. Eur Rev Med Pharmacol Sci 21(4): 873–883, 2017

Salari P, Nikfar S, Abdollahi M. A meta-analysis and systematic review on the effect of probiotics in acute diarrhea, Inflamm Allergy Drug Targets 11(1): 3–14, 2012

Soares-Weiser K, Bergman H, Henschke N et al. Vaccines for preventing rotavirus diarrhoea: vaccines in use. Cochrane Database Syst Rev 11: CD008521, 2019

Vermaak I, Enslin GM, Idowu TO, Viljoen AM. Xysmalobium undulatum (uzara) – review of an antidiarrhoeal traditional medicine, J Ethnopharmacol 156: 135–146, 2014

Wang Y, Chen N, Niu F et al. Probiotics therapy for adults with diarrhea-predominant irritable bowel syndrome: a systematic review and meta-analysis of 10 RCTs. Int J Colorectal Dis 37(11): 2263–2276, 2022

World Gastroenterology Organisation Global Guidelines, Acute Diarrhea in Adults and Children: A Global Perspective, 2012

9 Erkältung

Erkältungen oder grippale Infekte sind viral bedingt und gehen mit Symptomen wie Husten, Schnupfen, Halsschmerzen, Heiserkeit, häufig auch mit Kopfschmerzen und Fieber einher. Typische Erreger einer Erkältung sind Adeno-, Rhino-, Parainfluenza-, Coxsackie- oder RS-Viren. Sie werden mittels Tröpfcheninfektion übertragen. Eine Schwächung des Immunsystems begünstigt die Infektion.

Bei komplikationslosen Verläufen verschwindet die Erkrankung meist innerhalb von einer Woche von allein. Man kann einer Erkältung durch Vorbeugung oder symptomatische Behandlung begegnen. Eine Impfung steht wegen der großen Wandlungsfähigkeit der verursachenden Viren bislang nicht zur Verfügung. An dieser Stelle soll überwiegend die Prophylaxe und allgemeine Behandlung von Erkältungen besprochen werden. Der gezielten Behandlung der o. g. einzelnen Symptome widmet dieses Buch jeweils individuelle Kapitel.

Folgende allgemeine Maßnahmen, einer Erkältung vorzubeugen, erscheinen sinnvoll, evidenzbasierte Untersuchungen im eigentlichen Sinne liegen dazu allerdings nicht vor:

- Vermeidung von Schlafmangel, Stress und Alkohol,
- Vermeiden von Rauchen oder Passivrauchen,
- Vermeiden von Unterkühlung,
- ausgewogene Ernährung,
- tägliche ausreichende Flüssigkeitszufuhr von 2 Litern (bei Fieber mehr),
- Vermeidung von engem Kontakt zu erkrankten Personen,
- Stoßlüften und Luftbefeuchtung in Wohn- und Arbeitsräumen,
- regelmäßige Bewegung an frischer Luft und Ausdauersport,
- regelmäßige Saunagänge oder Wechselduschen.

Bei bereits eingetretener Erkrankung sollte auf ausreichende Schonung geachtet werden. Der Nutzen von Dampfinhalationen, z. B. mit einer Wasserkochsalzlösung, oder von aufsteigenden Fußbädern bei ersten Anzeichen einer Erkrankung wurde bislang nicht eindeutig belegt. In deutschen und europäischen Leitlinien werden hierzu unterschiedliche Ansichten vertreten.

Die europäische EPOS-Leitlinie zur Behandlung von Erkältungen bzw. Rhinosinusitis empfiehlt Nasenspülungen mit Kochsalzlösung. Die DEGAM-Leitlinie „Husten" rät zu abhärtender Hydrotherapie wie kaltem Duschen, Kaltwassergüssen für Arme und Beine sowie regelmäßigen Saunabesuchen mit nachfolgender Kaltwasserapplikation. Hierdurch soll es zu einer Verbesserung der vasomotorischen Regulation im Nasen-Rachen-Raum sowie der Abwehrlage kommen.

Im Rahmen der Selbstmedikation sind vorbeugende und therapeutische Maßnahmen durch die Einnahme von Immunstimulanzien in Form von Vitaminen, Spurenelementen oder Pflanzenextrakten möglich. Bei bereits eingetretener Erkrankung können zusätzlich Analgetika, NSAID, Antihistaminika oder abschwellend wirkende Substanzen angewendet werden.

9.1 Virus- und Bakteriostatika

9.1.1 Zinkionen (peroral)

Wirkung

Zink ist als Spurenelement ein Cofaktor zahlreicher Enzyme im zellulären Metabolismus. Neben seinen antiinflammatorischen Wirkungen durch Hemmung der Granulozytenchemotaxis, Expression von TNF-α und des Adhäsionsmoleküls ICAM-1 wurde für Zinksulfat eine antibakterielle und antivirale Wirksamkeit nachgewiesen. Eine prophylaktische Wirkung wurde bei langfristiger Einnahme beobachtet.

Dosierung

- Erwachsene und Kinder ab 10 Jahren: 50–75 mg Zink als Salz/d
- Kinder unter 10 Jahren: 45 mg Zink als Salz/d

Die Einnahme sollte möglichst in Form von Lutschtabletten und im Abstand von mindestens einer Stunde zu einer Mahlzeit erfolgen. Für die Anwendung bei Kindern unter 10 Jahren sind keine Daten hinsichtlich Wirksamkeit und Sicherheit verfügbar.

Pharmakokinetische Eigenschaften

Erforderliche Behandlungsdauer

Erkenntnisse über die erforderliche Einnahmedauer liegen noch nicht vor.

Metabolismus und Ausscheidung

Etwa 30 % des eingenommenen ionischen Zinks werden über einen aktiven, sättigbaren und passiven, nicht sättigbaren Prozess aus dem Dünndarm resorbiert. Kupfer-, Eisen-, Calcium- und Phosphationen können diesen Vorgang behindern. Zinkionen unterliegen einem enterohepatischen Kreislauf. Hauptspeicherorgane sind Haare, Augen, Prostata, Muskulatur und Knochen. Die Ausscheidung erfolgt zu etwa 85 % über die Fäzes. Zudem wird Zink über Haut, Haare, Sperma, Urin und Schweiß eliminiert.

Besondere Hinweise

Bei buccaler Applikation (Lutschtabletten) innerhalb von 24 Stunden nach den ersten Anzeichen einer Erkältung kam es in den meisten Untersuchungen zu einer Verkürzung und Abmilderung der Erkrankung. Bei regelmäßiger Einnahme über längere Zeit wurde die Inzidenz für grippale Infekte signifikant gesenkt, wobei die verwendeten Dosen mindestens 75 mg/d waren. Zurzeit liegen noch keine gesicherten Empfehlungen zur Dosierung und zum Anwendungszeitraum vor. Das Gleiche gilt für die perorale Einnahme sowie für die Applikation von zinkhaltigen Nasensprays.

Unter der Einnahme von Zinkionen können gastrointestinale Beschwerden wie Diarrhö auftreten, die Verträglichkeit ist jedoch im Allgemeinen gut. Bei Applikation von Zink in Form von Lutschtabletten besteht eine erhöhte Inzidenz für das Auftreten von Geschmacksstörungen und Übelkeit. Die Gefahr einer akuten Zinkvergiftung besteht bei einmaliger Aufnahme von etwa 2 g Zink, chronische Vergiftungserscheinungen wurden bei Applikation von mehr als 110 mg Zink/d beobachtet. Während der Schwangerschaft sollten Zinkionen nur bei serologisch nachgewiesenem Zinkmangel eingenommen werden.

Zusammenfassende Bewertung

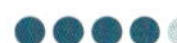

Oral applizierte Zinkionen werden zur Prophylaxe und Therapie grippaler Infekte bei Erwachsenen und Kindern über 10 Jahren gegeben. Sie bewirkten in einigen kontrollierten Untersuchungen, insbesondere in Form von Lutschtabletten, eine Verkürzung und Abmilderung der Erkrankung und senkten das Erkrankungsrisiko bei prophylaktischer Einnahme. Auf die Gewährleistung einer ausreichend hohen Dosierung muss geachtet werden. Da die bisherigen Studienergebnisse heterogen sind, sind zur abschließenden Beurteilung weitere randomisierte kontrollierte Studien an größeren Patientenkollektiven erforderlich.

9.1.2 Probiotika

Wirkung

Probiotika wie *Lactobacillus acidophilus* oder *Lactobacillus bifidus* besitzen selbst keine pathogenetischen Eigenschaften und können das Wachstum pathogener Keime verhindern. Bei chronisch rezidivierenden Infekten der oberen Atemwege kommt es möglicherweise zu einer unspezifischen Stimulation der Immunabwehr.

Dosierung

- Je nach Probiotikum unterschiedlich entsprechend der Zulassung

Die Zubereitung sollte einige Zeit im Mund behalten und ggf. gegurgelt werden. Bei chronischen Erkrankungen kann die Anwendung über einen Zeitraum von 6 Monaten fortgesetzt werden.

Pharmakokinetische Eigenschaften

Wirkungseintritt

Der genaue Zeitpunkt des Wirkungseintritts ist nicht feststellbar.

Metabolismus und Ausscheidung

Nach Beendigung der Anwendung verschwinden die Probiotika sehr schnell wieder aus dem Gastrointestinaltrakt oder von den Schleimhäuten.

Besondere Hinweise

Nach den Resultaten einiger kleinerer Studien können Probiotika möglicherweise bei prophylaktischer Gabe die Inzidenz von akuten, viral bedingten Erkältungserkrankungen senken. Auch die Einnahmehäufigkeit von Antibiotika soll reduziert werden. Die Übertragbarkeit dieser Resultate auf ältere Patienten wurde bislang noch nicht nachgewiesen. Abgesehen von leichten gastrointestinalen Störungen treten keine relevanten Nebenwirkungen auf. Bei Patienten mit stark geschwächter Immunabwehr sollte die Einnahme vermieden werden. Kleinkinder unter 2 Jahren sollten nur unter ärztlicher Aufsicht behandelt werden. Die Anwendung während der Schwangerschaft und der Stillzeit ist möglich.

Zusammenfassende Bewertung

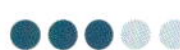

Durch die prophylaktische Einnahme von Probiotika soll das Auftreten von akuten viralen Infektionen der oberen Atemwege und die Einnahmehäufigkeit von Antibiotika reduziert werden. Die Anwendung wird durch die europäische Leitlinie EPOS empfohlen, dies beruht jedoch auf nur wenigen kleineren klinischen Studien. Über eine geeignete Behandlungsdauer liegen unterschiedliche Angaben vor. Ein heilender Effekt wurde bislang nicht nachgewiesen.

9.1.3 Vitamin C (Ascorbinsäure)

Wirkung

Ascorbinsäure und die im Organismus entstehende Dehydroascorbinsäure bilden im wässrigen Milieu ein wichtiges körpereigenes Redoxsystem. Vitamin C wirkt als Cofaktor zahlreicher Enzymsysteme und trägt somit u. a. zur Immunabwehr, Kollagenbildung, Catecholamin- und Steroidsynthese sowie zur Regeneration von Tetrahydrofolsäure bei. Ein Mangel an Vitamin C kann zur Beeinträchtigung der Immunabwehr, insbesondere der Chemotaxis, der Komplementaktivierung und der Interferonproduktion, führen.

Dosierung

Therapie von Erkältungen

- Erwachsene und Jugendliche ab 12 Jahren: 100–500 mg/d
- Kinder von 4–11 Jahren: 125–250 mg/d
- Kinder unter 4 Jahre: 5–7 mg/kg KG 2–3-mal/d

Prophylaxe von Erkältungen

- Erwachsene und Jugendliche ab 12 Jahren: 125–250 mg/d
- Kinder von 4–11 Jahren: 125–250 mg 2–3-mal/Woche
- Kinder unter 4 Jahren: 5–7 mg/kg KG 2–3-mal/Woche

Bei schwerer Niereninsuffizienz sollte die Dosis reduziert werden.

Pharmakokinetische Eigenschaften

Erforderliche Behandlungsdauer

Erkenntnisse über die erforderliche Einnahmedauer liegen nicht vor.

Metabolismus und Ausscheidung

Die Bioverfügbarkeit von Ascorbinsäure nimmt mit steigender Dosis ab. Bis etwa 100 mg pro Einmalgabe ist sie vollständig. Ascorbinsäure wird zum größten Teil unverändert mit dem Urin ausgeschieden, zu einem geringen Teil auch als Oxalsäure und Harnsäure. Der nicht resorbierte Anteil wird von der Dickdarmflora zu CO_2 und organischen Säuren biotransformiert.

Besondere Hinweise

Eine prophylaktische Wirkung hochdosierter Ascorbinsäure zur Vorbeugung von Erkältungskrankheiten konnte nicht eindeutig bestätigt werden. Nach dauerhafter Einnahme wurde allenfalls eine geringfügige Verkürzung der Erkrankungsdauer um etwa 10 % erreicht. Das Erkrankungsrisiko selbst wurde jedoch nicht gesenkt. Bei bereits bestehenden grippalen Infekten war durch den therapeutischen Einsatz von Vitamin C keine relevante krankheitsverkürzende Wirkung oder Symptommilderung nachweisbar. Unter großer Belastung stehende Personen oder Extremsportler scheinen allerdings von der prophylaktischen Einnahme von Vitamin C zu profitieren und sind besser gegen Erkältungen geschützt. In klinischen Studien kam es zu einer 50 %igen Risikoreduktion. Gegen die Einnahme normaler Dosierungen während der Schwangerschaft oder der Stillzeit bestehen keine Bedenken.

Zusammenfassende Bewertung

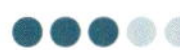

Für die prophylaktische und therapeutische Einnahme von Vitamin C bei Erkältungen konnte bislang in kontrollierten klinischen Studien bei der Allgemeinbevölkerung kein relevanter Nutzen festgestellt werden. Bei extremer körperlicher Belastung (z. B. bei Marathonläufern) zeigte Vitamin C eine Reduktion des Erkältungsrisikos.

9.2 Pflanzliche Extrakte zur systemischen Applikation

9.2.1 Pelargonium sidoides (Kap-Pelargonie)

Wirkung

Die antibakteriellen, antiviralen und immunstimulierenden Wirkungen von *Pelargonium-sidoides*-Extrakten werden hauptsächlich auf die enthaltenen Gerbstoffe zurückgeführt. In vitro wurden eine Stimulation der Schlagfrequenz des Flimmerepithels und eine Modulation der Interferonsynthese sowie der Synthese proinflammatorischer Zytokine nachgewiesen.

Dosierung

- Erwachsene und Jugendliche ab 12 Jahren: 20 mg eines Auszugs 1:10 3-mal/d
- Kinder von 7–11 Jahren: 10 mg eines Auszugs 1:10 3-mal/d
- Kinder von 1–6 Jahren: 5 mg eines Auszugs 1:10 3-mal/d

Die Anwendung im Rahmen der Selbstmedikation sollte auf 3 Wochen begrenzt bleiben und bei Kindern unter 6 Jahren nur unter ärztlicher Aufsicht erfolgen. Bei Kindern unter einem Jahr sollte sie ganz unterbleiben.

Pharmakokinetische Eigenschaften

Wirkungseintritt und Wirkdauer

Zum Eintritt und zur Dauer der Wirkung liegen keine Erkenntnisse vor.

Metabolismus und Ausscheidung

Zur Pharmakokinetik von *Pelargonium-sidoides*-Extrakten sind keine Daten verfügbar.

Besondere Hinweise

Für *Pelargonium-sidoides*-Extrakte wurden in klinischen Studien symptomlindernde und krankheitsverkürzende Wirkungen bei grippalen Infekten nachgewiesen. Die Drogenextrakte können gastrointestinale Beschwerden und allergische Reaktionen auslösen. Bei schweren Leber- oder Nierenerkrankungen ist Vorsicht geboten. Die Anwendung während der Schwangerschaft sollte nur nach strenger Nutzen-Risiko-Abwägung erfolgen, in der Stillzeit sollte sie zur Sicherheit unterbleiben.

Zusammenfassende Bewertung

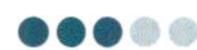

Pelargonium-sidoides-Extrakte zeigten in verschiedenen klinischen Studien bei grippalen Infekten eine bessere Wirksamkeit als Placebo. Der Einsatz der Droge ist daher bedingt zu empfehlen. Für eine endgültige Bewertung sollten kontrollierte Studien an größeren Patientenkollektiven durchgeführt werden.

9.2.2 Echinacea (Echinacea purpurea, pallida oder angustifolia)

Wirkung

Für Echinaceaextrakte wurden sowohl im Tierversuch als auch am Menschen Wirkungen auf das Immunsystem nachgewiesen. Es kommt zu einer Erhöhung der Anzahl von Leukozyten und Milzzellen, zu einer gesteigerten Freisetzung von Zytokinen sowie zu einer Aktivierung der Phagozytoseleistung menschlicher Granulozyten. Verwendet werden *E. purpurea*, *E. pallida* und *E. angustifolia*. Echinaceaextrakte wirken weiterhin fiebererzeugend.

Dosierung

- Erwachsene und Kinder ab 12 Jahren: 2–3 ml Presssaft 3-mal/d
- Kinder von 6–11 Jahren: 2–3 ml Presssaft 2-mal/d
- Kinder von 4–5 Jahren: 2–3 ml Presssaft 3-mal/d

Kinder unter einem Jahr sollten nicht mit Echinaceaextrakten behandelt werden.

Pharmakokinetische Eigenschaften

Behandlungsdauer

Die Einnahme im Rahmen der Selbstmedikation sollte nicht länger als acht Wochen ohne Unterbrechung erfolgen.

Metabolismus und Ausscheidung

Zur Pharmakokinetik von Echinaceaextrakten liegen keine Erkenntnisse vor.

Besondere Hinweise

Aufgrund großer Qualitätsunterschiede der verfügbaren Zubereitungen ist eine einheitliche Beurteilung schwierig. Sowohl für die prophylaktische Einnahme zur Verhinderung von Erkältungskrankheiten als auch für die therapeutische Gabe bei Einsetzen der ersten Symptome liegen widersprüchliche Untersuchungen vor. Eine eindeutige Empfehlung kann aufgrund der Heterogenität der untersuchten Produkte und Resultate nicht ausgesprochen werden.

Echinaceaextrakte können insbesondere bei atopischen Patienten allergische Reaktionen auslösen und dürfen bei Kindern unter einem Jahr wegen des noch nicht vollständig entwickelten Immunsystems nicht eingesetzt werden. Durch Langzeitanwendung über mehr als 2 Monate können Leukopenien auftreten. Bei bestehenden Erkrankungen des Immunsystems, Autoimmunerkrankungen, progredienten Systemerkrankungen oder malignen Tumoren ist besondere Vorsicht geboten. Aus Sicherheitsgründen sollte keine Anwendung während der Schwangerschaft und der Stillzeit erfolgen.

Zusammenfassende Bewertung

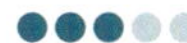

Zur prophylaktischen und therapeutischen Anwendung von Echinaceaextrakten liegen keine konsistenten Ergebnisse aus kontrollierten klinischen Studien vor. Möglicherweise besteht bei prophylaktischer Einnahme von qualitativ hochwertigen Extrakten ein Nutzen.

9.3 Analgetika/Antipyretika

9.3.1 Ibuprofen

Wirkung

Ibuprofen ist ein nichtsteroidales Antirheumatikum und hemmt unselektiv die Cyclooxygenase. Die Substanz reduziert entzündlich bedingte Schmerzen, Schwellungen und Fieber.

Dosierung

- Erwachsene und Kinder ab 12 Jahren: 200–400 mg 1–4-mal/d
  Tagesmaximaldosis in der Selbstmedikation: 1 200 mg/d

Pharmakokinetische Eigenschaften

Wirkungseintritt

Die Wirkung tritt innerhalb von 15 Minuten ein.

Metabolismus und Ausscheidung

Die Substanz wird in der Leber mittels CYP2C9 biotransformiert und anschließend glucuronidiert. Die Ausscheidung erfolgt fast ausschließlich renal, nur 1 % in unveränderter Form.

Besondere Hinweise

NSAID wie Ibuprofen lindern Symptome wie Fieber, Abgeschlagenheit oder Erkältungsschmerzen (Kopf-, Hals-, Ohren- und Gliederschmerzen). Vor allem entzündungsbedingte Beschwerden können somit gebessert werden. Die Effekte auf die Atemwege sind nicht eindeutig belegt. Ob eine relevante Auswirkung auf die Dauer einer Erkrankung zu erwarten ist, konnte bislang nicht geklärt werden. Allerdings verleitet die Medikation dazu, die Symptome zu übergehen, anstatt sich zu schonen.

Die Toxizität von Ibuprofen bei akuten Vergiftungen ist wesentlich geringer als bei Acetylsalicylsäure und Paracetamol bei höherer Wirkstärke. Die Behandlung von Erkältungen bei Kindern unter 12 Jahren wird nicht empfohlen, es sei denn zur Fiebersenkung. Für die Einnahme im letzten Trimenon der Schwangerschaft besteht eine Kontraindikation. Eine Anwendung im 1. und 2. Trimenon ist unter strenger Nutzen-Risiko-Abwägung möglich. Auch die kurzfristige Einnahme während der Stillzeit ist vertretbar. Bei Patienten mit schwerer Herzinsuffizienz (NYHA IV) besteht eine Kontraindikation.

Zusammenfassende Bewertung

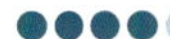

Erwachsene und Kinder ab 12 Jahren können bei Erkältungen, die mit Abgeschlagenheit, Erkältungsschmerzen oder Fieber einhergehen, mit Ibuprofen behandelt werden. Das Symptom „Niesen" wird signifikant stärker gelindert als durch Placebo. Die Leitlinien zur Behandlung von Erkältungen empfehlen den Einsatz des NSAID bedingt.

9.3.2 Paracetamol

Wirkung

Paracetamol wirkt durch eine Hemmung der Wirkung endogener Pyrogene auf das hypothalamische Thermoregulationszentrum fiebersenkend. Weiterhin kommt es zu einer Hemmung der zerebralen Prostaglandinsynthese, während die periphere kaum beeinflusst wird.

Dosierung

- Erwachsene und Kinder ab 12 Jahren: 500–1000 mg 3–4-mal/d

Bei Leber- oder Niereninsuffizienz muss die Dosis reduziert werden.

Pharmakokinetische Eigenschaften

Wirkungseintritt und -dauer

Die Wirkung tritt innerhalb einer halben Stunde ein und hält etwa 3–4 Stunden an. Die gleichzeitige Gabe von Coffein beschleunigt die Resorption von Paracetamol.

Metabolismus und Ausscheidung

Paracetamol wird im Wesentlichen in der Leber mit Glucuron- und Schwefelsäure konjugiert. In untergeordnetem Ausmaß sind CYP1A6, CYP2E3 und CYP3A4 beteiligt. Die Ausscheidung erfolgt zu 90 % renal, nur 5 % in unveränderter Form.

Nach Überdosierung kommt es zur Sättigung der Konjugationsreaktion. Durch CYP2E1 entsteht toxisches *N*-Acetylchinonimin, das nicht mehr in ausreichendem Maß durch eine Glutathionkonjugation entgiftet werden kann. In diesem Fall kann eine tödlich verlaufende Lebernekrose auftreten.

Besondere Hinweise

Paracetamol lindert Symptome wie Fieber, Abgeschlagenheit oder Erkältungsschmerzen (Kopf-, Ohren- und Gliederschmerzen). Eine relevante Besserung von Halsschmerzen konnte allerdings nicht nachgewiesen werden. Die Effekte auf die Atemwege sind nicht eindeutig belegt. Ob eine Verkürzung der Erkrankungsdauer eintritt, ist unklar. Allerdings verleitet die Medikation dazu, die Symptome zu übergehen, anstatt sich zu schonen. Die Behandlung von Erkältungen bei Kindern unter 12 Jahren wird nicht empfohlen, es sei denn zur Fiebersenkung. Bei Überschreiten der Maximaldosis sind schwere Leberschäden möglich. Für schwere Leber- oder Niereninsuffizienz besteht eine Kontraindikation. Paracetamol kann während der gesamten Schwangerschaft und Stillzeit angewendet werden.

Zusammenfassende Bewertung

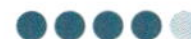

Erwachsene und Kinder ab 12 Jahren können bei Erkältungen, die mit Abgeschlagenheit, Erkältungsschmerzen oder Fieber einhergehen, mit Paracetamol behandelt werden. Die Leitlinien zur Behandlung von Erkältungen empfehlen den Einsatz der Substanz bedingt.

9.3.3 Acetylsalicylsäure

Wirkung

Acetylsalicylsäure ist ein nichtsteroidales Analgetikum mit zusätzlicher antiphlogistischer Wirkung. Der fiebersenkende Effekt beruht auf einer irreversiblen Hemmung der Cyclooxygenase.

Dosierung

- Erwachsene und Jugendliche ab 16 Jahren: 500–1000 mg 1–3-mal/d
- Kinder von 12–15 Jahren: 250–500 mg 1–3-mal/d (unter ärztlicher Aufsicht)

Pharmakokinetische Eigenschaften

Wirkungseintritt und -dauer

Die Wirkung tritt innerhalb von 30 Minuten ein und hält 4–6 Stunden an.

9

Metabolismus und Ausscheidung

30–40 % der resorbierten Menge werden im Plasma und in der Leber zu Salicylsäure desacetyliert. Weiterhin entstehen Salicylursäure, Gentisinsäure, Gentisinursäure und verschiedene Glucuronide. In Abhängigkeit vom pH-Wert des Urins werden 5–35 % einer Dosis renal ausgeschieden, der verbleibende Anteil erscheint in den Fäzes.

Besondere Hinweise

Acetylsalicylsäure lindert Symptome wie Fieber, Abgeschlagenheit oder Erkältungsschmerzen (Kopf-, Hals-, Ohren- und Gliederschmerzen). Die Effekte auf die Atemwege sind nicht eindeutig belegt. Ob eine relevante Auswirkung auf die Dauer einer Erkrankung zu erwarten ist, konnte bislang nicht geklärt werden. Allerdings verleitet die Medikation dazu, die Symptome zu übergehen, anstatt sich zu schonen.

Acetylsalicylsäure darf bei Kindern und Jugendlichen ausschließlich auf ärztliche Anweisung und nur dann angewendet werden, wenn andere Maßnahmen nicht wirken. Sollte es zu langanhaltendem Erbrechen kommen, so kann dies ein Zeichen des lebensbedrohlichen Reye-Syndroms sein. Bei Patienten mit Asthma, Ulkus, Leber- oder Niereninsuffizienz ist Vorsicht geboten. Eine Anwendung im 1. und 2. Trimenon der Schwangerschaft ist zu vermeiden, für das letzte Trimenon besteht eine Kontraindikation. Die kurzfristige Einnahme während der Stillzeit ist gegebenenfalls vertretbar, Ibuprofen wäre jedoch – soweit möglich – der Vorzug zu geben. Acetylsalicylsäure erhöht das Blutungsrisiko. Deshalb muss auch vor kleineren Operationen wie endoskopischen Eingriffen oder Zahnextraktionen der Arzt oder Zahnarzt informiert werden, wenn Acetylsalicylsäure in der Woche vor der Operation eingenommen wurde.

Zusammenfassende Bewertung

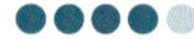

Erwachsene und Kinder ab 16 Jahren können bei Erkältungen, die mit Abgeschlagenheit, Erkältungsschmerzen oder Fieber einhergehen, mit Acetylsalicylsäure behandelt werden. Die Leitlinien zur Behandlung von Erkältungen empfehlen den Einsatz der Substanz bedingt. Die Anwendung bei Kindern unter 16 Jahren sowie bei Patienten mit Neigung zu Magen-Darm-Ulzera ist zu vermeiden.

9.3.4 Diclofenac

Wirkung

Diclofenac ist ein nichtsteroidales Analgetikum mit antiphlogistischen, analgetischen und antipyretischen Eigenschaften. Die Wirkung beruht in erster Linie auf einer Hemmung der Prostaglandinsynthese. Prostaglandine sind maßgeblich an der Entstehung von Schmerzen, Entzündungen und Fieber beteiligt.

Dosierung

- Erwachsene und Jugendliche ab 14 Jahren: initial 12,5–25 mg (berechnet als Diclofenac-Kalium), danach bei Bedarf im Abstand von 4–6 Stunden bis zu 75 mg/24 h

Die Einnahme im Rahmen der Selbstmedikation sollte bei Fieber über maximal 3 Tage erfolgen, bei Schmerzen ebenfalls nur kurzfristig über maximal 4 Tage.

Pharmakokinetische Eigenschaften

Wirkungseintritt

Die Wirkung tritt innerhalb von 30 Minuten ein.

Metabolismus und Ausscheidung

Die Biotransformation von Diclofenac erfolgt durch Hydroxylierung, Methoxylierung sowie durch Konjugation mit Glucuron- und Schwefelsäure. Die Ausscheidung findet zu 65 % renal statt, überwiegend in Form von Metaboliten. Der verbleibende Anteil wird in den Fäzes wiedergefunden.

Besondere Hinweise

NSAID wie Diclofenac lindern Symptome wie Fieber, Abgeschlagenheit oder Erkältungsschmerzen (Kopf-, Hals-, Ohren- und Gliederschmerzen). Vor allem entzündungsbedingte Beschwerden können somit gebessert werden. Die Effekte auf die Atemwege sind nicht eindeutig belegt. Ob eine relevante Auswirkung auf die Dauer einer Erkrankung zu erwarten ist, konnte bislang nicht geklärt werden. Allerdings verleitet die Medikation dazu, die Symptome zu übergehen, anstatt sich zu schonen.

Die Behandlung von Erkältungen bei Kindern unter 14 Jahren wird im Rahmen der Selbstmedikation nicht empfohlen. Bei Patienten mit Neigung zu gastrointestinalen Blutungen oder Ulkusleiden sowie bei Herz-, Leber- oder Niereninsuffizienz sollte Diclofenac nicht angewendet werden, ebenso nicht während des 3. Trimenons der Schwangerschaft und der Stillzeit. Wegen eines offenbar erhöhten Risikos für arterielle thrombotische Ereignisse ist die Substanz bei Herzinsuffizienz (NYHA II-IV), ischämischer Herzerkrankung, peripheren Arterienerkrankungen und zerebrovaskulären Erkrankungen kontraindiziert. Generell sollte man nur die niedrigste wirksame Dosis über den kürzesten zur Symptomkontrolle erforderlichen Zeitraum einsetzen.

Zusammenfassende Bewertung

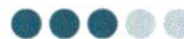

Erwachsene und Kinder ab 14 Jahren können bei Erkältungen, die mit Abgeschlagenheit, Erkältungsschmerzen oder Fieber einhergehen, mit Diclofenac behandelt werden. Die Leitlinien zur Behandlung von Erkältungen empfehlen den Einsatz des NSAID bedingt. Diclofenac zeigt vergleichsweise ausgeprägte gastrointestinale Nebenwirkungen und sollte daher bei Patienten mit Neigung zu Magen-Darm-Ulzera vermieden werden. Auch sind die Kontraindikationen für Diclofenac bei verschiedenen kardiovaskulären Erkrankungen unbedingt einzuhalten.

9.4 Systemische α-Sympathomimetika

9.4.1 Pseudoephedrin und Phenylephrin

Wirkung

Systemische α-Sympathomimetika wie Pseudoephedrin oder Phenylephrin bewirken eine Vasokonstriktion und somit eine Abschwellung der Schleimhäute. Bei Erkältungen werden eine Verbesserung der Nasenatmung und eine verbesserte Belüftung der Nebenhöhlen erreicht. Die Substanzen sind meist in fixer Kombination mit nichtopioiden Analgetika, NSAID oder H_1-Antihistaminika verfügbar.

Dosierung

- Erwachsene und Kinder ab 12 Jahren: 60 mg Pseudoephedrin 2-mal/d
- Kinder unter 12 Jahren: 10–20 mg Phenylephrin 2-mal/d

Pharmakokinetische Eigenschaften

Wirkungseintritt und -dauer

Die abschwellende Wirkung setzt innerhalb von 15–30 Minuten ein und erreicht nach etwa einer Stunde ihr Maximum. Die Wirkungsdauer liegt bei 3–4 Stunden, für Retardformulierungen bei 8–10 Stunden.

Metabolismus und Ausscheidung

10–30 % einer resorbierten Pseudoephedrindosis werden in der Leber in den aktiven Metaboliten Norpseudoephedrin umgewandelt. Dieser kann zentrale Erregungszustände hervorrufen. Die Ausscheidung erfolgt zu 70–90 % renal.

Phenylephrin wird nach peroraler Gabe rasch und vollständig resorbiert. Die Ausscheidung findet überwiegen über die Niere in Form von Konjugaten statt.

Besondere Hinweise

Systemische α-Sympathomimetika reduzieren das von Patienten als besonders lästig empfundene Symptom der nasalen Obstruktion. Allerdings muss während der Anwendung mit Tachykardien, Unruhe, Schlaflosigkeit und Hypertonie gerechnet werden. Offenbar weist Pseudoephedrin ein vergleichsweise günstiges Sicherheitsprofil auf. Für Phenylephrin sind die Ergebnisse aus klinischen Studien bisher widersprüchlich. Ein Einsatz von Sympathomimetika bei Patienten unter 12 bzw. ab 60 Jahren darf nicht erfolgen, ebenso nicht bei eingeschränkter Leber- oder Nierenfunktion sowie während der Schwangerschaft.

Zusammenfassende Bewertung

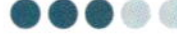

Erwachsene und Kinder ab 12 Jahren können zur Behandlung von Erkältungen kurzzeitig mit systemisch wirkenden Sympathomimetika therapiert werden. Die Leitlinien zur Behandlung von Erkältungen empfehlen den auf 10 Tage begrenzten Einsatz bedingt. In Metaanalysen zeigte sich für Pseudoephedrin bei guter Verträglichkeit eine Linderung der Erkältungsbeschwerden. Die Datenlage zu Phenylephrin ist allerdings erheblich schlechter. Mögliche Nebenwirkungen und bestehende Kontraindikationen sind in jedem Fall zu berücksichtigen.

Anmerkungen

- Entsprechend einer aktuellen Cochrane Review lassen sich keine relevanten Unterschiede bezüglich des Sicherheitsprofils zwischen lokal und systemisch applizierten Sympathomimetika feststellen. Beiden wird eine gute Verträglichkeit im Rahmen der kurzzeitigen Behandlung der akuten Erkältung bescheinigt. Der Einsatz von Schnupfensprays ist allerdings auf 7 Tage zu begrenzen. Da aufgrund der vorliegenden Studien von klinisch bedeutsamen Reiz- und Schädigungswirkungen durch Benzalkoniumchlorid ausgegangen werden muss, wird zur bevorzugten Anwendung von Nasentropfen und -sprays ohne dieses Konservierungsmittel geraten.
- H_1-Antihistaminika bewirken möglicherweise bei Erwachsenen oder älteren Kindern eine kurzfristige Erleichterung bezüglich der Erkältungssymptome, allerdings steht dem ein deutlich erhöhtes Risiko für Nebenwirkungen wie Schwindel und Mundtrockenheit gegenüber. Die Erkenntnisse in verschiedenen Metaanalysen sind kontrovers. Allerdings empfehlen die Leitlinien zur Behandlung von Erkältungen/Rhinosinusitis den kombinierten Einsatz von H_1-Antihistaminika, systemisch und abschwellend wirkenden Medikamenten und Analgetika. Hier geht man sogar von einer synergistischen Wirkung aus.
- Zum Einsatz von nasal oder buccal anzuwendenden Zubereitungen mit Carragenose aus Rotalgen oder Trypsin zur Umhüllung und Inaktivierung von Viren unmittelbar auf der Schleimhaut sind jeweils nur einzelne klinische Studien verfügbar, sodass eine objektive Bewertung derzeit nicht möglich ist.
- Pflanzliche Extrakte aus immunstimulierend wirkenden Drogen wie Knoblauch, Lebensbaum oder Wasserdost können möglicherweise hilfreich zur Abwendung eines grippalen Infekts sein. Die Anwendung ist jedoch allenfalls gezielt über kürzere Zeit zu empfehlen, da die Wirkung bei Langzeiteinnahme nachlässt und im Gegenzug gehäuft allergische Reaktionen auftreten. Zur Beurteilung der Wirksamkeit ist die Durchführung kontrollierter klinischer Studien an größeren Patientenkollektiven erforderlich.
- Cineol- und Myrtolextrakte können unterstützend zur Therapie viraler Erkältungen eingesetzt werden. Allerdings ist zu beachten, dass die Effektstärke der genannten Therapeutika nicht sehr groß ist und die Wirkung in klinischen Studien erst mit 4- bis 7-tägiger Verzögerung einsetzt.
- Erkältungssalben mit stark riechenden ätherischen Ölen dürfen nicht bei Säuglingen angewendet werden, da hier die Gefahr eines Atemstillstands oder eines Glottisödems besteht.
- Eindeutige Wirkungsnachweise aus kontrollierten klinischen Studien zur Behandlung von Erkältungen für sogenannte schweißtreibende Tees, z. B. aus Lindenblüten oder Holunder, liegen nicht vor.
- Eindeutige Wirkungsnachweise aus kontrollierten klinischen Studien zur Behandlung von Erkältungen mit Dampfinhalationen unter Zusatz von Salbei-, Kamille-, Pfefferminz- oder Teebaumöl sowie von Salzen sind nicht verfügbar.

- Eindeutige Wirkungsnachweise aus kontrollierten klinischen Studien zur Behandlung von Erkältungen mit homöopathischen Zubereitungen, z. B. auf der Basis von Aconitum, Belladonna oder Silicea, liegen nicht vor.

9.5 Abgrenzung zu verschreibungspflichtigen Arzneimitteln und anderen ärztlichen Therapieverfahren

Bei Erkältungen mit hohem Fieber, Atemnot, starken Schmerzen, Dehydratation, Krämpfen oder Bewusstseinsverlust sollte ein Arzt aufgesucht werden. Auch wenn kleinere Kinder oder chronisch Kranke betroffen sind oder ein Auslandsaufenthalt voraus ging. Beim Auftreten einer bakteriellen Superinfektion muss eine antibiotische Behandlung in Betracht gezogen werden. Rein virale Erkrankungen dürfen jedoch ausdrücklich nicht mit einem Antibiotikum therapiert werden, da die Wirkung nicht nachgewiesen und das Risiko für Nebenwirkungen und Resistenzentwicklungen erhöht ist. Im Zweifelsfall sollte ein Antibiogramm angefertigt werden. Eine prophylaktische Antibiotikaeinnahme zur Verhinderung einer bakteriellen Superinfektion ist nur bei vorbestehenden Grunderkrankungen wie Immunschwäche, Diabetes mellitus oder chronischen Lungenerkrankungen angezeigt.

Eine Influenza unterscheidet sich von einem grippalen Infekt durch sehr plötzlich auftretende Krankheitssymptome mit stark ausgeprägter Müdigkeit, Fieber, Kopf- und Gliederschmerzen. Bei chronisch Kranken oder älteren Patienten kann bei Verdacht auf Influenza innerhalb von 24–36 Stunden nach Beginn der Symptome eine Behandlung mit speziellen Virustatika, wie z. B. Oseltamivir oder Zanamivir, eingeleitet werden. Diese Substanzen können möglicherweise eine Abmilderung und Verkürzung des Krankheitsverlaufs bewirken. Weitere Untersuchungen zur eindeutigen Klärung des Nutzens sind jedoch erforderlich. Seit 2021 steht zudem der Endonucleasehemmer Baloxavir marboxil für Erwachsene und Kinder ab zwölf Jahren zur Verfügung.

Für Personen ab 60 Jahren und Diabetiker sowie bei bestehenden chronischen Erkrankungen des Herzens, der Leber, der Lunge oder der Niere ist eine vorbeugende Influenzaimpfung zu empfehlen.

9.6 Handelspräparate (Auswahl)

Wirkstoff	Bewertung	Präparatebeispiele®
Acetylsalicylsäure + Pseudoephedrin	●●●○○	Aspirin Complex
Chlorphenaminhydrogenmaleat + Coffein + Paracetamol + Ascorbinsäure	Keine Bewertung möglich	Grippostad C
Dextromethorphan + Doxylamin + Ephedrin + Paracetamol	Keine Bewertung möglich	Wick Medinait

Wirkstoff	Bewertung	Präparatebeispiele®
Dextromethorphanhydrobromid + Phenylpropanolaminhydrochlorid + Paracetamol	Keine Bewertung möglich	Wick Daymed
Echinaceaextrakt	●●●○○	Echinacin Liquidum, Echinacea-Tropfen (z. B. ratiopharm oder STADA), Episcorit
Ibuprofen + Pseudoephedrin	●●●○○	Boxagrippal, SpaltGrippal
Paracetamol + Phenylephrin	●●●○○	Doregrippin, GeloProsed
Pelargonium-sidoides-Extrakt	●●●○○	Umckaloabo
Probiotika	●●●○○	Perenterol, Probiocult, Mutaflor
Pseudoephedrin + Triprolidin	●●●○○	RhinoPront
Vitamin C (Ascorbinsäure)	●●●○○	Cetebe, xitix
Zinkionen (peroral)	●●●●○	Zink Verla (Lutschtabletten) Cefazink, Unizink, ZINKOTASE

Literatur

Bhatnagar S, Wadhwa N, Aneja S et al. Zinc as adjunct treatment in infants aged between 7 and 120 days with probable serious bacterial infection: a randomised, double-blind, placebo-controlled trial, Lancet 379: 2072–2078, 2012

Chitsuthipakorn W, Kanjanawasee D, Hoang MP et al. Optimal Device and Regimen of Nasal Saline Treatment for Sinonasal Diseases: Systematic Review. OTO Open 6(2): 2473974, 2022

Clarsund M, Fornbacke M, Uller L et al. A randomized, double-blind, placebo-controlled pilot clinical study on ColdZyme® mouth spray against rhinovirus-induced common cold, Open Journal of Respiratory Diseases 7: 125–135, 2017

Coleman JL, Hatch-McChesney A, Small SD et al. Orally Ingested Probiotics, Prebiotics, and Synbiotics as Countermeasures for Respiratory Tract Infections in Nonelderly Adults: A Systematic Review and Meta-Analysis. Adv Nutr 13(6): 2277–2295, 2022

De Sutter AIM, Eriksson L, van Driel ML et al. Oral antihistamine-decongestant-analgesic combinations for the common cold. Cochrane Database Syst Rev (2): CD004976, 2022

De Sutter AIM, Saraswat A, van Driel ML. Antihistamines for the common cold. Cochrane Database Syst Rev 2015(11): CD009345, 2015

Deckx L, De Sutter AI, Guo L et al. Nasal decongestants in monotherapy for the common cold. Cochrane Database Syst Rev 10(1): CD009612, 2016

Fachinformation Aspirin Complex, Stand 09/2020

Fachinformation Boxagrippal, Stand 10/2022

Fachinformation Doregrippin, Stand 10/2022

Fachinformation Echinacea-ratiopharm, Stand 09/2020

Fachinformation Grippostad C, Stand 04/2022

Fachinformation Perenterol, Stand 01/2021

Fachinformation RhinoPRONT, Stand 07/2020

Fachinformation Symbioflor, Stand 10/2020

9

Fachinformation Umckaloabo, Stand 20/2022
Fachinformation WICK DayMed, Stand 08/2022
Fachinformation WICK MediNait, Stand 05/2022
Fachinformation WICK Sinex avera Nasenspray, Stand 12/2021
Fachinformation Xitix, Stand 02/2019
Fachinformation Zinkorotat-POS, Stand 09/2022
Gad MZ, Azab SS, Khattab AR, Farag MA. Over a century since ephedrine discovery: an updated revisit to its pharmacological aspects, functionality and toxicity in comparison to its herbal extracts. Food Funct 12(20): 9563–9582, 2021
Hamacher H, Wahl MA. Selbstmedikation, 2. Aufl., Wissenschaftliche Verlagsgesellschaft Stuttgart, 2022
Hemilä H, Chalker E, Douglas B. Vitamin C for preventing and treating the common cold. Cochrane Database Syst Rev 2013(1): CD000980, 2013
Hemilä H. Zinc lozenges may shorten the duration of colds: a systematic review. Open Respir Med J 5: 51–58, 2011
Hoang MP, Seresirikachorn K, Chitsuthipakorn W, Snidvongs K. Herbal Medicines for Rhinosinusitis: A Systematic Review and Network Meta-analysis. Curr Allergy Asthma Rep 23(2): 93–109, 2023
Hunter J, Arentz S, Goldenberg J et al. Zinc for the prevention or treatment of acute viral respiratory tract infections in adults: a rapid systematic review and meta-analysis of randomised controlled trials. BMJ Open 11(11): e047474, 2021
Karsch-Völk M, Barrett B, Kiefer D et al. Echinacea for preventing and treating the common cold. Cochrane Database Syst Rev 2014(2): CD000530, 2014
Kim SY, Chang YJ, Cho HM et al. Non-steroidal anti-inflammatory drugs for the common cold. Cochrane Database Syst Rev 2015(9): CD006362, 2015
King D, Mitchell B, Williams CP, Spurling GKP. Saline nasal irrigation for acute upper respiratory tract infections. Cochrane Database Syst Rev 2015(4): CD006821, 2015
Laccourreye O, Werner A, Giroud JP et al. Benefits, limits and danger of ephedrine and pseudo-ephedrine as nasal decongestants. Eur Ann Otorhinolaryngol Head Neck Dis 132 (1): 31–34, 2015
Li S, Yue J, Dong BR et al. Acetaminophen (paracetamol) for the common cold in adults. Cochrane Database Syst Rev 2013(7): CD008800, 2013
Peters JL, Moreno SG, Phillips B et al. Are we sure about the evidence for zinc in prophylaxis of the common cold? Expert Rev Respir Med 6(1): 15–16, 2012
Quidel S, Gómez E, Bravo-Soto G, Ortigoza A. What are the effects of vitamin C on the duration and severity of the common cold? Medwave 18 (6): e7261, 2018
Rhinosinusitis (S2k-Leitlinie), AWMF-Register Nr. 017/049, Stand 07.04.2017, gültig bis 06.04.2022 (in Überarbeitung) und 053/012, Stand 07.04.2017, gültig bis 06.04.2022 (in Überarbeitung)
Simancas-Racines D, Franco JVA, Guerra CV, Hidalgo R. Vaccines for the common cold. Cochrane Database Syst Rev 5(5): CD002190, 2017
Singh M, Das RR. Zinc for the common cold. Cochrane Database Syst Rev 2015(4): CD001364, 2015
Singh M, Singh M, Jaiswal N, Chauhan A. Heated, humidified air for the common cold. Cochrane Database Syst Rev 8(8): CD001728, 2017
Timmer A, Günther J, Motschall E et al. Pelargonium sidoides extract for treating acute respiratory tract infections. Cochrane Database Syst Rev (10): CD0062323, 2013
Wang MX, Win SS, Pang J. Zinc Supplementation Reduces Common Cold Duration among Healthy Adults: A Systematic Review of Randomized Controlled Trials with Micronutrients Supplementation, Am J Trop Med Hyg 103(1): 86–99, 2020

10 Fieber

Die Kerntemperatur des Körpers liegt meist zwischen 36,5 und 38 °C. Sie ist in den Abendstunden oder in der zweiten Hälfte des weiblichen Zyklus physiologischerweise erhöht.

Fieber (Pyrexie) ist ein Zustand erhöhter Temperatur (ab 38,5 °C, rektal gemessen) und gleichzeitig einer der häufigsten Gründe für das Aufsuchen einer allgemeinmedizinischen oder pädiatrischen Praxis. Fieber tritt häufig bei kleineren Kindern auf, weil bei ihnen das Wärmeregulationszentrum noch nicht vollständig entwickelt ist. Es ist meist ein Teilprozess der körpereigenen Abwehrreaktion, wenn lebende Mikroorganismen wie Bakterien oder Viren bzw. andere körperfremde Substanzen in den Körper eindringen. Weitere Ursachen können Entzündungsprozesse, Autoimmunreaktionen, Impfreaktionen, Zahnen, Verletzungen oder Tumoren sein.

Fieber ist häufig das erste Symptom maligner Erkrankungen, z. B. bei Morbus Hodgkin, Non-Hodgkin-Lymphom oder Leukämie. Es entsteht, wenn infolge einer pyrogenvermittelten Reaktion aktiv, durch eine Temperatursollwertänderung im Wärmezentrum des Hypothalamus, eine Erhöhung der Kerntemperatur herbeigeführt wird. Die eigentliche Generation der Wärme erfolgt im Leber-, Muskel- oder Fettgewebe. Zusätzlich reagiert der Körper mit Muskelzittern (Schüttelfrost), um die Temperatur weiter zu steigern.

Anders als von Laien häufig angenommen, stellt Fieber meist keine Krankheitsursache dar, sondern vielmehr ein Zeichen, dass der Körper, z. B. über die Aktivierung von Zytokinen, begonnen hat, sich mit einem Krankheitszustand auseinanderzusetzen. Eine vorschnelle Senkung der Temperatur kann den Abwehrprozess behindern und die Diagnostik einer möglichen Erkrankung erschweren. Bei mäßig hohem Fieber sollte nicht die Senkung der Temperatur im Vordergrund stehen, sondern nach Möglichkeit eine kausale Behandlung, z. B. die Gabe von Antibiotika bei bakteriellen Infektionen bzw. die Milderung von Symptomen.

Fieber kann auch unabhängig von Pyrogenen z. B. durch körperliche Bewegung, Überhitzung durch die Umgebung oder psychische Aufregung ausgelöst werden. In diesen Fällen ist eine antipyretische Therapie uneffektiv, es muss u. a. eine Forcierung der Wärmeabgabe über die Haut stattfinden.

Gut verträgliche nichtmedikamentöse Maßnahmen, die bei allen Fieberformen unterstützend eingesetzt werden können sind:

- Bettruhe,
- Senkung der Umgebungstemperatur,
- leichte Kleidung bzw. Bettzeug,
- regelmäßiges Trinken von eher warmen Getränken,
- kühlende Wadenwickel (nur bei warmen Füßen!),
- bezüglich der Temperatur absteigende Vollbäder.

Ein direkter patientenrelevanter Nutzen durch die Fiebersenkung, z. B. eine Senkung des Fieberkrampfrisikos bei Kindern mit früheren Fieberkrämpfen, konnte jedoch bislang nach evidenzbasierten Gesichtspunkten nicht eindeutig belegt werden. Weitere Studien, die untersuchen, ob Antipyretika auch positive Effekte auf Symptome – abgesehen von der reinen Fiebersenkung – haben, wären wünschenswert. Es erscheint daher sinnvoll, Fieber unter 39,5 °C nicht zu senken, um den Gesundungsprozess nicht zu beeinflussen.

Höheres Fieber kann zusätzlich medikamentös gesenkt werden, wenn die rektal gemessene Temperatur 39,5 °C überschreitet, der Allgemeinzustand des Patienten stark beeinträchtigt ist, eine Gefahr für das Auftreten von Fieberkrämpfen besteht, der Patient stark dehydratisiert ist oder – unter ärztlicher Aufsicht – wenn schwere Hirntraumen, Hypoxie und Erkrankungen vorliegen, die durch das Fieber verschlimmert werden. Hierbei ist zu bedenken, dass eine Messung im Mund, in der Achsel oder im Ohr häufig ungenaue oder falsch niedrige Werte liefert.

Zur Selbstmedikation stehen Substanzen wie Ibuprofen, Paracetamol und Acetylsalicylsäure zur Verfügung. Ziel der Behandlung ist prinzipiell eine Senkung des Fiebers, nicht dessen vollständige Elimination. Erst bei Kerntemperaturen über 42 °C ist eine Schädigung des Gehirns durch das Auftreten eines Hirnödems zu befürchten. Apathie und Verwirrtheit sind mögliche Warnsignale.

10.1 Antipyretika

10.1.1 Ibuprofen

Wirkung

Ibuprofen ist ein nichtsteroidales Antirheumatikum und hemmt unselektiv die Cyclooxygenase. Die Substanz reduziert entzündlich bedingte Schmerzen, Schwellungen und Fieber.

Dosierung

- Erwachsene: 200–400 mg 1–4-mal/d
  Tagesmaximaldosis in der Selbstmedikation: 1: 200 mg/d
- Kinder ab 3 Monaten (peroral): 7–10 mg/kg KG 1–3-mal/d
  Tagesmaximaldosis: 30 mg/kg KG × d
  Das Dosierungsintervall sollte 6 Stunden nicht unterschreiten.
- Kinder ab 3 Monaten mit mindestens 6,0 kg Körpergewicht (rektal): 20–30 mg/kg KG, verteilt auf 3–4 Einzeldosen

Pharmakokinetische Eigenschaften

Wirkungseintritt

Die Wirkung tritt innerhalb von 15 Minuten ein.

Metabolismus und Ausscheidung

Die Substanz wird in der Leber mittels CYP2C9 biotransformiert und anschließend glucuronidiert. Die Ausscheidung erfolgt fast ausschließlich renal, nur 1 % in unveränderter Form.

Besondere Hinweise

Ibuprofen wirkt gut und zuverlässig fiebersenkend. In einigen Untersuchungen wurde sogar eine bessere Wirksamkeit als bei dem lange erprobten Wirkstoff Paracetamol festgestellt. In den ersten 4 Stunden nach Einnahme senkt Ibuprofen die Temperatur stärker als Paracetamol.

Bislang wurde nicht ausreichend untersucht, ob die Behandlung mit Ibuprofen eine relevante Auswirkung auf die Dauer einer fiebrigen Erkrankung hat, und ob die antipyretische Wirksamkeit der durch physikalische Maßnahmen erzielbaren überlegen ist.

Die Toxizität bei akuten Vergiftungen mit Ibuprofen ist wesentlich geringer als bei Acetylsalicylsäure und Paracetamol, bei höherer Wirkstärke. Für die Behandlung von Kindern unter 3 bzw. 6 Monaten (rektale bzw. perorale Gabe) und die Einnahme im letzten Trimenon der Schwangerschaft besteht eine Kontraindikation. Eine Anwendung im 1. und 2. Trimenon ist unter strenger Nutzen-Risiko-Abwägung möglich. Auch die kurzfristige Einnahme während der Stillzeit ist vertretbar. Bei Patienten mit schwerer Herzinsuffizienz (NYHA IV) besteht eine Kontraindikation.

Zusammenfassende Bewertung

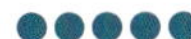

Ibuprofen kann zur Senkung von Fieber empfohlen werden. Die Substanz ist gut verträglich und auch bei Kindern über 3 Monaten einsetzbar. Die Wirksamkeit wurde in doppelblinden randomisierten Studien belegt.

10.1.2 Paracetamol

Wirkung

Paracetamol wirkt fiebersenkend durch eine Hemmung der Wirkung endogener Pyrogene auf das hypothalamische Thermoregulationszentrum. Weiterhin kommt es zu einer Hemmung der zerebralen Prostaglandinsynthese, während die periphere kaum beeinflusst wird.

Dosierung

- Erwachsene und Kinder ab 12 Jahren: 500–1000 mg 3–4-mal/d
- Kinder bis 11 Jahre: 10–15 mg/kg KG bis zu 3-mal/d
  Tagesmaximaldosis: 60 mg/kg KG × d
  Das Dosierungsintervall sollte 6 Stunden nicht unterschreiten.

Bei Leber- oder Niereninsuffizienz muss die Dosis reduziert werden.

Pharmakokinetische Eigenschaften

Wirkungseintritt und -dauer

Die Wirkung tritt innerhalb einer halben Stunde ein und hält etwa 3–4 Stunden an. Die gleichzeitige Gabe von Coffein beschleunigt die Resorption von Paracetamol.

Metabolismus und Ausscheidung

Paracetamol wird im Wesentlichen in der Leber mit Glucuron- und Schwefelsäure konjugiert. In untergeordnetem Ausmaß sind CYP1A6, CYP2E3 und CYP3A4 beteiligt. Die Ausscheidung erfolgt zu 90 % renal, nur 5 % in unveränderter Form.

Nach Überdosierung kommt es zur Sättigung der Konjugationsreaktion. Durch CYP2E1 entsteht toxisches *N*-Acetylchinonimin, das nicht mehr in ausreichendem Maß durch eine Glutathionkonjugation entgiftet werden kann. In diesem Fall kann eine tödlich verlaufende Lebernekrose auftreten.

Besondere Hinweise

Paracetamol wirkt gut fiebersenkend. Vergleichsstudien zeigten eine etwas geringere Wirksamkeit gegenüber Ibuprofen. In den ersten 4 Stunden nach Einnahme senkt Ibuprofen die Temperatur stärker als Paracetamol. Bislang liegen nur wenige Studien vor, in denen Paracetamol mit physikalischen Maßnahmen verglichen wird, sodass hierzu keine zuverlässigen Aussagen gemacht werden können.

Bei Überschreiten der Maximaldosis sind schwere Leberschäden möglich. Für schwere Leber- oder Niereninsuffizienz besteht eine Kontraindikation. Paracetamol kann bereits bei Säuglingen und nach Nutzen-Risiko-Abwägung während der gesamten Schwangerschaft und Stillzeit angewendet werden.

Zusammenfassende Bewertung

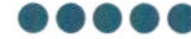

Paracetamol kann zur Fiebersenkung empfohlen werden. Die Substanz ist insbesondere für die Therapie von kleineren Kindern geeignet und wird in verschiedenen Leitlinien als Mittel der Wahl neben Ibuprofen erwähnt. Die Maximaldosis muss unbedingt beachtet werden.

10.1.3 Acetylsalicylsäure

Wirkung

Acetylsalicylsäure ist ein nichtsteroidales Analgetikum mit zusätzlicher antiphlogistischer Wirkung. Der fiebersenkende Effekt beruht auf einer irreversiblen Hemmung der Cyclooxygenase.

Dosierung

- Erwachsene und Jugendliche ab 16 Jahren: 500–1000 mg 1-3-mal/d
- Kinder von 12–15 Jahren: 250–500 mg 1-3-mal/d (unter ärztlicher Aufsicht)

Pharmakokinetische Eigenschaften

Wirkungseintritt und -dauer

Die Wirkung tritt innerhalb von 30 Minuten ein und hält 4–6 Stunden an.

Metabolismus und Ausscheidung

30–40 % der resorbierten Menge werden im Plasma und in der Leber zu Salicylsäure desacetyliert. Weiterhin entstehen Salicylursäure, Gentisinsäure, Gentisinursäure und verschiedene Glucuronide. In Abhängigkeit vom pH-Wert des Urins werden 5–35 % einer Dosis renal ausgeschieden, der verbleibende Anteil erscheint in den Fäzes.

Besondere Hinweise

Es wurde bislang nicht ausreichend untersucht, ob die Behandlung mit Acetylsalicylsäure eine relevante Auswirkung auf die Dauer einer fiebrigen Erkrankung hat, und ob die antipyretische Wirksamkeit der durch physikalische Maßnahmen erzielbaren überlegen ist.

Acetylsalicylsäure soll bei Kindern und Jugendlichen ausschließlich auf ärztliche Anweisung und nur dann angewendet werden, wenn andere Maßnahmen nicht wirken. Sollte es zu langanhaltendem Erbrechen kommen, kann dies ein Zeichen des lebensbedrohlichen Reye-Syndroms sein. Bei Patienten mit Asthma, Ulkus, Leber- oder Niereninsuffizienz ist Vorsicht geboten. Eine Anwendung im 1. und 2. Trimenon der Schwangerschaft ist zu vermeiden, für das letzte Trimenon besteht eine Kontraindikation. Die kurzfristige Einnahme während der Stillzeit ist gegebenenfalls vertretbar, Ibuprofen wäre jedoch – soweit möglich – der Vorzug zu geben. Acetylsalicylsäure erhöht das Blutungsrisiko. Deshalb muss auch vor kleineren Operationen wie endoskopischen Eingriffen oder Zahnextraktionen der Arzt oder Zahnarzt informiert werden, falls Acetylsalicylsäure in der Woche vor der Operation eingenommen wurde.

Zusammenfassende Bewertung

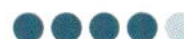

Acetylsalicylsäure kann prinzipiell zur Behandlung von Fieber eingesetzt werden. Obwohl, oder besser, weil die Substanz bereits seit mehr als 100 Jahren eingesetzt wird, liegen kaum qualitativ hochwertige klinische Studien zur Sicherheit und Wirksamkeit bei der Fieberbehandlung vor. Ein Einsatz bei Kindern unter 16 Jahren und Patienten mit Neigung zu Magen-Darm-Ulzera sollte vermieden werden.

10.1.4 Diclofenac

Wirkung

Diclofenac ist ein nichtsteroidales Analgetikum mit antiphlogistischen, analgetischen und antipyretischen Eigenschaften. Die Wirkung beruht in erster Linie auf einer Hemmung der Prostaglandinsynthese. Prostaglandine sind maßgeblich an der Entstehung von Schmerzen, Entzündungen und Fieber beteiligt.

Dosierung

- Erwachsene und Jugendliche ab 14 Jahren: initial 12,5–25 mg (berechnet als Diclofenac-Kalium), danach bei Bedarf im Abstand von 4–6 Stunden bis zu 75 mg/24 h

Die Einnahme im Rahmen der Selbstmedikation sollte bei Fieber über maximal 3 Tage erfolgen, bei Schmerzen ebenfalls nur kurzfristig über maximal 4 Tage.

Pharmakokinetische Eigenschaften

Wirkungseintritt

Die Wirkung tritt innerhalb von 30 Minuten ein.

Metabolismus und Ausscheidung

Die Biotransformation von Diclofenac erfolgt durch Hydroxylierung, Methoxylierung sowie durch Konjugation mit Glucuron- und Schwefelsäure. Die Ausscheidung findet zu 65 % renal statt, überwiegend in Form von Metaboliten. Der verbleibende Anteil wird in den Fäzes wiedergefunden.

Besondere Hinweise

Kinder und Jugendliche unter 14 Jahren sollten im Rahmen der Selbstmedikation nicht mit Diclofenac behandelt werden. Die Substanz ist zwar prinzipiell zur Behandlung von Fieber geeignet, aufgrund ihrer starken antiphlogistischen Wirkung steht jedoch ihr Einsatz bei entzündlichen Zuständen, z. B. bei Gelenkschmerzen, im Vordergrund.

Bei Patienten mit Neigung zu gastrointestinalen Blutungen oder Ulkusleiden sowie bei Herz-, Leber- oder Niereninsuffizienz sollte Diclofenac nicht angewendet werden, ebenso nicht während des 3. Trimenons der Schwangerschaft und in der Stillzeit. Wegen eines offenbar erhöhten Risikos für arterielle thrombotische Ereignisse ist die Substanz bei Herzinsuffizienz (NYHA II-IV), ischämischer Herzerkrankung, peripheren Arterienerkrankungen und zerebrovaskulären Erkrankungen kontraindiziert. Generell sollte man nur die niedrigste wirksame Dosis über den kürzesten zur Symptomkontrolle erforderlichen Zeitraum einsetzen.

Zusammenfassende Bewertung

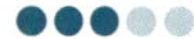

Diclofenac ist prinzipiell zur Fiebersenkung bei Erwachsenen verwendbar, aufgrund seiner vergleichsweise ausgeprägten gastrointestinalen Nebenwirkungen sollte jedoch besser verträglichen und bei dieser Indikation besser erprobten Substanzen der Vorrang eingeräumt werden. Die Kontraindikationen bei verschiedenen kardiovaskulären Erkrankungen sind einzuhalten.

Anmerkungen

- Möglicherweise kommt es durch die kombinierte Anwendung der Antipyretika Ibuprofen und Paracetamol zu einer gesteigerten Wirkung. In klinischen Studien fieberten die behandelten Kinder in den ersten 24 Stunden 4,4 Stunden weniger als die Kinder, die nur Paracetamol erhalten hatten und 2,5 Stunden weniger als nach alleiniger Anwendung von Ibuprofen. Zumindest kann bei der Behandlung von längerdauerndem hohem Fieber auch bei alternierender Anwendung von Paracetamol und Ibuprofen ein Einsatz lebertoxischer Paracetamol-Dosen vermieden werden. Ein entsprechendes fixes Kombinationspräparat ist allerdings bislang ausschließlich für Erwachsene vorgesehen.

- Das NSAID Naproxen ist bei Erwachsenen zur Behandlung von Fieber einsetzbar. Kontrollierte randomisierte Studien liegen noch nicht in ausreichendem Maß vor. Es existieren jedoch Hinweise auf gute Wirksamkeit und Verträglichkeit.
- Der Zusatz von Vitamin C zu Präparaten mit Acetylsalicylsäure ist unnötig, aber nicht schädlich. Eine bessere Magenverträglichkeit wird durch diese Maßnahme nicht erzielt.

10.2 Abgrenzung zu verschreibungspflichtigen Arzneimitteln und anderen ärztlichen Therapieverfahren

Wenn Fieber über 39,5 °C auftritt, es länger als 3 Tage anhält oder der betroffene Patient jünger als 3 Monate alt ist, muss in jedem Fall ein Arzt aufgesucht werden. Kinder unter 12 Monaten sollten bereits bei Temperaturen über 39 °C vorgestellt werden. Dies gilt auch, wenn im Zusammenhang mit Fieber Krämpfe, Apathie, Reizbarkeit, Berührungsempfindlichkeit, Nackensteifigkeit, starke Kopfschmerzen, Dyspnoe, Gangstörungen, allgemeine Bewegungsstörungen oder starke Exsikkosen hinzukommen, bzw. der Verdacht auf eine Infektionskrankheit wie z. B. SARS-CoV-2 besteht. Ebenso bedürfen Patienten mit bestimmten Vorerkrankungen wie Abwehrschwäche, COPD, Tumorerkrankungen, Kachexie oder Verdacht auf Impfreaktionen einer ärztlichen Aufsicht.

Im Tages-, Wochen- oder Jahresrhythmus auftretende Fieberschübe können auf eine Malariaerkrankung hindeuten. Fieberkrämpfe kommen häufig bei Kindern im Alter zwischen 3 und 5 Jahren vor. Sie dauern meist weniger als 15 Minuten an und sollten prinzipiell ärztlich behandelt werden. In Westeuropa liegt die Inzidenz für Kinder bis zu 6 Jahren bei 3–5 %. In der Regel kommt es nur zu einem Anfall innerhalb von 24 Stunden, bei vielen Kindern nur einmalig im Leben.

Fieberkrämpfe haben nach bisherigem Kenntnisstand keine Auswirkung auf Verhalten, schulische Leistungen oder Neurokognition. Der Nutzen von Antipyretika oder physikalischen Methoden bei der Behandlung oder Vorbeugung ist bislang nicht eindeutig belegt. Bei einer Therapie mit Antikonvulsiva muss verstärkt mit Nebenwirkungen wie Hyperaktivität, Aggression, kognitiven Störungen oder Sprachstörungen gerechnet werden. Daher wird eine prophylaktische Dauergabe dieser Medikamente nicht empfohlen. Offenbar wird durch eine Behandlung mit Antikonvulsiva das Risiko für später auftretende Epilepsien nicht reduziert.

10.3 Handelspräparate (Auswahl)

Wirkstoff		Präparatebeispiele®
Acetylsalicylsäure	●●●●○	Aspirin, ASS-ratiopharm®, Godamed 500
Diclofenac-Kalium	●●●○○	Diclac Dolo, Diclo-ratiopharm bei Schmerzen, Diclofenac Zentiva 25 mg, Voltaren Dolo 25 mg
Ibuprofen	●●●●●	Dolormin für Kinder, Ibudolor, Nurofen, Aktren, Ibuprofen-ratiopharm
Naproxen	●●○○○	Togal Naproxen, Naproxen Schwörer, Aleve
Paracetamol	●●●●●	Ben-u-ron, Paracetamol AL, Paracetamol-ratiopharm, Vivimed N gegen Fieber und Kopfschmerzen Kombination mit ASS: Thomapyrin classic

Literatur

Ammon H, Mutschler E, Scholz H (Hrsg.). Arzneimittel Information und Beratung. 27. Akt Lfg., Wissenschaftliche Verlagsgesellschaft Stuttgart, 2023

Bertille N, Purssell E, Hjelm N et al. Symptomatic Management of Febrile Illnesses in Children: A Systematic Review and Meta-Analysis of Parents' Knowledge and Behaviors and Their Evolution Over Time. Front Pediatr 6: 279, 2018

Drugdex® System. Thomson Healthcare, Zugriff 04/2023

Fachinformation Aktren, Stand 10/2022

Fachinformation ASS-ratiopharm, Stand 08/2022

Fachinformation Naproxen-CT, Stand 08/2022

Fachinformation Paracetalgin, Stand 01/2023

Fachinformation Voltaren Dolo, Stand 09/2022

Fieber unklarer Genese (S1-Leitlinie). AWMF-Register-Nr. 027/053, Stand 2013

Fieberkrämpfe im Kindesalter (S1-Leitlinie). AWMF-Register-Nr. 022/005, Stand 31.05.2021, gültig bis 30.05.2026

Fiebermanagement bei Kindern und Jugendlichen (S3-Leitlinie). AWMF-Register-Nr. 027/074, Stand 17.11.2020, geplante Fertigstellung 31.08.2023

Hamacher H, Wahl MA. Selbstmedikation, 2. Aufl., Wissenschaftliche Verlagsgesellschaft Stuttgart, 2022

Hashkes PJ, Tauber T, Somekh E, Brik R et al. Pediatric Rheumatlogy Study Group of Israel. Naproxen as an alternative to aspirin for the treatment of arthritis of rheumatic fever: a randomized trial. J Pediatr 143(3): 399–401, 2003

Hay AD, Costelloe C, Redmond NM et al. Paracetamol plus ibuprofen for the treatment of fever in children (PITCH): randomised controlled trial. BMJ 337: a1302, 2008

Kanabar DJ. A clinical and safety review of paracetamol and ibuprofen in children, Inflammopharmacology 25(1): 1–9, 2017

Kim SY, Cho HM, Hwang YW et al. Non-steroidal anti-inflammatory drugs for the common cold. Cochrane Database Syst Rev 2015(9): CD006362, 2015

Lee WM. Acetaminophen (APAP) hepatotoxicity-Isn't it time for APAP to go away? J Hepatol 67(6): 1324–1331, 2017

Meremikwu MM, Oyo-Ita A. Physical methods versus drug placebo or no treatment for managing fever in children. Cochrane Database Syst Rev 2003(2): CD004264, 2003

Mewasingh LD. Febrile seizures, BMJ Clin Evid 01: 324, 2014

National Collaborating Centre for Women's and Children's Health, Commissioned by the National Institute for Health and Clinical Excellence (UK). Feverish illness in children, assessment and initial management in children younger than 5 years, May 2007

Offringa M, Newton R, Nevitt SJ, Vraka K. Prophylactic drug management for febrile seizures in children. Cochrane Database Syst Rev 6(6): CD003031, 2021

Pereira GL, Dagostini JM, Pizzol Tda S. Alternating antipyretics in the treatment of fever in children: a systematic review of randomized clinical trials. J Pediatr (Rio J) 88(4): 289–296, 2012

Purssell E, While AE. Does the use of antipyretics in children who have acute infections prolong febrile illness? A systematic review and meta-analysis, J Pediatr 163(3): 822–827, 2013

Sherbash M, Furuya-Kanamori L, Daghfal Nader J, Thalib L. Risk of wheezing and asthma exacerbation in children treated with paracetamol versus ibuprofen: a systematic review and meta-analysis of randomised controlled trials, BMC Pulm Med 20(1): 72, 2020

Tan E, Braithwaite I, McKinlay CJD, Dalziel SR. Comparison of Acetaminophen (Paracetamol) With Ibuprofen for Treatment of Fever or Pain in Children Younger Than 2 Years: A Systematic Review and Meta-analysis. JAMA Netw Open 3(10): e2022398, 2020

von Philipsborn P, Biallas R, Burns J et al. Adverse effects of non-steroidal anti-inflammatory drugs in patients with viral respiratory infections: rapid systematic review. BMJ Open 10(11): e040990, 2020

Wong T, Stang AS, Ganshorn H et al. Combined and alternating paracetamol and ibuprofen therapy for febrile children. Cochrane Database Syst Rev 2013(10): CD009572, 2013

Yousefifard M, Zali A, Zarghi A et al. Non-steroidal anti-inflammatory drugs in management of COVID-19 A systematic review on current evidence, Int J Clin Pract 74 (9): e13557, 2020

10

11 Fußpilz

Fußpilz (Tinea pedis) ist eine durch Dermatophyten (Fadenpilze) ausgelöste Mykose der äußersten Hautschicht (Epidermis). Betroffen sind meist die Zehenzwischenräume und die Fußsohle. Auch bei Gesunden befinden sich Pilze auf der Haut und den Schleimhäuten. Erst bei Zerstörung des Säureschutzmantels, z. B. aufgrund von Durchfeuchtung, können sie in die Haut eindringen und sich dort vermehren. Als Nährboden dient das hauteigene Keratin. In der betroffenen Hautregion kommt es zu rötlichen Flecken, weißlich aufgequollener Haut, Juckreiz, Schuppung und Hautverdickungen. Man unterscheidet die interdigitalen sowie die selteneren squamös-hyperkeratotischen bzw. vesikulös-dyshidrotischen Formen.

Weltweit leiden etwa 15–30 % der Bevölkerung im Verlauf ihres Lebens zeitweilig unter Fußpilz. Die Krankheit ist nicht als besonders schwerwiegend einzustufen und nur für Personen mit stark eingeschränkter Immunabwehr bedrohlich. Allerdings kann sich Fußpilz, z. B. durch Kratzen, leicht ausbreiten und auf die Nägel übergreifen. Wenn schließlich die gesamte Nagelplatte betroffen ist, muss man sich auf eine deutlich langwierigere Therapie einstellen als bei ausschließlichem Befall der Haut (▸ Kap. 23).

Eine Ansteckung mit Fußpilz kann beim Barfußlaufen, z. B. in Schwimmbädern bzw. Duschen, erfolgen oder durch direkten Hautkontakt mit einer erkrankten Person. Überträger sind infizierte Hautschüppchen. Als Risikopatienten gelten Personen, die häufig Gemeinschaftsduschen benutzen. Weitere wichtige Faktoren sind familiäre Disposition, Fußfehlstellungen, männliches Geschlecht, periphere Neuropathien und Diabetes mellitus. Bei barfußlaufenden Naturvölkern wird die Erkrankung praktisch nicht beobachtet. Der Körper entwickelt keine Immunität gegen Fadenpilze. Es ist jedoch ein Impfstoff in Entwicklung, der auf Dauer davor schützen könnte.

Für Patienten mit Prädisposition wird regelmäßiges Lüften der Füße empfohlen. Verschwitzte, enge Schuhe sollten besonders im Sommer so oft wie möglich gegen offene Sandalen ausgetauscht werden. Strümpfe aus Baumwolle oder Seide sind synthetischen Materialien vorzuziehen. Ebenso sind Schuhe aus Leder oder Stoff besser geeignet als solche aus nicht atmendem Kunststoff.

Tinea pedis zeigt keine Selbstheilungstendenz. Die Behandlung im Rahmen der Selbstmedikation kann mit topischen Zubereitungen wie Cremes oder Sprays mit fungistatischer oder fungizider Wirkung erfolgen. Es stehen u. a. Substanzen aus den Gruppen der Allylamine und Azole, Tolnaftat, Ciclopirox und Teebaumöl zur Verfügung.

Ein Nachweis, dass sich sorgfältiges Waschen oder Trocknen der Füße bzw. tägliches Wechseln der Strümpfe beschleunigend auf eine Heilung auswirkt, konnte nicht erbracht werden. Bestenfalls kann man hierdurch ein Rezidiv vermeiden. Bei nachgewiesenem Befall sollten die Strümpfe häufig gewechselt und nach Möglichkeit bei 60 °C gewaschen werden.

11.1 Topische Antimykotika

11.1.1 Allylamine – Terbinafin, Naftifin

Wirkung

Allylamine sind spezifische Squalenepoxidaseinhibitoren und hemmen die Ergosterolsynthese von Pilzen (Fadenpilzen und Hefen) in einem frühen Stadium. Abgesehen von einem Ergosterolmangel kommt es zu einer intrazellulären Ansammlung von Squalen. Bereits in relativ niedrigen Konzentrationen tritt eine fungizide Wirkung ein. Daneben wirken die Substanzen bakteriostatisch und bakterizid gegen grampositive und gramnegative Bakterien.

Dosierung

- Erwachsene und Kinder ab 5 Jahren: 1 %ige Zubereitungen 1–2-mal/d auftragen

Pharmakokinetische Eigenschaften

Erforderliche Behandlungsdauer

Die Behandlung mit Naftifin sollte über einen Zeitraum von 2–4 Wochen durchgeführt werden, bei Terbinafin ist meist eine Woche ausreichend. Es stehen sogar filmbildende Terbinafinzubereitungen zur Verfügung, die nur ein einziges Mal angewendet werden müssen.

Metabolismus und Ausscheidung

Nach topischer Applikation liegt die systemische Bioverfügbarkeit bei etwa 5 %. Die Biotransformation erfolgt in der Leber, die Ausscheidung überwiegend renal.

Besondere Hinweise

Nach dem Auftragen kann es zu leichten Rötungen und Juckreiz kommen. Für die Anwendung bei Kindern unter 12 Jahren liegen nur eingeschränkte Erfahrungen zur Sicherheit und Wirksamkeit vor. Eine Anwendung während der Schwangerschaft und der Stillzeit sollte nur bei unbedingtem Erfordernis erfolgen.

Zusammenfassende Bewertung

●●●●●

Topische Allylamine (z. B. Terbinafin oder Naftifin) gelten als Mittel der ersten Wahl für die Behandlung von Fußpilz. Ihre Wirkung wurde in zahlreichen randomisierten kontrollierten Studien nachgewiesen.

11

11.1.2 Azole – Bifonazol, Clotrimazol, Econazol, Miconazol und Sertaconazol

Wirkung

Hauptangriffspunkt der Azole ist die Hemmung der Ergosterolbiosynthese in der Pilzzellmembran. Durch Einlagerung falscher Sterole werden die Membranfunktion und -permeabilität gestört. In fungistatischer Konzentration kommt es zu einer Verdickung der Zytoplasmamembran und zu Änderungen in der Membranpermeabilität, die eine selektive Hemmung der Aufnahme von essenziellen nutritiven Substanzen zur Folge haben. In fungizider Konzentration treten eine Nekrotisierung des Zellinneren und eine Destruktion der Zellwand auf. Die Wirkung betrifft überwiegend proliferierende Pilzzellen. Eine Resistenzentwicklung wird nur in Ausnahmefällen berichtet.

Dosierung

Clotrimazol

- Kinder, Jugendliche und Erwachsene: 1–2 %ige Zubereitungen 2–3-mal/d anwenden

Bifonazol

- Kinder, Jugendliche und Erwachsene: 1 %ige Zubereitungen 1-mal/d (abends) anwenden

Pharmakokinetische Eigenschaften

Erforderliche Behandlungsdauer

Die Behandlung sollte über einen Zeitraum von 4–6 Wochen durchgeführt werden. Nach dem Abklingen der Symptome muss noch mindestens 2 Wochen nachbehandelt werden.

Metabolismus und Ausscheidung

Nach dermaler Applikation ist die resorbierte Menge sehr gering.

Besondere Hinweise

Nach dem Auftragen der Zubereitungen kann es zu leichten Rötungen und Juckreiz kommen. Über eine Anwendung während der Schwangerschaft und der Stillzeit liegen keine ausreichenden Erfahrungen vor. Wegen der geringen Resorptionsquote erscheint jedoch eine Applikation nach strenger Indikationsstellung vertretbar. Relevante Interaktionen mit Biotransformationsenzymen sind ebenfalls nicht zu erwarten. Die Behandlung mit Azolen ist vergleichsweise kostengünstig.

Zusammenfassende Bewertung

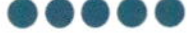

Azole können zur Behandlung von Fußpilz empfohlen werden. Sie sind gut wirksam, verträglich und kostengünstig. Ihre Wirksamkeit wurde in randomisierten kontrollierten Studien nachgewiesen.

11.1.3 Tolnaftat

Wirkung

Tolnaftat wirkt antimykotisch gegen Fadenpilze. Die Wirkung wird auf eine Hemmung der Squalenoxidase und somit der Ergosterolbiosynthese in der Pilzzellmembran zurückgeführt. Die Substanz bewirkt eine Formveränderung der Pilzhyphen, sie wirkt überwiegend auf proliferierende Pilzzellen.

Dosierung

- Erwachsene und Kinder ab 2 Jahren: 1 %ige Zubereitungen 2-mal/d auftragen

Pharmakokinetische Eigenschaften

Erforderliche Behandlungsdauer

Die Behandlung sollte über einen Zeitraum von 2–4 Wochen durchgeführt werden, bei starken Hautverdickungen bis zu 6 Wochen.

Metabolismus und Ausscheidung

Zum pharmakokinetischen Verhalten liegen keine Daten vor.

Besondere Hinweise

Nach dem Auftragen der Zubereitung sind leichte Reizungen möglich. Zur Anwendung während der Schwangerschaft und der Stillzeit liegen keine Erfahrungen vor.

Zusammenfassende Bewertung

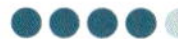

Tolnaftat ist bei leichtem bis mittelschwerem Fußpilzbefall gut wirksam und verträglich. Die Wirksamkeit wurde in kontrollierten Studien nachgewiesen. Die Evidenzlage ist etwas schlechter als bei Allylaminen und Azolen.

11.1.4 Ciclopirox

Wirkung

Ciclopirox ist ein fungizid wirkendes Pyridon-Antimykotikum. Es reichert sich in der Pilzzelle stark an und bindet irreversibel an Zellwand, Zellmembran, Mitochondrien, Ribosomen und Mikrosomen. Seine Wirkung beruht auf einer Hemmung der zellulären Aufnahme lebensnotwendiger Zellbausteine. Weiterhin induziert es den Ausstrom anderer essenzieller Bestandteile der Pilzzelle, z. B. von Kaliumionen.

Dosierung

- Erwachsene und Kinder ab 4 Jahren: 1 %ige Zubereitungen 2-mal/d auftragen

Pharmakokinetische Eigenschaften

Erforderliche Behandlungsdauer

Die Behandlung sollte über einen Zeitraum von etwa 4 Wochen durchgeführt werden. Um Rezidive zu vermeiden, empfiehlt es sich, die Therapie etwa 1–2 Wochen über die klinische Heilung hinaus fortzusetzen.

Metabolismus und Ausscheidung

Ciclopirox wird nach topischer Applikation zu etwa 1–2 % resorbiert. Die Ausscheidung erfolgt hauptsächlich renal, überwiegend in Form von in der Leber gebildeten Glucuroniden.

Besondere Hinweise

Ciclopirox kann nach dem Aufbringen auf die Haut Juckreiz und leichtes Brennen verursachen. Bis zum Vorliegen weiterer Erfahrungen dürfen Kinder unter 4 Jahren und Schwangere nur nach strenger Indikationsstellung behandelt werden. Ciclopirox sollte während der Stillzeit nicht angewendet werden.

Zusammenfassende Bewertung

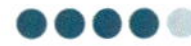

Ciclopirox ist bei leichtem bis mittelschwerem Fußpilzbefall gut wirksam und verträglich. Die Wirksamkeit wurde in randomisierten kontrollierten Studien nachgewiesen. Die Evidenzlage ist etwas schlechter als bei Allylaminen und Azolen.

11.1.5 Teebaumöl (aus Melaleuca alternifolia)

Wirkung

Teebaumöl weist neben seinen antimykotischen auch antibakterielle Wirkungen auf, so z. B. gegen *Mycoplasma pneumoniae*. Die enthaltenen Mono- und Sesquiterpene wie 1-Terpinen-4-ol dringen in Biomembranen von Bakterien, Pilzen und Viren ein und stören deren Funktion. Es kommt zum Verlust der Barrierefunktion und somit zum Austreten von Ionen. An *Staphylococcus aureus* wurde nach Einwirkung von Teebaumöl u. a. ein Verlust an Kaliumionen nachgewiesen. Die vollständige Lyse eines Bakteriums konnte allerdings nicht gezeigt werden.

Dosierung

- Kinder, Jugendliche und Erwachsene: unverdünnt oder als 5–10 %ige Zubereitung 1–2-mal/d auftragen

Pharmakokinetische Eigenschaften

Erforderliche Behandlungsdauer

Die Behandlung sollte über einen Zeitraum von 4–6 Wochen durchgeführt werden.

Metabolismus und Ausscheidung

Aufgrund seiner Lipophilie wird Teebaumöl gut über die Haut und die Schleimhäute resorbiert. Zur weiteren Pharmakokinetik liegen keine Erkenntnisse vor.

Besondere Hinweise

Teebaumöl kann als Zellgift Reizungen verursachen oder allergische Reaktionen auslösen. Insbesondere gealtertes Öl enthält vermehrt Bestandteile wie *p*-Cymen und Ascaridol, die möglicherweise das Auftreten von Kontaktdermatitiden begünstigen. Dieser Alterungsprozess setzt bereits innerhalb weniger Tage nach dem Öffnen ein. Ein zur Fußpilzbehandlung zugelassenes Teebaumölfertigarzneimittel mit definierter Indikation steht derzeit nicht zur Verfügung.

Zusammenfassende Bewertung

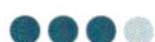

Teebaumöl kann bei leichtem Fußpilzbefall angewendet werden. Das Öl wirkt symptomatisch, eine Heilung wird erst bei höheren Konzentrationen und längerer Anwendung erzielt. Zur abschließenden Beurteilung sind randomisierte kontrollierte klinische Untersuchungen an ausreichend großen Patientenkollektiven erforderlich.

Anmerkungen

- Zubereitungen mit Nystatin wirken nur gegen Hefepilze, diese kommen jedoch bei Fußpilz fast nie vor.
- Povidon-Iod wirkt antibakteriell und antimykotisch und kann vor allem bei Mykosen mit beginnenden bakteriellen Superinfektionen eingesetzt werden. Seine Wirkung gegen Fadenpilze ist jedoch vergleichsweise schwach und unspezifisch. Sie beruht auf der Freisetzung von oxidierendem Iod. Zur antimykotischen Wirksamkeit der Substanz liegen keine Untersuchungen aus randomisierten kontrollierten Studien vor.
- Gerbstoffe wirken lediglich heilungsunterstützend. Gegen eine kombinierte Anwendung bestehen keine Bedenken.
- Für Hausmittel wie Knoblauchpaste, Essig, spezielle Schuheinlagen und Lavendelöl gibt es kaum wissenschaftlich haltbare Untersuchungen. Eine Empfehlung kann daher nicht erfolgen.
- Allylamine und Azole zur Fußpiltherapie können prinzipiell auch zur Behandlung von Hautmykosen anderer Körperregionen zum Einsatz kommen. Allerdings empfiehlt es sich, aufgrund der erschwerten Diagnostik ärztlichen Rat einzuholen.

11.2 Abgrenzung zu verschreibungspflichtigen Arzneimitteln und anderen ärztlichen Therapieverfahren

Bei erstmaligem Verdacht auf Fußpilzbefall sollte zur Klärung ein Arzt aufgesucht werden, ebenso wenn kleinere Kinder betroffen sind, bei weiterer Ausbreitung der Hauterscheinungen oder wenn nach Ende des Behandlungszyklus keine Besserung eintritt. Bei Versagen einer topischen antimykotischen Therapie ist meist eine systemische Behandlung mit Antimykotika wie Fluconazol, Itraconazol oder Terbinafin erforderlich. Andernfalls muss insbesondere bei immungeschwächten Patienten mit einem gefährlichen Übergreifen der Erkrankung auf andere Körperregionen und Organe gerechnet werden.

Bei starker Schwächung der dermalen Abwehrfunktionen kann eine bakterielle Superinfektion auftreten, die antibiotisch behandelt werden muss. Insbesondere Streptokokken führen u. U. zur Entstehung einer Wundrose. Diese schwere Hautinfektion des Unterschenkels kann mit hohem Fieber einhergehen, zudem steigt das Risiko für eine Beinvenenthrombose. Bei ausgeprägt entzündlichen Verlaufsformen ist möglicherweise eine stationäre Aufnahme erforderlich.

11.3 Handelspräparate (Auswahl)

Wirkstoff	Bewertung	Präparatebeispiele®
Bifonazol (Creme)	●●●●●	Canesten extra, Bifon
Ciclopirox (Creme)	●●●●○	Ciclopoli
Clotrimazol (Creme)	●●●●●	Canesten, Canifug, Clotrigalen
Econazol (Creme)	●●●●●	Epi-Pevaryl
Miconazol (Creme)	●●●●●	Daktar, Micotar
Naftifin	●●●●●	Exoderil
Sertaconazol (Creme)	●●●●●	Mykosert, Zalain
Terbinafin (extern)	●●●●●	Terbiderm, Terbinafin Schollmed gegen Fußpilz, Terbinafinhydrochlorid STADA
Tolnaftat (Creme)	●●●●○	Tinatox

Literatur

Ammon H, Mutschler E, Scholz H (Hrsg.). Arzneimittel Information und Beratung. 27. Akt.lfg., Wissenschaftliche Verlagsgesellschaft Stuttgart, 2023

Bell-Syer SEM, Khan SM, Torgerson DJ. Oral treatments for fungal infections of the skin of the foot. Cochrane Database Syst Rev 10(10): CD003584, 2012

Bezabh SA, Tesfaye W, Christenson JK et al. Antiparasitic Activity of Tea Tree Oil (TTO) and Its Components against Medically Important Ectoparasites: A Systematic Review. Pharmaceutics 14(8): 1587, 2022

Blaschek W et al. Wichtl Teedrogen und Phytopharmaka. 6. Aufl., Wissenschaftliche Verlagsgesellschaft Stuttgart, 2016

Carson CF, Hammer KA, Riley TV. Melaleuca alternifolia (Tea Tree) oil: a Review of Antimicrobial and other Medicinal Properties. Clin Microbiol Rev 19/1: 50–62, 2006

Deyno S, Mtewa AG, Abebe A et al. Essential oils as topical anti-infective agents: A systematic review and meta-analysis. Complement Ther Med 47: 102224, 2019

Drugdex® System. Thomson Healthcare, Zugriff 04/2023

El-Gohary M, van Zuuren EJ, Fedorowicz Z et al. Topical antifungal treatments for tinea cruris and tinea corporis. Cochrane Database Syst Rev (8): CD009992, 2014

Fachinformation Antimykal, Stand 07/2022

Fachinformation Batrafen, Stand 07/2022

Fachinformation Bifon, Stand 01/2023

Fachinformation Epi-Pevaryl, Stand 02/2021

Fachinformation Exoderil, Stand 08/2021

Fachinformation Miconazol acis, Stand 01/2020

Fachinformation Mycosert, Stand 11/2019

Fachinformation Terbiderm, Stand 06/2021

Fachinformation Tinatox, Stand 05/2015

Hamacher H, Wahl MA. Selbstmedikation, 2. Aufl., Wissenschaftliche Verlagsgesellschaft Stuttgart, 2022

Korting HC, Kiencke P, Nelles S et al. Comparable efficacy and safety of various topical formulations of terbinafine in tinea pedis irrespective of the treatment regimen: results of a meta-analysis. Am J Clin Dermatol 8(6): 357–64, 2007

Martin-Lopez JE. Athlete's foot: oral antifungals. Clinical Evidence 09: 1712, 2015

Rotta I, Otuki MF, Sanches AC et al. Efficacy of topical antifungal drugs in different dermatomycoses: a systematic review with meta-analysis, Rev Assoc Med Bras 58(3): 308–318, 2012

Rotta I, Ziegelmann PK, Otuki MF et al. Efficacy of topical antifungals in the treatment of dermatophytosis: a mixed-treatment comparison meta-analysis involving 14 treatments. JAMA Dermatol 149(3): 341–349, 2013

Stein Gold LF, Parish LC, Vlahovic T et al. Efficacy and safety of naftifine HCl Gel 2 % in the treatment of interdigital and moccasin type tinea pedis: pooled results from two multicenter, randomized, double-blind, vehicle-controlled trials, J Drugs Dermatol 12(8): 911–918, 2013

Tinea der freien Haut (S1-Leitlinie). AWMF-Register-Nr. 013/002, Stand 10/2008 (in Überarbeitung)

Ward H, Parkes N, Smith C, Kluzek S, Pearson R. Consensus for the Treatment of Tinea Pedis: A Systematic Review of Randomised Controlled Trials. J Fungi (Basel) 8(4): 351, 2022

Xiao Y, Yuan P, Sun Y et al. Comparison of topical antifungal agents for oral candidiasis treatment: a systematic review and meta-analysis. Oral Surg Oral Med Oral Pathol Oral Radiol 133(3): 282–291, 2022

12 Hämorrhoiden

Hämorrhoiden sind knotenförmige Erweiterungen eines Geflechts aus arteriellen Blutgefäßen im Übergang vom Mast- zum Enddarm. Wie ein Schwellkörper dichten sie zusammen mit dem Schließmuskel den After ab. Wenn einzelne Bereiche krampfaderartig erweitert sind oder Gewebe aus dem After hervortritt, kommt es zu Beschwerden und somit zum Krankheitsbild „Hämorrhoiden".

Schätzungen zufolge ist etwa die Hälfte der über 50-Jährigen betroffen. Die Erkrankung kann aber auch bedeutend früher auftreten. Bei Männern ist sie häufiger als bei Frauen. Wichtigste Ursache ist eine chronische Obstipation, die begünstigt durch einen erhöhten Pressdruck zur verstärkten Ansammlung von Blut im Gefäßgeflecht des Afters führt. Als Folge kommt es zu einer Überdehnung der Blutgefäße. Weitere Auslöser können Übergewicht, angeborene Bindegewebsschwäche, Bewegungsmangel und andauernde sitzende Tätigkeit sein. Bei Schwangeren wird das Krankheitsbild durch eine Lockerung des Bindegewebes aufgrund der hormonellen Umstellung und wegen des erhöhten Drucks im Bauchraum ausgelöst. Nach der Geburt verschwinden die Symptome meist spontan.

Häufigstes Symptom eines Hämorrhoidalleidens ist die transanale schmerzlose Blutung. Infolge einer Störung der Feinkontinenz kann es weiterhin zu Stuhlschmieren kommen, was zu Irritationen der perianalen Haut mit Juckreiz, Brennen, Nässen, Entzündungen, Ekzemen und Schmerzen führt. Häufig besteht das Gefühl der unvollständigen Stuhlentleerung. In den Venen der Aftergegend können sich weiterhin Blutgerinnsel oder Blutergüsse bilden, sogenannte äußere Hämorrhoiden oder Perianalthrombosen. Aus ihnen tritt u. U. dunkelrotes Blut aus.

Folgende nicht medikamentöse Maßnahmen zur Behandlung von Hämorrhoiden sind möglich:

- ballaststoffreiche Ernährung (z. B. Flohsamenschalen),
- reichlich Flüssigkeitszufuhr,
- Stuhlgang möglichst nur einmal täglich,
- Defäkationsdauer bis zu 3 Minuten,
- Vermeidung von starkem Pressen beim Stuhlgang.

Für vermehrte körperliche Bewegung, Gewichtsreduktion, Beckenbodengymnastik, erhöhte Flüssigkeitszufuhr, kürzere Defäkationszeiten, Kühlen oder eine verbesserte lokale Körperhygiene konnte kein eindeutiger Nutzen nachgewiesen werden. Allerdings sind diese Maßnahmen prinzipiell positiv einzuschätzen und können auch vorbeugend eingesetzt werden.

Zur symptomatischen medikamentösen Behandlung im Rahmen der Selbstmedikation stehen Salben, Zäpfchen und Analtampons mit Lokalanästhetika oder Hamamelisextrakten sowie systemische Therapeutika mit Rutosiden oder Aescin zur Verfügung. Es muss jedoch betont werden, dass zu diesen Therapeutika nur wenige aussagekräftige Untersuchungen und Wirksamkeitsnachweise vorliegen, die eine Einschätzung der verfügbaren Substanzen ermöglichen. Eine effektive kausale Behandlung ist ohnehin nur durch chirurgische Maßnahmen möglich (s. u.). Dieser Lösung sollte bei anhaltenden Beschwerden außerhalb der Schwangerschaft in der Regel der Vorzug gegeben werden. Hämorrhoidalleiden schreiten anderenfalls fort und führen zu Komplikationen wie Blutungen bis zur Anämie sowie zu Analthrombosen. Unter Mitnahme des davor liegenden Analkanals können sie dauerhaft sichtbar nach außen vorfallen (Analprolaps). Durch die gestörte Schließmuskelfunktion besteht die Gefahr einer Inkontinenz. An dieser Stelle ein kurzer Überblick über die, wie erwähnt, eingeschränkten Behandlungsmöglichkeiten in der Selbstmedikation.

Therapiemöglichkeiten

Hämorrhoiden

- Rutoside (Flavonoide) bewirken eine Verminderung der venösen Kapazität und Dehnbarkeit sowie eine Verringerung einer pathologisch erhöhten Kapillarpermeabilität. Die Wirkung ist u. a. auf Wechselwirkungen mit Phospholipiden in den Zellmembranen zurückzuführen. Bei Hämorrhoiden wird die Schwellung im Afterbereich gemildert und Beschwerden wie Stechen, Bluten und Nässen lassen nach. Bei Schwangeren wurde eine Reduktion der Beschwerden im Vergleich zu Placebo gezeigt. Die sichere Anwendung während der Schwangerschaft ist dagegen nicht ausreichend belegt und sollte in weiteren Studien untersucht werden.
- Das Triterpenglykosid Aescin bewirkt bei einer pathologisch gesteigerten Permeabilität der Gefäßwand eine Hemmung der Exsudation. Der Effekt wird auf eine veränderte Permeabilität der beteiligten Kapillarwandöffnungen und antiphlogistische Wirkungen zurückgeführt. Die Wirksamkeit von Aescin bei Hämorrhoidalleiden wurde in randomisierten kontrollierten klinischen Studien bislang nicht ausreichend belegt.
- Lidocain und Quinisocain sind Lokalanästhetika vom Säureamid-Typ. Sie können zur kurzzeitigen Schmerz- und Juckreizlinderung bei Hämorrhoidalleiden angewendet werden und gelten hierbei als Mittel der Wahl. Ein längerfristiger Nutzen im Sinne einer Zustandsverbesserung konnte in kontrollierten klinischen Studien jedoch nicht nachgewiesen werden.
- Hamamelisextrakte wirken antiphlogistisch, adstringierend und lokalhämostyptisch. Die Wirkung wird insbesondere auf die enthaltenen Gerbstoffe wie Beta- und Gamma-Hamamelitannin zurückgeführt. Diese sollen eine Verfestigung der oberen Hautschichten sowie eine Abdichtung der Kapillaren bewirken. Die Wirkung wurde bislang allerdings nur in wenigen offenen Studien nachgewiesen. Zur Bewertung der Wirksamkeit sind daher aussagekräftigere Untersuchungen wünschenswert.

Anmerkungen

- Im Jahr 2010 wurden Präparate mit Bufexamac wegen der Gefahr von Kontaktallergien vom Markt genommen. Die Substanz ruft Nebenwirkungen hervor, die den Symptomen der ursächlichen Beschwerden so sehr gleichen, dass sie gar nicht als Nebenwirkungen erkannt werden.
- Topische Zubereitungen mit inaktivierten Mikroorganismen (*E. coli*) sind derzeit in Deutschland nicht mehr verfügbar.
- Zur topischen Anwendung von adstringierend wirkenden Bismutsalzen liegen keine Untersuchungen vor, die eine Empfehlung rechtfertigen.
- Sehr starke Schmerzen im Rahmen eines Hämorrhoidalleidens können systemisch mit nichtopioiden Analgetika wie Ibuprofen oder Paracetamol behandelt werden. Die Anwendung von Acetylsalicylsäure ist jedoch wegen einer möglichen Verstärkung der Blutungsneigung zu vermeiden.

12.1 Abgrenzung zu verschreibungspflichtigen Arzneimitteln und anderen ärztlichen Therapieverfahren

Blut im Stuhl bzw. Blutungen aus dem Darm-After-Bereich bedürfen grundsätzlich der Abklärung durch den Arzt. Bei anhaltenden Beschwerden, wenn Hämorrhoidalleiden erstmalig auftreten oder wenn Kinder betroffen sind, sollte ebenfalls Rücksprache mit einem Arzt gehalten werden. Mögliche Differenzialdiagnosen wie Analekzeme, bakterielle Infektionen, Analmykosen, Wurmbefall, Proktitis, perianale Thrombosen, aber auch Darmkarzinome sollten bedacht werden. Eine Proktoskopie ist u. U. hilfreich.

Bei Hämorrhoiden der Grade I und II kann eine kurzfristige Behandlung mit verschreibungspflichtigen topischen Glucocorticoiden oder Lokalanästhetika unternommen werden. Sie enthalten Flucortolonpivalat, Hydrocortisonacetat oder Prednisolonacetat bzw. Cinchocain. Die topische Behandlungsform ist jedoch wenig erfolgversprechend, da sie keine kausale Therapie darstellt. Deutlich bessere Ergebnisse werden bei den Krankheitsstadien I und II durch die Sklerosierungstechnik erreicht, bei der die Gefäße durch Einspritzen von z. B. Aethoxysklerol verödet werden. Das Gewebe schrumpft und verfestigt sich. Mithilfe von Infrarot- oder Kältekoagulation werden Hämorrhoidalknoten ebenfalls effektiv verödet. Bei der sogenannten Gummibandligatur schnürt man Knoten II. oder III. Grades durch ein Gummiband ab, sie nekrotisieren innerhalb weniger Tage und werden vom Körper abgestoßen. Diese Behandlungsformen führen meist rasch zu guten und dauerhaften Ergebnissen. Zur bipolaren Diathermie-Koagulation oder zur Fibrosierung mit Elektrotherapie liegen bislang keine validierten Ergebnisse vor. Bei ausbleibendem Erfolg, meist bei Krankheitsstadium IV, bleibt nur noch die operative Entfernung der Knoten. Das Ziel der operativen Behandlung ist die Wiederherstellung normaler anatomischer Verhältnisse, nicht jedoch die komplette Entfernung des vergrößerten Hämorrhoidalplexus.

12.2 Handelspräparate (Auswahl)

Wirkstoff	Präparatebeispiele®
Aescin (peroral)	Reparil-Dragees, Venostasin
Hamamelisextrakte	Faktu lind, Hametum Hämorrhoidensalbe
Lidocain	Posterisan akut
Rutoside	Venoruton

Literatur

Acheson A, Scholefield JH. Management of haemorrhoids. BMJ 16 336(7640): 380–383, 2008

Altomare DF, Giannini I. Pharmacological treatment of hemorrhoids: a narrative review. Expert Opin Pharmacother 14(17): 2343–2349, 2013

Avsar AF, Keskin HL. Haemorrhoids during pregnancy. J Obstet Gynaecol 30(3): 231–7, 2010

Blaschek W et al. Wichtl Teedrogen und Phytopharmaka. 6. Aufl., Wissenschaftliche Verlagsgesellschaft Stuttgart, 2016

Brown SR. Haemorrhoids: an update on management. Ther Adv Chronic Dis 8(10): 141–147, 2017

Cocorullo G, Tutino R, Falco N et al. The non-surgical management for hemorrhoidal disease. A systematic review. G Chir 38(1): 5–14, 2017

Davis BR, Lee-Kong SA, Migaly J et al. The American Society of Colon and Rectal Surgeons Clinical Practice Guidelines for the Management of Hemorrhoids. Dis Colon Rectum 61(3): 284–292, 2018

Fachinformation Faktu lind, Stand 04/2022

Fachinformation Posterisan akut, Stand 07/2022

Fachinformation Reparil, Stand 07/2022

Fachinformation Venoruton, Stand 06/2016

Haemorrhoids, Guideline commissioned by the National Institute for Health and Clinical Excellence (NICE), 2012

Hamacher H, Wahl MA. Selbstmedikation, 2. Aufl., Wissenschaftliche Verlagsgesellschaft Stuttgart, 2022

Hämorrhoidalleiden (S3-Leitlinie). AWMF-Register-Nr. 081/007, Stand 01.04.2019, gültig bis 31.03.2024

McGory Russell M, Ko CY. Management of Hemorrhoids: Mainstay of Treatment Remains Diet Modification and Office-Based Procedures, National Guideline Clearinghouse 2012

Nisar PJ, Scholefield JH. Managing haemorrhoids. BMJ 11 327(7419): 847–51, 2003

Perera N, Liolitsa D, Iype S et al. Phlebotonics for haemorrhoids. Cochrane Database Syst Rev (8): CD004322, 2012

Salgueiro P, Ramos MI, Castro-Poças F, Libânio D. Office-Based Procedures in the Management of Hemorrhoidal Disease: Rubber Band Ligation versus Sclerotherapy – Systematic Review and Meta-Analysis. GE Port J Gastroenterol 29(6): 409–419, 2022

Sheikh P, Lohsiriwat V, Shelygin Y. Micronized purified flavonoid fraction in hemorrhoid disease: a systematic review and meta-analysis, Adv Ther 37(6): 2792–2812, 2020

Song SG, Kim SH. Optimal treatment of symptomatic hemorrhoids. J Korean Soc Coloproctol 27(6): 277–81, 2011

von Roon AC, Reese GE, Tekkis PP. Haemorrhoids: haemorrhoidal artery ligation. BMJ Clin Evid 0415, 2016

13 Halsschmerzen

Akute Halsschmerzen mit mehr oder weniger starken Schluckbeschwerden sind meist auf Infektionen der oberen Atemwege zurückzuführen. Sie sind häufig viral bedingt und werden u.a. durch Rhino- oder Coronaviren ausgelöst. Prinzipiell unterscheidet man Pharyngitis, Rhinopharyngitis, Laryngitis und Tonsillitis. Die Spontanheilungsrate liegt bei 30–40% innerhalb von 3 Tagen und bei 80–90% innerhalb einer Woche, sodass nur wenige Betroffene einen Arzt aufsuchen. Durch Anwendung von Hausmitteln wie das Lutschen von Bonbons, Trinken von Tees oder heißer Zitrone, Gurgeln oder Halswickel kann es zu einer subjektiven Linderung der Beschwerden kommen. Auch eine gute Mund-, inklusive Zahnhygiene scheint wichtig. Ein Nachweis für die objektive Symptomverbesserung oder für eine Beschleunigung der Heilung durch solche Maßnahmen liegt jedoch nicht vor.

Bei akuten Beschwerden sollten scharfe Gewürze oder Säuren gemieden werden, bei starken Schluckbeschwerden sind weiche Speisen zu bevorzugen. Das Einschränken oder Unterlassen des Zigarettenrauchens ist ohnehin zu begrüßen. Evidenzbasierte Therapiemöglichkeiten im Rahmen der Selbstmedikation sind begrenzt. Es können Lokalanästhetika und systemisch wirkende Analgetika wie Flurbiprofen oder Ibuprofen eingesetzt werden.

13.1 Lokalanästhetika

13.1.1 Benzocain und Lidocain

Benzocain oder Lidocain binden mit hoher Affinität an geöffnete und inaktivierte Natriumkanäle an den Membraninnenseiten der Zellen erregbarer Strukturen. Die Affinität zu Natriumkanälen in geschlossenem Zustand ist gering. Hochfrequent gereizte Nervenzellen mit verlängertem Aktionspotenzial reagieren am empfindlichsten. Die Permeation durch Membranen ist nur in ungeladener Form möglich, sodass der pK_a-Wert der Substanz und der pH-Wert des Milieus für das Erreichen des intrazellulären Wirkortes entscheidend sind. Für die Wirkung auf den Ionenkanal ist dagegen die protonierte Form des Wirkstoffmoleküls verantwortlich.

Dosierung

- Erwachsene und Jugendliche ab 12 Jahre: täglich bis zu 8 Lutschtabletten mit jeweils 7–10 mg Benzocain oder 1 mg Lidocain
- Kinder von 6–11 Jahren: täglich bis zu 4 Lutschtabletten mit jeweils 7–10 mg Benzocain oder 1 mg Lidocain

Kinder unter 6 Jahren sollten bei Halsschmerzen wegen des erhöhten Risikos einer Methämoglobinämie im Rahmen der Selbstmedikation nicht mit Benzocain oder Lidocain behandelt werden.

Pharmakokinetische Eigenschaften

Wirkungseintritt

Die Wirkung setzt innerhalb von 3–5 Minuten ein.

Metabolismus und Ausscheidung

Die Bioverfügbarkeit nach topischer Applikation von Lidocain liegt bei 3–5 %. 90 % der resorbierten Menge werden in der Leber mittels CYP1A2 und CYP3A4 biotransformiert und glucuronidiert. Es entsteht hauptsächlich Monoethylglycinxylidid und hieraus 2,6-Xylidin und 4-Hydroxy-2,6-dimethylanilin. 2,6-Xylidin besitzt ein schwach mutagenes Potenzial. Die Ausscheidung erfolgt praktisch ausschließlich renal. Zur Pharmakokinetik von Benzocain liegen keine aussagekräftigen Daten vor.

Besondere Hinweise

Benzocain oder Lidocain können bei akuten Halsschmerzen zwar kurzzeitig die Beschwerden lindern, es kommt jedoch weder zu einer Verbesserung der weiteren Symptome noch zu einer Beschleunigung der Heilung. Bei längerfristiger Anwendung besteht die Gefahr von Sensibilisierungsreaktionen. Benzocain und Lidocain können weiterhin eine Methämoglobinämie auslösen.

Zusammenfassende Bewertung

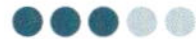

Benzocain oder Lidocain können zur kurzzeitigen Linderung akuter Halsschmerzen angewendet werden. Ein längerfristiger Nutzen oder eine Beschleunigung der Heilung war in randomisierten kontrollierten klinischen Studien nicht nachweisbar. Es besteht eine erhöhte Methämoglobinämie- und Allergiegefahr.

13.1.2 Ambroxol

Wirkung

Die lokalanästhetische Wirkung von Ambroxol wird auf eine reversible Blockade von Natriumkanälen, insbesondere des Subtyps Na_V 1.8, zurückgeführt. In vitro wurde weiterhin ein antiinflammatorischer Effekt nachgewiesen. Es kommt zu einer Hemmung der Zytokinfreisetzung.

Dosierung

- Erwachsene und Kinder ab 12 Jahren: täglich bis zu 6 Lutschtabletten mit jeweils 20 mg Ambroxol

Für die Behandlung von Kindern unter 12 Jahren liegen noch keine ausreichenden Daten zur Sicherheit und Wirksamkeit vor. Die Einnahme ohne ärztlichen Rat sollte auf 3 Tage begrenzt bleiben.

Pharmakokinetische Eigenschaften

Wirkungseintritt und Wirkdauer

Die Wirkung tritt innerhalb weniger Minuten ein und hält etwa 3 Stunden an.

Metabolismus und Ausscheidung

30 % der resorbierten Ambroxoldosis werden durch einen First-Pass-Metabolismus biotransformiert. Unter Beteiligung von CYP3A4 entstehen Dibromanthranilsäure und ein Glucuronid. Die Ausscheidung erfolgt überwiegend renal, etwa 5 % in unveränderter Form.

Besondere Hinweise

Ambroxol bewirkt bei akuten Halsschmerzen eine Linderung der Schmerzen und zeigt auch schwache entzündungshemmende Effekte. In klinischen Studien kam es bei Halsentzündungen zu einer signifikanten Reduktion der Rötung im Hals. Es können gastrointestinale Beschwerden, Taubheitsgefühl, Geschmacksstörungen und allergische Reaktionen auftreten. Die Anwendung von Ambroxol während der Schwangerschaft sollte insbesondere während des 1. Trimenons nur mit großer Vorsicht erfolgen, während der Stillzeit sollte sie vermieden werden.

Zusammenfassende Bewertung

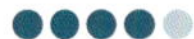

Ambroxol als Lutschtablette kann zur Behandlung von akuten Halsschmerzen eingesetzt werden. In 5 kontrollierten Studien (RCTs) zeigten Symptom-Scores bei guter Verträglichkeit eine etwas bessere Wirkung im Vergleich zu Placebo und eine ähnliche Wirkung wie Benzocain. Allerdings ist zu beachten, dass Ambroxol mit einem geringen Risiko für schwere unerwünschte Hautreaktionen assoziiert ist.

13.2 Systemisch wirkende Analgetika

13.2.1 Flurbiprofen

Wirkung

Flurbiprofen ist ein systemisch wirkendes nichtsteroidales Antirheumatikum und hemmt unselektiv die Cyclooxygenase. Die Substanz reduziert entzündungsbedingte Schmerzen und Schwellungen. In einem Ex-vivo-Modell konnte gezeigt werden, dass Flurbiprofen aus Lutschtabletten in alle Schichten des menschlichen Rachengewebes eindringt, einschließlich der tieferen Schichten. Bislang ist ungeklärt, inwiefern dies zur Gesamtwirkung beiträgt.

Dosierung

- Erwachsene und Kinder ab 12 Jahren: täglich bis zu 5 Lutschtabletten oder Sprühstöße mit jeweils 8,75 mg Flurbiprofen

Zur Behandlung von Kindern unter 12 Jahren liegen noch keine ausreichenden Daten zur Sicherheit und Wirksamkeit vor. Die Einnahme ohne ärztlichen Rat sollte auf 3 Tage begrenzt bleiben.

Pharmakokinetische Eigenschaften

Wirkungseintritt und Wirkdauer

Die Wirkung tritt innerhalb von 15 Minuten ein und hält etwa 3 Stunden an.

Metabolismus und Ausscheidung

Die Substanz wird in der Leber in pharmakologisch inaktive Metaboliten übergeführt. Die Ausscheidung erfolgt fast ausschließlich renal.

Besondere Hinweise

NSAID wie Flurbiprofen wirken bei Halsschmerzen schmerzlindernd, entzündungshemmend und abschwellend. Die Substanz ist derzeit als Lutschtablette oder Spray verfügbar, dennoch zählt die Medikation zu den systemisch wirkenden Analgetika. Die Bioverfügbarkeit des Wirkstoffs ist nach topischer Applikation besser als die durch normale perorale Arzneiformen zum Herunterschlucken erreichte. Flurbiprofen wird wie verschiedene andere systemische Analgetika bzw. NSAID von internationalen Leitlinien zur Behandlung von Halsschmerzen mit Einschränkung empfohlen (▸ Kap. 13.3, Anmerkungen).

Bei 30 bis 50 % der Behandelten treten Nebenwirkungen wie Schmeckstörungen, Taubheit, trockener Mund und Übelkeit auf, häufiger als unter Benzocain oder Lidocain. Bei Patienten mit Neigung zu allergischen Reaktionen, vor allem NSAID, ist besondere Vorsicht geboten. Auch Patienten mit allergischem Asthma, anderen Allergien in der Anamnese sowie ältere Patienten sind bezüglich Überempfindlichkeitsreaktionen auf Flurbiprofen gefährdet.

Bei Prädisposition für gastrointestinale Ulzera sowie bei schwerer Herz-, Leber- oder Niereninsuffizienz besteht eine Kontraindikation, ebenso für die Einnahme im letzten Trimenon der Schwangerschaft. Eine Anwendung im 1. und 2. Trimenon ist unter strenger Nutzen-Risiko-Abwägung möglich. Auch die kurzfristige Einnahme während der Stillzeit ist vertretbar.

Zusammenfassende Bewertung

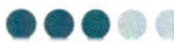

Erwachsene und Kinder ab 12 Jahren können bei Halsschmerzen, die mit starken Schluckbeschwerden, Rötungen und Schwellungen einhergehen, kurzfristig mit Flurbiprofen behandelt werden. Direkte, vergleichende Untersuchungen zu anderen systemischen Analgetika bzw. NSAID wie Acetylsalicylsäure oder Ibuprofen liegen allerdings derzeit nicht vor. Bei entsprechend prädisponierten Patienten besteht eine erhöhte Allergiegefahr.

Anmerkungen

- Bei starken Schluckbeschwerden können kurzzeitig Analgetika bzw. NSAID peroral eingenommen werden (▸Kap. 17). Diese systemische Behandlungsform von Halsschmerzen ist in Deutschland im Gegensatz zu skandinavischen Ländern (noch) nicht üblich. Sie wird jedoch von Fachgesellschaften empfohlen. Ibuprofen kann für Kinder ab 6 Monaten oder Erwachsene eingesetzt werden. Die Einnahme von Acetylsalicylsäure sollte bei Kindern unter 16 Jahren unterbleiben. Paracetamol hat sich dagegen zur Linderung von Halsschmerzen als wenig wirksam erwiesen.
- Die lokale Anwendung von Antiseptika wie Cetylpyridiniumchlorid, Cetrimoniumbromid, Benzalkoniumchlorid, Chlorhexidin, Hexetidin und Povidoniod bei Halsschmerzen wird nicht empfohlen. Die Wirkung der Substanzen ist sehr kurzfristig und oberflächlich, die tief in Furchen befindlichen pathogenen Keime werden nicht erreicht. Außerdem wirken die Substanzen hauptsächlich antibakteriell und sind gegen die bei akuten Halsschmerzen wesentlich häufiger vorkommenden Viren unwirksam. Die Zerstörung der physiologischen Flora der Mundschleimhaut ist nicht erwünscht. Zudem lösen die Substanzen häufig Allergien aus und können zur Störung der Wundheilung führen. Aus diesem Grund wurden auch alle Zubereitungen mit Fusafungin Mitte 2016 aus dem Handel genommen.
- Für *Pelargonium-sidoides*-Extrakte wurden bei akuten Halsschmerzen in klinischen Studien schwache symptomlindernde und krankheitsverkürzende Wirkungen nachgewiesen. Eine Zulassung für die Indikation „Halsschmerzen" besteht jedoch nicht mehr.
- Für den Einsatz der im Tierexperiment entzündungshemmend, schmerzlindernd und antibakteriell wirkenden Substanz Benzydamin liegen fast ausschließlich klinische Studien für die Vermeidung postoperativer Halsschmerzen vor. Aussagekräftige Untersuchungen für Behandlung klassischer Halsschmerzen fehlen bislang. Die Anwendung topischer Antibiotika oder Lokalantiseptika ist bei einer mehrheitlich viral bedingten Infektion nicht nachvollziehbar und auch nach Einschätzung der Leitlinien nicht sinnvoll.
- Für die Einnahme von Zinkionen oder Echinaceapräparaten bei akuten Halsschmerzen konnte bislang kein Nutzen gezeigt werden. In einer kontrollierten, randomisierten Studie an 128 Patienten kam es weder zu einer Verbesserung der Symptome noch zu einer Verkürzung der Erkrankungsdauer.

- Die Wirkung von Lutschpastillen oder Tees mit reizlindernden Schleimstoffdrogen wie Eibisch, Primelwurzel, Wollblume oder Isländisch Moos, mit oder ohne Zusatz von Hyaluronsäure, hält nur so lange an, wie die Schleimstoffe die entsprechenden Rezeptoren einhüllen. Eine Beschleunigung der Heilung konnte zwar nicht gezeigt werden. Der Patient kann den Effekt dennoch als angenehm und lindernd empfinden.
- Gurgellösungen oder Rachensprays mit antiseptisch oder antiphlogistisch wirkenden Substanzen bzw. Pflanzenextrakten wirken nur sehr kurzfristig und oberflächlich. Ein Nutzen hinsichtlich Symptomlinderung oder Heilung konnte in kleineren klinischen Studien allenfalls für die Anwendung von Salbeirachensprays nachgewiesen werden.

13.3 Abgrenzung zu verschreibungspflichtigen Arzneimitteln und anderen ärztlichen Therapieverfahren

Bei schwerem allgemeinem Krankheitsgefühl, Fieber über 39 °C oder bei Fortbestehen stärkerer Beschwerden über mehr als 3–5 Tage sollte ein Arzt aufgesucht werden. Dies gilt auch, wenn Hautausschläge, schwere Schluckbeschwerden, Geschwüre im Mund, Mundöffnungsschwierigkeiten oder Luftnot hinzukommen. Der Arzt kann differenzialdiagnostisch schwerwiegende Erkrankungen wie SARS-CoV-2, Scharlach, Angina, Kehldeckelentzündungen, Zungengrundtonsillitis, Herpangina, Mononukleose oder Influenza ausschließen. Weitere mögliche Ursachen für Halsschmerzen sind Allergien, Refluxerkrankungen, chronische Nasennebenhöhlenentzündungen, Thyreoiditis, Immunschwäche oder die heute sehr seltene Diphtherie. Bei schweren Komorbiditäten oder einem erhöhten Risiko für akutes rheumatisches Fieber ist ebenfalls ein Arztbesuch angeraten. Medikamente wie Metamizol oder Thyreostatika können eine Agranulozytose auslösen, die ebenfalls mit Halsschmerzen einhergeht. Auch Fremdkörper oder ein Tumor im Rachenraum müssen bei längerdauernden Beschwerden ausgeschlossen werden.

Antibiotika, wobei Penicillin V (Phenoxymethylpenicillin) als Mittel der Wahl gilt, sollten bei Personen mit intaktem Immunsystem generell nur zur Behandlung bakterieller Infekte angewendet werden. Sie können den Krankheitsverlauf um 1–2 Tage verkürzen, bei erhöhtem Risiko für Nebenwirkungen und Resistenzentwicklungen. In Leitlinien wird die Antibiotikabehandlung unter anderem bei Scharlach, sehr schweren Krankheitsverläufen oder Pharyngitispatienten mit schweren Grunderkrankungen empfohlen. Grundsätzlich sollte die Indikation für einen Antibiotikaeinsatz nicht zu großzügig gestellt werden. Eine antibiotische Behandlung scheint jedoch keinen Einfluss auf die Inzidenz erneuter Pharyngitiden zu haben. Auch die Ansteckungsgefahr von Kontaktpersonen wird durch die antibiotische Behandlung nicht wesentlich reduziert.

Von einer kurzzeitigen systemischen Gabe von Glucocorticoiden bei starken Schluckbeschwerden wird in den Leitlinien mittlerweile abgeraten. Starke einseitige Schluckbeschwerden oder ein sehr unangenehmer Mundgeruch deuten mitunter auf eine Tumorerkrankung hin. Eine operative Entfernung der Rachenmandeln wird heute nur noch sehr zurückhaltend durchgeführt. Meist beschränkt man sich auf schwere, chronische Krankheitsverläufe, bei denen eine erhöhte Gefahr für Folgeerkrankungen wie rheumatisches Fieber, Herzmuskelentzündungen oder Glomerulonephritis besteht. Die Tonsillektomie birgt ein erhöhtes Risiko für u. U. lebensbedrohliche Nachblutungen. Durchschnittlich wird lediglich eine Reduktion der Krankheitstage um 20–25 % erreicht.

13.4 Handelspräparate (Auswahl)

Wirkstoff	Bewertung	Präparatebeispiele®
Ambroxol (Lutschtabletten)	●●●●○	Mucoangin, Mucosolvan Lutschpastillen
Benzocain (Lutschtabletten)	●●●○○	Dorithricin, neo-angin Benzocain
Benzydamin	●○○○○	neo-angin Benzydamin, Tantum Verde
Flurbiprofen	●●●○○	Dobendan Direkt, Flurbiangin
Lidocain (Lutschtabletten)	●●●○○	Trachilid

Literatur

Ammon H, Mutschler E, Scholz H (Hrsg.). Arzneimittel Information und Beratung. 27. Akt.lfg., Wissenschaftliche Verlagsgesellschaft Stuttgart, 2023

Arzneiverordnung in der Praxis – Therapieempfehlungen der Arzneimittelkommission der deutschen Ärzteschaft: Empfehlungen zur Therapie akuter Atemwegsinfektionen und der ambulant erworbenen Pneumonie, 3. Auflage, Band 40, Sonderheft 1, 2013

Blaschek W et al. Wichtl Teedrogen und Phytopharmaka. 6. Aufl., Wissenschaftliche Verlagsgesellschaft Stuttgart, 2016

Büttner R, Schwermer M, Ostermann T et al. Complementary and alternative medicine in the (symptomatic) treatment of acute tonsillitis in children: A systematic review. Complement Ther Med 73: 102940, 2023

Chenot JF, Weber P, Friede T. Efficacy of Ambroxol lozenges for pharyngitis: a meta-analysis. BMC Fam Pract 15: 45, 2014

Cingi C, Songu M, Ural A et al. Effect of chlorhexidine gluconate and benzydamine hydrochloride mouth spray on clinical signs and quality of life of patients with streptococcal tonsillopharyngitis: multicentre, prospective, randomised, double-blinded, placebo-controlled study. J Laryngol Otol 125: 620–625, 2011

de Mey C, Peil H, Kölsch S et al. Efficacy and safety of ambroxol lozenges in the treatment of acute uncomplicated sore throat. EBM-based clinical documentation. Arzneimittelforschung 58 (11): 557–568, 2008

Deutsche Gesellschaft für Allgemeinmedizin und Familienmedizin: Halsschmerzen, DEGAM-Leitlinie Nr. 14, 2020 (Leitlinienreport zur Leitlinie Halsschmerzen, AWMF-Register-Nr. 053–010, Stand 31.10.2020, gültig bis 30.10.2025)

Dhanda S, Evans A, Roy D et al. A Systematic Review of Flurbiprofen 8.75 mg Dose and Risk of Haemorrhagic Events. Front Pharmacol 12: 726141, 2021

Drugdex® System. Thomson Healthcare, Zugriff 04/2023

Fachinformation Dobendan Direkt, Stand 03/2022

Fachinformation Dorithricin, Stand 04/2022

Fachinformation Mucoangin, Stand 07/2022

Fachinformation neo-angin Benzydamin, Stand 12/2022
Fachinformation Trachilid, Stand 11/2014
Fokkens WJ, Lund VJ, Mullol J et al. European Position Paper on Rhinosinusitis and Nasal Polyps, Rhinol Suppl (23): 1–298, 2012
Halsschmerzen (S3-Leitlinie). AWMF-Register-Nr. 053/010, Stand 31.10.2020, gültig bis 30.10.2025
Hamacher H, Wahl MA. Selbstmedikation, 2. Aufl., Wissenschaftliche Verlagsgesellschaft Stuttgart, 2022
Kenealy T. Sore throat. BMJ Clin Evid 2014: 1509, 2014
Klimek L, Sperl A. Leitliniengerechte Therapie von Halsschmerzen in der Apotheke. MMP 12, 2015
Kuriyama A, Aga M, Maeda H. Topical benzydamine hydrochloride for prevention of postoperative sore throat in adults undergoing tracheal intubation for elective surgery: a systematic review and meta-analysis. Anaesthesia 73(7): 889–900, 2018
Li S, Yue J, Dong BR et al. Acetaminophen (paracetamol) for the common cold in adults. Cochrane Database Syst Rev 2013(7): CD008800, 2013
Pelucchi C, Grigoryan L, Galeone C et al. Guideline for the management of acute sore throat. Clin Microbiol Infect 18 Suppl 1: 1–28, 2012
Schams SC, Goldman RD. Steroids as adjuvant treatment of sore throat in acute bacterial pharyngitis. Can Fam Physician 58(1): 52–4, 2012
Spinks A, Glasziou PP, Del Mar CB. Antibiotics for sore throat. Cochrane Database Syst Rev 2013(11): CD000023, 2013
Tanaka Y, Nakayama T, Nishimori M et al. Lidocaine for preventing postoperative sore throat. Cochrane Database Syst Rev 2015(7): CD004081, 2015

14 Husten

Husten ist ein wichtiger Schutzreflex und eines der wichtigsten Krankheitssymptome. Er findet vor allem nachts und in den frühen Morgenstunden statt. Prinzipiell unterscheidet man akuten und chronischen (> 8 Wochen) sowie trockenen und produktiven Husten. Zu den häufigsten Formen zählt die akute Bronchitis, eine Entzündung der Bronchialschleimhaut. Die Infektion geht mit heftigem oder zunächst meist trockenem, später produktivem Husten einher und dauert etwa 1–2 Wochen an. Sie wird überwiegend von Viren ausgelöst und durch Tröpfcheninfektion übertragen. Bei Erwachsenen sind meist Influenza-, Parainfluenza-, Corona-, Rhino- oder Adenoviren die auslösenden Erreger, bei Kindern RS-(Respiratory Syncytial)-Virus, Adeno-, Coxsackie- oder Echoviren. Bakterielle Infektionen treten eher als Superinfektionen bei vorangegangener akuter oder chronischer Bronchitis auf und gehen mit gelblichgrünem Auswurf einher. Neben den Bronchien können bei Husten jedoch auch die Luftröhre, der Rachen, die Stimmbänder und der Kehlkopf entzündet sein.

Bei den häufigsten Formen von Husten kommt es im Rahmen dieser Entzündung zu einer verbesserten Durchblutung der entsprechenden Schleimhaut, die körpereigene Abwehr kann somit an dieser Stelle effektiver arbeiten. Durch vermehrte Sekretproduktion der Schleimhautzellen wird ein Abtransport der Reaktionsprodukte durch Abhusten begünstigt. Dabei aktivieren bestimmte Reize Hustenrezeptoren im Kehlkopf, im Rachen, in der Luftröhre und den Hauptbronchien und lösen im Husten- und Atemzentrum des Gehirns den Hustenreflex aus. Die Flimmerhärchen in den Bronchien unterstützen diesen pathophysiologisch sinnvollen Vorgang, sofern sie nicht durch Tabakrauch zerstört sind.

Folgende nichtmedikamentöse Maßnahmen sind bei einer Bronchitis möglicherweise hilfreich:

- Bewegung an frischer Luft,
- Rauchkarenz,
- kein Einatmen von Staub oder Schadstoffen,
- Inhalieren mit Wasserdampf,
- Trinken ausreichender Flüssigkeitsmengen,
- Atemphysiotherapie.

Zum Nutzen von Wasserdampfinhalationen liegen unterschiedliche Ergebnisse vor. In einigen Untersuchungen wurden eine Linderung der Symptome und eine deutliche Hemmung der Virusvermehrung gezeigt, andere Studien konnten dagegen keine Verbesserung des Krankheitsbilds bestätigen. Der Zusatz ätherischer Öle führt jedenfalls zu keiner wesentlichen Verbesserung. Manche Öle sind zudem schleimhautreizend und können Asthmaanfälle auslösen. Auf eine ausreichende Trinkmenge ist zu achten, eine erhöhte Flüssigkeitszufuhr ist dagegen nicht zu empfehlen, da sich aus Beobachtungsstudien Hinweise auf Elektrolytverschiebungen (Hyponatriämie) insbesondere bei Infekten der unteren Atemwege finden. Auch sollten chronisch Herz- und Nierenkranke nicht zu viel Flüssigkeit zuführen. Der Nutzen von Hausmitteln wie Brustwickel oder Schwitzkuren ist nicht belegt, bei schweren Herz-Kreislauf-Erkrankungen sollten sie vermieden werden. Aus hygienischen Gründen sollte in die Armbeuge und nicht in die Handinnenfläche gehustet werden. Auch auf regelmäßiges Händewaschen ist zu achten.

Im Rahmen der Selbstmedikation können Schleimlöser, Hustenstiller sowie pflanzliche Zubereitung zur Lösung des Hustens und zur Linderung des Hustenreizes eingesetzt werden. Die Datenlage für Phytotherapeutika ist auch nach Ansicht der S2k-Leitlinie häufig besser als für synthetische Expektoranzien.

14.1 Schleimlöser

14.1.1 Ambroxol

Wirkung

Ambroxol steigert den Anteil des serösen Bronchialsekretes sowie die Surfactantproduktion durch direkten Angriff an den Pneumozyten-Typ 2 der Alveolen und den Clarazellen im Bereich der Bronchiolen. Weiterhin kommt es zu einer Stimulation der Aktivität des Flimmerepithels. Dies führt insgesamt zu mukolytischen und mukokinetischen Effekten und somit zu einer Begünstigung des Abhustens.

Dosierung

- Erwachsene und Kinder ab 12 Jahren: 60–180 mg/d, verteilt auf 2–3 Einnahmen
- Kinder von 5–11 Jahren: 30–45 mg/d, verteilt auf 2–3 Einnahmen
- Kinder von 2–4 Jahren: 15–30 mg/d, verteilt auf 2–3 Einnahmen
- Kinder unter 2 Jahren: 15 mg/d, verteilt auf 2–3 Einnahmen

Die Einnahme ohne ärztlichen Rat sollte auf 4–5 Tage begrenzt bleiben. Kinder unter 2 Jahren dürfen nicht im Rahmen der Selbstmedikation behandelt werden.

Pharmakokinetische Eigenschaften

Wirkungseintritt und Wirkdauer

Durchschnittlich tritt die Wirkung bei peroraler Verabreichung nach 30 Minuten ein und hält über 6–12 Stunden an.

Metabolismus und Ausscheidung

30 % der resorbierten Ambroxoldosis werden durch einen First-Pass-Metabolismus biotransformiert. Unter Beteiligung von CYP3A4 entstehen Dibromanthranilsäure und ein

Glucuronid. Die Ausscheidung erfolgt überwiegend renal, etwa 5% in unveränderter Form.

Besondere Hinweise

In einer randomisierten kontrollierten Studie konnten für Ambroxol keine klinisch relevanten Effekte auf z. B. den Bronchialschleim nachgewiesen werden, sodass eine Empfehlung zur Behandlung einer Erkältung oder einer akuten Bronchitis in aktuellen Leitlinien nicht ausgesprochen wird. Insgesamt ist die Studienlage sehr dürftig, die Daten wurden zudem bei chronischer Bronchitis erhoben, sodass noch keine abschließende Bewertung möglich scheint. In nationalen und internationalen Leitlinien werden die klinische Bedeutung und der Belegtheitsgrad von Expektoranzien insgesamt sehr zurückhaltend bewertet.

Die schleimlösende Wirkung von Ambroxol betrifft auch die Magenschleimhaut, daher kann es zu entsprechenden gastrointestinalen Nebenwirkungen wie Übelkeit kommen. Bei Nieren- oder schwerer Leberinsuffizienz sollte Ambroxol nur unter ärztlicher Aufsicht eingenommen werden. Die Substanz könnte zusammen mit Antitussiva aufgrund des eingeschränkten Hustenreflexes einen Sekretstau hervorrufen. Die Anwendung von Ambroxol während der Schwangerschaft sollte insbesondere während des 1. Trimenons nur mit großer Vorsicht erfolgen, während der Stillzeit sollte sie vermieden werden.

Zusammenfassende Bewertung

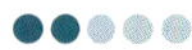

Eine klinisch relevante Wirkung von Ambroxol ist bei akuten Atemwegsinfektionen nicht überzeugend belegt. Eine Empfehlung zur Behandlung einer akuten Bronchitis oder einer Erkältung kann daher nicht erfolgen. Weiterhin ist zu beachten, dass Ambroxol mit einem geringen Risiko für schwere unerwünschte Hautreaktionen assoziiert ist.

14.1.2 Bromhexin

Wirkung

Bromhexin, das Prodrug von Ambroxol, steigert den Anteil des serösen Bronchialsekrets und vermindert dessen Viskosität. Durch die zusätzliche Aktivierung des Flimmerepithels soll das Abhusten des Schleims begünstigt werden.

Dosierung

- Erwachsene und Jugendliche ab 14 Jahren: 24–48 mg 3-mal/d
- Kinder von 6–13 Jahren: 24 mg 3-mal/d
- Kinder unter 6 Jahren: 12 mg 3-mal/d

Die Einnahme ohne ärztlichen Rat sollte auf 4–5 Tage begrenzt bleiben.

Pharmakokinetische Eigenschaften

Wirkungseintritt und Wirkdauer

Zum Eintritt und zur Dauer der Wirkung liegen keine Erkenntnisse vor.

Metabolismus und Ausscheidung

Nach guter Resorption unterliegt Bromhexin einer ausgeprägten hepatischen Biotransformation. Bislang wurden 10 Metaboliten identifiziert, einer davon ist das pharmakologisch aktive Ambroxol. Die Ausscheidung erfolgt zu mehr als 90 % renal, etwa 4 % werden in den Fäzes wiedergefunden.

Besondere Hinweise

Zum Nutzen von Bromhexin bei produktivem Husten liegt bislang keine ausreichende Anzahl an kontrollierten Studien vor. Die schleimlösende Wirkung betrifft auch die Magenschleimhaut, daher kann es zu entsprechenden gastrointestinalen Nebenwirkungen wie Übelkeit kommen. Bei Nieren- oder schwerer Leberinsuffizienz darf Bromhexin nur unter ärztlicher Aufsicht eingenommen werden. Die Substanz kann zusammen mit Antitussiva aufgrund des eingeschränkten Hustenreflexes einen Sekretstau hervorrufen. Die Anwendung von Bromhexin während der Schwangerschaft sollte insbesondere während des 1. Trimenons nur mit großer Vorsicht erfolgen, während der Stillzeit sollte sie vermieden werden, da die Substanz in die Muttermilch übergeht.

Zusammenfassende Bewertung

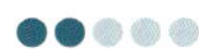

Eine klinisch relevante Wirkung von Bromhexin bei akuten Atemwegsinfektionen ist nicht überzeugend belegt. Eine Empfehlung zur Behandlung einer akuten Bronchitis oder einer Erkältung kann daher nicht erfolgen. Weiterhin ist zu beachten, dass Bromhexin mit einem geringen Risiko für schwere unerwünschte Hautreaktionen assoziiert ist.

14.1.3 Acetylcystein

Wirkung

Das Aminosäurederivat Acetylcystein wirkt im Bereich des Bronchialtrakts sekretolytisch und sekretomotorisch. Als Wirkungsmechanismus wird eine Sprengung von Disulfidbrücken zwischen den Mukopolysaccharidfasern diskutiert. Weiterhin soll es einen depolymerisierenden Effekt auf DNA-Fasern des Bronchialschleims besitzen.

Dosierung

- Erwachsene und Kinder ab 14 Jahren: 200–400 mg 2–3-mal/d
- Kinder von 6–13 Jahren: 150–200 mg 2–3-mal/d
- Kinder von 2–5 Jahren: 75–100 mg 2–3-mal/d
- Kinder unter 2 Jahren: 50–75 mg 2–3-mal/d

Die Einnahme ohne ärztlichen Rat sollte auf 4–5 Tage begrenzt bleiben. Zur Behandlung von Neugeborenen liegen keine ausreichenden Erfahrungen vor.

Pharmakokinetische Eigenschaften

Wirkungseintritt und Wirkdauer

Zum Eintritt und zur Dauer der Wirkung nach peroraler Gabe liegen keine Erkenntnisse vor. Nach Inhalation tritt die Wirkung innerhalb von einer Minute ein.

Metabolismus und Ausscheidung

Acetylcystein unterliegt einer ausgeprägten hepatischen Biotransformation. Nach Desacetylierung bzw. Oxidation entstehen Cystein sowie Diacetylcystein. Cystein geht in den normalen Aminosäurekatabolismus über. Etwa 22–30 % der resorbierten Menge werden renal ausgeschieden. Bei eingeschränkter Leberfunktion ist die Elimination verlangsamt.

Besondere Hinweise

Acetylcystein führt bei produktivem Husten zu einer Verstärkung der Schleimsekretion sowie zu einer Verflüssigung des Bronchialschleims. Bislang liegt jedoch keine ausreichende Anzahl kontrollierter Studien vor, um eine Überlegenheit gegenüber einer vermehrten Flüssigkeitszufuhr nachzuweisen. Die schleimlösende Wirkung von Acetylcystein betrifft auch die Magenschleimhaut, daher sind entsprechende gastrointestinale Nebenwirkungen wie Übelkeit und Erbrechen möglich. Die Substanz kann zusammen mit Antitussiva aufgrund des eingeschränkten Hustenreflexes einen Sekretstau hervorrufen. Die Anwendung von Acetylcystein während der Schwangerschaft und der Stillzeit sollte nur mit großer Vorsicht erfolgen.

Zusammenfassende Bewertung

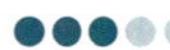

Bei chronischer Bronchitis kommt es durch Acetylcystein zu einer Verringerung von Exazerbationen und zur Symptomverbesserung. Eine direkte Übertragung dieser Befunde auf die Behandlung des akuten Hustens ist jedoch wegen der schlechten Datenlage nicht möglich. Eine Empfehlung zur Anwendung bei akuten Atemwegsinfektionen kann daher nur eingeschränkt ausgesprochen werden.

14.2 Hustenstiller

14.2.1 Dextromethorphan

Wirkung

Die antitussive Wirkung von Dextromethorphan beruht unter anderem auf einem nichtkompetitiven Antagonismus an *N*-Methyl-D-Aspartat-(NMDA)- und einem Agonismus an Sigmarezeptoren. Trotz seiner Opioidstruktur besitzt die Substanz praktisch keine Affinität an Opiatrezeptoren. In therapeutischen Dosen treten keine analgetischen, atemdepressiven oder psychotomimetischen Wirkungen auf.

Dosierung

- Erwachsene und Jugendliche ab 12 Jahren: 30 mg 3–4-mal/d
  Tagesmaximaldosis: 120 mg/d
- Kinder von 6–11 Jahren: 15 mg 3–4-mal/d
  Tagesmaximaldosis: 60 mg/d
- Kinder von 2–5 Jahren: 7,5 mg 3–4-mal/d
  Tagesmaximaldosis: 30 mg/d

Die Einnahme sollte vorzugsweise zur Nacht erfolgen und ohne ärztlichen Rat auf 4–5 Tage begrenzt bleiben. Unter ärztlicher Aufsicht ist sie auf 2–3 Wochen zu beschränken.

Pharmakokinetische Eigenschaften

Wirkungseintritt und Wirkdauer

Die Wirkung tritt nach 15–30 Minuten ein und hält über 5–6 Stunden an.

Metabolismus und Ausscheidung

Dextromethorphan wird in der Leber durch oxidative O-Desmethylierung biotransformiert. Dieser wichtigste Metabolisierungsweg unterliegt einem genetischen Polymorphismus. Das resultierende Dextrorphan ist pharmakologisch aktiv, die ebenfalls entstehenden 3-Methoxymorphinan und Morphinan-3-ol sind nicht wirksam. Weiterhin entstehen verschiedene Konjugate. Die Ausscheidung von Muttersubstanz und Metaboliten erfolgt überwiegend renal.

Besondere Hinweise

Der kurzfristige Einsatz von Dextromethorphan kann bei quälendem Hustenreiz u. U. sinnvoll sein, z. B., um eine erholsame Nachtruhe zu ermöglichen. Produktiver Husten stellt eine relative Kontraindikation für Dextromethorphan dar. Bei Patienten mit obstruktiven Lungenerkrankungen ist erhöhte Vorsicht geboten. Bei eingeschränkter Leberfunktion und bei produktivem Husten mit erheblicher Schleimproduktion sollte Dextromethorphan nur unter strenger Nutzen-Risiko-Abwägung angewendet werden. Die Substanz besitzt ein geringes Abhängigkeitspotenzial und kann bei längerem Gebrauch zu Toleranz sowie psychischer und physischer Abhängigkeit führen. Bei gemeinsamer Anwendung mit CYP2D6-Inhibitoren (Cave Serotonin-Syndrom!) und zentral dämpfenden Pharmaka ist erhöhte Vorsicht geboten. Die Substanz kann zusammen mit Schleimlösern aufgrund des eingeschränkten Hustenreflexes einen Sekretstau hervorrufen. Während der Schwangerschaft sollte die Einnahme nur in Ausnahmefällen erfolgen. Hohe Dosierungen können beim Neugeborenen eine Atemdepression verursachen. Während der Stillzeit ist die Anwendung kontraindiziert, da eine atemdepressive Wirkung auf den Säugling nicht auszuschließen ist.

Zusammenfassende Bewertung

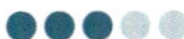

Die kurzfristige Anwendung von Dextromethorphan ist bei quälendem Reizhusten unter Einhaltung der Kontraindikationen möglich. Das Suchtpotenzial und die Atemdepression sind geringer als bei Codeinpräparaten, jedoch vorhanden. Bei produktivem Husten ist Vorsicht geboten. Die aktuelle Datenlage weist auf eine kurzzeitige hustenstillende Wirkung hin. Zur Beurteilung des therapeutischen Stellenwerts wäre es jedoch wünschenswert, wenn die klinische Relevanz der Wirkung in methodisch hochwertigen Studien an größeren Patientenkollektiven untersucht würde.

14.2.2 Pentoxyverin

Wirkung

Die antitussive Wirkung von Pentoxyverin beruht unter anderem auf einem Agonismus an Sigma-Rezptoren und einem Antagonismus an M_1-Rezeptoren. Weiterhin zeigt die Substanz leichte bronchodilatatorische Effekte. Trotz seiner Opioidstruktur besitzt Pentoxyverin praktisch keine Affinität an Opiatrezeptoren. In therapeutischen Dosen treten keine analgetischen, atemdepressiven oder psychotomimetischen Wirkungen auf.

Dosierung

- Erwachsene und Jugendliche ab 14 Jahren: 20–30 mg alle 6–8 Stunden
  Tagesmaximaldosis: 120 mg/d
- Kinder von 6–13 Jahren: 1–2 mg/kg KG × d, verteilt auf mehrere Einzelgaben
- Kinder von 2–5 Jahren: 0,5–1 mg/kg KG × d, verteilt auf mehrere Einzelgaben

Die Einnahme sollte vorzugsweise zur Nacht erfolgen und ohne ärztlichen Rat auf 4–5 Tage begrenzt bleiben. Unter ärztlicher Aufsicht ist sie auf 2 Wochen zu beschränken. Die Anwendung bei Kindern unter 2 Jahren ist kontraindiziert.

Pharmakokinetische Eigenschaften

Wirkungseintritt und Wirkdauer

Die Wirkung tritt nach 15–25 Minuten ein und hält über 3–6 Stunden an.

Metabolismus und Ausscheidung

Pentoxyverin wird in der Leber hauptsächlich durch CYP2D6, aber auch durch CYP3A4 sowie hepatische Esterasen biotransformiert. Hauptmetaboliten sind *N*-Desethyl-Pentoxyverin und 1-Phenylcyclopentan-Carbonsäure. Die Ausscheidungswege sind derzeit unbekannt.

Besondere Hinweise

Pentoxyverin ist schlechter erprobt als Dextromethorphan, besitzt jedoch ein geringeres Interaktionspotenzial. Der kurzfristige Einsatz kann bei quälendem Hustenreiz sinnvoll sein, z. B., um eine erholsame Nachtruhe zu ermöglichen. Produktiver Husten stellt eine relative Kontraindikation dar. Bei Patienten mit obstruktiven Lungenerkrankungen und Leberinsuffizienz ist erhöhte Vorsicht geboten. Bei produktivem Husten mit erheblicher Schleimproduktion sollte Pentoxyverin nur unter strenger Nutzen-Risiko-Abwägung angewendet werden. Die Substanz besitzt ein geringes Abhängigkeitspotenzial und kann bei längerem Gebrauch zu Toleranz sowie psychischer und physischer Abhängigkeit führen. Bei gemeinsamer Anwendung mit CYP2D6-Inhibitoren und zentral dämpfenden Pharmaka ist erhöhte Vorsicht geboten. Pentoxyverin kann zusammen mit Schleimlösern aufgrund des eingeschränkten Hustenreflexes einen Sekretstau hervorrufen. Die Anwendung während der Schwangerschaft und der Stillzeit ist kontraindiziert.

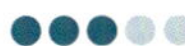

Zusammenfassende Bewertung

●●●○○

Die kurzfristige Anwendung von Pentoxyverin bei quälendem Reizhusten ist unter Einhaltung der Kontraindikationen möglich. Die Substanz ist schlechter erprobt als Dextromethorphan. Das Suchtpotenzial und die Atemdepression sind geringer als bei Codeinpräparaten. Bei produktivem Husten ist Vorsicht geboten.

14.2.3 Dropropizin und Levodropropizin

Wirkung

Die hustenstillende Wirkung des nichtopioiden Antitussivums Dropropizin und seines (S)-Enantiomers Levodropropizin beruht auf einer vorwiegend peripheren Beeinflussung von Rezeptoren der Atemwege, insbesondere des Tracheobronchialbaums. Weiterhin werden den Substanzen bronchienerweiternde und krampflösende Effekte zugesprochen. Nach Aussagen einer kleineren klinischen Studie soll Levodropropizin seltener Tagesmüdigkeit verursachen als das Racemat.

Dosierung

Dropropizin

- Erwachsene und Jugendliche ab 12 Jahren: 38 mg bis zu 3-mal/d
  Tagesmaximaldosis für Jugendliche: 2 mg/kg KG × d

Die Anwendung sollte zwischen den Mahlzeiten mit mindestens 6-stündigen Einnahmeabstände und vorzugsweise abends erfolgen. Die maximale Anwendungsdauer beträgt 14 Tage. Die Anwendung bei Kindern unter 12 Jahren ist kontraindiziert.

Levodropropizin

- Erwachsene und Jugendliche ab 12 Jahren: 60 mg bis zu 3-mal/d
- Kinder von 2–11 Jahren: 1–2 mg/kg KG bis zu 3-mal/d

Die Anwendung sollte zwischen den Mahlzeiten mit mindestens 6-stündigen Einnahmeabstände erfolgen. Die maximale Anwendungsdauer beträgt 7 Tage. Die Anwendung bei Kindern unter 2 Jahren ist kontraindiziert.

Pharmakokinetische Eigenschaften

Wirkungseintritt und Wirkdauer

Daten zum Wirkungseintritt von (Levo-)Dropropizin sind nicht verfügbar. Die Wirkung von Dropropizin hält etwa 6 Stunden an.

Metabolismus und Ausscheidung

Die Bioverfügbarkeit von (Levo-)Dropropizin beträgt mindestens 75 %. Als Biotransformationsprodukte wurden Konjugate und Hydroxyderivate identifiziert. Die Ausscheidung erfolgt überwiegend renal, mit einer Eliminationshalbwertszeit von etwa 2 Stunden.

Besondere Hinweise

Dropropizin und Levodropropizin dürfen bei produktivem Husten, verminderter mukoziliärer Funktion, stark eingeschränkter Leberfunktion sowie bei Schwangeren und Stillenden nicht angewendet werden. Dropropizin ist zudem bereits bei leichter bis mäßiggradiger Leberinsuffizienz, schweren Herz- und Kreislaufbeschwerden sowie bei eingeschränkter Nierenfunktion kontraindiziert. Bei älteren Patienten ist generell Vorsicht geboten. Die Wirkstoffe können zu Müdigkeit führen. Anders als Dextromethorphan besitzen Dropropizin und Levodropropizin kein Interaktions- und Missbrauchspotenzial.

Zusammenfassende Bewertung

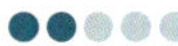

Die Anwendung von Dropropizin und Levodropropizin bei Reizhusten ist unter Einhaltung der Kontraindikationen möglich. Die Substanzen sind schlechter erprobt als Dextromethorphan und Pentoxyverin. Aufgrund der fehlenden zentralen Wirkung ist der Einsatz insgesamt mit geringeren Risiken verbunden und es besteht kein Suchtpotenzial. Zu einer besseren Einschätzung der Wirksamkeit bleiben aussagekräftigere direkt vergleichende Studien mit anderen Hustenstillern abzuwarten.

14.3 Pflanzliche Extrakte zur systemischen Applikation

14.3.1 Pelargonium sidoides (Kap-Pelargonie)

Wirkung

Die antibakteriellen, antiviralen und immunstimulierenden Wirkungen von *Pelargonium-sidoides*-Extrakten werden hauptsächlich auf die enthaltenen Gerbstoffe zurückgeführt. In vitro wurden eine Stimulation der Schlagfrequenz des Flimmerepithels und eine Modulation der Interferonsynthese sowie der Synthese proinflammatorischer Zytokine nachgewiesen.

Dosierung

- Erwachsene und Jugendliche ab 12 Jahren: 20 mg eines Auszugs 1:10 3-mal/d
- Kinder von 7–11 Jahren: 10 mg eines Auszugs 1:10 3-mal/d
- Kinder von 1–6 Jahren: 5 mg eines Auszugs 1:10 3-mal/d

Die Anwendung im Rahmen der Selbstmedikation sollte auf 3 Wochen begrenzt bleiben und bei Kindern unter 6 Jahren nur unter ärztlicher Aufsicht erfolgen. Bei Kindern unter einem Jahr sollte sie ganz unterbleiben.

Pharmakokinetische Eigenschaften

Wirkungseintritt und Wirkdauer

Zum Eintritt und zur Dauer der Wirkung liegen keine Erkenntnisse vor.

Metabolismus und Ausscheidung

Zur Pharmakokinetik von *Pelargonium-sidoides*-Extrakten sind keine Daten verfügbar.

Besondere Hinweise

Für *Pelargonium-sidoides*-Extrakte wurden in klinischen Studien symptomlindernde und krankheitsverkürzende Wirkungen bei akuter Bronchitis nachgewiesen. Die Drogenextrakte können gastrointestinale Beschwerden und allergische Reaktionen auslösen. Bei schweren Leber- oder Nierenerkrankungen ist Vorsicht geboten. Die Anwendung während der Schwangerschaft darf nur nach strenger Nutzen-Risiko-Abwägung erfolgen, in der Stillzeit sollte sie zur Sicherheit unterbleiben.

Zusammenfassende Bewertung

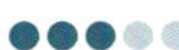

Pelargonium-sidoides-Extrakte zeigten in verschiedenen klinischen Studien bei akutem Husten eine bessere Wirksamkeit als Placebo. Der Einsatz der Droge ist daher bedingt zu empfehlen. Für eine endgültige Bewertung sollten kontrollierte Studien an größeren Patientenkollektiven durchgeführt werden.

14

14.3.2 Terpene (z. B. Myrtol)

Wirkung

Terpengemische wie z. B. Myrtol werden mittels Destillation aus jeweils rektifiziertem Eukalyptus-, Süßorangen-, Myrten- und/oder Zitronenöl hergestellt. Sie stimulieren die mukoziliäre Clearance und begünstigen so den Transport von Schleim und viralen und bakteriellen Abbauprodukten aus den Bronchien. Ebenso wirken die Zubereitungen schwach entzündungshemmend und abschwellend.

Dosierung

- Dosierungsrichtlinien für Terpene wie Myrtol liegen nicht vor. Wegen fehlender Erfahrungen sollte die Droge nicht bei Kindern unter 6 Jahren angewendet werden.

Pharmakokinetische Eigenschaften

Wirkungseintritt

Erkenntnisse über den Wirkungseintritt liegen nicht vor.

Metabolismus und Ausscheidung

Zur Pharmakokinetik von Terpenen sind keine Daten verfügbar.

Besondere Hinweise

Terpene können zur Linderung von akutem Husten eingesetzt werden. In einer neueren kontrollierten Studie konnte für Myrtol eine gewisse Überlegenheit im Vergleich zu Placebo gezeigt werden. Abgesehen von möglichen allergischen Reaktionen und Magen-Darm-Beschwerden ist die Verträglichkeit gut. Eine Anwendung während der Schwangerschaft und der Stillzeit ist nach Rücksprache mit einem Arzt vertretbar.

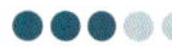

Zusammenfassende Bewertung

●●●○○

Terpengemische wie Myrtol sind unterstützend zur Symptomlinderung bei akutem Husten einsetzbar. Zum Wirksamkeitsnachweis liegen allerdings nur wenige Untersuchungen vor. Dennoch bescheinigt die DEGAM-Leitlinie „Husten" myrtolhaltigen Zubereitungen einen gewissen Nutzen.

14.3.3 Thymian (Thymus vulgaris)

Wirkung

Thymianextrakte mit dem Hauptinhaltsstoff Thymol wirken expektorierend, entzündungshemmend und spasmolytisch. Die expektorierende Wirkung beruht vermutlich auf einer stimulierten Aktivität des Flimmerepithels durch reflektorische Reizung des Nervus vagus über die Magenschleimhaut. Nach erfolgter Resorption kommt es im Rahmen der pulmonalen Ausscheidung zu einer direkten Stimulation seröser Drüsenzellen.

Dosierung

- Erwachsene und Jugendliche ab 12 Jahren: 1–2 g Fluidextrakt 3-mal/d
- Kinder von 11 Jahren: 1 g Fluidextrakt 3-mal/d
- Kinder von 5–10 Jahren: 0,5–1 g Fluidextrakt 3-mal/d
- Kinder von 2–4 Jahren: 0,5 g Fluidextrakt 2-mal/d

Die Anwendung im Rahmen der Selbstmedikation sollte auf eine Woche begrenzt bleiben.

Pharmakokinetische Eigenschaften

Wirkungseintritt und Wirkdauer

Zum Eintritt und zur Dauer der Wirkung liegen keine Erkenntnisse vor.

Metabolismus und Ausscheidung

Zur Pharmakokinetik von Thymianextrakten sind keine Daten verfügbar.

Besondere Hinweise

Die Wirksamkeit von Thymianextrakten bei akutem Husten wurde in randomisierten, kontrollierten Studien, allerdings nur in Kombination mit anderen Phytopharmaka nachgewiesen. Thymianextrakte können allergische Reaktionen auslösen. Zur Anwendung während der Schwangerschaft und der Stillzeit liegen keine ausreichenden Erfahrungen vor.

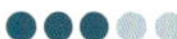

Zusammenfassende Bewertung

●●●○○

Thymianextrakte können zur Behandlung von akutem Husten angewendet werden. Vielversprechende Wirkungen wurden für kombinierte Zubereitungen in randomisierten klinischen Studien gezeigt. Zur abschließenden Beurteilung sind methodisch gute Untersuchungen mit isolierten Thymianextrakten erforderlich.

14.3.4 Efeu (Hedera helix)

Wirkung

Efeuextrakte wirken expektorierend, spasmolytisch sowie haut- und schleimhautreizend. Die expektorierende Wirkung soll reflektorisch durch Reize auf die Schleimhäute des Magens ausgelöst werden, indem mittels sensorischer Fasern des Parasympathikus die Schleimdrüsen in der Bronchialschleimhaut stimuliert werden. Die spasmolytische Wirkung wird auf Triterpensaponine zurückgeführt.

Dosierung

- Erwachsene und Jugendliche ab 12 Jahren: 150 mg Trockenextrakt/d, verteilt auf 2–3 Einnahmen
- Kinder von 6–11 Jahren: 70 mg Trockenextrakt/d, verteilt auf 2–3 Einnahmen
- Kinder unter 6 Jahren: 35 mg Trockenextrakt/d, verteilt auf 2–3 Einnahmen

Kinder unter einem Jahr sollten nur unter ärztlicher Aufsicht behandelt werden.

Pharmakokinetische Eigenschaften

Wirkungseintritt und Wirkdauer

Zum Eintritt und zur Dauer der Wirkung liegen keine Erkenntnisse vor.

Metabolismus und Ausscheidung

Zur Pharmakokinetik von Efeuextrakten sind keine Daten verfügbar.

Besondere Hinweise

Die Wirksamkeit von Efeuextrakten bei akutem Husten wurde in randomisierten, kontrollierten Studien nur in Kombination mit Thymian nachgewiesen. Efeuextrakte können allergische Reaktionen auslösen. Zur Anwendung während der Schwangerschaft und der Stillzeit liegen keine ausreichenden Erfahrungen vor.

Zusammenfassende Bewertung

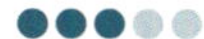

Efeuextrakte werden zur Behandlung von akutem Husten angewendet. Die EMA hat die Wirksamkeit von Efeuextrakten als Expektorans bei produktivem Husten bestätigt. Methodisch gute Untersuchungen mit isolierten Efeuextrakten sind allerdings nicht vorhanden.

Anmerkungen

- Erkältungssalben mit stark riechenden ätherischen Ölen führen zu einer subjektiven Erleichterung des Atmens, sie dürfen allerdings nicht bei Säuglingen angewendet werden, da hier die Gefahr eines Atemstillstands oder eines Glottisödems besteht.

- Zum Wirkungsnachweis pflanzlicher Zubereitungen aus Spitzwegerich, Eukalyptus, Eibisch, Primel u. a. liegen keine ausreichenden Daten aus kontrollierten Untersuchungen vor. Der Einsatz solcher Präparate kann jedoch aufgrund der Ergebnisse offener Studien durchaus erwogen werden.
- Die Wirkung von zuckerhaltigen Lutschpastillen beruht entweder auf dem Zucker selbst oder enthaltenen Schleimstoffdrogen wie Eibisch, Primelwurzel oder Spitzwegerich. Die Hustenreizstillung findet nur so lange statt, wie Zucker oder Schleimstoff vor Ort die entsprechenden Rezeptoren einhüllen. Durch Zusatz von Lokalanästhetika kann eine kurzfristige Schmerz- und Reizstillung erzielt werden.
- Offenbar besitzt Honig eine hustenreizstillende Wirkung. Die Anwendung sollte jedoch bei Kindern unter einem Jahr unterbleiben.

14.4 Abgrenzung zu verschreibungspflichtigen Arzneimitteln und anderen ärztlichen Therapieverfahren

Wenn nach 1–2 Wochen der Selbstbehandlung keine deutliche Besserung des Hustens eintritt bzw. hohes Fieber, Atemnot, blutiger Auswurf oder Blaufärbung der Lippen hinzukommen, sollte ein Arzt aufgesucht werden. Das gilt auch, wenn kleine Kinder oder Schwangere betroffen sind. Schwerwiegende Krankheitsursachen wie Asthma bronchiale, COPD, Allergien, Influenza, SARS-CoV-2-Infektionen, Mukoviszidose, Pseudokrupp, Lungenentzündungen, Kehlkopfentzündungen, Lungenfibrosen, Tumore im Rachen oder am Kehlkopf, Lungenkrebs oder Lungenembolien müssen differenzialdiagnostisch ausgeschlossen werden. Auch Scharlach, Masern oder Keuchhusten können mit Hustenreiz einhergehen. Weiterhin lösen Medikamente wie ACE-Hemmer oder NSAID mitunter Husten aus. Ein psychogener Husten sollte nach Ausschluss aller anderen Möglichkeiten ebenfalls in Betracht gezogen werden.

Der Arzt sollte entsprechende Maßnahmen einleiten, z. B. durch Gabe inhalativer Glucocorticoide oder β-Sympathomimetika bei Asthma bronchiale. Ein quälender Reizhusten kann bei Erwachsenen und Kindern über 12 Jahren mit Codein behandelt werden. Für jüngere Kinder besteht wegen der Gefahr einer Atemdepression eine Kontraindikation. Bakteriell bedingte Bronchitiden müssen evtl. antibiotisch behandelt werden. Bei älteren Patienten, chronisch Kranken und bei Menschen mit geschwächter Immunabwehr ist auch bei viraler akuter Bronchitis der Einsatz von Antibiotika zu erwägen. Dies kann eine eventuelle Sekundärinfektion mit Bakterien verhindern und das Risiko für eine Pneumonie reduzieren. Durch eine schwere Bronchitis können bereits bestehende Erkrankungen wie Herzinsuffizienz, COPD oder Asthma bronchiale verschlimmert werden und somit eine Lebensbedrohung darstellen. Patienten mit solchen Erkrankungen oder einem Lebensalter über 60 Jahren wird eine Pneumokokkenimpfung empfohlen.

Zur Behandlung von Kindern mit Krupp ist unter anderem Dexamethason wirksam.

14.5 Handelspräparate (Auswahl)

Wirkstoff	Bewertung	Präparatebeispiele®
Acetylcystein	●●●○○	ACC akut, Bromuc akut, Fluimucil, NAC akut AL
Ambroxol (peroral)	●●○○○	Ambroxol AL, Mucosolvan, WICK Schleimlöser
Bromhexin	●●○○○	Bisolvon, Bromhexin Krewel Meuselbach
Dextromethorphan	●●●○○	Silomat DMP, Hustenstiller-ratiopharm Dextromethorphan, WICK Husten-Pastillen gegen Reizhusten mit Honig
Dropropizin	●●○○○	Larylin
Efeuextrakt	●●●○○	Herbion Efeusirup, Prospan, Sinuc, homöopathische Kombination: Monapax
Eukalyptusöl, Süßorangenöl, Myrtenöl und Zitronenöl	●●●○○	GeloMyrtol forte
Levodropropizin	●●○○○	Quimbo
Pentoxyverin	●●●○○	Sedotussin, Silomat gegen Reizhusten Pentoxyverin
Pelargonium-sidoides-Extrakt	●●●○○	Umckaloabo
Thymianextrakt	●●●○○	Aspecton, Tussamag Kombination mit Efeu: Bronchipret Kombination mit Primel: Bronchicum, Phytobronchin

Literatur

Akuter und chronischer Husten (S3-Leitlinie). AWMF-Register-Nr. 053–013, Stand 01.02.2021, gültig bis 31.12.2025

Algarni M, Hadi MA, Yahyouche A et al. A mixed-methods systematic review of the prevalence, reasons, associated harms and risk-reduction interventions of over-the-counter (OTC) medicines misuse, abuse and dependence in adults. J Pharm Policy Pract 14(1): 76, 2021

Alsubaie H, Al-Shamrani A, Alharbi AS, Alhaider S. Clinical practice guidelines: Approach to cough in children: The official statement endorsed by the Saudi Pediatric Pulmonology Association (SPPA), Clinical practice guidelines 2(1): 38–43, 2015

Ammon H, Mutschler E, Scholz H (Hrsg.). Arzneimittel Information und Beratung. 27. Akt.lfg., Wissenschaftliche Verlagsgesellschaft Stuttgart, 2023

Blaschek W et al. Wichtl Teedrogen und Phytopharmaka. 6. Aufl., Wissenschaftliche Verlagsgesellschaft Stuttgart, 2016

Chalumeau M, Duijvestijn YC. Acetylcysteine and carbocysteine for acute upper and lower respiratory tract infections in paediatric patients without chronic bronchopulmonary disease. Cochrane Database Syst Rev (1): CD003124, 2013

Chang CC, Cheng AC, Chang AB. Over-the-counter (OTC) medications to reduce cough as an adjunct to antibiotics for acute pneumonia in children and adults. Cochrane Database Syst Rev (3): CD006088, 2014

Deutsche Gesellschaft für Allgemeinmedizin und Familienmedizin: Husten, DEGAM-Leitlinie Nr. 11, Stand 2014 (Leitlinienreport zur Leitlinie Akuter und chronischer Husten, AWMF-Register-Nr. 053/013, Stand 01.02.2021, gültig bis 31.12.2025)

Deutschen Gesellschaft für Pneumologie und Beatmungsmedizin zur Diagnostik und Therapie von erwachsenen Patienten mit Husten (S2k-Leitlinie). AWMF-Register-Nr. 020–003, Stand 01.01.2019, gültig bis 31.12.2023

Drugdex® System. Thomson Healthcare, Zugriff 04/2023

Fachinformation Bisolvon, Stand 07/2022

Fachinformation Bronchipret, Stand 06/2022

Fachinformation Bronchoverde, Stand 10/2021

Fachinformation GeloMyrtol forte, Stand 07/2021

Fachinformation Hustenstiller-ratiopharm, Stand 03/2021

Fachinformation Larylin Husten-Stiller, Stand 09/2022

Fachinformation Mucosolvan, Stand 07/2022

Fachinformation NAC-ratiopharm, Stand 06/2021

Fachinformation Quimbo, Stand 02/2022

Fachinformation Silomat, Stand 12/2021

Fachinformation Umckaloabo, Stand 02/2022

Gardiner SJ, Chang AB, Marchant JM, Petsky HL. Codeine versus placebo for chronic cough in children. Cochrane Database Syst Rev 7(7): CD011914, 2016

Gillissen A et al. A multi-centre, randomised, double-blind, placebo-controlled clinical trial on the efficacy and tolerability of GeloMyrtol forte in acute bronchitis. Drug Res 63(1): 19–27, 2013

Guppy MPB, Mickan SM, Del Mar CB et al. Advising patients to increase fluid intake for treating acute respiratory infections. Cochrane Database Syst Rev 2011(2): CD004419, 2011

Hamacher H, Wahl MA. Selbstmedikation, 2. Aufl., Wissenschaftliche Verlagsgesellschaft Stuttgart, 2022

Hao Q, Lu Z, Dong BR et al. Probiotics for preventing acute upper respiratory tract infections. Cochrane Database Syst Rev (2): CD00+895, 2015

Holzinger F, Beck, S, Dini L. et al. The diagnosis and treatment of acute cough in adults. Dtschs Ärzteblt Int 111(20): 356–363, 2014

Holzinger F, Chenot JF. Systematic review of clinical trials assessing the effectiveness of ivy leaf (hedera helix) for acute upper respiratory tract infections. Evid Based Complement Alternat Med 2011: 382789, 2011

Kardos P, Dinh QT, Fuchs KH et al. Guidelines of the german respiratory society for diagnosis and treatment of adults suffering from acute, subacute and chronic cough, Pneumologie 73(3): 143–180, 2019

Kemmerich B, Eberhardt R, Stammer H. Efficacy and tolerability of a fluid extract combination of thyme herb and ivy leaves and matched placebo in adults suffering from acute bronchitis with productive cough. A prospective, double-blind, placebo-controlled clinical trial. Arzneimittelforschung 56(9): 652–660, 2006.

Kemmerich B. Evaluation of efficacy and tolerability of a fixed combination of dry extracts of thyme herb and primrose root in adults suffering from acute bronchitis with productive cough. A prospective, double-blind, placebo-controlled multicentre clinical trial. Arzneimittelforschung 57(9): 607–615, 2007

Lai Y, Dilidaer D, Chen B et al. In vitro studies of a distillate of rectified essential oils on sinonasal components of mucociliary clearance. Am J Rhinol Allergy 28(3): 244–248, 2014

Lee SP, Lee SM, Lee BJ, Kang SY. Effectiveness and Safety of Codeine and Levodropropizine in Patients with Chronic Cough. J Korean Med Sci 37(36): e275, 2022

Marseglia GL, Manti S, Chiappini E et al. Acute cough in children and adolescents: A systematic review and a practical algorithm by the Italian Society of Pediatric Allergy and Immunology. Allergol Immunopathol (Madr) 49(2): 155–169, 2021

Murgia V, Manti S, Licari A et al. Upper Respiratory Tract Infection-Associated Acute Cough and the Urge to Cough: New Insights for Clinical Practice. Pediatr Allergy Immunol Pulmonol 33(1): 3–11, 2020

Oduwole O, Meremikwu MM, Oyo-Ita A et al. Honey for acute cough in children. Cochrane Database Syst Rev (12): CD007094, 2018

Poole P, Sathananthan K, Fortescue R. Mucolytic agents versus placebo for chronic bronchitis or chronic obstructive pulmonary disease. Cochrane Database Syst Rev 5(5): CD001287, 2019

Smith SM, Schroeder K, Fahey T. Over-the-counter (OTC) medications for acute cough in children and adults in community settings. Cochrane Database Syst Rev 2014(11): CD001831, 2014

Timmer A, Günther J, Motschall E et al. Pelargonium sidoides extract for treating acute respiratory tract infections. Cochrane Database Syst Rev (10): CD006323, 2013

Umoren R, Odey F, Meremikwu MM. Steam inhalation or humidified oxygen for acute bronchiolitis in children up to three years of age, Cochrane Acute Respiratory Infections Group (1): CD006435, 2011

Wagner L, Cramer H, Klose P et al. Herbal medicine for cough: a systematic review and meta-analysis, Forsch Komplementmed 22(6): 359–368, 2015

Wang K, Bettiol S, Thompson MJ et al. Symptomatic treatment of the cough in whooping cough. Cochrane Database Syst Rev (5): CD003257, 2014

Wark P. Bronchitis (acute), BMJ Clin Evid 06: 1508, 2011

Wopker PM, Schwermer M, Sommer S et al. Complementary and alternative medicine in the treatment of acute bronchitis in children: A systematic review, Complement Ther Med 49: 102217, 2020

Zanasi A, Lanata L, Fontana G et al. Levodropropizine for treating cough in adult and children: a meta-analysis of published studies. Multidiscip Respir Med 10(1): 19, 2015

15 Insektenstiche

Stiche können durch unterschiedliche Insektenspezies wie Stechmücken, Bremsen, Ameisen, Hummeln, Wespen, Bienen oder Hornissen, wie auch durch Zecken und Milben ausgelöst werden.

Weibliche Stechmücken, Bremsen oder Zecken durchstechen mithilfe spezialisierter Mundwerkzeuge die Haut ihrer Wirte und saugen Blut. Die dabei aufgenommenen Proteine benötigen sie für die Produktion ihrer Eier. Ein initialer Schmerzreiz beim Stich erfolgt nur, wenn dabei ein Nozizeptor getroffen wird. Kurze Zeit später treten eine meist auf die Einstichstelle begrenzte allergische Reaktion und Juckreiz auf. Beides wird von den Proteinen ausgelöst, welche die Stechmücke in die Saugstelle einspritzt, um das Gerinnen des Blutes zu verhindern. Oft bildet sich durch die Ausschüttung von körpereigenem Histamin für einige Stunden eine Quaddel. Durch Kratzen kann es zu örtlichen Infektionen kommen. Schwerwiegende Infektionskrankheiten durch Stechmücken wie Malaria oder Dengue-Fieber werden bislang in unseren Breiten nur selten übertragen, allerdings könnte die Gefahr aufgrund des Klimawandels in absehbarer Zeit verstärkt werden. Zur möglichen Übertragbarkeit von Zika-Virus-Infektionen in Mitteleuropa müssen weitere Befunde abgewartet werden. Eine Zika-Virus-Übertragung durch Geschlechtsverkehr ist ebenfalls möglich. Zecken können weiterhin Lyme-Borreliose oder FSME übertragen.

Insektenstiche können durch Auswahl von geeigneter Kleidung und Schuhwerk vermieden werden. Duftstoffe wie süßlich riechende Parfums oder auch aromatische Speisen und Getränke können die Tiere anlocken. Zur allerdings sehr kurzfristigen Insektenabwehr sind ätherische Öle wie Citronell- oder Nelkenöl mit Einschränkung geeignet.

Chemische Repellenzien sind wesentlich effektiver, aber u. U. auch toxischer. Die WHO und das Deutsche Institut für Tropenmedizin empfehlen das Einreiben unbedeckter Hautstellen mit mückenabweisenden Stoffen wie DEET (*N*,*N*-Diethyl-3-toluamid), Ethylbutylacetylaminopropionat (EBAAP) oder Icaridin. Die Substanzen schützen für bis zu 4 Stunden auch vor Zeckenbissen. Icardin ist auch während der Schwangerschaft und bei Kindern ab 2 Jahren einsetzbar. Für DEET sollten in diesen Fällen geringere Dosierungen zur Anwendung kommen.

Bienen und Wespen bringen beim Stich eine größere Menge Gift in die Haut des Opfers ein. Als Folge kommt es zu Schmerzen und mitunter massiven Schwellungen, die bis zu 5 oder 6 Tage anhalten können. Die Wirkung ist abhängig von der Einstichstelle und der

Menge des Giftes. Lebensgefahr besteht meist erst bei mehreren hundert Stichen. Wenn der Betroffene durch frühere Kontakte sensibilisiert ist, kann schon durch das Gift eines einzelnen Stiches eine allergische Reaktion ausgelöst werden, die bis zum anaphylaktischen Schock gehen kann. Bei Bienenstichen sollte der in der Haut verbliebene Stachel vorsichtig mit einer Pinzette entfernt werden. Durch 15-minütiges Auflegen von Kältepacks oder Eis kann ein übermäßiges Anschwellen eingedämmt werden.

Zur medikamentösen Behandlung von Insektenstichen im Rahmen der Selbstmedikation liegen nur sehr wenige aussagekräftige Untersuchungen vor, die eine Einschätzung der verfügbaren Substanzen ermöglichen. An dieser Stelle daher nur ein kurzer Überblick über die Behandlungsmöglichkeiten. Eine Charakterisierung der im Folgenden genannten Substanzen sowie die geeignete Dosierung kann ▸Kap. 17 und ▸Kap. 34 entnommen werden.

Therapiemöglichkeiten

Insektenstiche

- Topisch appliziertes Hydrocortison und das entsprechende Acetat sind schwach wirksame Glucocorticoide. Sie wirken entzündungshemmend, antiexsudativ, antiallergisch sowie antipruriginös und führen nach einem Insektenstich zu einer Linderung der Hauptsymptome, bei überschaubarem Nebenwirkungsprofil.
- Polidocanol ist ein Oberflächenanästhetikum und lindert bei Insektenstichen die Schmerzen und den Juckreiz. Die Substanz hemmt sensorische, motorische und autonome Nervenfasern und hebt örtlich begrenzt sowohl die Erregbarkeit der sensiblen Endorgane (Rezeptoren) als auch das Leitungsvermögen der sensiblen Nervenfasern reversibel auf. Der Einsatz von Polidocanol kann erfolgen, wenn eine systemische Analgesie nicht in Frage kommt. Die Substanz besitzt jedoch keinerlei Einfluss auf entzündliche bzw. allergische Reaktionen. Zudem ist eine Photosensibilisierung möglich.
- Systemisch applizierte H_1-Antagonisten der zweiten Generation wie Loratadin oder Cetirizin können zur Linderung von Rötungen, Schwellungen und Juckreiz bei Insektenstichen eingesetzt werden. Sie gehören zu den Mitteln der ersten Wahl und zeigen bei der Mehrzahl der Patienten keine klinisch relevanten sedierenden oder anticholinergen Effekte. Von der gleichzeitigen Anwendung topischer H_1-Antihistaminika wird abgeraten, u.a. wegen der Gefahr der Photosensibilisierung.
- Dimetinden und Clemastin sind H_1-Antihistaminika der ersten Generation sollten aufgrund einer ungünstigen Nutzen-Risiko-Relation nicht zur Behandlung von Insektenstichen eingesetzt werden. Es muss mit ausgeprägten Nebenwirkungen wie Sedierung und anticholinergen Effekten sowie Beeinträchtigungen der Lern- und Leistungsfähigkeit gerechnet werden.
- Wenn Insektenstiche mit starken Schmerzen oder Fieber einhergehen, können nichtopioide Analgetika oder NSAID angewendet werden. Paracetamol ist bei kleineren Kindern oder Fieber geeignet, Ibuprofen wirkt gut entzündungshemmend, Acetylsalicylsäure sollte in der Selbstmedikation nur bei Erwachsenen und Jugendlichen ab 16 Jahren eingesetzt werden.
- Mit einem elektronischen Heizstab wird die Stichregion für 3–6 Sekunden auf knapp über 50 °C erhitzt. Es soll zu einer deutlichen Verminderung von Rötungen, Schwellungen, Schmerzen und Juckreiz kommen. Zur Wirkung dieses schnell einsatzbereiten, wirkstofffreien Hilfsmittels liegen derzeit keine klinischen Studien im eigentlichen Sinne vor.

15.1 Abgrenzung zu verschreibungspflichtigen Arzneimitteln und anderen ärztlichen Therapieverfahren

Wenn Insektenstiche innerhalb von 2 Tagen nicht abklingen, sich die Rötung und Schwellung ausbreitet und das betroffene Hautareal weiter schmerzt und juckt, sollte ein Arzt konsultiert werden. Möglicherweise ist die systemische Gabe von Glucocorticoiden oder von H_1-Antihistaminika in höherer Dosierung erforderlich. Bei Anzeichen einer Infektion oder dem Auftreten von Fieber kann ein systemisches Antibiotikum verabreicht werden.

Weiterhin besteht der Verdacht, dass nicht nur Zecken, sondern auch Wespen eine Lyme-Borreliose übertragen können. Auffällige Rötungen, die einem Erythema migrans entsprechen, sollten daher sicherheitshalber von einem Arzt begutachtet werden. Sie müssen nicht zwingend an der Einstichstelle auftreten. Die Folgeschäden ohne eine umgehende antibiotische Behandlung, mit Doxycyclin bei Erwachsenen oder Amoxicillin bei Kindern in der Wachstumsphase, können sehr schwerwiegend sein. Zum Schutz gegen FSME wird, vor allem beim Aufenthalt in Risikogebieten, eine prophylaktische Impfung empfohlen.

Treten innerhalb von Minuten nach dem Insektenstich Symptome wie Übelkeit, Erbrechen, Urtikaria, Angioödeme, Bronchokonstriktion, abdominelle Schmerzen und Schocksymptome auf, muss von einer möglicherweise lebensbedrohlichen anaphylaktischen Reaktion ausgegangen werden. Hier sind entsprechende Notfallmaßnahmen wie die parenterale Gabe von Antihistaminika, Glucocorticoiden und Adrenalin einzuleiten. Ggf. kann ein β_2-Sympathomimetikum zur Bronchodilatation gegeben werden. Bei Vorliegen einer Überempfindlichkeit gegen Insektengift ist eine prophylaktische Hyposensibilisierung angeraten.

15.2 Handelspräparate (Auswahl)

Wirkstoff	Präparatebeispiele®
Cetirizin (peroral)	Cetidex, Reactine, Zyrtec, Cetirizin AL, Cetirizin HEXAL
Clemastin (peroral)	Tavegil
Dimetinden (peroral)	Fenistil
Dimetinden (topisch)	Fenistil Gel
Hydrocortison	Ebenol, Hydrocutan Creme, Linola akut
Loratadin (peroral)	Lorano akut, Loratadin STADA
Polidocanol (Macrogol-8-laurylether)	Anaesthesulf
Wärmestift (elektrisch)	Bite Away Cobra Stichheiler

Literatur

Burns BD. Insect Bites Treatment & Management, Prehospital Care, 2015

Demain JG, Minaei AA, Tracy JM. Anaphylaxis and insect allergy. Curr Opin Allergy Clin Immunol 10(4): 318–22, 2010

Deutsche Gesellschaft für Tropenmedizin und Internationale Gesundheit e. V. www.dtg.org, Stand 23.05.2012

Diagnose und Therapie der Bienen- und Wespengiftallergie (S2-Leitlinie). AWMF-Register-Nr. 061/020, Stand 2011 (in Überarbeitung, geplante Fertigstellung 30.09.2023)

Drugdex® System. Thomson Healthcare, Zugriff 04/2023

Fachinformation Anaesthesulf Lotio, Stand 09/2020

Fachinformation Cetirizindihydrochlorid elac, Stand 02/2023

Fachinformation Fenistil, Stand 10/2021

Fachinformation Lora ADGC, Stand 10/2022

Fachinformation Soventol HydroCort, Stand 05/2021

Fachinformation Tavegil, Stand Januar 2021

Forster J. Leitlinien der Gesellschaft für Pädiatrische Allergologie und Umweltmedizin, Leitlinien „Insektenstichallergie", Pädiatrische Allergologie 2, 2003

Golden DB. Insect sting anaphylaxis. Immunol Allergy Clin North Am 27(2): 261–72, 2007

Gomes Fernandes MR, Cruz Lopes L, Suguimoto Iwami R et al. Efficacy and safety of repellents marketed in Brazil against bites from Aedes aegypti and Aedes albopictus: A systematic review. Travel Med Infect Dis 44: 102179, 2021

Goodyer L, Schofield S. Mosquito repellents for the traveller: does picaridin provide longer protection than DEET? J Travel Med 25(Suppl 1): S10–S15, 2018

Hamacher H, Wahl MA. Selbstmedikation, 2. Aufl., Wissenschaftliche Verlagsgesellschaft Stuttgart, 2022

Landesärztekammer Hessen, Gesundheitstipps: Was tun bei Insektenstichen, Artikel vom 14.09.2005

Przybilla B, Ruëff F. Insektenstiche: Klinisches Bild und Management, Dtsch Arztebl Int 109(13): 238–248, 2012

Robert Koch-Institut (RKI). Lyme-Borrelliose. RKI-Ratgeber Infektionskrankheiten – Merkblätter für Ärzte, Berlin: Robert Koch-Institut, 2007

Sicherer SH, Leung DY. Advances in allergic skin disease, anaphylaxis, and hypersensitivity reactions to foods, drugs, and insects in 2010. J Allergy Clin Immunol 127(2): 326–35, 2011

Simons FER. Advances in H_1-Antihistamines. N Engl J Med 351: 2203–2217, 2004

Tracy JM, Lewis EJ, Demain JG. Insect anaphylaxis: addressing clinical challenges. Curr Opin Allergy Clin Immunol 11(4): 332–336, 2011

Tripolt P, Arzt-Gradwohl L, Čerpes U et al. Large local reactions and systemic reactions to insect stings: Similarities and differences, PLoS One 15(4): e0231747, 2020

15

16 Kopfläuse

Ein Befall mit Kopfläusen (Pedikulitis) kommt weltweit und hauptsächlich bei Kindern von 3–11 Jahren vor. In der westlichen Welt gilt ein Kopflausbefall häufig als beschämendes Ereignis, obwohl keinerlei Zusammenhang mit der Körperhygiene feststellbar ist. Der erwachsene Ektoparasit (*Pediculus humanus capitis*) ist 1–3 mm lang und von grünlich weißer Farbe. Er ernährt sich ausschließlich von menschlichem Blut und trinkt normalerweise alle 2–4 Stunden von seinem Wirt. Weibliche Läuse legen Eier, die sie an den Haaren festkleben, häufig im Bereich hinter den Ohren und im Nacken. Die Larven schlüpfen innerhalb von 6–9 Tagen und wandern bis dahin nicht. Ein Kopflausbefall sollte immer anhand lebender Tiere diagnostiziert werden, da das Vorhandensein von Nissen oft fehlinterpretiert wird, z. B., weil es sich um leere Eier handelt. Eine Laus hat 6 Beine, keine Flügel und kann nicht springen. Eine Übertragung findet meist direkt von Kopf zu Kopf statt, u. U. auch durch ein mit Nissen besetztes Haar. Kopfläuse verlassen nicht freiwillig ihren Wirt, da sie ohne ihn nur 2 Tage überlebensfähig sind. Eine Übertragung über Gegenstände wie Kuscheltiere oder Mützen ist daher eher selten.

Kopflausbefall führt zu unangenehmem Juckreiz. Dieser ist Zeichen einer allergischen Reaktion auf den Speichel der Läuse. Bei Erstmanifestation treten Symptome daher auch erst nach 2–6 Wochen auf, beim zweiten Befall bereits nach 1–2 Tagen. Bei Nichtbehandlung sind bakterielle Superinfektionen oder sogar Anämien möglich.

Folgende Maßnahmen können eine Ausbreitung von Kopfläusen verhindern:

- Kleider, vor allem Kopfbedeckungen, mit Abstand aufbewahren (z. B. in Kindergärten oder Schulen),
- separate Haarutensilien benutzen,
- möglicherweise befallene Gegenstände über 1–2 Wochen in Plastikbeutel einsiegeln, ggf. einfrieren bei mindestens −10 °C,
- verdächtige Gegenstände, wenn möglich, bei mindestens 60 °C waschen,
- staubsaugen in Regionen, wo sich die befallene Person häufig aufhält,
- nahe Kontaktpersonen informieren.

Eine Anwendung von Insektengift in der Umgebung wird nicht empfohlen, da dies ineffektiv ist und Mitbewohner bzw. Haustiere schädigen kann. Von der prophylaktischen Anwendung insbesondere insektizider Präparate wird ebenfalls abgeraten. Für den Einsatz von Abwehrshampoos, wie z. B. Weidenrindenshampoo, oder Spezialwaschmitteln liegen keine gesicherten Erkenntnisse zur Wirksamkeit vor, ebenso für Hausmittel wie Essig oder Natron, die eine Ablösung von Nissen bewirken sollen. Die Effektivität von heißer Föhnluft oder von elektrischen Kämmen ist ebenfalls nicht belegt. Nach Aufbringen von Petroleumgel, Wasser, Mayonnaise oder Spiritus sind die Tiere zunächst zwar unbeweglich, erholen sich jedoch nach einiger Zeit wieder.

Bei Kopflausbefall kann das Kämmen des nassen Haars mit einem speziellen Nissenkamm zum Erfolg führen. Der Vorgang soll alle 3–4 Tage wiederholt werden und zeigt innerhalb von 2 Wochen Heilungsquoten von 50–60 %. Die Methode wird als unterstützende Therapie empfohlen oder wenn eine herkömmliche Pharmakotherapie vermieden werden soll. Allerdings ist das Verfahren sehr zeitaufwändig und langwierig. Der zusätzliche Einsatz einer Pflegespülung kann beim Durchkämmen hilfreich sein.

Im Rahmen der Selbstmedikation stehen topische Präparate wie Dimeticon, Pyrethrum, Pyrethroide oder Kokosöl zur Verfügung. Generell sollten die Präparate zweimal im Abstand von etwa 9 Tagen angewendet werden, da die Eier 6–9 Tage zum Schlüpfen brauchen. Der Behandlungserfolg wird wesentlich von der korrekten Anwendung der Produkte bestimmt.

Schulen und andere Gemeinschaftseinrichtungen für Kinder und Jugendliche können direkt nach der Erstbehandlung mit Fertigarzneimitteln aus der Liste der geprüften und amtlich anerkannten Entwesungsmittel und -verfahren zur Bekämpfung von Gliedertieren wieder besucht werden. Das Komplettieren der empfohlenen Behandlung an den Folgetagen wird dabei vorausgesetzt.

Folgende Fertigarzneimittel bzw. Medizinprodukte zählen zu den nach § 18 IfSG amtlich anerkannten Entwesungsmitteln bei Kopflausbefall:

- Infectopedicul® BiomoPedicul® (Permethrin),
- Goldgeist® forte (Pyrethrum mit PBO + Diethylenglykol),
- Mosquito® Läuse-Shampoo (Kokosöl-Seife, Sojaöl),
- EtoPril® Dimet® (Dimeticon, Cyclomethicon 5),
- NYDA® (Dimeticon, mittelkettige Triglyzeride, Jojobawachs),
- Jacutin® Pedicul Fluid (Dimeticon),
- Hedrin® Once Spray Gel (Dimeticon mit Penetrol®).

16.1 Topische Therapeutika

16.1.1 Dimeticon

Wirkung

Dimeticon breitet sich schnell auf der Oberfläche der Läuse aus und dringt als Kriechöl in deren Atemöffnungen ein. Ob die Tiere infolge eines Sauerstoffmangels oder wegen des behinderten Ausschwitzens von Wasser absterben, ist nicht eindeutig geklärt. Anders als bei klassischen Insektiziden ist bei Dimeticon nicht mit toxischen Reaktionen oder der Entwicklung von Resistenzen zu rechnen.

Dosierung

- Das trockene Kopfhaar und die Kopfhaut vollständig benetzen und je nach Präparat zwischen 10 Minuten und 10 Stunden einwirken lassen.

- Nun Haare mit einem Läusekamm sorgfältig auskämmen. Gebrauchsanweisung des jeweiligen Präparats beachten! Die Anwendung muss nach etwa 9 Tagen wiederholt werden, da die Eier nicht abgetötet werden.

Pharmakokinetische Eigenschaften

Wirkungseintritt

Die Einwirkzeit ist je nach Präparat unterschiedlich und liegt zwischen 10 Minuten und etwa 8–10 Stunden.

Metabolismus und Ausscheidung

Dimeticon wird nach topischer Applikation praktisch nicht resorbiert.

Besondere Hinweise

Die Substanz gilt als sehr gut verträglich und verursacht praktisch keine Reizungen. Die Deutsche Pedikulosis Gesellschaft sieht allerdings die Anwendung als Spray für problematisch, weil der Sprühnebel unabsichtlich eingeatmet werden kann. Alle dimeticonhaltigen Mittel sind brennbar. Behandelte Haare sind leichter entflammbar. Daher soll sicherheitshalber von der Anwendung bis zum Ausspülen die Nähe zu offenen Flammen sowie die Nähe zu glühenden Gegenständen (z. B. Föhn) vermieden werden. Die Anwendung bei Kindern unter 2 Jahren sowie während der Schwangerschaft und Stillzeit ist möglich.

Zusammenfassende Bewertung

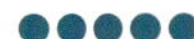

Dimeticon kann zur Behandlung von Kopflausbefall empfohlen werden. Die Substanz ist sehr gut wirksam und verträglich und wirkt nicht toxisch. Resistenzentwicklungen wurden nicht beobachtet und sind auch nicht wahrscheinlich.

16.1.2 Permethrin

Wirkung

Das synthetische Pyrethroid Permethrin blockiert spannungsabhängige Natriumkanäle in den Nervenmembranen, sodass sie vom offenen Zustand nicht mehr geschlossen werden können. Das Kontaktgift ist bei allen Insektenarten wirksam, auch bei Nützlingen, und führt zum Absterben durch Neurotoxizität. Der häufige Einsatz von Permethrin hat in einigen europäischen Ländern (Frankreich, Großbritannien, Dänemark und Tschechien) bereits zu Resistenzentwicklungen geführt.

Dosierung

- 25–50 ml 0,5 %ige Permethrinlösungen in das gewaschene, noch leicht feuchte Haar und auf die Kopfhaut einmassieren.

Die Höchstdosis für Kinder zwischen 2 Monaten und 3 Jahren beträgt 25 ml. Nach 30–45 Minuten Einwirkzeit wird die Zubereitung mit klarem, warmem Wasser ausgewaschen. Danach sollten die Haare über mindestens 3 Tage nicht mit Shampoo gewaschen werden. Die Anwendung muss nach 8–10 Tagen wiederholt werden.

Pharmakokinetische Eigenschaften

Wirkungseintritt

Die Einwirkzeit sollte jeweils etwa 30–45 Minuten betragen.

Metabolismus und Ausscheidung

Die systemische Verfügbarkeit nach topischer Applikation liegt bei 0,3–2 %. Permethrin wird in der Leber rasch hydrolytisch gespalten. Die entstehenden pharmakologisch inaktiven Metaboliten werden überwiegend renal ausgeschieden.

Besondere Hinweise

Selten treten lokale Hautreizungen, Juckreiz, Rötung und Kontaktsensibilisierung auf. Die Anwendung auf großflächig erkrankter Haut sowie auf Schleimhäuten und im Augenbereich sollte unterbleiben. Die Behandlung von Säuglingen sollte ärztlich überwacht werden. Eine Anwendung während der Schwangerschaft ist nach strenger Nutzen-Risiko-Abwägung möglich. Retrospektive Studien zeigten keine Missbildungen. Bei Anwendung des Wirkstoffs während der Stillzeit sollte eine dreitägige Stillpause erwogen werden.

Zusammenfassende Bewertung

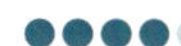

Permethrin kann zur Behandlung von Kopflausbefall eingesetzt werden. Das Risiko für neurotoxische Effekte ist gering, aber im Gegensatz zu Dimeticon vorhanden. Ein Auftreten von Resistenzen ist möglich.

16.1.3 Pyrethrum

Wirkung

Pyrethrum blockiert spannungsabhängige Natriumkanäle in den Nervenmembranen, sodass sie vom offenen Zustand nicht mehr geschlossen werden können. Bei den Tieren kommt es zu einer sensorischen Übererregbarkeit und im weiteren Verlauf zu Erschöpfung und Tod. Das Kontaktgift ist bei allen Insektenarten wirksam, auch bei Nützlingen. Der häufige Einsatz von Pyrethrum hat in einigen europäischen Ländern (Frankreich, Großbritannien, Dänemark und Tschechien) bereits zu Resistenzentwicklungen geführt.

Dosierung

- 0,3 %ige Pyrethrumlösungen werden auf das trockene Haar und die Kopfhaut aufgebracht, bis eine gute Durchfeuchtung erreicht ist.

Nach 30–45 Minuten Einwirkzeit wird die Zubereitung mit einem handelsüblichen Shampoo ausgewaschen. Die Anwendung muss nach 8–12 Tagen wiederholt werden.

Pharmakokinetische Eigenschaften

Wirkungseintritt und -dauer

Die Einwirkzeit sollte jeweils 30–45 Minuten betragen.

Metabolismus und Ausscheidung

Die systemische Verfügbarkeit nach topischer Applikation ist gering. Pyrethrum wird schneller abgebaut als die synthetischen Pyrethroide Permethrin und Allethrin.

Besondere Hinweise

Pyrethrum sollte bei Säuglingen und Kleinkindern nur unter ärztlicher Aufsicht angewendet werden. Die Substanz kann lokale Reizungen, Juckreiz und Rötungen hervorrufen. Sehr selten kommt es zu Kontaktdermatitiden. Eine Anwendung während der Schwangerschaft und Stillzeit ist nach strenger Nutzen-Risiko-Abwägung möglich.

Zusammenfassende Bewertung

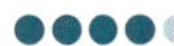

Pyrethrum kann zur Behandlung von Kopflausbefall eingesetzt werden. Das Risiko für neurotoxische Effekte ist wegen des schnelleren Abbaus geringer als bei Permethrin oder Allethrin. Ein Auftreten von Resistenzen ist möglich.

16.1.4 Waschaktive Triglyceride aus Kokosöl

Wirkung

Waschaktive Triglyceride aus Kokosöl sollen bei Kopflausbefall eine Umhüllung der Parasiten bewirken und somit deren Ersticken herbeiführen. Weiterhin soll die Kittsubstanz der Nissen aufgelöst und als Folge deren Auskämmen erleichtert werden.

Dosierung

- 3–5 %ige Zubereitungen werden in Form von Sprays, Lotionen oder Shampoos auf Haar und Kopfhaut angewendet.

Die Behandlung muss nach 8–10 Tagen wiederholt werden.

Pharmakokinetische Eigenschaften

Wirkungseintritt

Die Einwirkzeit sollte jeweils etwa 10–60 Minuten betragen.

Metabolismus und Ausscheidung

Zum pharmakokinetischen Verhalten von Kokosöl liegen keine Erkenntnisse vor.

Besondere Hinweise

In einer kleinen herstellerfinanzierten Studie zeigte ein Spray mit waschaktiven Triglyceriden auf Kokosölbasis im Vergleich zu Permethrin eine bessere Wirksamkeit. In dieser Zubereitung waren allerdings auch Anisöl und Ylang Ylang enthalten. Eine Anwendung während der Schwangerschaft und Stillzeit erscheint vertretbar. In seltenen Fällen kann es zu Überempfindlichkeitsreaktionen kommen.

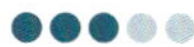

Zusammenfassende Bewertung

●●●○○

Waschaktive Triglyceride aus Kokosöl sind gut verträglich und zur Behandlung von Kopflausbefall geeignet. Zur endgültigen Beurteilung der Wirksamkeit sind weitere kontrollierte Vergleichsuntersuchungen wünschenswert.

Anmerkungen

- Oxyphthirine, eine Verbindung aus Estern und Triglyceriden mit kurzkettigen Fettsäuren oder Oligodecenöl, soll ähnlich wie Dimeticon Kopfläuse ersticken. Ein eindeutiger Wirksamkeitsnachweis liegt bislang jedoch nicht vor.
- Lindan darf als Medikament wegen möglicher zentralnervöser Toxizität und Kanzerogenität in der Europäischen Union beim Menschen nicht mehr verwendet werden.
- Zur Wirksamkeit verschiedener Öle wie Teebaum-, Sonnenblumen- oder Anisöl, Neemextrakt sowie Ylang Ylang liegen keine aussagekräftigen Studien vor. Bei den meisten Untersuchungen handelt es sich um kleine nichtkontrollierte Studien, die von den vertreibenden Firmen selbst in Auftrag gegeben wurden. Auch für eine prophylaktische Gabe konnte kein Nutzen nachgewiesen werden. Die Zubereitungen sollen Läuse ersticken und Nissen ablösen, führen jedoch mitunter zu Reizungen oder Allergien. Anisöl kann weiterhin motorische Störungen verursachen.

16

16.2 Abgrenzung zu verschreibungspflichtigen Arzneimitteln und anderen ärztlichen Therapieverfahren

Bei Lausbefall sollte ein Arzt aufgesucht werden, wenn ein Präparat im Rahmen der Selbstmedikation keine Wirkung gezeigt hat. Auf diese Weise können mögliche Behandlungsfehler wie zu kurze Einwirkzeiten, zu sparsames Aufbringen der Zubereitung, ungleichmäßige Verteilung, zu starke Verdünnung, das Unterlassen der Wiederholungsbehandlung oder die Nichtbehandlung einer infizierten Kontaktperson aufgedeckt werden. Als Folgebehandlung nach Therapieversagen sollte der Arzt ein Präparat mit unterschiedlichem Wirkungsmechanismus auswählen, um einer möglichen Resistenzentwicklung zu begegnen. Dimeticonzubereitungen sind hiervon ausgenommen, da aufgrund des Mechanismus keine Resistenzen zu erwarten sind. Säuglinge, Kleinkinder oder Schwangere sollte man ebenfalls unter ärztlicher Aufsicht behandeln. Hier ist eine möglichst schonende und erprobte Therapieform, beispielsweise auf Dimeticonbasis, empfehlenswert.

Kopfläuse übertragen in unseren Breiten keine Krankheiten. Durch Kratzen kann sich jedoch die Kopfhaut entzünden und es kann zu bakteriellen Superinfektionen kommen. Diese bedürfen mitunter einer topischen oder systemischen Behandlung mit Antibiotika.

16.3 Handelspräparate (Auswahl)

Wirkstoff	Bewertung	Präparatebeispiele®
Dimeticon	●●●●●	EtoPril, Jacutin Pedicul Fluid, NYDA, NYDA express, Mosquito Dimeticon Läuse Haar-Fluid, Linicin Lotion
Kokosöl	●●●○○	Kombination mit Anisöl und Ylang Ylang: Paranix Spray
Mineralöl (White Oil)	●●○○○	Mosquito Med Läuse-Shampoo 10
Neemextrakt (Nimextrakt)	●●○○○	Licener Shampoo
Oligodecenöl	●●○○○	Mosquito Läuse 2in1 Shampoo
Permethrin	●●●●○	Infectopedicul Lösung, BiomoPedicul
Pyrethrum	●●●●○	Goldgeist forte

Literatur

Ammon H, Mutschler E, Scholz H (Hrsg.). Arzneimittel Information und Beratung. 27. Akt.lfg., Wissenschaftliche Verlagsgesellschaft Stuttgart, 2023

Breckenridge CB, Holden L, Sturgess N et al. Evidence for a separate mechanism of toxicity for the Type I and the Type II pyrethroid insecticides. Neurotoxicology 30 Suppl 1: S17–S31, 2009

Burgess IF, Kay Katrina, Burgess Nazma A. Soya oil-based shampoo superior to 0,5 % permethrin lotion for head louse infestation. Med Devices (Auckl) 4: 35–42, 2011

Burgess IF, Silverston P. Head lice. BMJ Clin Evid 01: 1703, 2015

Chosidow O, Giraudeau B, Cottrell J et al. Oral Ivermectin versus Malathion Lotion for Difficult-to-Treat Head Lice. N Engl J Med 362: 1647, 2010

Deutsche Akademie für Kinder- und Jugendmedizin. Evidenzbasierte Kontrolle der Pediculosis capitis und deren Sekundärprävention, 2020

Drugdex® System. Thomson Healthcare, Zugriff 04/2023

Fachinformation EtoPril, Stand 03/2023

Fachinformation Goldgeist forte, Stand 12/2020

Fachinformation InfectoPedicul, Stand 05/2021

Flores-Genuino RNS, Gnilo CMS, Dofitas BL. Occlusive versus neurotoxic agents for topical treatment of head lice infestation: A systematic review and meta-analysis, Pediatr Dermatol 37(1): 86–92, 2020

Gunning K, Pippitt K, Kiraly B et al. Pediculosis and scabies: treatment update, Am Fam Physician 15/86(6): 535–541, 2012

Hamacher H, Wahl MA. Selbstmedikation, 2. Aufl., Wissenschaftliche Verlagsgesellschaft Stuttgart, 2022

Hatam-Nahavandi K, Ahmadpour E, Pashazadeh F et al. Pediculosis capitis among school-age students worldwide as an emerging public health concern: a systematic review and meta-analysis of past five decades, Parasitol Res 119: 3125–3143, 2020

Koch E, Clark JM, Cohen B et al. Management of head louse infestations in the United States-a literature review, Pediatr Dermatol 33(5): 466–472, 2016

Meister L, Ochsendorf F. Kopfläuse – Epidemiologie, Biologie, Diagnostik und Therapie, Dtsch Arztebl Int 113(45): 763–771, 2016

Mohammadi J, Azizi K, Alipour H et al. Frequency of pyrethroid resistance in human head louse treatment: systematic review and meta-analysis. Parasit 28: 86, 2021

Robert Koch-Institut (RKI). Kopflausbefall (Pediculosis capitis). RKI-Ratgeber Infektionskrankheiten – Merkblätter für Ärzte, Berlin: Robert Koch-Institut. 2022 (www.rki.de/DE/Content/Infekt/EpidBull/Merkblaetter/Ratgeber_Kopflausbefall.html)

Sangaré AK, Doumbo OK, Raoult D. Management and treatment of human lice, Biomed Res Int 2016: 8962685, 2016

17 Kopfschmerzen

Fast jeder Mensch leidet mehr oder weniger oft an akuten oder chronischen Kopfschmerzen. Sie beruhen auf der Reizung schmerzempfindlicher Regionen des Kopfes wie Schädel, Hirnhäute, Blutgefäße, Hirnnerven und obere Spinalnerven. Die Gehirnsubstanz selbst ist nicht schmerzempfindlich. Frauen sind häufiger von Kopfschmerzen betroffen, aber auch 90 % der bis zu zwölf Jahre alten Kinder haben bereits Kopfschmerzerfahrungen. Man kann in Anlehnung an die IHS (International Headache Society) vier verschiedene Formen wie Migräne (▸ Kap. 20), Spannungskopfschmerzen, medikamentös induzierte Kopfschmerzen und Cluster-Kopfschmerzen unterscheiden (◻ Tab. 17.1).

Bei primären Kopfschmerzen ist keine Ursache feststellbar. Sie lassen sich lediglich lindern, aber nicht heilen. Als Auslöser kommen z. B. Stress, Schlafmangel, Wetterwechsel oder Hormonschwankungen in Frage. Sekundäre Kopfschmerzen treten u. a. in Zusammenhang mit grippalen Infekten, Sinusitis, Hypertonie, Zahnfehlstellungen, Medikamentenmissbrauch oder auch bei Tumorerkrankungen auf. Durch erfolgreiche Behandlung der zugrundeliegenden Erkrankungen verschwinden auch die sekundären Kopfschmerzen.

Der chronische Kopfschmerz vom Spannungstyp tritt mit zunehmendem Lebensalter häufiger auf. Auch ist die Prävalenz in den Industrienationen höher als in ländlichen Gebieten und in Entwicklungsländern. Bei dieser Kopfschmerzform finden sich Hinweise auf strukturelle Veränderungen im Bereich des zentralen schmerzverarbeitenden Systems. Die Abgrenzung zur Migräne ist umstritten.

Folgende Maßnahmen können manchen Patienten langfristig helfen, die Häufigkeit und die Intensität von Kopfschmerzen zu reduzieren:

- Stressmanagement,
- Akupunktur,
- chiropraktische sowie osteopathische Manipulationen,
- Ausdauersportarten und Muskelaufbautraining,
- regelmäßiges Essen und Flüssigkeitszufuhr,
- Führen eines Kopfschmerztagebuchs.

Stressmanagement, Akupunktur und Ausdauersport sind offenbar nach derzeitiger Datenlage zur Vorbeugung von Kopfschmerzen empfehlenswert. Neuerdings raten die Leitlinien auch zu Biofeedback, Entspannungsverfahren und zur physikalischen Thera-

Tab. 17.1 Unterscheidungsmerkmale der häufigsten Kopfschmerzformen

Parameter	Migräne	Spannungskopfschmerz	Medikamenten-induzierter Kopfschmerz	Cluster-Kopfschmerz
Dauer	4–72 Stunden	Minuten bis Tage	Anhaltend	Minuten bis Stunden
Beginn	Allmählich	Allmählich	Allmählich	Plötzlich, max. Intensität nach 1–3 Minuten
Ort	Meist einseitig, kann jedoch die Seite wechseln und beidseitig werden	Beidseitig	Überwiegend beidseitig	Streng einseitig, meist hinter dem Auge
Art	Pulsierend	Dumpf drückend	Dumpf bohrend	Stechend, wehenartig
Begleitsymptome	Übelkeit und Erbrechen, Empfindlichkeit gegenüber Lärm und Licht, Aura, Seh- und Sprachstörungen	Meist keine	Selten Übelkeit, Lärm- und Lichtscheu	Auf der Schmerzseite Tränenfluss, verstopfte Nase, Augenrötung, Schwellung des Lids, Übelkeit, Lärm- und Lichtscheu
Mögliche Auslöser	Stress, Hormonschwankungen, Alkohol, Schlafrhythmusstörungen, Nahrungsmittel	Stress, Wetter	Häufige Einnahme von Medikamenten	Unbekannt
Betroffene	Überwiegend Frauen	Frauen und Männer gleichermaßen	Überwiegend Frauen	Überwiegend Männer

pie. Chiropraktische sowie osteopathische Manipulationen sind insbesondere bei Spannungskopfschmerzen hilfreich. In seltenen Fällen können sie jedoch zu arterieller Dissektion, Symptomen eines Schlaganfalls oder zu Rückenmarksverletzungen führen. Auch das Führen eines Kopfschmerztagebuchs wird als sinnvoll eingeschätzt.

Es konnte nicht nachgewiesen werden, dass das Vermeiden spezieller Nahrungsmittel wie Käse oder Rotwein die Inzidenz von Kopfschmerzen senkt. Lediglich die Reduktion des Coffeinkonsums ist möglicherweise sinnvoll. Ebenso konnte kein direkter Einfluss durch verbesserte Schlafhygiene, kognitive Verhaltenstherapien (progressive Muskelrelaxation, autogenes Training), Training der Nackenmuskulatur, Massagen oder Hypnose gezeigt werden.

Wenn Maßnahmen wie Abschirmung von Geräuschen oder Licht, kühlende Umschläge o. Ä. keine Abhilfe schaffen, können zur Behandlung von Migräne oder Spannungskopfschmerz im Rahmen der Selbstmedikation Substanzen aus den Gruppen nicht-opioide Analgetika oder nichtsteroidale Antirheumatika eingesetzt werden.

17.1 Nichtopioide Analgetika

17.1.1 Paracetamol

Wirkung

Paracetamol wirkt durch Hemmung der zerebralen Prostaglandinsynthese analgetisch, die periphere Synthese wird hingegen kaum beeinflusst.

Dosierung

- Erwachsene und Kinder ab 12 Jahren: 500–1000 mg 3–4-mal/d
- Kinder bis zu 11 Jahren: 10–15 mg/kg KG bis zu 3-mal/d
  Tagesmaximaldosis: 60 mg/kg KG × d
  Das Dosierungsintervall sollte 6 h nicht unterschreiten.

Bei Leber- oder Niereninsuffizienz muss die Dosis reduziert werden.

Pharmakokinetische Eigenschaften

Wirkungseintritt und -dauer

Die Wirkung tritt innerhalb einer halben Stunde ein und hält etwa 3–4 Stunden an. Die gleichzeitige Gabe von Coffein beschleunigt die Resorption von Paracetamol.

Metabolismus und Ausscheidung

Paracetamol wird im Wesentlichen in der Leber mit Glucuron- und Schwefelsäure konjugiert. In untergeordnetem Ausmaß sind CYP1A6, CYP2E3 und CYP3A4 beteiligt. Die Ausscheidung erfolgt zu 90 % renal, nur 5 % in unveränderter Form.

Nach Überdosierung kommt es zur Sättigung der Konjugationsreaktion. Durch CYP2E1 entsteht toxisches *N*-Acetylchinonimin, das nicht mehr in ausreichendem Maß durch eine Glutathionkonjugation entgiftet werden kann. In diesem Fall kann eine tödlich verlaufende Lebernekrose auftreten.

Besondere Hinweise

Paracetamol ist vor allem zur Behandlung von Kopfschmerzen in Zusammenhang mit (fiebrigen) Erkältungen geeignet, nicht jedoch bei entzündlich bedingten Schmerzen oder Katerkopfschmerz. Bei Überschreiten der Maximaldosis sind schwere Leberschäden möglich. Nach regelmäßiger Einnahme ist das Risiko für die Entwicklung einer chronischen Niereninsuffizienz erhöht. Bei schwerer Leber- oder Niereninsuffizienz besteht eine Kontraindikation. Paracetamol ist bereits bei Säuglingen und nach entsprechender Nutzen-Risiko-Abwägung während der gesamten Schwangerschaft und Stillzeit einsetzbar.

Zusammenfassende Bewertung

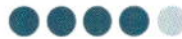

Paracetamol kann zur Behandlung von Kopfschmerzen eingesetzt werden. Die analgetische Wirkung ist etwas schwächer ausgeprägt als die von Ibuprofen. Paracetamol ist insbesondere für die Therapie von kleineren Kindern oder Schwangeren geeignet.

17.1.2 Acetylsalicylsäure

Wirkung

Acetylsalicylsäure ist ein nichtsteroidales Analgetikum mit zusätzlicher antiphlogistischer Wirkung. Der analgetische Effekt beruht auf einer irreversiblen Hemmung der Cyclooxygenase.

Dosierung

- Erwachsene und Jugendliche ab 16 Jahren: 500–1000 mg 1–3-mal/d
- Jugendliche von 12–15 Jahren: 250–500 mg 1–3-mal/d (unter ärztlicher Aufsicht, insbesondere beim Vorliegen fiebriger Erkrankungen)

Pharmakokinetische Eigenschaften

Wirkungseintritt und -dauer

Die Wirkung tritt innerhalb von 30 Minuten ein und hält 4–6 Stunden an.

Metabolismus und Ausscheidung

30–40 % der resorbierten Menge werden im Plasma und in der Leber zu Salicylsäure desacetyliert. Weiterhin entstehen Salicylursäure, Gentisinsäure, Gentisinursäure und verschiedene Glucuronide. In Abhängigkeit vom pH-Wert des Urins werden 5–35 % einer Dosis renal ausgeschieden, der verbleibende Anteil erscheint in den Fäzes.

Besondere Hinweise

Acetylsalicylsäure kann bei Erwachsenen zur Behandlung von Kopfschmerzen eingesetzt werden, bei Kindern und Jugendlichen unter 16 Jahren ausschließlich auf ärztliche Anweisung, und nur wenn andere Maßnahmen nicht wirken. Sollte es bei Kindern zu langanhaltendem Erbrechen kommen, so kann dies ein Zeichen des lebensbedrohlichen Reye-Syndroms sein. Bei Patienten mit Asthma, Ulkus, Leber- oder Niereninsuffizienz ist Vorsicht geboten. Bei Operationen – auch bei kleineren endoskopischen Eingriffen oder Zahnextraktionen – treten mitunter verstärkte Blutungen auf. Eine Anwendung im 1. und 2. Trimenon der Schwangerschaft ist zu vermeiden, für das letzte Trimenon besteht eine Kontraindikation. Die kurzfristige Einnahme während der Stillzeit ist vertretbar.

Zusammenfassende Bewertung

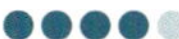

Acetylsalicylsäure ist gut für die Behandlung von Kopfschmerzen bei Erwachsenen geeignet. Die Substanz ist sehr gut analgetisch wirksam und wird von Fachgesellschaften des deutschsprachigen Raums als Mittel der ersten Wahl empfohlen. Nebenwirkungen, insbesondere gastrointestinale, sind jedoch zu berücksichtigen. Die Anwendung bei Kindern unter 16 Jahren sollte zur Sicherheit nur unter ärztlicher Aufsicht erfolgen.

17.1.3 (Propy-)Phenazon

Wirkung

Die Pyrazolonderivate Phenazon und Propyphenazon wirken analgetisch und antipyretisch. Ihre antiphlogistische und spasmolytische Wirkkomponente ist schwach ausgeprägt. Die Wirkung wird auf die Hemmung der Prostaglandinsynthese zurückgeführt. Weiterhin wird eine Aktivierung schmerzhemmender Neuronen im Gehirn diskutiert.

Dosierung

- Erwachsene und Jugendliche ab 16 Jahren: bei Bedarf 500–1000 mg mehrmals täglich im Abstand von mindestens 4–8 Stunden
  Tagesmaximaldosis: 4000 mg/d
- Kinder von 7–15 Jahren: bei Bedarf 250 mg bis zu 3–4-mal/d
  Tagesmaximaldosis: 1000 mg/d

Für die Behandlung von Kopfschmerzen bei Kindern unter 7 Jahren liegen keine ausreichenden Erfahrungen vor. Bei eingeschränkter Leber- oder Nierenfunktion sollte die Dosis reduziert werden.

Pharmakokinetische Eigenschaften

Wirkungseintritt und -dauer

Die Wirkung tritt innerhalb von 30 Minuten ein und hält etwa 3 Stunden an.

Metabolismus und Ausscheidung

Die Biotransformation erfolgt in der Leber zu pharmakologisch inaktiven Hydroxy-, Hydroxymethyl- und Desmethylderivaten. Die Ausscheidung findet hauptsächlich in Form von Glucuronsäurekonjugaten statt.

Besondere Hinweise

Für die Behandlung mit Phenazon und Propyphenazon können Nebenwirkungen wie Blutbildveränderungen, ähnlich wie bei Metamizol, nicht ausgeschlossen werden. Eine Anwendung während der Schwangerschaft und der Stillzeit sollte unterbleiben.

Zusammenfassende Bewertung

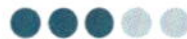

Phenazon und Propyphenazon werden zwar schon lange zur Schmerzbehandlung eingesetzt, zur Beurteilung ihrer Wirksamkeit liegen jedoch keine ausreichenden Untersuchungen vor. Relevante Nebenwirkungen sind nicht auszuschließen. Fachgesellschaften empfehlen den Einsatz bei Spannungskopfschmerzen aufgrund der aktuellen Evidenzlage nur in Einzelfällen.

17.2 NSAID

17.2.1 Ibuprofen

Wirkung

Ibuprofen ist ein nichtsteroidales Antirheumatikum und hemmt unselektiv die Cyclooxygenase. Die Substanz reduziert entzündlich bedingte Schmerzen, Schwellungen und Fieber.

Dosierung

- Erwachsene: 200–400 mg 1–4-mal/d
- Kinder ab 3 Monaten (perora)l: 7–10 mg/kg KG 1–3-mal/d
  Tagesmaximaldosis: 30 mg/kg KG × d
- Kinder ab 3 Monaten mit mindestens 6,0 kg KG (rektal): 20–30 mg/kg KG, verteilt auf 3–4 Einzeldosen

Pharmakokinetische Eigenschaften

Wirkungseintritt

Die Wirkung tritt innerhalb von 15 Minuten ein.

Metabolismus und Ausscheidung

Die Substanz wird in der Leber mittels CYP2C9 biotransformiert und anschließend glucuronidiert. Die Ausscheidung erfolgt fast ausschließlich renal, nur 1 % in unveränderter Form.

Besondere Hinweise

Die Toxizität bei akuten Vergiftungen mit Ibuprofen ist, bei höherer Wirkstärke und schnellerem Wirkungseintritt, wesentlich geringer als bei Acetylsalicylsäure und Paracetamol. Für die Behandlung von Kindern unter 3 bzw. 6 Monaten (rektale bzw. perorale Gabe) und die Einnahme im letzten Trimenon der Schwangerschaft besteht eine Kontraindikation. Eine Anwendung im 1. und 2. Trimenon ist unter strenger Nutzen-Risiko-Abwägung möglich. Auch die kurzfristige Einnahme während der Stillzeit ist vertretbar. Bei Patienten mit schwerer Herzinsuffizienz (NYHA IV) besteht eine Kontraindikation.

17

Zusammenfassende Bewertung

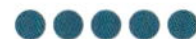

Ibuprofen kann zur Behandlung von Kopfschmerzen empfohlen werden. Die Substanz ist bei guter Verträglichkeit sehr gut und sehr schnell wirksam, sie wird von nationalen und internationalen Fachgesellschaften als Mittel der ersten Wahl empfohlen. Ibuprofen ist auch bei Stillenden und Kindern über 3 bzw. 6 Monaten einsetzbar.

17.2.2 Dexibuprofen

Wirkung

Dexibuprofen ist ein nichtsteroidales Antirheumatikum und hemmt unselektiv die Cyclooxygenase. Die Substanz reduziert entzündlich bedingte Schmerzen, Schwellungen und Fieber. Es handelt sich um das (S)-(+)-Enantiomer von Ibuprofen, das COX 1 und COX 2 etwa 100-mal stärker inhibiert als das Racemat.

Dosierung

- Erwachsene: 200 mg 3 mal/d
  Tagesmaximaldosis: 600 mg/d

Die Einnahme im Rahmen der Selbstmedikation sollte nur kurzfristig über maximal 4 Tage erfolgen.

Sicherheit und Wirksamkeit für den Einsatz bei Kindern und Jugendlichen unter 18 Jahren wurden nicht untersucht.

Pharmakokinetische Eigenschaften

Wirkungseintritt

Die Wirkung tritt innerhalb von 15 Minuten ein.

Metabolismus und Ausscheidung

Dexibuprofen wird in der Leber mittels CYP2C9 biotransformiert und anschließend glucuronidiert. Die Ausscheidung erfolgt fast ausschließlich renal, nur 1 % in unveränderter Form.

Besondere Hinweise

Für die Behandlung mit Dexibuprofen liegen wesentlich geringere Erfahrungswerte als für den Einsatz des Racemats Ibuprofen vor. Dennoch ist nach Einschätzung der Zulassungsbehörde von einem sehr ähnlichen Sicherheitsprofil auszugehen. Die Substanz ist zur Behandlung leichter bis mäßig starker Schmerzen geeignet. Für die Einnahme im letzten Trimenon der Schwangerschaft besteht eine Kontraindikation. Eine Anwendung im 1. und 2. Trimenon ist unter strenger Nutzen-Risiko-Abwägung möglich. Auch die kurzfristige Einnahme während der Stillzeit ist vertretbar. Bei Patienten mit aktiven Blutungen, gastrointestinalen Ulzera sowie bei schwerer Leber- oder Herzinsuffizienz (NYHA IV) besteht eine Kontraindikation. Dexibuprofen ist nicht für den Einsatz bei Kindern indiziert.

Dexibuprofen wurde im Jahr 2022 unter bestimmten Voraussetzungen aus der Verschreibungspflicht entlassen. Die Markteinführung eines entsprechenden Präparats mit bis zu 20 Tabletten à 200 mg steht aktuell noch aus.

Zusammenfassende Bewertung

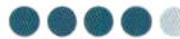

Dexibuprofen kann zur Behandlung von Kopfschmerzen bei Erwachsenen empfohlen werden. Obwohl in Deutschland kaum Anwendungserfahrungen vorliegen, ist von einem nahezu identischen Sicherheitsprofil wie für Ibuprofen auszugehen. Die Substanz ist bei guter Verträglichkeit sehr gut und sehr schnell wirksam. In den nationalen Leitlinien zur Kopfschmerzbehandlung wurde Dexibuprofen noch nicht berücksichtigt.

17.2.3 Diclofenac

Wirkung

Diclofenac ist ein nichtsteroidales Analgetikum mit antiphlogistischen, analgetischen und antipyretischen Eigenschaften. Die Wirkung beruht in erster Linie auf einer Hemmung der Prostaglandinsynthese. Prostaglandine sind maßgeblich an der Entstehung von Schmerzen, Entzündungen und Fieber beteiligt.

Dosierung

- Erwachsene und Jugendliche ab 14 Jahren: initial 12,5–25 mg (berechnet als Diclofenac-Kalium), danach bei Bedarf im Abstand von 4–6 Stunden bis zu 75 mg/24 h

Die Einnahme im Rahmen der Selbstmedikation sollte bei Schmerzen nur kurzfristig über maximal 4 Tage erfolgen, bei Fieber über maximal 3 Tage.

Pharmakokinetische Eigenschaften

Wirkungseintritt

Die Wirkung tritt innerhalb von 30 Minuten ein.

Metabolismus und Ausscheidung

Die Biotransformation von Diclofenac erfolgt durch Hydroxylierung, Methoxylierung sowie durch Konjugation mit Glucuron- und Schwefelsäure. Die Ausscheidung findet zu 65 % renal statt, überwiegend in Form von Metaboliten. Der verbleibende Anteil wird in den Fäzes wiedergefunden.

Besondere Hinweise

Kinder und Jugendliche unter 14 Jahren sollten im Rahmen der Selbstmedikation nicht mit Diclofenac behandelt werden. Die Substanz ist zwar prinzipiell auch zur Behandlung von Schmerzen und Fieber geeignet, aufgrund ihrer starken antiphlogistischen Wirkung steht jedoch ihr Einsatz bei entzündlichen Zuständen (z. B. bei Gelenkschmerzen) im Vordergrund.

Bei Patienten mit Neigung zu gastrointestinalen Blutungen oder Ulkusleiden sowie bei Herz-, Leber- oder Niereninsuffizienz sollte Diclofenac nicht angewendet werden. Ebenso nicht während des 1. und 3. Trimenons der Schwangerschaft sowie während der Stillzeit. Wegen eines offenbar erhöhten Risikos für arterielle thrombotische Ereignisse ist die Substanz bei Herzinsuffizienz (NYHA II-IV), ischämischer Herzerkrankung, peripheren Arterienerkrankungen und zerebrovaskulären Erkrankungen kontraindiziert. Generell sollte man nur die niedrigste wirksame Dosis über den kürzesten zur Symptomkontrolle erforderlichen Zeitraum einsetzen.

Zusammenfassende Bewertung

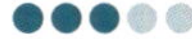

Diclofenac ist prinzipiell zur Behandlung von Kopfschmerzen geeignet und zeigt auch schnelle Wirksamkeit. Zu berücksichtigen sind jedoch die gastrointestinalen Nebenwirkungen und das erhöhte Risiko für arterielle thrombotische Ereignisse, insbesondere bei hoher Dosis (150 mg/d) sowie bei Langzeitanwendung.

17.2.4 Naproxen

Wirkung

Das NSAID Naproxen bewirkt eine Hemmung der Prostaglandinsynthese und reduziert als Folge Schmerzen, Entzündungen sowie Fieber. Die Substanz ist ein reversibler Hemmstoff der Thrombozytenaggregation.

17

Dosierung

- Erwachsene und Jugendliche ab 12 Jahren: initial 250–500 mg, bei Bedarf nach 8–12 Stunden weitere 250 mg
  Tagesmaximaldosis: 750 mg/d, bei eingeschränkter Nierenfunktion 500 mg/d

Im Rahmen der Selbstmedikation sollte die Behandlung nicht länger als 4 Tage erfolgen.

Pharmakokinetische Eigenschaften

Wirkungseintritt und -dauer

Die Wirkung tritt innerhalb von 30–60 Minuten ein und hält etwa 12 Stunden an.

Metabolismus und Ausscheidung

Nach hepatischer Biotransformation entstehen die pharmakologisch inaktiven Hauptmetaboliten 6-Desmethylnaproxen und das Naproxen-Glucuronid. Die Ausscheidung erfolgt zu mehr als 95 % renal.

Besondere Hinweise

Naproxen ist zur Behandlung von Kopfschmerzen geeignet. Kinder und Jugendliche unter 12 Jahren sollten im Rahmen der Selbstmedikation nicht therapiert werden. Bei Patienten mit Neigung zu gastrointestinalen Blutungen oder Ulkusleiden sowie bei schwerer Herz-, Leber- oder Niereninsuffizienz sollte Naproxen nicht angewendet werden. Ebenso nicht während des 3. Trimenons der Schwangerschaft. Während des 1. Trimenons ist eine strenge Indikationsstellung erforderlich. Die Applikation während der Stillzeit sollte vorsichtshalber unterbleiben.

Zusammenfassende Bewertung

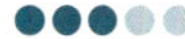

Naproxen kann bei Erwachsenen zur Behandlung von Kopfschmerzen eingesetzt werden. Kontrollierte randomisierte Studien liegen noch nicht in ausreichendem Maß vor, daher wird die Substanz von den entsprechenden Fachgesellschaften nicht als Mittel der Wahl empfohlen. Es existieren jedoch Hinweise auf gute Wirksamkeit und Verträglichkeit. Das kardiovaskuläre Risiko ist geringer als bei anderen NSAID, das Risiko für gastrointestinale Störungen etwas höher.

Anmerkungen

- Die zusätzliche Einnahme von Coffein (≥ 100 mg) zur Standarddosis eines Analgetikums kann eine signifikante Steigerung der analgetischen Wirksamkeit bewirken. Dieser Effekt wurde in zahlreichen kontrollierten Studien nachgewiesen. Eine erhöhte Gefahr einer missbräuchlichen Anwendung von Schmerzmitteln durch Coffein wurde bislang nicht belegt.

- Durch die kombinierte Anwendung von Ibuprofen und Paracetamol ist aufgrund der unterschiedlichen Wirkmechanismen der Einzelsubstanzen eine schnellere und stärkere Analgesie im Vergleich zu den Monopräparaten erreichbar. Die bei Paracetamol weitestgehend fehlende antiphlogistische Wirkung kann in dem aktuell aus der Verschreibungspflicht entlassenen Kombinationsprodukt durch die Ibuprofenkomponente ergänzt werden. Frei erhältlich sind Präparate zur peroralen Anwendung mit Ibuprofen in einer maximalen Einzeldosis von 200 mg und maximaler Tagesdosis von 1200 mg sowie Paracetamol in einer maximalen Einzeldosis von 500 mg und einer maximalen Tagesdosis von 3000 mg aus der Verschreibungspflicht entlassen. Als Indikation im Rahmen der Selbstmedikation wird die maximal dreitägige symptomatische Behandlung leichter bis mäßiger Schmerzen bei Erwachsenen angegeben.
- Wenn Schmerzmittel über längere Zeit oder immer wieder eingenommen werden, besteht die Gefahr eines Dauerkopfschmerzes. Die Schmerzschwelle des Gehirns sinkt ab und es kommt zu einer Überempfindlichkeit des Schmerzsystems.
- Pfefferminzöl kann äußerlich auf die Schläfen aufgetragen werden. Die Medikation ist möglicherweise hilfreich. Qualitativ hochwertige Studien sind jedoch zur Bewertung der Wirksamkeit wünschenswert.
- Der Zusatz von Vitamin C zur Standarddosis eines Analgetikums ist weder schädlich noch hilfreich, eine bessere Magenverträglichkeit wird nicht erreicht.
- Für den Einsatz von Cannabidiolölen zur Behandlung von Kopfschmerzen liegen keine Wirksamkeitsnachweise vor. Entsprechende Werbeaussagen wurden daher untersagt.

17.3 Abgrenzung zu verschreibungspflichtigen Arzneimitteln und anderen ärztlichen Therapieverfahren

Wenn Kopfschmerzen sehr schnell an Intensität gewinnen, innerhalb von 3 Tagen nicht verschwinden, sich im längeren Verlauf verstärken oder öfter als 10 Tage im Monat eine Schmerzmitteleinnahme erforderlich ist, sollte ein Arzt aufgesucht werden. Auch wenn starke Schmerzen erstmalig auftreten, weitere Symptome wie Gleichgewichtsstörungen hinzukommen oder die Ursache unerklärlich ist, sollte ärztliche Hilfe in Anspruch genommen werden. Es ist z. B. abzuklären, ob Fehlsichtigkeit, Glaukomanfälle, Trigeminusneuralgien, Wirbelsäulenprobleme oder schwerwiegendere Erkrankungen wie eine TIA, Menigitiden, SARS-CoV-2-Infektionen, Subarachnoidalblutungen oder Gehirntumoren zugrunde liegen. Schwere Sinusitiden müssen ggf. antibiotisch behandelt werden.

Bei starken, chronischen Spannungskopfschmerzen kann eine Therapie mit Antidepressiva wie Amitriptylin oder Mirtazapin angezeigt sein. Bei zeitlichem Zusammenhang mit einem Trauma (z. B. Sturz) muss eine Gehirnerschütterung in Erwägung gezogen werden. Das Vorliegen einer neurologischen Erkrankung sollte durch entsprechende Untersuchungsmethoden ausgeschlossen werden.

Bei Patienten mit Analgetikakopfschmerz ist der abrupte Entzug der Medikation Maßnahme der Wahl. Der Entzug sollte multidisziplinär durch Neurologen/Schmerztherapeuten und Psychologen erfolgen. Naturgemäß kommt es initial zu einer Verschlechterung der Symptome. Meist tritt jedoch innerhalb von 14 Tagen Schmerzfreiheit ein. Die Dauer der Entzugssymptome ist abhängig von der betreffenden Medikation. Durch Applikation von z. B. Glucocorticoiden können sie gemildert werden.

Zur Behandlung von Clusterkopfschmerzen werden Triptane eingesetzt. Zur Vorbeugung von Clusterkopfschmerzen zeigten sich Verapamil, Lithium und Glucocorticoide in Studien effektiv. Die Wirksamkeit einer hyperbaren Sauerstofftherapie oder der intranasalen Gabe von Lidocain konnte bislang nicht eindeutig nachgewiesen werden.

17.4 Handelspräparate (Auswahl)

Wirkstoff	Bewertung	Präparatebeispiele®
Acetylsalicylsäure	●●●●○	Aspirin, Aspirin Coffein, ASS-ratiopharm®, Godamed 500 Kombination mit Paracetamol: Thomapyrin classic
Diclofenac-Kalium	●●●○○	Diclac Dolo, Diclo-ratiopharm bei Schmerzen, Diclofenac Zentiva 25 mg, Voltaren Dolo 25 mg
Ibuprofen	●●●●●	Dolormin für Kinder, Ibudolor, Nurofen, Aktren, ibudolor Kombination mit Coffein: Thomapyrin Tension Duo Kombination mit Paracetamol: Synofen
Naproxen	●●●○○	Togal Naproxen, Naproxen Schwörer, Aleve
Paracetamol	●●●●○	Ben-u-ron, Paracetamol AL, Paracetamol-ratiopharm, Vivimed N gegen Fieber und Kopfschmerzen Kombination mit ASS: Thomapyrin classic Kombination mit Ibuprofen: Synofen
Phenazon	●●●○○	Eu-Med

Literatur

Abdel Shaheed C, Ferreira GE, Dmitritchenko A et al. The efficacy and safety of paracetamol for pain relief: an overview of systematic reviews. Med J Aust 214(7): 324–331, 2021

Almqvist J, Granberg T, Tzortzakakis A et al. Neurological manifestations of coronavirus infections – a systematic review, Ann Clin Transl Neurol 7(10): 2057–2071, 2020

Ammon H, Mutschler E, Scholz H (Hrsg.). Arzneimittel Information und Beratung. 27. Akt.lfg., Wissenschaftliche Verlagsgesellschaft Stuttgart, 2020

Behandlung der Migräne und ideopathischer Kopfschmerzsyndrome in der Schwangerschaft und Stillzeit (S2-Leitlinie). AWMF-Register-Nr. 062/005, Stand 2009 (aktuell: Stand 04.06.2021, gültig bis 31.12.2023)

Bennett MH, French C, Schnabel A et al. Normobaric and hyperbaric oxygen therapy for the treatment and prevention of migraine and cluster headache. Cochrane Database Syst Rev 2015(12): CD005219, 2015

Boppana SH, Peterson M, Du AL et al. Caffeine: What Is Its Role in Pain Medicine? Cureus 14(16): e25603, 2022

Clusterkopfschmerz und trigeminoautonome Kopfschmerzen (S1-Leitlinie). AWMF-Register-Nr. 030/036, Stand 14.05.2015, gültig bis 13.05.2020 (in Überarbeitung)

Coxib and traditional NSAID Trialists' (CNT) Collaboration. Vascular and upper gastrointestinal effects of non-steroidal anti-inflammatory drugs: meta-analyses of individual participant data from randomised trials, Lancet 382/9894: 769–779, 2013

Derry S, Wiffen PJ, Moore RA. Aspirin for acute treatment of episodic tension-type headache in adults. Cochrane Database Syst Rev 1(1): CD011888, 2017

Derry S, Wiffen PJ, Moore RA. Ibuprofen for acute treatment of episodic tension-type headache in adults. Cochrane Database Syst Rev 2015(7): CD011474, 2017

Drugdex® System. Thomson Healthcare, Zugriff 04/2023

Eccleston C, Cooper TE, Fisher E et al. Non-steroidal anti-inflammatory drugs (NSAIDs) for chronic non-cancer pain in children and adolescents. Cochrane Database Syst Rev 8(8): CD012537, 2017

Fachinformation Aktren, Stand 10/2022

Fachinformation ASS-ratiopharm, Stand 08/2022

Fachinformation Eu-Med, Stand 08/2020

Fachinformation Naproxen-CT, Stand 08/2022

Fachinformation Paracetalgin, Stand 01/2023

Fachinformation Synofen, Stand 10/2022

Fachinformation Voltaren Dolo, Stand 09/2022

Ghadiri-Sani M, Silver N. Headache (chronic tension-type). BMJ Clin Evid 12: 1205, 2016

Griffin MR. High-dose non-steroidal anti-inflammatories: painful choices, Lancet 382/9894: 746–748, 2013

Gross A, Kay TM, Paquin JP et al. Exercises for mechanical neck disorders. Cochrane Database Syst Rev 1(1): CD004250, 2015

Haag G, Diener HC, May A et al. Self-medication of migraine and tension-type headache: summary of the evidence-based recommendations of the Deutsche Migräne und Kopfschmerzgesellschaft (DMKG), the Deutsche Gesellschaft für Neurologie (DGN), the Österreichische Kopfschmerzgesellschaft (ÖKSG) and the Schweizerische Kopfwehgesellschaft (SKG), J Headache Pain 12(2): 201–17, 2011

Hamacher H, Wahl MA. Selbstmedikation, 2. Aufl., Wissenschaftliche Verlagsgesellschaft Stuttgart, 2022

Headache, Guideline commissioned by the National Institute for Health and Clinical Excellence (NICE), 2012

Kopfschmerz bei Übergebrauch von Schmerz- und Migränemitteln (S1-Leitlinie). AWMF-Register-Nr. 030/131, Stand 31.12.2021, gültig bis 01.12.2025

Kopfschmerzen bei Kindern – Bildgebende Diagnostik (S1-Leitlinie). AWMF-Register-Nr. 064/011, Stand 24.04.2020, gültig bis 30.04.2023

Linde K, Allais G, Brinkhaus B et al. Acupuncture for tension-type headache. Cochrane Database Syst Rev (1): CD007587, 2016

Lipton RB, Diener HC, Robbins MS et al. Caffeine in the management of patients with headache, J Headache Pain 18(1): 107, 2017

Luedtke K, Allers A, Schulte LH et al. Efficacy of interventions used by physiotherapists for patients with headache and migraine-systematic review and meta-analysis. Cephalalgia 36(5): 474–492, 2015

Matharu M. Cluster headache. BMJ Clin Evid 02: 1212, 2010

Poddighe D, Brambilla I, Licari A, Marseglia GL. Ibuprofen for Pain Control in Children: New Value for an Old Molecule. Pediatr Emerg Care 35(6): 448–453, 2019

Renner B, Clarke G, Grattan T et al. Caffeine accelerates absorption and enhances the analgesic effect of acetaminophen, J Clinical Pharmacology 47(6): 715–726, 2007

Robbins MS. Diagnosis and Management of Headache: A Review. JAMA 325(18): 1874–1885, 2021

Saldanha IJ, Cao W, Bhuma MR et al. Management of primary headaches during pregnancy, postpartum, and breastfeeding: A systematic review. Headache 61(1): 11–43, 2021

Stephens G, Derry S, Moore RA. Paracetamol (acetaminophen) for acute treatment of episodic tension-type headache in adults. Cochrane Database Syst Rev 2016(6): CD011889, 2016

Therapie des episodischen und chronischen Kopfschmerzes vom Spannungstyp und anderer chronischer täglicher Kopfschmerzen (S1-Leitlinie). AWMF-Register-Nr. 030/077, Stand 24.06.2020, gültig bis 31.05.2023

Xiong J, Lu H, Wang R, Jia Z. Efficacy of ibuprofen on prevention of high altitude headache: A systematic review and meta-analysis, PLoS One 12(6): e0179788, 2017

18 Lippenherpes

Lippenherpes (Herpes labialis) wird meist durch das Herpes-simplex-Virus Typ 1 ausgelöst, seltener durch HSV-2. Über 90 % der Bevölkerung sind durchseucht. Die meisten Ausbrüche von Herpes simplex sind unkompliziert und heilen von allein wieder ab. Sie werden jedoch von den Betroffenen als beträchtliche kosmetische Beeinträchtigung wahrgenommen.

Eine Erstinfektion erfolgt meist im Kindesalter und verläuft in der Regel symptomlos. Die Viren dringen durch Tröpfchen- oder Schmierinfektion durch kleine Hautverletzungen oder durch die Schleimhaut ein. Erstmanifestationen verlaufen meist schwerer als Rezidive und dauern auch länger an. Erste Anzeichen sind Spannungsgefühl in der Lippe, Kribbeln und Juckreiz. Innerhalb von einigen Stunden bis Tagen bilden sich kleine Bläschen, die zuerst mit Flüssigkeit und später mit Eiter gefüllt sind. Nach dem Aufplatzen entstehen schmerzhafte Wundflächen, die verkrusten und innerhalb von 7–10 Tagen meist ohne Narbenbildung abheilen.

Betroffen sind zunächst die Lippen, eine Ausbreitung auf alle Bereiche der Haut oder der Schleimhäute ist jedoch möglich, oft begleitet durch Fieber und ein Anschwellen der Lymphknoten. Schwere Verläufe von Erstmanifestationen im Kindesalter können mit hohem Fieber, Kopfschmerzen und allgemeinem Krankheitsgefühl einhergehen. Ein Befall mit dem Herpes-simplex-Virus ist nicht heilbar. Außerhalb der Akutphasen verbleibt das Virus ins Ganglion trigeminale oder sacrale zurückgezogen. Stress, Schlafmangel, starke UV-Strahlung, fiebrige Erkrankungen, hormonelle Schwankungen (z. B. Menstruation bzw. Schwangerschaft) oder anderweitige Schwächungen des körpereigenen Immunsystems können zur erneuten Auslösung der Symptome führen. 30 % der Infektionen sind rekurrent, bei 1 % der Betroffenen tritt Lippenherpes etwa einmal im Monat auf.

Die Anwendung eines effektiven Sonnenschutzes trägt dazu bei, das Wiederaufflammen der Erkrankung zu vermeiden. Allgemeine Maßnahmen zur Stärkung des Immunsystems wie gesunde Ernährung oder ausreichend Schlaf sind möglicherweise langfristig hilfreich, ein entsprechender Nachweis aus kontrollierten Untersuchungen liegt allerdings nicht vor. Um eine Ansteckung anderer, insbesondere von Säuglingen, zu verhindern, sollte bei akutem Ausschlag kein Küssen auf Mund oder Wangen stattfinden. Der Infizierte darf zudem sein Essgeschirr mit niemandem teilen. Weiterhin sollten die entzündeten Stellen nicht berührt oder nach einer Berührung die Hände gewaschen werden.

So können schwerwiegende Komplikationen wie eine Beteiligung des Auges vermieden werden.

Im Rahmen der Selbstmedikation stehen topische Zubereitungen mit den Nukleosid-Analoga Aciclovir und Penciclovir sowie mit Docosanol, Melissenblätterextrakt oder Zink zur Verfügung. Diese Medikamente sind nur wirksam, wenn man sofort bei ersten Anzeichen konsequent behandelt.

18.1 Topische Therapeutika

18.1.1 Aciclovir

Wirkung

Das Prodrug Aciclovir wird nach Penetration in eine mit Herpes-simplex- oder Varicella-zoster-Viren infizierte Zelle durch die viruseigene Thymidinkinase in die phosphorylierte Wirkform umgewandelt. Aciclovir-Triphosphat besitzt eine 10–30-mal stärkere Affinität zur Virus-DNA-Polymerase als zur Polymerase der Wirtszellen und hemmt somit selektiv die Aktivität des viralen Enzyms. Die Virus-DNA-Polymerase baut darüber hinaus Aciclovir in die virale DNA ein, wodurch bei der Replikation ein Kettenabbruch erfolgt. Aciclovir ist in vitro sehr gut gegen Herpes-simplex-Virus Typ I und II sowie gegen Varicella-zoster-Virus und gut gegen Epstein-Barr-Virus wirksam. Das Zytomegalie-Virus ist teilweise empfindlich bis resistent.

Dosierung

- Kinder, Jugendliche und Erwachsene: 5 %ige Zubereitungen bereits beim ersten Auftreten von Symptomen 5-mal/d (am besten mit einem Wattestäbchen, ansonsten mit sauberen Fingern) auf die betroffene Stelle und angrenzende Regionen auftragen

Die Hände sollten nach Berührung mit den Bläschen gut gereinigt werden.

Pharmakokinetische Eigenschaften

Erforderliche Therapiedauer

Die Behandlung dauert 5–10 Tage. Eine Anwendung wird bereits bei ersten Anzeichen sowie vor und während der Bläschenphase empfohlen. Wenn bereits das Krustenstadium erreicht ist, ist die topische Applikation von Aciclovir nicht mehr sinnvoll.

Metabolismus und Ausscheidung

Die systemische Verfügbarkeit von Aciclovir liegt im Bereich von 0,1 %. Die Ausscheidung der resorbierten Menge erfolgt fast ausschließlich renal.

Besondere Hinweise

Topisch appliziertes Aciclovir bewirkt auch bei frühzeitiger Anwendung eine nur geringfügige Verkürzung der Erkrankungsdauer. Die Heilungszeit betrug in einer größeren kontrollierten Studie 6,8 Tage für topisches Aciclovir und 7,4 Tage für Placebo. Andere Studien zeigten eine Krankheitsverkürzung in ähnlichem Umfang. Die Reduktion auftretender Schmerzen ist ebenfalls nur gering. Die Wirksamkeit zur prophylaktischen topischen Anwendung von Aciclovir bei Lippenherpes ist nicht eindeutig belegt. Die Krankheitsursache wird durch die Behandlung nicht behoben. Aciclovir kann Rötungen und Juckreiz verursachen. Das Auftragen auf Schleimhäute sollte wegen möglicher starker Reizerscheinungen vermieden werden. Eine Anwendung während der Schwangerschaft und der Stillzeit ist nach strenger Nutzen-Risiko-Abwägung vertretbar. Immunsupprimierten Patienten sollte ein Arztbesuch angeraten werden, um die Notwendigkeit einer oralen Therapie abzuklären.

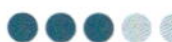

Zusammenfassende Bewertung

●●●○○

Aciclovir kann zur Behandlung von Lippenherpes nur eingeschränkt empfohlen werden. Der Verlauf der Erkrankung wurde in randomisierten klinischen Studien hinsichtlich der Abheilungszeit nur marginal beeinflusst. Die Schmerzdauer wurde im Vergleich zu Placebo praktisch nicht verändert.

18.1.2 Penciclovir

Wirkung

Das Prodrug Penciclovir wird nach Penetration in eine mit Herpes-simplex- oder Varicella-zoster-Viren infizierte Zelle durch die viruseigene Thymidinkinase in die phosphorylierte Wirkform umgewandelt. Penciclovir-Triphosphat besitzt eine 10–30-mal stärkere Affinität zur Virus-DNA-Polymerase als zur Polymerase der Wirtszellen und hemmt somit selektiv die Aktivität des viralen Enzyms. Die Virus-DNA-Polymerase baut darüber hinaus Penciclovir in die virale DNA ein, wodurch bei der Replikation ein Kettenabbruch erfolgt. Penciclovir ist in vitro sehr gut gegen Herpes-simplex-Virus Typ I und II sowie gegen Varicella-zoster-Virus und gut gegen Epstein-Barr-Virus wirksam. Das Zytomegalie-Virus ist teilweise empfindlich bis resistent.

Dosierung

- Erwachsene und Kinder ab 12 Jahren: 1 %ige Zubereitungen bereits beim ersten Auftreten von Symptomen alle 2 Stunden auf die betroffene Stelle und angrenzende Regionen mit einem Wattestäbchen oder sauberen Fingern auftragen

Die Hände sollten nach Berührung mit den Bläschen gut gereinigt werden.

Pharmakokinetische Eigenschaften

Erforderliche Therapiedauer

Die Behandlung dauert 4–5 Tage. Eine Anwendung wird bereits bei ersten Anzeichen sowie vor und während der Bläschenphase empfohlen. Wenn bereits das Krustenstadium erreicht ist, ist die topische Applikation von Penciclovir nicht mehr sinnvoll.

Metabolismus und Ausscheidung

Penciclovir wird nach topischer Applikation praktisch nicht systemisch aufgenommen. Die Ausscheidung der resorbierten Menge erfolgt in unveränderter Form fast ausschließlich renal.

Besondere Hinweise

Topisch appliziertes Penciclovir bewirkt auch bei frühzeitiger Anwendung eine nur geringfügige Verkürzung der Erkrankungsdauer. Die Reduktion auftretender Schmerzen ist geringfügig besser als bei Anwendung von Aciclovir. Die Zeit bis zur Schmerzfreiheit betrug in einer größeren kontrollierten Studie 3,5 Tage für topisches Penciclovir und 4,1 Tage für Placebo. Andere Studien zeigten ähnliche Ergebnisse. Die Wirksamkeit zur prophylaktischen Anwendung von Penciclovir bei Lippenherpes ist nicht eindeutig belegt. Die Krankheitsursache wird durch die Behandlung nicht behoben. Die Substanz kann Brennen, Stechen und Taubheitsgefühl verursachen. Das Auftragen auf Schleimhäute ist wegen möglicher starker Reizerscheinungen zu vermeiden. Eine Anwendung während der Schwangerschaft und der Stillzeit ist nach strenger Nutzen-Risiko-Abwägung unter Aufsicht eines Arztes möglich. Kinder unter 12 Jahren dürfen Penciclovir wegen fehlender Erfahrung nicht verwenden. Immunsupprimierten Patienten sollte ein Arztbesuch angeraten werden, um die Notwendigkeit einer oralen Therapie abzuklären.

Zusammenfassende Bewertung

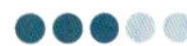

Penciclovir kann zur Behandlung von Lippenherpes nur eingeschränkt empfohlen werden. Der Verlauf der Erkrankung wurde in randomisierten klinischen Studien nur marginal beeinflusst, sowohl hinsichtlich der Abheilungszeit als auch der Begleitsymptome. Die Schmerzhemmung scheint geringfügig besser als durch Aciclovir.

18.1.3 Docosanol

Wirkung

Docosanol wird ebenso wie sein Hauptmetabolit Docosansäure in menschliche Zellmembranen eingebaut. In vitro beeinflusst die Substanz die Fusion zwischen lipidumhüllten Viren wie den Herpesviren und der Plasmamembran und soll so die intrazelluläre Aufnahme und Replikation verhindern. Gegen Viren ohne Hülle wirkt Docosanol nicht. Im Tierversuch wurden weiterhin antientzündliche Eigenschaften nachgewiesen.

Dosierung

- Erwachsene und Kinder ab 12 Jahren: beim ersten Auftreten von Symptomen 5-mal/d auf die betroffene Stelle und angrenzende Regionen auftragen

Die Hände sollten nach Berührung mit den Bläschen gut gereinigt werden.

Pharmakokinetische Eigenschaften

Erforderliche Therapiedauer

Die Behandlung dauert normalerweise 4–10 Tage.

Metabolismus und Ausscheidung

Nach topischer Applikation bleiben die Plasmaspiegel unterhalb der Nachweisgrenze. Auch aus dem Gastrointestinaltrakt wird der Wirkstoff nach einmaliger peroraler Einnahme praktisch nicht resorbiert.

Besondere Hinweise

Topisch appliziertes Docosanol bewirkt auch bei frühzeitiger Anwendung eine nur marginale Verkürzung der Erkrankungsdauer. Die mittlere Zeit bis zur Heilung beträgt unter Docosanol 4,1 Tage gegenüber 4,8 Tagen unter Placebo. Gleiches gilt für die Begleitsymptome wie Schmerzen, Kribbeln oder Brennen, die etwa einen halben Tag früher nachlassen. Für die Behandlung von Kindern unter 12 Jahren sowie von immunsupprimierten Patienten besteht wegen fehlender Erfahrung eine Kontraindikation. Die Anwendung während der Schwangerschaft und der Stillzeit erscheint vertretbar.

Zusammenfassende Bewertung

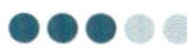

Docosanol kann zur Behandlung von Lippenherpes nur eingeschränkt empfohlen werden. Es liegen nur wenige Untersuchungen vor. Der Verlauf der Erkrankung wird offenbar nur wenig beeinflusst.

18.1.4 Melisse (Melissa officinalis)

Wirkung

Wässrige Extrakte aus Melissenblättern enthalten u. a. Rosmarin-, Kaffee- und Cumarsäure, die insbesondere gegen Herpes-simplex-Viren einen virustatischen Effekt zeigen. Die Wirkung beruht offenbar auf einer Hemmung des viralen Andockens an die Wirtszelle. Melissenextrakte sollen wegen des abweichenden Wirkmechanismus auch bei Resistenz gegen Aciclovir wirksam sein. Weiterhin wurden auch Wirkungen gegen Bakterien und Pilze nachgewiesen.

Dosierung

- Schulkinder, Jugendliche und Erwachsene: 1 %ige Zubereitungen bereits beim ersten Auftreten von Symptomen 2–4-mal/d auf die betroffenen Stellen und angrenzende Regionen mit einem Wattestäbchen oder sauberen Fingern auftragen

Die Hände sollten nach Berührung mit den Bläschen gut gereinigt werden.

Pharmakokinetische Eigenschaften

Erforderliche Therapiedauer

Die Behandlung dauert normalerweise 4–10 Tage.

Metabolismus und Ausscheidung

Zum pharmakokinetischen Verhalten von Melissenextrakt liegen keine Erkenntnisse vor.

Besondere Hinweise

Die virustatische Wirkung von Melissenextrakt bei Herpes labialis wurde zwar in kleineren klinischen Untersuchungen belegt, der Verlauf der Erkrankung wird jedoch kaum beeinflusst, weder hinsichtlich der Abheilungszeit noch der Begleitsymptome. Beim Auftragen von Melissenextrakten sind allergische Reaktionen möglich. Zur Behandlung von Kleinkindern sind keine Daten verfügbar.

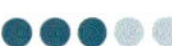

Zusammenfassende Bewertung

●●●○○

Melissenblätterextrakte können zur Behandlung von Lippenherpes nur eingeschränkt empfohlen werden. Es liegen nur wenige kleinere, nicht kontrollierte Untersuchungen vor. Der Verlauf der Erkrankung wird nach derzeitiger Studienlage kaum beeinflusst.

18.1.5 Zink (topisch)

Wirkung

Topisch applizierte Zinkionen wirken adstringierend, kühlend, entzündungshemmend und wundheilungsfördernd. Weiterhin dienen sie zur Abschirmung von UV-Strahlung. Für Zinksulfat wurde eine schwache virustatische und antibakterielle Wirksamkeit bestätigt. Als Wirkungsmechanismus wird eine Hemmung der Virusadsorption und -penetration an bzw. in die Wirtszelle postuliert.

Dosierung

- Kinder, Jugendliche und Erwachsene: Zubereitungen bereits beim ersten Auftreten von Symptomen bis zu 4-mal/d auf die betroffenen Stellen und angrenzende Regionen mit einem Wattestäbchen oder sauberen Fingern auftragen

Die Hände sollten nach Berührung mit den Bläschen gut gereinigt werden.

Pharmakokinetische Eigenschaften

Erforderliche Therapiedauer

Die Behandlung dauert normalerweise 4–10 Tage.

Metabolismus und Ausscheidung

Zum pharmakokinetischen Verhalten topisch applizierter Zinkionen liegen keine Erkenntnisse vor.

Besondere Hinweise

Die Wirksamkeit topischer Zubereitungen mit Zinkionen bei Herpes labialis wurde nur in wenigen kleineren klinischen Studien belegt. Eine prophylaktische Wirkung beim Auftragen als Sonnenschutz war nicht nachweisbar. Es können Spannungsgefühle auftreten, bestehende Hautreizungen werden möglicherweise verstärkt.

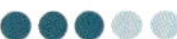

Zusammenfassende Bewertung

●●●○○

Topische Zubereitungen mit Zinkionen können zur Anwendung bei Herpes labialis nur eingeschränkt empfohlen werden, da ihre Wirksamkeit nur bedingt durch kontrollierte Studien belegt ist. Zudem muss mit Hautreizungen gerechnet werden.

Anmerkungen

- Eine weitere Therapieoption bei Lippenherpes ist die zusätzliche topische Behandlung mit Glucocorticoiden zu topischen oder systemischen Nukleosid-Analoga. In einer klinischen Studie wurde hierdurch eine Verbesserung der Entzündungssymptome nachgewiesen.
- Zusätzliches Hydrocortison zu topischem Aciclovir führte in klinischen Studien zu einer Verkürzung der Erkrankungsdauer und einer geringeren Rückfallrate als Aciclovir allein. Hinsichtlich der Heilungsdauer war kein signifikanter Unterschied feststellbar.
- Zur Anwendung topischer Zubereitungen mit Heparin liegen keine für eine Beurteilung verwertbaren Erkenntnisse vor.
- Auch zur Anwendung wirkstofffreier Hydrokolloidpflaster, die ein Feuchtigkeitspolster über den Herpesbläschen erzeugen, sind keine ausreichenden Daten verfügbar. Positiv zu vermerken sind der Schutz vor Sekundärinfektionen, die Verhinderung der Virusverbreitung, die Vorbeugung der Schorfbildung und die kosmetische Abdeckung. Allerdings kann es auch zu bakteriellen Superinfektionen unter dem Pflaster kommen.
- Bei starken Schmerzen können topische Lokalanästhetika wie Tetracain oder systemische nichtopioide Analgetika bzw. NSAID angewendet werden (▸ Kap. 17, Kopfschmerzen).
- Manuka-Honig hat sich in einigen kleineren Untersuchungen als ebenso gut wirksam erwiesen wie topisches Aciclovir.
- Zum Einsatz einer photodynamischen Therapie bei Herpes-labialis-Infektionen liegt noch keine ausreichende Anzahl an aussagekräftigen Studien vor. Kontrollierte Untersuchungen an größeren Patientenkollektiven wären wünschenswert.
- Bei ersten Symptomen, aber auch wenn bereits Bläschen vorhanden sind, kann die befallene Lippenherpesregion mit einem elektronischen Heizstab für 3 Sekunden auf knapp über 50 °C erhitzt werden. Bei rechtzeitiger Anwendung soll die Ausbildung von Herpesbläschen komplett verhindert werden. Anderenfalls soll es zu weniger starken oder früher abklingenden Beschwerden kommen. Als Wirkmechanismus wird eine reduzierte Ausschüttung von Histamin und körpereigenen Zytokinen postuliert. Der kleine Heizstab darf auch bei Schwangeren, Allergikern und Kindern angewendet werden. Zur Wirksamkeit dieses wirkstofffreien Hilfsmittels liegt derzeit nur eine kleinere klinische Studie vor.
- Zur prophylaktischen oder therapeutischen Wirksamkeit von peroral zugeführtem Lysin bei Herpes-simplex-labialis-Infektionen sind derzeit keine kontrollierten klinischen Studien verfügbar. Daher kann an dieser Stelle keine evidenzbasierte Beurteilung erfolgen. Lysin soll bei replizierenden Viren die für die Virusvermehrung wichtige Aminosäure Arginin verdrängen.

18.2 Abgrenzung zu verschreibungspflichtigen Arzneimitteln und anderen ärztlichen Therapieverfahren

Bei erstmaligem Auftreten von Lippenherpes sowie bei Befall von Säuglingen, Kleinkindern, Schwangeren und bei Personen mit geschwächtem Immunsystem sollte ein Arzt aufgesucht werden. Dies gilt auch bei starker Eiterbildung, großer Ausbreitung des Ausschlages, Infektionen am Auge und wenn nach 7–10 Tagen Selbstmedikation keine deutliche Besserung eingetreten ist.

Der Arzt kann ggf. eine systemische Behandlung mit Nukleosid-Analoga wie Aciclovir, Famciclovir oder Valaciclovir einleiten. Diese Substanzen sind ähnlich gut wirksam, Valaciclovir verursacht jedoch etwas häufiger Kopfschmerzen. Die systemische antivirale Therapie ist bei frühzeitiger Anwendung effektiver als die topische. Die Dauer der akuten Erkrankung wird etwas verkürzt, die Schmerzen werden vermindert. Vor allem bei Säuglingen mit noch nicht vollständig ausgebildeter Blut-Hirn-Schranke besteht ohne systemische Therapie die Gefahr einer lebensbedrohlichen Enzephalitis. Ebenso besteht die Gefahr eines Übergreifens auf andere Organe wie Lunge, Leber oder Nieren. Bei immungeschwächten Patienten kann zur Vermeidung oder Abmilderung von Rezidiven eine prophylaktische systemische Therapie hilfreich sein. Über den genauen Einnahmezeitpunkt und die Dauer der Behandlung existieren jedoch unterschiedliche Ansichten.

Alternativ zu einer systemischen Therapie stehen zur topischen Behandlung unter ärztlicher Aufsicht auch Zubereitungen mit Foscarnet zur Verfügung. Diese Substanz hemmt reversibel die viralen DNA-Polymerasen und reversen Transkriptasen und verhindert somit die Virusvermehrung.

In der Zukunft könnten zur Behandlung von Herpes-simplex-Typ-1-Infektionen neuere Substanzen wie Toll-Like-Rezeptorantagonisten oder Inhibitoren der viralen Nukleosid-Reduktase an Bedeutung erlangen.

18.3 Handelspräparate (Auswahl)

Wirkstoff	Bewertung	Präparatebeispiele®
Aciclovir	●●●○○	Aciclostad, ACIC oder Zovirax gegen Lippenherpes
Aciclovir + Hydrocortison	●●●○○	Zovirax DUO
Docosanol	●●●○○	Muxan
Melissenblätterextrakt	●●●○○	Lomaherpan
Penciclovir	●●●○○	Pencivir bei Lippenherpes
Wärmetherapie	●●○○○	Hypotherm
Zink (topisch)	●●●○○	Virudermin Kombination mit Heparin: Widmer Lipactin

Literatur

Ammon H, Mutschler E, Scholz H (Hrsg.). Arzneimittel Information und Beratung. 27. Akt.lfg., Wissenschaftliche Verlagsgesellschaft Stuttgart, 2023

Arain N, Paravastu SC, Arain A. Effectiveness of topical corticosteroids in addition to antiviral therapy in the management of recurrent herpes labialis: a systematic review and meta-analysis. BMC-Infektionsdis 15: 82, 2015

Blaschek W et al. Wichtl Teedrogen und Phytopharmaka. 6. Aufl., Wissenschaftliche Verlagsgesellschaft Stuttgart, 2016

Chen F, Xu H, Liu J. Efficacy and safety of nucleoside antiviral drugs for treatment of recurrent herpes labialis: a systematic review and meta-analysis. J Oral Pathol Med 46(8): 561–568, 2017

Chi CC, Wang SH, Delamere FM et al. Interventions for prevention of herpes simplex labialis (cold sores on the lips). Cochrane Database Syst Rev 2015(8): CD010095, 2015

Chi Ch.-Ch. Herpes labialis. BMJ Clin Evid 10: 1704, 2015

Drugdex® System. Thomson Healthcare, Zugriff 04/2023

Fachinformation Aciclovir-CT, Stand 09/2020

Fachinformation LomaHerpan, Stand 08/2013

Fachinformation Muxan, Stand 05/2015

Fachinformation Pencivir, Stand 12/2021

Fachinformation Virudermin, Stand 04/2022

Fachinformation Zovirax Duo, Stand 02/2021

Field HJ, Vere Hodge RA. Recent developments in anti-herpesvirus drugs. Br. Med. Bull. 106: 213–249, 2013

Gilbert SC. Management and prevention of recurrent herpes labialis in immunocompetent patients. Herpes 14(3): 56–61, 2007

Hamacher H, Wahl MA. Selbstmedikation, 2. Aufl., Wissenschaftliche Verlagsgesellschaft Stuttgart, 2022

Rahimi H, Mara T, Costella J et al. Effectiveness of antiviral agents for the prevention of recurrent herpes labialis: a systematic review and meta-analysis. Oral Surg Oral Med Oral Pathol Oral Radiol 113(5): 618–627, 2012

Rocha MP, Amorim JM, Lima WG et al. Effect of honey and propolis, compared to acyclovir, against Herpes Simplex Virus (HSV)-induced lesions: A systematic review and meta-analysis. J Ethnopharmacol 287: 114939, 2022

Sacks SL, Thisted RA, Jones TM et al. Clinical efficacy of topical docosanol 10 % cream for herpes simplex labialis: A multicenter, randomized, placebo-controlled trial. J Am Acad Dermatol 45(2): 222–230, 2001

Schnitzler P, Schuhmacher A, Astani A et al. Melissa officinalis oil affects infectivity of enveloped herpesviruses. Phytomedicine 15(9): 734–740, 2008

Semprini A, Singer J, Braithwaite I et al. Kanuka honey versus aciclovir for the topical treatment of herpes simplex labialis: a randomised controlled trial. BMJ Open (5): e026201, 2019

Wohlrab J, Voß F, Müller C, Brenn LC. The use of local concentrated heat versus topical acyclovir for a herpes labialis outbreak: results of a pilot study under real life conditions. Clin Cosmet Investig Dermatol 6: 263–271, 2013

18

19 Magen-Darm-Beschwerden

Magen-Darm-Beschwerden treten sowohl bei Erwachsenen als auch bei Kindern sehr häufig auf. Bei schwacher bis mäßiger Ausprägung und nicht zu langer Dauer wird meist auf eine ausführliche Diagnostik verzichtet. Bei kleineren Kindern gestaltet sich die Zuordnung einer Ursache besonders schwierig. So kommt es häufig vor, dass Kinder über Bauchschmerzen klagen, obwohl z. B. eine eitrige Halsentzündung vorliegt.

Mögliche Ursachen für Magen-Darm-Beschwerden sind u. a. Magenschmerzen unterschiedlicher Genese wie Säurebeschwerden oder Reizmagen, Krämpfe, Störungen des Gallenflusses oder der Bauchspeicheldrüsenfunktion, dyspeptische Beschwerden sowie Reizdarm mit Stuhlunregelmäßigkeiten, Schmerzen, Motilitätsstörungen und Flatulenz. Neben organischen Ursachen können Nahrungsmittelunverträglichkeiten, Stress, psychische Störungen oder die Einnahme von Medikamenten wie NSAID Auslöser für Magen-Darm-Beschwerden sein.

Die Inzidenz des Reizdarmsyndroms liegt in Industrieländern bei 10–20 %. Es handelt sich um eine Störung auf der Ebene der Darmbarriere, der mukosalen Immunabwehr, des Mikrobioms, des enterischen Nervensystems und der Darm-Gehirn-Interaktion. Man unterscheidet einen Obstipations-, einen Diarrhö- und einen Mischtyp sowie einen Schmerz- und/oder Blähtyp.

Die 2021 neu erscheinende Leitlinie „Reizdarmsyndrom“ empfiehlt eine spezielle Diagnostik für Ernährung, beispielsweise hinsichtlich einer möglichen Glutensensitivität und Histaminintoleranz. Ausdrücklich abgeraten wird von der Durchführung wissenschaftlich nicht etablierter auf Immunglobulin G (IgG) basierenden Tests für Nahrungsmittelunverträglichkeiten, die häufig unnötige und/oder problematische Eliminationsdiäten nach sich ziehen. Der Einfluss der Darmmikrobiota auf das Erkrankungsgeschehen ist offenbar größer als bislang vermutet. Dennoch sind Stuhlanalysen auf Dysbiosen wenig hilfreich, Mikrobiomtransfers sollten unterbleiben. Jede Therapie hat zunächst probatorischen Charakter und erfordert den Konsens mit dem Patienten. Ein medikamentöser Therapieversuch ohne Ansprechen sollte nach spätestens (!) 3 Monaten abgebrochen werden. Für nicht medikamentöse Behandlungsansätze können abweichende Zeiträume gelten.

Folgende nicht medikamentöse Maßnahmen können zur Vorbeugung und Behandlung von Magen-Darm-Beschwerden hilfreich sein:

- Vermeidung von zu reichlicher oder zu fetthaltiger Nahrung,
- Vermeidung von Kaffee, Alkohol oder Nicotin,
- Vermeidung von blähend wirkenden Nahrungsmitteln oder Getränken,
- Vermeidung von Fructose, Lactose, Fructanen, Galacto-Oligosacchariden, Sorbit und Mannit (Low-FODMAP-Diät, besonders bei Reizdarmsyndrom),
- psychotherapeutische Maßnahmen,
- ausreichend Bewegung,
- ausreichende Flüssigkeitszufuhr,
- Wärmeauflagen und Entspannungsübungen (z. B. Yoga).

Nahrungsmittelunverträglichkeiten können zu einem großen Anteil auf eine Lactoseintoleranz oder eine Fructosemalabsorption zurückgeführt werden. Durch konsequente Einhaltung entsprechender Diäten sind Beschwerden teilweise vermeidbar. Zur Linderung des Reizdarmsyndroms sind offenbar auch Akupunktur, Moxibustion, Hypnosebehandlungen und kognitive Verhaltenstherapien hilfreich. Von homöopathischen Anwendungen und Fußzonenreflexmassage wird in den Leitlinien abgeraten. Ob bei Säuglingen mit Magen-Darm-Koliken Maßnahmen wie Nahrungsumstellung, Bauchmassagen sowie das häufige Aufnehmen der Kinder mit entsprechender Zuwendung zur Linderung beitragen können, ist umstritten, ebenso wie das Einhalten einer Diät bei der stillenden Mutter.

Die Behandlung der Einzelsymptome Übelkeit, Erbrechen, Durchfall, Verstopfung und Sodbrennen (▸ Kap. 30) bzw. Säurebeschwerden wird in diesem Buch jeweils separat in den entsprechenden Kapiteln beschrieben.

Zur Linderung unspezifischer Magen-Darm-Beschwerden wie Reizmagen, funktioneller dyspeptischer Beschwerden oder Reizdarm im Rahmen der Selbstmedikation liegen nur wenige evidenzgestützte Möglichkeiten vor. Je nach vorherrschender Symptomatik kann auf Pflanzenextrakte oder Öle aus Pfefferminze, *Iberis amara* und Kümmel sowie auf Probiotika oder Enzyme zurückgegriffen werden.

19.1 Pflanzliche Prokinetika

19.1.1 Pfefferminzöl (aus Mentha piperita)

Wirkung

Das Prokinetikum Pfefferminzöl wirkt karminativ, spasmolytisch und cholekinetisch und kann somit bei Magen-Darm-Erkrankungen wie Gallenblasen- und Gallengangsbeschwerden, Krämpfen, Blähungen, Völlegefühl sowie bei Reizdarmsyndrom eingesetzt werden. Die Wirkung wird auf die Inhaltsstoffe Menthol, Menthon, Menthylacetat und Menthofuran zurückgeführt.

Dosierung

- Erwachsene und Jugendliche ab 12 Jahren: 6–12 Tropfen/d, verteilt auf 2–3 Einzelgaben

Zur Anwendung bei Kindern unter 12 Jahren liegen keine ausreichenden Erkenntnisse zur Sicherheit und Wirksamkeit vor.

Pharmakokinetische Eigenschaften

Wirkungseintritt

Die Wirkung tritt innerhalb von 15–30 Minuten ein.

Metabolismus und Ausscheidung

Nach rascher gastrointestinaler Resorption kommt es zur Bildung eines Menthol-Glucuronids, das einem enterohepatischen Kreislauf unterliegt. Weiterhin entstehen verschiedene, teilweise ebenfalls glucuronidierte Hydroxyderivate und Carbonsäuren.

Besondere Hinweise

Pfefferminzöl kann zur Krampflösung bei Magen-Darm-Erkrankungen, die mit Gallenflussbeschwerden, Blähungen oder leichten Krämpfen einhergehen, eingesetzt werden. Die Wirksamkeit wurde in kontrollierten klinischen Studien belegt. Die Anwendung während der Schwangerschaft und der Stillzeit erscheint vertretbar.

Zusammenfassende Bewertung

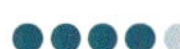

Pfefferminzöl kann zur Behandlung von dyspeptischen Beschwerden und Reizdarmsyndrom empfohlen werden. Daten aus Übersichtsarbeiten deuten auf die Wirksamkeit bei beiden Beschwerdebildern hin. Das Öl ist auch bei längerfristiger Anwendung gut verträglich und wird in der Leitlinie „Reizdarmsyndrom" positiv vermerkt. In einigen Leitlinien werden auch Kombinationen mit Kümmelöl oder *Iberis-amara*-Extrakten empfohlen.

19.1.2 Iberis amara

Wirkung

Iberis-amara-Extrakte enthalten verdauungsfördernde Bitterstoffe und wirken cholekinetisch sowie spasmolytisch. Als Prokinetikum können sie besonders bei motilitätsbedingten oder spastischen Magen-Darm-Beschwerden wie Reizmagen oder Reizdarm eingesetzt werden. Die Wirkung wird auf die in der Droge enthaltenen (bitteren) Triterpene, Flavonoide, Glucosinolate und Isothiocyanate zurückgeführt. Es soll zu einer verstärkten Genexpression des antiinflammatorischen Zytokins Interleukin-10 und zu einer Interaktion mit muscarinergen M_3-Rezeptoren kommen.

Dosierung

- Dosierungsrichtlinien für *Iberis-amara*-Extrakte liegen nicht vor. Wegen fehlender Erfahrungen sollte die Droge nicht bei Kindern unter 3 Jahren angewendet werden.

Pharmakokinetische Eigenschaften

Wirkungseintritt

Erkenntnisse über den Wirkungseintritt liegen nicht vor.

Metabolismus und Ausscheidung

Zur Pharmakokinetik von *Iberis-amara*-Extrakt sind keine Daten verfügbar.

Besondere Hinweise

Iberis-amara-Extrakte können zur Linderung von motilitätsbedingten Magen-Darm-Erkrankungen eingesetzt werden. Ein Nutzen wurde bislang nur in kleineren Untersuchungen mit einem Kombinationspräparat mit *Iberis amara planta totalis*, *Chelidonii herba*, *Cardui mariae fructus*, *Melissae folium*, *Carvi fructus*, *Liquiritiae radix*, *Angelicae radix*, *Matricariae flos* und *Menthae piperitae folium* nachgewiesen. Abgesehen von möglichen allergischen Reaktionen ist die Verträglichkeit gut. Eine Anwendung während der Schwangerschaft und der Stillzeit ist nach Rücksprache mit einem Arzt vertretbar.

Zusammenfassende Bewertung

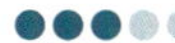

Iberis-amara-Extrakte können bei motilitätsbedingten bzw. spastischen Magen-Darm-Beschwerden wie Reizmagen und -darm eingesetzt werden. Die positiven Studienergebnisse wurden mit einem Kombinationspräparat gesehen. Zu einer eindeutigen Beurteilung des Nutzens sind weitere kontrollierte Untersuchungen an ausreichend großen Patientenkollektiven mit isolierten *Iberis-amara*-Extrakten erforderlich.

19.2 Spasmolytika

19.2.1 Butylscopolamin

Wirkung

Butylscopolamin besitzt als quartäre Ammoniumverbindung keine zentralen, sondern praktisch ausschließlich periphere anticholinerge Wirkungen. Diese beruhen auf einem Antagonismus an muscarinischen und nicotinischen Rezeptoren glatter Muskelzellen und auf der Hemmung der ganglionären Erregungsübertragung. Als Folge kommt es zu einer krampflösenden Wirkung an Abdominal- und Beckenorganen. Bei peroraler oder rektaler Applikation erfolgt eine direkte Wirkung an enteralen Rezeptoren.

Dosierung

- Erwachsene und Kinder ab 6 Jahren (peroral oder rektal): 10–20 mg 3-mal/d
  Tagesmaximaldosis: bei rektale Gabe 60 mg/d, bei peroraler Gabe 100 mg

Pharmakokinetische Eigenschaften

Erforderliche Behandlungsdauer

Die spasmolytische Wirkung von Butylscopolamin bei krampfartigen Magen-Darm-Beschwerden war nach 15 Minuten signifikant. Die Behandlungsdauer im Rahmen der Selbstmedikation sollte ohne Rücksprache mit dem Arzt nicht länger als 5 Tage betragen.

Metabolismus und Ausscheidung

Butylscopolamin wird in erster Linie durch Hydrolyse der Esterbindung biotransformiert. Bislang wurden vier offenbar pharmakologisch inaktive Metaboliten identifiziert. Die perorale Bioverfügbarkeit liegt unter 1 %. Die Ausscheidung erfolgt deshalb sowohl nach peroraler als auch nach rektaler Gabe hauptsächlich mit den Fäzes. Im Urin werden weniger als 1 % der Dosis wiedergefunden. Nach intravenöser Applikation liegt der renal ausgeschiedene Anteil bei bis zu 50 %.

Besondere Hinweise

Das Spasmolytikum Butylscopolamin wird zur Behandlung von krampfartigen Magen-Darm-Beschwerden häufig in Kombination mit Analgetika angewendet. Seine Wirksamkeit bei peroraler oder rektaler Anwendung ist deutlich geringer als nach parenteraler Gabe.

Die Nebenwirkungen sind hauptsächlich auf anticholinerge Effekte zurückzuführen. Tachykardie, Rhythmusstörungen, mechanische Stenosen des Gastrointestinaltrakts, Megakolon und Engwinkelglaukom sind Kontraindikationen. Es ist nicht bekannt, ob die Substanz in die Muttermilch übergeht. Die Anwendung während der Stillzeit sollte daher unterbleiben oder es sollte eine Stillpause erwogen werden. Als Anticholinergikum hemmt Butylscopolamin die Laktation.

Zusammenfassende Bewertung

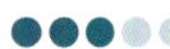

Butylscopolamin kann unterstützend bei Magen-Darm-Beschwerden angewendet werden. Zur eindeutigen Bewertung sind jedoch weitere klinische Studien an größeren Kollektiven wünschenswert. Die Wirksamkeit bei peroraler oder rektaler Anwendung durch direkte Wirkung an enteralen Rezeptoren erscheint nachvollziehbar.

19.3 Probiotika

Wirkung

Aufgrund einer Fehlbesiedlung des Darms können gastrointestinale Motilitätsstörungen, Übererregbarkeit und eine verstärkte Gasbildung ausgelöst werden. Durch Einnahme von Probiotika werden Erhalt oder Wiederaufbau der Darmflora unterstützt und Symptome wie Schmerzen und leichte Krämpfe gebessert.

Lactobacillus acidophilus, Lactobacillus rhamnosus oder *Saccharomyces cerevisiae* kommen physiologischerweise im Gastrointestinaltrakt des Menschen vor. Für *Enterococcus faecalis* wurde in vitro eine immunregulierende Wirkung nachgewiesen. *Saccharomyces boulardii* werden weiterhin toxinbindende Eigenschaften zugesprochen.

Dosierung

- Je nach Probiotikum unterschiedlich entsprechend der Zulassung. Die Einnahme erfolgt zusammen mit einer Mahlzeit. Kleinkinder unter 2 Jahren dürfen nur unter ärztlicher Aufsicht behandelt werden.

Pharmakokinetische Eigenschaften

Wirkungseintritt

Der genaue Zeitpunkt des Wirkungseintritts ist nicht feststellbar.

Metabolismus und Ausscheidung
Nach Beendigung der Einnahme verschwinden die Probiotika sehr schnell wieder aus dem Gastrointestinaltrakt.

Besondere Hinweise

Einige Magen-Darm-Beschwerden wie das Reizdarmsyndrom gehen mit Veränderung der Darmflora einher. In verschiedenen klinischen Untersuchungen wurde gezeigt, dass durch Einnahme von Probiotika eine moderate Besserung der Symptome erzielbar ist. Allerdings sind zwischen den Zubereitungen erhebliche Qualitätsunterschiede bezüglich Stabilität, Adhärenz an der Darmschleimhaut und biologischer Aktivität feststellbar.

Zur Behandlung von Reizdarmsyndromen vom Schmerz-Bläh-Typ werden leitliniengerecht die Stämme *Bifidobacterium infantis* und *B. animalis ssp. lactis* sowie *Lactobacillus casei Shirota* empfohlen. Beim reinen Schmerztyp kann *Lactobacillus rhamnosus* und beim Obstipationstyp wiederum *Lactobacillus casei Shirota* eingesetzt werden. Auch für durch Hitze inaktivierte Bakterien des Stamms *B. bifidum* HI-MIMBb75 wurde kürzlich eine signifikante Besserung von Reizdarmsyndromsymptomen nachgewiesen, wobei der Wirkmechanismus dieser nicht lebensfähigen Zubereitung bislang ungeklärt ist. Die inaktivierten Stämme sind auch bei Patienten mit stark geschwächter Immunabwehr einsetzbar, die sonst allenfalls mit großer Vorsicht mit Probiotika behandelt werden dürfen. Der Inaktivierungsvorgang wirkt sich zudem positiv auf die Stabilität und die Reproduzierbarkeit der Zubereitungen aus.

Zusammenfassende Bewertung

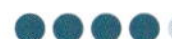

Probiotika können bei Magen-Darm-Beschwerden wie Reizdarmsyndrom zum Wiederaufbau und Erhalt der Darmflora eingesetzt werden. In klinischen Studien wurde eine Linderung der Symptome wie Schmerzen und Krämpfe nachgewiesen. Zu einer noch besseren Einschätzung sind weitere kontrollierte Untersuchungen an größeren Patientenkollektiven mit genauer Differenzierung der jeweiligen Stämme wünschenswert.

Anmerkungen

- Bei akuten Bauchschmerzen kann kurzfristig auf nichtopioide Analgetika wie Paracetamol, auch in Kombination mit Spasmolytika wie Butylscopolamin zurückgegriffen werden.
- Bei mit Diarrhö einhergehendem Reizdarmsyndrom ist weiterhin eine Behandlung mit Loperamid möglich (▸Kap. 8).
- Das mit Obstipation assoziierte Reizdarmsyndrom kann durch die Anwendung von Macrogol positiv beeinflusst werden (▸Kap. 37).
- Bei funktioneller Dyspepsie, die mit verstärkter Säureproduktion verbunden ist, kann eine Behandlung mit Protonenpumpenhemmern oder H_2-Blockern erwogen werden (▸Kap. 30).

19

- Flohsamen(-schalen) sind mitunter bei mit Diarrhö assoziiertem Reizdarmsyndrom hilfreich. Allerdings liegen derzeit nur sehr wenige kleinere klinische Studien vor.
- Zur Wirksamkeit und Sicherheit pflanzlicher Spasmolytika wie Schöllkraut- oder Kamillenblütenextrakt liegt keine ausreichende Anzahl kontrollierter klinischer Untersuchungen vor. Die langfristige bzw. hochdosierte Einnahme von Schöllkrautextrakt sollte wegen möglicher lebertoxischer Reaktionen vermieden werden. Die Tagesdosis darf keinesfalls über 2,5 mg Gesamtalkaloid liegen.
- Zum Nutzen von Hymecromon oder pflanzlichen Extrakten aus Curcuma, Tausendgüldenkraut, Löwenzahn, Mariendistel, Schafgarbe, Wermut, Süßholz, Gänsefingerkraut, Myrrhe, Enzian oder Angelika bei Magen-Darm-Beschwerden sind derzeit keine tragfähigen kontrollierten klinischen Studien verfügbar.
- Zur Wirksamkeit und Sicherheit pflanzlicher Karminativa aus Anis, Fenchel, Kümmel oder Ingwer liegt keine ausreichende Anzahl kontrollierter klinischer Untersuchungen vor.
- Bei stressbedingten Magen-Darm-Beschwerden ist im Rahmen der Selbstmedikation der Einsatz pflanzlicher Sedativa möglich (▸Kap. 27).
- Zur Wirksamkeit des Entschäumers Dimeticon bei Flatulenz und Koliken bei Säuglingen liegt keine ausreichende Anzahl kontrollierter klinischer Untersuchungen vor. Aufgrund der guten Verträglichkeit spricht allerdings nichts gegen einen Behandlungsversuch.

19.4 Abgrenzung zu verschreibungspflichtigen Arzneimitteln und anderen ärztlichen Therapieverfahren

Prinzipiell sind alle Organe und Teile des Thorax, z. B. auch die Wirbelsäule, zur Auslösung von Bauchschmerzen befähigt. Bei starken akuten oder länger als 3 Tage andauernden Beschwerden, evtl. in Kombination mit Fieber oder Blutungen, sollte eine ausführliche Diagnostik erfolgen, um schwerwiegende Ursachen auszuschließen oder entsprechend zu behandeln. Aus dem Bereich der Gastroenterologie kommen u. a. Vergiftungen, Divertikulitis, Gallenkoliken, Morbus Crohn, Colitis ulcerosa, Hepatitis, Pankreatitis, Appendizitis, Wurmbefall oder auch Tumoren des Verdauungstrakts in Frage.

Bei Ulkuserkrankungen, die auf einen Befall mit *Helicobacter pylori* zurückgehen, sollte eine 7–10-tägige Eradikationsbehandlung mit Protonenpumpeninhibitoren und Antibiotika wie Clarithromycin, Amoxicillin oder Metronidazol durchgeführt werden. Anderenfalls droht eine lebenslange chronische Gastritis mit der Gefahr einer malignen Entartung. Bei Reizdarmsyndrom orientiert sich die Behandlung an den vorherrschenden Symptomen, da die genaue Ursache bislang unbekannt ist. Zum Einsatz können Spasmolytika oder Antidiarrhoika wie Colesevelam, Eluxadolin und 5-HT_3-Antagonisten kommen. Bei vorherrschender Obstipation wird die Gabe von Prucaloprid und Linaclotid empfohlen.

Bei therapierefraktärem Reizdarmsyndrom oder funktioneller Dyspepsie ist ein Behandlungsversuch mit tricyclischen Antidepressiva oder SSRI angeraten. Bei nicht obstipierten Patienten wird der Einsatz des Antibiotikums Rifaximin empfohlen. In schweren Fällen sieht die Leitlinie „Reizdarmsyndrom“ chirurgische Maßnahmen vor.

Ein sogenannter akuter Bauch ist eine lebensbedrohliche Situation, verursacht durch z. B. schwere gastrointestinale Entzündungen oder Rupturen, ein durchbrechendes Geschwür, einen Infarkt oder einen Darmverschluss. Möglicherweise kann eine Notoperation erforderlich sein.

19.5 Handelspräparate (Auswahl)

Wirkstoff	Bewertung	Präparatebeispiele®
Butylscopolamin	●●●○○	Buscopan
Iberis-amara-Extrakt	●●●○○	Kombinationen: Iberogast, Iberogast Advance
Pfefferminzöl	●●●●○	Carmenthin, SOS-Bauchkrampf-Tropfen Kombinationen: Iberogast, Iberogast Advance
Probiotika	●●●●○	Colibiogen, Hylak, Kijimea Reizdarm Pro, Mutaflor, Perenterol, Probiocult, Symbioflor

Literatur

Alammar N, Wang L, Saberi B et al. The impact of peppermint oil on the irritable bowel syndrome: a meta-analysis of the pooled clinical data. BMC Complement Altern Med 19(1): 21, 2019

Andresen V, Gschossmann J, Layer P. Heat-inactivated Bifidobacterium bifidum MIMBb75 (SYN-HI-001) in the treatment of irritable bowel syndrome: a multicentre, randomised, double-blind, placebo-controlled clinical trial. Lancet Gastroenterol Hepatol 5(7): 658–666, 2020

Anheyer D, Frawley J, Koch AK et al. Herbal medicines for gastrointestinal disorders in children and adolescents: a systematic review. Pediatrics 139(6): e20170062, 2017

Black CJ, Yuan Y, Selinger CP et al. Efficacy of soluble fibre, antispasmodic drugs, and gut-brain neuromodulators in irritable bowel syndrome: a systematic review and network meta-analysis. Lancet Gastroenterol Hepatol 5(2): 117–131, 2020

Blaschek W et al. Wichtl Teedrogen und Phytopharmaka. 6. Aufl., Wissenschaftliche Verlagsgesellschaft Stuttgart, 2016

Chen X, Zhang Z, Yang H et al. Consumption of ultra-processed foods and health outcomes: a systematic review of epidemiological studies. Nutr J 19(1): 86, 2020

Chumpitazi BP, Kearns GL, Shulman RJ et al. Review article: the physiological effects and safety of peppermint oil and its efficacy in irritable bowel syndrome and other functional disorders. Aliment Pharmacol Ther 47(6): 738–752, 2018

Corbitt M, Campagnolo N, Staines D, Marshall-Gradisnik S. A systematic review of probiotic interventions for gastrointestinal symptoms and irritable bowel syndrome in chronic fatigue syndrome/myalgic encephalomyelitis (CFS/ME). Probiotics Antimicrob Proteins 10(3): 466–499, 2018

Definition, Pathophysiologie, Diagnostik und Therapie des Reizdarmsyndroms (S3-Leitlinie). AWMF-Register-Nr. 021/016, Stand 31.03.2021, gültig bis 30.03.2026

Fachinformation Buscopan, 07/2022

Fachinformation Carmenthin, Stand 04/2021

Fachinformation Iberogast, Stand 11/2021

Fachinformation Symbioflor, Stand 10/2020

Fisher E, Law E, Dudeney J et al. Psychological therapies for the management of chronic and recurrent pain in children and adolescents. Cochrane Database Syst Rev 9(9): CD003968, 2018

Gastro-oesophageal reflux disease and dyspepsia in adults: investigation and management, Guideline commissioned by the National Institute for Health and Clinical Excellence (NICE), 2014

Goldenberg JZ, Brignall M, Hamilton M et al. Biofeedback for treatment of irritable bowel syndrome. Cochrane Database Syst Rev 2019(11): CD12530, 2019

Gordon M, Wallace C, Sinopoulou V, Akobeng AK. Probiotics for management of functional abdominal pain disorders in children. Cochrane Database Syst Rev 2(2): CD012849, 2023

Hamacher H, Wahl MA. Selbstmedikation, 2. Aufl., Wissenschaftliche Verlagsgesellschaft Stuttgart, 2022

Hungin APS, Mitchell CR, Whorwell P et al. Systematic review: probiotics in the management of lower gastrointestinal symptoms – an updated evidence-based international consensus, Aliment Pharmacol Ther 47(8): 1054–1070, 2018

Ingrosso MR, Ianiro G, Nee J et al. Systematic review and meta-analysis: efficacy of peppermint oil in irritable bowel syndrome. Aliment Pharmacol Ther 56(6): 932–941, 2022

Khanna R, MacDonald JK, Levesque BG. Peppermint oil for the treatment of irritable bowel syndrome: a systematic review and meta-analysis. J Clin Gastroenterol 48(6): 505–512, 2014

Kim KN, Chung SY, Cho SH. Efficacy of acupuncture treatment for functional dyspepsia: A systematic review and meta-analysis. Complement Ther Med 23(6): 759–766, 2015

Liu JP, Yang M, Liu Y et al. Herbal medicines for treatment of irritable bowel syndrome. Cochrane Database Syst Rev (1): CD004116, 2011

Lucassen P. Colic in infants. BMJ Clin Evid 08: 309, 2015

McNicol ED, Boyce D, Schumann R et al. Mu-opioid antagonists for opioid-induced bowel dysfunction, Cochrane Database Syst Rev 2018(6): CD006332, 2018

Melzer J, Iten F, Reichling J et al. Iberis amara L. and Iberogast-results of a systematic review concerning functional dyspepsia. J Herb Pharmacother 4(4): 51–59, 2004

Peckham EJ, Nelson EA, Greenhalgh J et al. Homeopathy for treatment of irritable bowel syndrome. Cochrane Database Syst Rev 9(9): CD009710, 2019

Ruepert L, Quartero AO, de Wit NJ et al. Bulking agents, antispasmodics and antidepressants for the treatment of irritable bowel syndrome. Cochrane Database Syst Rev 2011(8): CD003460, 2011

Scottish Intercollegiate Guidelines Network (SIGN). Dyspepsia. Edinburgh: SIGN No 68 2011

Trinkley KE, Nahata MC. Treatment of irritable bowel syndrome. J Clin Pharm Ther 36(3): 275–282, 2011

Wang Y, Chen N, Niu F et al. Probiotics therapy for adults with diarrhea-predominant irritable bowel syndrome: a systematic review and meta-analysis of 10 RCTs. Int J Colorectal Dis 37(11): 2263–2276, 2022

Webb AN, Kukuruzovic R, Catto-Smith AG, Sawyeret SM. Hypnotherapy for treatment of irritable bowel syndrome. Cochrane Database Syst Rev (4): CD005110, 2007

Wen Y, Li J, Long Q, Yue CC et al. The efficacy and safety of probiotics for patients with constipation-predominant irritable bowel syndrome: A systematic review and meta-analysis based on seventeen randomized controlled trials, Int J Surg 79: 111–119, 2020

Wilkins T, Sequoia J. Probiotics for gastrointestinal conditions: a summary of the evidence, Am Fam Physician 96(3): 170–178, 2017

20 Migräne

Migräne ist ein periodisch wiederkehrender, anfallsartig auftretender, pulsierender und meist halbseitiger Kopfschmerz. Zusätzlich können Symptome wie Appetitlosigkeit, Übelkeit, Erbrechen, Geruchs-, Licht- und Lärmempfindlichkeit auftreten. Die Kopfschmerzphase erstreckt sich meist über 60 Minuten bis zu 3 Tagen. Wenn diese Phasen über mehr als 3 Monate hinweg an mehr als 15 Tagen pro Monat auftreten, spricht man von chronischer Migräne.

Man geht davon aus, dass ein Ungleichgewicht des Serotonin-Haushalts mit niedrigen Serotonin-Konzentrationen in der Peripherie und hohen Spiegeln im Zentralnervensystem zur Auslösung einer Migräneattacke führen kann. Während eines Anfalls kommt es zur Freisetzung von Entzündungsmediatoren wie Calcitonin Gene-Related Peptide (CGRP), Substanz P und Neurokinin A aus den Nervenendigungen des Nervus trigeminus und es entsteht eine sogenannte sterile neurogene Entzündung, die mit einer Aktivierung von Mastzellen einhergeht. Als Folge kommt es zur Vasodilatation mit Ödembildung, die mit hoher Wahrscheinlichkeit als (Mit-)Ursache des Migränekopfschmerzes angesehen wird.

Migräne ist derzeit nicht heilbar. Etwa 10 % der Bevölkerung sind betroffen, der Anteil der prämenopausalen Frauen liegt bei 75 %. Kinder leiden häufiger an beidseitig auftretenden, vergleichsweise kurzen Anfällen. Bei 20 % der Betroffenen geht in einer Prodromalphase eine Aura voraus, die durch optische und sensible Wahrnehmungsstörungen, Sprachstörungen sowie durch motorische Störungen gekennzeichnet ist. Im Gegensatz zum Schlaganfall treten diese Aurasymptome nicht plötzlich, sondern allmählich auf und klingen nach spätestens einer Stunde langsam wieder ab.

Für das Auftreten von Migräne besteht häufig eine genetische Disposition. Auslösende Faktoren für einen Anfall sind hormonelle Schwankungen, Schlafmangel, zu viel Schlaf, Stress bzw. abklingender Stress („Wochenendmigräne"), Wetterschwankungen und Lebensmittel wie Käse, Rotwein oder Schokolade. Auch gefäßerweiternd wirkende Medikamente können Migräneanfälle auslösen. Während der Menstruation wird entsprechend aktuellen Erkenntnissen verstärkt der Entzündungsmediator Calcitonin Gene-Related Peptide (CGRP) freigesetzt. Durch Führen eines Kopfschmerztagebuchs können individuelle Triggerfaktoren identifiziert und zukünftig vermieden werden.

Akupunktur, Verhaltenstherapie, Ausdauersport, progressive Muskelentspannung und Biofeedback-Methoden werden zur Prophylaxe von Migräneanfällen erfolgreich eingesetzt. Magnesiumpräparate und vor allem Pestwurzextrakte deuten auf eine mögliche migräneprophylaktische Wirksamkeit hin. Die Datenlage ist jedoch noch nicht ausreichend, sodass in aktuellen Leitlinien keine Empfehlung ausgesprochen wird. Für Substanzen wie Coenzym Q_{10} oder Riboflavin liegen bislang keine ausreichenden Wirksamkeitsnachweise vor, ebenso nicht für eine Ernährungsumstellung, Yoga und autogenes Training.

Homöopathische Zubereitungen zeigten in kontrollierten klinischen Studien ausdrücklich keinen über die Placebowirkung hinausgehenden prophylaktischen Effekt. Während eines Anfalls führen Ruhe, Dunkelheit und Kühlung zur Linderung der Symptome. Für die häufig empfohlene Aromatherapie mit ätherischen Ölen liegen keine Wirksamkeitsnachweise aus kontrollierten klinischen Studien vor.

Zur Akutbehandlung eines Migräneanfalls können im Rahmen der Selbstmedikation nichtopioide Analgetika, NSAID und Triptane angewendet werden.

20.1 Nichtopioide Analgetika

20.1.1 Paracetamol

Wirkung

Paracetamol wirkt durch Hemmung der zerebralen Prostaglandinsynthese analgetisch, die periphere Synthese wird hingegen kaum beeinflusst.

Dosierung

- Erwachsene und Kinder ab 12 Jahren: 500–1000 mg 3–4-mal/d

Bei Leber- oder Niereninsuffizienz muss die Dosis reduziert werden. Bei starker Übelkeit kann auch eine rektale Verabreichung erwogen werden.

Kinder mit Migräne unter 12 Jahren sollten im Rahmen der Selbstmedikation nicht therapiert werden.

Pharmakokinetische Eigenschaften

Wirkungseintritt und -dauer

Die Wirkung tritt innerhalb einer halben Stunde ein und hält etwa 3–4 Stunden an. Die gleichzeitige Gabe von Coffein beschleunigt die Resorption von Paracetamol.

Metabolismus und Ausscheidung

Paracetamol wird im Wesentlichen in der Leber mit Glucuron- und Schwefelsäure konjugiert. In untergeordnetem Ausmaß sind CYP1A6, CYP2E3 und CYP3A4 beteiligt. Die Ausscheidung erfolgt zu 90 % renal, nur 5 % in unveränderter Form.

Nach Überdosierung kommt es zur Sättigung der Konjugationsreaktion. Durch CYP2E1 entsteht toxisches *N*-Acetylchinonimin, das nicht mehr in ausreichendem Maß durch eine Glutathionkonjugation entgiftet werden kann. In diesem Fall kann eine tödlich verlaufende Lebernekrose auftreten.

Besondere Hinweise

Bei Überschreiten der Maximaldosis sind schwere Leberschäden durch Paracetamol möglich. Nach regelmäßiger Einnahme ist das Risiko für die Entwicklung einer chronischen Niereninsuffizienz erhöht. Für schwere Leber- oder Niereninsuffizienz besteht daher eine Kontraindikation. Paracetamol kann nach entsprechender Nutzen-Risiko-Abwägung während der gesamten Schwangerschaft und Stillzeit angewendet werden.

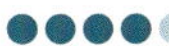

Zusammenfassende Bewertung

●●●●○

Paracetamol kann zur Akutbehandlung von eher leichten Migräneformen eingesetzt werden. Die analgetische Wirkung ist nach aktueller Datenlage etwas schwächer ausgeprägt als die von Ibuprofen. Die Substanz gehört nach Empfehlung deutschsprachiger Fachgesellschaften zu den Mitteln der zweiten Wahl. Paracetamol ist insbesondere für die Migränetherapie von Schwangeren geeignet.

20.1.2 Acetylsalicylsäure

Wirkung

Acetylsalicylsäure ist ein nichtsteroidales Analgetikum mit zusätzlicher antiphlogistischer Wirkung. Der analgetische Effekt beruht auf einer irreversiblen Hemmung der Cyclooxygenase.

Dosierung

- Erwachsene und Jugendliche ab 16 Jahren: 1000 mg 1–3-mal/d
- Kinder von 12–15 Jahren: 250–500 mg 1–3-mal/d (nur unter ärztlicher Aufsicht, insbesondere beim Vorliegen fiebriger Erkrankungen)

Kinder mit Migräne unter 12 Jahren sollten im Rahmen der Selbstmedikation nicht therapiert werden.

Pharmakokinetische Eigenschaften

Wirkungseintritt und -dauer

Die Wirkung tritt innerhalb von 30 Minuten ein und hält 4–6 Stunden an.

Metabolismus und Ausscheidung

30–40 % der resorbierten Menge werden im Plasma und in der Leber zu Salicylsäure desacetyliert. Weiterhin entstehen Salicylursäure, Gentisinsäure, Gentisinursäure und verschiedene Glucuronide. In Abhängigkeit vom pH-Wert des Urins werden 5–35 % einer Dosis renal ausgeschieden, der verbleibende Anteil erscheint in den Fäzes.

Besondere Hinweise

Acetylsalicylsäure kann bei Erwachsenen zur Behandlung akuter Migräneanfälle eingesetzt werden, bei Kindern und Jugendlichen unter 16 Jahren ausschließlich auf ärztliche Anweisung und nur wenn andere Maßnahmen nicht wirken. Sollte es bei Kindern zu langanhaltendem Erbrechen kommen, so kann dies ein Zeichen des lebensbedrohlichen Reye-Syndroms sein. Bei Patienten mit Asthma, Ulkus, Leber- oder Niereninsuffizienz ist Vorsicht geboten. Bei Operationen, auch bei kleineren endoskopischen Eingriffen oder Zahnextraktionen, treten mitunter verstärkte Blutungen auf. Eine Anwendung im 1. und 2. Trimenon der Schwangerschaft ist zu vermeiden, für das letzte Trimenon besteht eine Kontraindikation. Die kurzfristige Einnahme während der Stillzeit ist vertretbar.

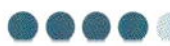

Zusammenfassende Bewertung

●●●●○

Acetylsalicylsäure ist für die Behandlung akuter Migräneanfälle bei Erwachsenen einsetzbar. Die Substanz wird von Fachgesellschaften des deutschsprachigen Raums empfohlen. Sie ist gut analgetisch wirksam, jedoch vergleichsweise schlecht magenverträglich, was insbesondere bei mit starker Übelkeit einhergehender Migräne von Nachteil sein kann.

20.1.3 Phenazon

Wirkung

Das Pyrazolonderivat Phenazon wirkt analgetisch und antipyretisch. Die antiphlogistische und spasmolytische Wirkkomponente ist schwach ausgeprägt. Die Wirkung wird auf die Hemmung der Prostaglandinsynthese zurückgeführt. Weiterhin wird eine Aktivierung schmerzhemmender Neuronen im Gehirn diskutiert.

Dosierung

- Erwachsene und Jugendliche ab 16 Jahren: 500–1000 mg bei Bedarf mehrmals täglich im Abstand von mindestens 4–8 Stunden
  Tagesmaximaldosis: 4000 mg/d
- Kinder von 12–15 Jahren: 250 mg bei Bedarf bis zu 3–4-mal/d
  Tagesmaximaldosis: 1000 mg/d

Bei eingeschränkter Leber- oder Nierenfunktion sollte die Dosis reduziert werden. Kinder mit Migräne unter 12 Jahren sollten im Rahmen der Selbstmedikation nicht therapiert werden.

Pharmakokinetische Eigenschaften

Wirkungseintritt und -dauer

Die Wirkung tritt innerhalb von 30 Minuten ein und hält etwa 3 Stunden an.

Metabolismus und Ausscheidung

Die Biotransformation erfolgt in der Leber zu pharmakologisch inaktiven Hydroxy-, Hydroxymethyl- und Desmethylderivaten. Die Ausscheidung findet hauptsächlich in Form von Glucuronsäurekonjugaten statt.

Besondere Hinweise

Für die Behandlung mit Phenazon können Nebenwirkungen wie Blutbildveränderungen, ähnlich wie bei Metamizol, nicht ausgeschlossen werden. Eine Anwendung während der Schwangerschaft und der Stillzeit sollte unterbleiben.

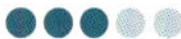

Zusammenfassende Bewertung

●●●○○

Phenazon kann zur Schmerzbehandlung bei Migräne eingesetzt werden. Nach der Beurteilung deutschsprachiger Fachgesellschaften gehört der Wirkstoff zu den Mitteln der Wahl. Relevante Nebenwirkungen sind jedoch nicht auszuschließen.

20.2 NSAID

20.2.1 Ibuprofen

Wirkung

Ibuprofen ist ein nichtsteroidales Antirheumatikum und hemmt unselektiv die Cyclooxygenase. Die Substanz reduziert entzündlich bedingte Schmerzen, Schwellungen und Fieber.

Dosierung

- Erwachsene: 400 mg 1–4-mal/d
  Tagesmaximaldosis in der Selbstmedikation: 1200 mg/d
- Kinder ab 12 Jahren: 7–10 mg/kg KG 1–3-mal/d
  Tagesmaximaldosis: 30 mg/kg KG × d

Kinder mit Migräne unter 12 Jahren sollten im Rahmen der Selbstmedikation nicht therapiert werden.

Pharmakokinetische Eigenschaften

Wirkungseintritt

Die Wirkung tritt innerhalb von 15 Minuten ein.

Metabolismus und Ausscheidung

Die Substanz wird in der Leber mittels CYP2C9 biotransformiert und anschließend glucuronidiert. Die Ausscheidung erfolgt fast ausschließlich renal, nur zu 1 % in unveränderter Form.

Besondere Hinweise

Die Toxizität bei akuten Vergiftungen mit Ibuprofen ist, bei höherer Wirkstärke und schnellerem Wirkungseintritt, wesentlich geringer als bei Acetylsalicylsäure und Paracetamol. Für die Einnahme im letzten Trimenon der Schwangerschaft besteht eine Kontraindikation. Eine Anwendung im 1. und 2. Trimenon ist unter strenger Nutzen-Risiko-Abwägung möglich. Auch die kurzfristige Einnahme während der Stillzeit ist vertretbar. Bei Patienten mit schwerer Herzinsuffizienz (NYHA IV) besteht eine Kontraindikation.

Zusammenfassende Bewertung

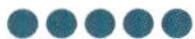

Ibuprofen kann zur Akutbehandlung von Migräneanfällen empfohlen werden. Die Substanz ist gut verträglich, bei sehr guter und sehr schneller Wirksamkeit. Sie gilt in nationalen und internationalen Leitlinien als ein Mittel der Wahl. Ibuprofen ist auch bei Stillenden einsetzbar.

20.2.2 Dexibuprofen

Wirkung

Dexibuprofen ist ein nichtsteroidales Antirheumatikum und hemmt unselektiv die Cyclooxygenase. Die Substanz reduziert entzündlich bedingte Schmerzen, Schwellungen und

Fieber. Es handelt sich um das (S)-(+)-Enantiomer von Ibuprofen, das COX-1 und COX-2 etwa 100-mal stärker inhibiert als das Racemat.

Dosierung

- Erwachsene: 200 mg 3-mal/d
  Tagesmaximaldosis: 600 mg/d

Die Einnahme im Rahmen der Selbstmedikation sollte nur kurzfristig über maximal 4 Tage erfolgen.

Sicherheit und Wirksamkeit für den Einsatz bei Kindern und Jugendlichen unter 18 Jahren wurden nicht untersucht.

Pharmakokinetische Eigenschaften

Wirkungseintritt

Die Wirkung tritt innerhalb von 15 Minuten ein.

Metabolismus und Ausscheidung

Dexibuprofen wird in der Leber mittels CYP2C9 biotransformiert und anschließend glucuronidiert. Die Ausscheidung erfolgt fast ausschließlich renal, nur 1 % in unveränderter Form.

Besondere Hinweise

Für die Behandlung mit Dexibuprofen liegen wesentlich geringere Erfahrungswerte als für den Einsatz des Racemats Ibuprofen vor. Dennoch ist nach Einschätzung der Zulassungsbehörde von einem sehr ähnlichen Sicherheitsprofil auszugehen. Die Substanz ist zur Behandlung leichter bis mäßig starker Schmerzen geeignet, wie sie bei Migräne auftreten. Für die Einnahme im letzten Trimenon der Schwangerschaft besteht eine Kontraindikation. Eine Anwendung im 1. und 2. Trimenon ist unter strenger Nutzen-Risiko-Abwägung möglich. Auch die kurzfristige Einnahme während der Stillzeit ist vertretbar. Bei Patienten mit aktiven Blutungen, gastrointestinalen Ulzera sowie bei schwerer Leber- oder Herzinsuffizienz (NYHA IV) besteht eine Kontraindikation. Dexibuprofen ist nicht für den Einsatz bei Kindern indiziert.

Dexibuprofen wurde im Jahr 2022 unter bestimmten Voraussetzungen aus der Verschreibungspflicht entlassen. Die Markteinführung eines entsprechenden Präparats mit bis zu 20 Tabletten à 200 mg steht aktuell noch aus.

Zusammenfassende Bewertung

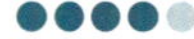

Dexibuprofen kann zur Behandlung der Migräne bei Erwachsenen empfohlen werden. Obwohl in Deutschland kaum Anwendungserfahrungen vorliegen, ist von einem nahezu identischen Sicherheitsprofil wie für Ibuprofen auszugehen. Die Substanz ist bei guter Verträglichkeit sehr gut und sehr schnell wirksam. In den nationalen Leitlinien zur Migränebehandlung wurde Dexibuprofen noch nicht berücksichtigt.

20.2.3 Diclofenac

Wirkung

Diclofenac ist ein nichtsteroidales Analgetikum mit antiphlogistischen, analgetischen und antipyretischen Eigenschaften. Die Wirkung beruht in erster Linie auf einer Hemmung der Prostaglandinsynthese. Prostaglandine sind maßgeblich an der Entstehung von Schmerzen, Entzündungen und Fieber beteiligt.

Dosierung

- Erwachsene und Jugendliche ab 14 Jahren: initial 25 mg (berechnet als Diclofenac-Kalium), danach bei Bedarf im Abstand von 4–6 Stunden im Rahmen der Selbstmedikation bis zu 75 mg/24 h

Zur Behandlung von Migräneanfällen wird von der Deutschen Gesellschaft für Neurologie die initiale Einnahme von 50–100 mg Diclofenac empfohlen. Diese Dosisbereiche unterliegen jedoch der Verschreibungspflicht.

Pharmakokinetische Eigenschaften

Wirkungseintritt

Die Wirkung tritt innerhalb von 30 Minuten ein.

Metabolismus und Ausscheidung

Die Biotransformation von Diclofenac erfolgt durch Hydroxylierung, Methoxylierung sowie durch Konjugation mit Glucuron- und Schwefelsäure. Die Ausscheidung findet zu 65 % renal statt, überwiegend in Form von Metaboliten. Der verbleibende Anteil wird in den Fäzes wiedergefunden.

Besondere Hinweise

Kinder und Jugendliche unter 14 Jahren sollten im Rahmen der Selbstmedikation nicht mit Diclofenac behandelt werden. Die Substanz ist zwar prinzipiell auch zur Behandlung von Schmerzen geeignet, aufgrund ihrer starken antiphlogistischen Wirkung steht jedoch ihr Einsatz bei entzündlichen Zuständen, z. B. bei Gelenkschmerzen, im Vordergrund.

Bei Patienten mit Neigung zu gastrointestinalen Blutungen oder Ulkusleiden sowie bei Herz-, Leber- oder Niereninsuffizienz sollte Diclofenac nicht angewendet werden. Ebenso nicht während des 1. und 3. Trimenons der Schwangerschaft sowie während der Stillzeit. Wegen eines offenbar erhöhten Risikos für arterielle thrombotische Ereignisse ist die Substanz bei Herzinsuffizienz (NYHA II-IV), ischämischer Herzerkrankung, peripheren Arterienerkrankungen und zerebrovaskulären Erkrankungen kontraindiziert. Generell sollte man nur die niedrigste wirksame Dosis über den kürzesten zur Symptomkontrolle erforderlichen Zeitraum einsetzen. Ein erhöhtes Risiko besteht bei hohen Dosierungen im Bereich von 150 mg/d und bei Langzeitanwendung.

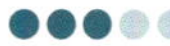

Zusammenfassende Bewertung

●●●○○

Diclofenac ist prinzipiell zur Behandlung von akuten Migräneanfällen einsetzbar. Aufgrund seiner vergleichsweise ausgeprägten gastrointestinalen Nebenwirkungen sollte jedoch insbesondere bei mit starker Übelkeit einhergehender Migräne besser verträglichen Substanzen der Vorrang eingeräumt werden. Die Kontraindikationen bei kardiovaskulären Erkrankungen sind einzuhalten. Außerdem liegen die für eine Migränebehandlung empfohlenen Dosierungen außerhalb der für die Selbstmedikation erlaubten Grenzen.

20.2.4 Naproxen

Wirkung

Das NSAID Naproxen bewirkt eine Hemmung der Prostaglandinsynthese und reduziert als Folge Schmerzen, Entzündungen sowie Fieber. Die Substanz ist ein reversibler Hemmstoff der Thrombozytenaggregation.

Dosierung

- Erwachsene und Jugendliche ab 12 Jahren: initial 250–500 mg, nach 8–12 Stunden bei Bedarf weitere 250 mg
  Tagesmaximaldosis: 750 mg/d, bei eingeschränkter Nierenfunktion 500 mg/d

Im Rahmen der Selbstmedikation sollte die Behandlung nicht länger als 4 Tage erfolgen. Kinder mit Migräne unter 12 Jahren sollten ohne ärztliche Aufsicht nicht therapiert werden.

Pharmakokinetische Eigenschaften

Wirkungseintritt und -dauer

Die Wirkung tritt innerhalb von 30–60 Minuten ein und hält etwa 12 Stunden an.

Metabolismus und Ausscheidung

Nach hepatischer Biotransformation entstehen die pharmakologisch inaktiven Hauptmetaboliten 6-Desmethylnaproxen und das Naproxen-Glucuronid. Die Ausscheidung erfolgt zu mehr als 95 % renal.

Besondere Hinweise

Naproxen ist zur Behandlung von Migräne geeignet. Es ist etwas schwächer analgetisch wirksam als Diclofenac, jedoch besser verträglich. Bei Patienten mit Neigung zu gastrointestinalen Blutungen oder Ulkusleiden sowie bei schwerer Herz-, Leber- oder Niereninsuffizienz sollte Naproxen nicht angewendet werden. Ebenso nicht während des 3. Trimenons der Schwangerschaft. Während des 1. Trimenons ist eine strenge Indikationsstellung erforderlich. Die Applikation während der Stillzeit sollte vorsichtshalber unterbleiben.

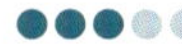

Zusammenfassende Bewertung

●●●○○

Naproxen kann bei Erwachsenen zur Behandlung leichterer akuter Migräneanfälle eingesetzt werden, es zählt allerdings nicht zu den von den Fachgesellschaften empfohlenen Mitteln der Wahl. Die Substanz ist bei Migräne etwas schwächer wirksam als andere NSAID oder Triptane. Das kardiovaskuläre Risiko ist geringer als bei anderen NSAID, das Risiko für gastrointestinale Störungen dagegen etwas höher.

20.3 Triptane

20.3.1 Almotriptan

Wirkung

Almotriptan besitzt selektive agonistische Wirkungen an serotoninergen 5-HT_{1B}- und 5-HT_{1D}-Rezeptoren und bewirkt somit eine Vasokonstriktion an verschiedenen Blutgefäßen des Gehirns. Weiterhin verhindert die Substanz eine Extravasation von Plasmaproteinen am trigeminovaskulären System und bewirkt eine Hemmung der Trigeminusaktivität. Somit werden durch Almotriptan wichtige Prozesse in der Migränepathophysiologie unterbunden.

Dosierung

- Erwachsene (18–65 Jahre): 12,5 mg; möglichst frühzeitig, aber nicht prophylaktisch

Bei erneut auftretenden Beschwerden innerhalb von 24 Stunden können nach frühestens 2 Stunden einmalig weitere 12,5 mg eingenommen werden, allerdings nur, wenn nach der ersten Gabe eine Besserung zu verzeichnen war und keine schwere Niereninsuffizienz vorliegt.

Pharmakokinetische Eigenschaften

Wirkungseintritt

Die Wirkung tritt innerhalb von 30 Minuten bis 2 Stunden ein.

Metabolismus und Ausscheidung

Nach peroraler Gabe erfolgt die Biotransformation durch die Monoaminooxidase A. Durch oxidative Desaminierung entstehen Indolessigsäurederivate. Weiterhin sind CYP3A4, CYP2D6 und Flavin-Monooxygenasen an der Metabolisierung beteiligt. Es kommt zur Hydroxylierung und Oxidation der Pyrrolidinstruktur. Die entstehenden Metaboliten sind pharmakologisch nicht aktiv. Die Ausscheidung erfolgt zu 75 % renal, weniger als die Hälfte in Form von unverändertem Almotriptan. 13 % der Dosis werden in den Fäzes wiedergefunden.

Besondere Hinweise

Die Einnahme von Almotriptan sollte nur bei gesicherter Migränediagnose erfolgen. Für die Behandlung von Kindern unter 18 und von Erwachsenen über 65 Jahren bestehen keine ausreichenden Erfahrungen zur Sicherheit und Wirksamkeit. Die Wirkung setzt wie die von Sumatriptan rasch ein, hält aber nicht so lange an wie die von Naratriptan.

Almotriptan führt seltener zu Wiederkehrkopfschmerzen und Nebenwirkungen wie Brustenge als Sumatriptan. Almotriptan darf bei ischämischen Herzerkrankungen, schwerer Hypertonie, vorangegangener Apoplexie oder schwerer Leberinsuffizienz nicht angewendet werden. Aufgrund fehlender Erfahrungen ist für die Anwendung während der Schwangerschaft und der Stillzeit große Vorsicht geboten. Hinweise auf fruchtschädigende Wirkungen gibt es bislang nicht. Da die Substanz im Tierversuch in die Milch übergeht, sollte bei erforderlicher Einnahme eine 24-stündige Stillpause erwogen werden.

Zusammenfassende Bewertung

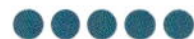

Triptane wie Almotriptan sind nach der aktuellen S1-Leitlinie „Therapie der Migräneattacke und Prophylaxe der Migräne" bei Erwachsenen Mittel der ersten Wahl zur Akutbehandlung von Migräneanfällen, bei Einhaltung der Kontraindikationen. Sie lindern nicht nur die Kopfschmerzen, sondern auch die Begleitsymptome Übelkeit, Licht- und Lärmempfindlichkeit.

20.3.2 Naratriptan

Wirkung

Naratriptan besitzt selektive agonistische Wirkungen an 5-HT_{1B}- und 5-HT_{1D}-Rezeptoren und bewirkt somit eine Vasokonstriktion an verschiedenen Blutgefäßen des Gehirns. Weiterhin verhindert die Substanz eine Extravasation von Plasmaproteinen am trigeminovaskulären System und bewirkt eine Hemmung der Trigeminusaktivität. Somit werden durch Naratriptan wichtige Prozesse in der Migränepathophysiologie unterbunden.

Dosierung

Erwachsene (18–65 Jahre): 2,5 mg; möglichst frühzeitig, aber nicht prophylaktisch
Tagesmaximaldosis: 5 mg/d

Bei erneut auftretenden Beschwerden können nach frühestens 4 Stunden einmalig weitere 2,5 mg eingenommen werden, allerdings nur, wenn nach der ersten Gabe eine Besserung zu verzeichnen war und keine Niereninsuffizienz vorliegt.

Pharmakokinetische Eigenschaften

Wirkungseintritt und -dauer

Die Wirkung tritt innerhalb von 4 Stunden ein und hält bis zu 24 Stunden an.

Metabolismus und Ausscheidung

Nach peroraler Gabe werden etwa 50 % der Dosis hepatisch biotransformiert. Durch CYP450-Enzyme entstehen pharmakologisch inaktive Biotransformationsprodukte. Die Ausscheidung erfolgt hauptsächlich renal, u. a. durch aktive Sezernierung.

Besondere Hinweise

Naratriptan ist ein effektives Medikament zur Behandlung von Migräne, es ist jedoch etwas schlechter wirksam als Sumatriptan und das verschreibungspflichtige Rizatriptan. Dennoch wird es gerne zur erstmaligen Triptantherapie empfohlen. Die Einnahme sollte nur bei gesicherter Migränediagnose erfolgen. Die Wirkung von Naratriptan setzt langsamer ein als die von Almotriptan und Sumatriptan, hält aber länger an, sodass seltener Wiederkehrkopfschmerzen auftreten.

Für die Behandlung von Kindern unter 18 und von Erwachsenen über 65 Jahren bestehen keine ausreichenden Erfahrungen zur Sicherheit und Wirksamkeit. Naratriptan darf bei ischämischen Herzerkrankungen, schwerer Hypertonie, vorangegangener Apoplexie oder schwerer Leber- bzw. Niereninsuffizienz nicht eingesetzt werden. Entsprechend einer 16-jährigen Beobachtungsstudie kann Naratriptan während der Schwangerschaft angewandt werden. Aufgrund fehlender Erfahrungen ist bei der Einnahme während der Stillzeit große Vorsicht geboten. Da die Substanz im Tierversuch in die Milch übergeht, sollte bei erforderlicher Anwendung eine 24-stündige Stillpause erwogen werden.

Zusammenfassende Bewertung

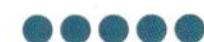

Triptane wie Naratriptan sind nach der aktuellen S1-Leitlinie „Therapie der Migräneattacke und Prophylaxe der Migräne" bei Erwachsenen Mittel der ersten Wahl zur Akutbehandlung von Migräneanfällen, bei Einhaltung der Kontraindikationen. Sie lindern nicht nur die Kopfschmerzen, sondern auch die Begleitsymptome Übelkeit, Licht- und Lärmempfindlichkeit. Eine Anwendung während der Schwangerschaft erscheint bei Naratriptan vertretbar.

20.3.3 Sumatriptan

Wirkung

Sumatriptan besitzt selektive agonistische Wirkungen an serotoninergen 5-HT_{1B}- und 5-HT_{1D}-Rezeptoren und bewirkt somit eine Vasokonstriktion an verschiedenen Blutgefäßen des Gehirns. Weiterhin verhindert die Substanz eine Extravasation von Plasmaproteinen am trigeminovaskulären System und bewirkt eine Hemmung der Trigeminusaktivität. Somit werden durch Sumatriptan wichtige Prozesse in der Migränepathophysiologie unterbunden.

Dosierung

- Erwachsene (18 65 Jahre): 50 mg; möglichst frühzeitig, aber nicht prophylaktisch

Bei erneut auftretenden Beschwerden innerhalb von 24 Stunden können nach frühestens 2 Stunden einmalig weitere 50 mg eingenommen werden, allerdings nur, wenn nach der ersten Gabe eine Besserung zu verzeichnen war und keine schwere Niereninsuffizienz vorliegt.

Höhere Dosierungen von bis zu 300 mg und parenteral bzw. nasal zu applizierende Präparate mit rascherem Wirkungseintritt unterliegen der Verschreibungspflicht.

Pharmakokinetische Eigenschaften

Wirkungseintritt

Die Wirkung tritt innerhalb von 30 Minuten bis 2 Stunden ein.

Metabolismus und Ausscheidung

Der Hauptmetabolit von Sumatriptan, ein Indolessigsäurederivat, wird als freie Säure und als entsprechendes Glucuronidkonjugat im Urin ausgeschieden und zeigt keine Aktivität an 5-HT_1- oder 5-HT_2-Rezeptoren. Andere Metaboliten wurden bisher nicht identifiziert. Die Eliminationshalbwertszeit liegt bei 2 Stunden.

Besondere Hinweise

Die Einnahme von Sumatriptan sollte nur bei gesicherter Migränediagnose erfolgen. Die Ansprechrate liegt bei 50–70 %. Als ältestes Triptan hat es den Vorteil, dass die Wirksamkeit am besten untersucht ist. Dies gilt auch für den Einsatz bei Kindern unter 18 Jahren unter ärztlicher Aufsicht. Für Erwachsene über 65 Jahren bestehen keine ausreichenden Erfahrungen zur Sicherheit und Wirksamkeit. Die Wirkung von Sumatriptan setzt wie die von Almotriptan rasch ein, hält aber nicht so lange an wie die von Naratriptan. Daher besteht die Gefahr von Wiederkehrkopfschmerzen. Sumatriptan darf bei ischämischen Herzerkrankungen, schwerer Hypertonie, vorangegangener Apoplexie oder schwerer Leberinsuffizienz nicht angewendet werden. Sumatriptan kann nach entsprechender Nutzen-Risiko-Abwägung während der Schwangerschaft und der Stillzeit angewendet werden.

Zusammenfassende Bewertung

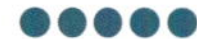

Triptane wie Sumatriptan sind nach der aktuellen S1-Leitlinie „Therapie der Migräneattacke und Prophylaxe der Migräne" bei Erwachsenen Mittel der ersten Wahl zur Akutbehandlung von Migräneanfällen, bei Einhaltung der Kontraindikationen. Sie lindern nicht nur die Kopfschmerzen, sondern auch die Begleitsymptome Übelkeit, Licht- und Lärmempfindlichkeit.

20.4 Pflanzliche Therapeutika

20.4.1 Mutterkraut (Tanacetum parthenium)

Wirkung

Die Wirkung von Mutterkraut beruht offenbar hauptsächlich auf einer antagonistischen Wirkung an Serotoninrezeptoren vom Subtyp 5-HT_{2A} und 5-HT_{2C}. Ebenso kommt es zu einer reduzierten Arachidonsäurefreisetzung über eine Hemmung der Phospholipase A_2. Ein für den Effekt bedeutender Inhaltsstoff ist das Sesquiterpenlacton Parthenolid.

Dosierung

- Erwachsene und Jugendliche ab 12 Jahren: 100–150 mg getrocknete Droge zur Migräneprophylaxe 1-2-mal/d

Die Droge kann als Fertigpräparat in Form von Kapseln oder als Tee appliziert werden.

Pharmakokinetische Eigenschaften

Wirkungseintritt

Der genaue Wirkungseintritt ist nicht bekannt.

Metabolismus und Ausscheidung

Zur Pharmakokinetik von Mutterkraut-Inhaltsstoffen liegen keine Daten vor.

Besondere Hinweise

Die prophylaktische Wirksamkeit von Mutterkrautzubereitungen wurde in einer Reihe kontrollierter klinischer Studien nachgewiesen, die auch in einem Cochrane-Review zusammengefasst wurden. Es konnte eine signifikante Reduktion der Migräneanfälle im Vergleich zu Placebo gezeigt werden. Die Droge ist gut verträglich. Als Nebenwirkungen wurde lediglich von Entzündungen der Mundschleimhaut und gastrointestinalen Beschwerden berichtet. Von einem Einsatz während der Schwangerschaft sollte allerdings wegen fehlender Erfahrungen zur Sicherheit abgesehen werden. Mutterkraut ist derzeit in Deutschland lediglich als Nahrungsergänzungsmittel, nicht als Arzneimittel im Handel.

Zusammenfassende Bewertung

●●●○○

Zubereitungen aus Mutterkraut können zur Prophylaxe von Migräneanfällen bedingt empfohlen werden. Die signifikante Wirkung wurde in placebokontrollierten Studien an einem CO_2-Extrakt belegt, der allerdings derzeit in Deutschland nicht vertrieben wird. Für eine endgütige Beurteilung müssen weitere klinische Studien an größeren Patientenkollektiven durchgeführt werden.

Anmerkungen

- Die Kombination eines Triptans mit einem NSAID ist entsprechend der Einschätzung der AWMF-Migräneleitlinie der jeweiligen Monotherapie überlegen. Dies ist am besten für die Kombination von Sumatriptan und Naproxen untersucht.
- Die zusätzliche Einnahme von Coffein (≥ 100 mg) zur Standarddosis eines Analgetikums kann eine signifikante Steigerung der analgetischen Wirksamkeit bewirken. Eine Kombination aus Acetylsalicylsäure, Paracetamol und Coffein ist beim Migräneanfall offenbar besser wirksam als die gleiche Kombination ohne Coffein und als die Einzelsubstanzen in höherer Dosierung allein. Die Einnahme dieser Dreierkombination wird laut Fachgesellschaften beim akuten Anfall empfohlen. Eine erhöhte Gefahr einer missbräuchlichen Anwendung von Schmerzmitteln durch Coffein konnte bislang nicht belegt werden.

20

- Durch die kombinierte Anwendung von Ibuprofen und Paracetamol ist aufgrund der unterschiedlichen Wirkmechanismen der Einzelsubstanzen eine schnellere und stärkere Analgesie im Vergleich zu den Monopräparaten erreichbar. Die bei Paracetamol weitestgehend fehlende antiphlogistische Wirkung kann in dem aktuell aus der Verschreibungspflicht entlassenen Kombinationsprodukt durch die Ibuprofenkomponente ergänzt werden. Frei erhältlich sind Präparate zur peroralen Anwendung mit Ibuprofen in einer maximalen Einzeldosis von 200 mg und maximaler Tagesdosis von 1200 mg sowie Paracetamol in einer maximalen Einzeldosis von 500 mg und einer maximalen Tagesdosis von 3000 mg aus der Verschreibungspflicht entlassen. Als Indikation im Rahmen der Selbstmedikation wird die maximal dreitägige symptomatische Behandlung leichter bis mäßiger Schmerzen bei Erwachsenen angegeben.
- Wenn ein Patient auf ein Triptan nicht anspricht, sollte die Substanz gewechselt werden.
- Die zusätzliche Einnahme eines Antiemetikums kann zur Linderung eines Migräneanfalls beitragen. Zu verschreibungsfrei erhältlichen Substanzen wie Dimenhydrinat, Diphenhydramin oder pflanzlichen Zubereitungen mit *Iberis amara* liegen jedoch keine ausreichenden Untersuchungen zur Beurteilung der Wirksamkeit bei Migräne vor.
- Pfefferminzöl kann äußerlich auf die Schläfen aufgetragen werden. Die Medikation ist möglicherweise zur Linderung von Migräne hilfreich. Qualitativ hochwertige Studien wären jedoch zur Beurteilung der Wirksamkeit wünschenswert.
- Wenn Schmerzmittel über längere Zeit oder immer wieder eingenommen werden, besteht die Gefahr eines Dauerkopfschmerzes. Die Schmerzschwelle des Gehirns sinkt ab und es kommt zu einer Überempfindlichkeit des Schmerzsystems.

20.5 Abgrenzung zu verschreibungspflichtigen Arzneimitteln und anderen ärztlichen Therapieverfahren

Bei erstmalig auftretender Migräne oder wenn sich Migräneanfälle bezüglich der Intensität oder Dauer wesentlich verschlimmern, sollte ein Arzt zur Differenzialdiagnostik aufgesucht werden. Das Führen eines Kopfschmerztagebuchs ist für die Diagnostik hilfreich. Sonderformen wie migränöser Infarkt oder Migralepsie bedürfen einer sorgfältigen ärztlichen Überwachung und Behandlung, z. B., um dauerhafte Hirnschäden zu vermeiden. Bei schweren Migräneattacken gelten Triptane als Mittel der ersten Wahl, sie sind jedoch nicht für die (perorale) Behandlung von Kindern zugelassen. Das am besten erprobte Sumatriptan zeigt nach subkutaner Applikation die beste Wirksamkeit bei akuten Migräneattacken. Eletriptan und Rizatriptan sind nach den Ergebnissen von Metaanalysen die wirksamsten oralen Triptane. Bei Kontraindikation gegen Triptane, beispielsweise beim Vorliegen kardiovaskulärer Risikofaktoren, wurde 2023 der 5-HT_{1F}-Agonist Lasmiditan zugelassen, allerdings ist die Schmerzausschaltung etwas schwächer als bei Triptanen. Opioide wirken dagegen nur beschränkt, führen häufig zu Erbrechen und besitzen ein hohes Suchtpotenzial. Das früher häufig verwendete Ergotamin ist schlechter wirksam als Sumatriptan und führt neben anderen UAW zu einer Verstärkung der Übelkeit.

Durch zusätzliche Gabe von Antiemetika bzw. Prokinetika wie Metoclopramid oder Domperidon können gastrointestinale Begleitsymptome wie Übelkeit und Erbrechen erfolgreich gemildert werden. Nach dem Wiedereinsetzen der Darmperistaltik wird die Resorption gleichzeitig eingenommener Analgetika oder Triptane begünstigt.

Treten mehr als drei Anfälle pro Monat auf, dauern die Attacken regelmäßig länger als jeweils drei Tage an oder kommt es zu ausgeprägten neurologischen Ausfällen, ist eine Migräneprophylaxe indiziert. Eine entsprechende Wirkung wurde für die β-Adrenozeptorblocker Metoprolol und Propranolol, den Calciumantagonisten Flunarizin, das Antidepressivum Amitriptylin, Onabotulinumtoxin A und die Antiepileptika Valproinsäure und Topiramat nachgewiesen. Valproinsäure sollte allerdings nicht bei Frauen im gebärfähigen Alter ohne sichere Verhütungsmethode eingesetzt werden. Unterstützend wird eine psychologische Therapie empfohlen. Als relevanter therapeutischer Fortschritt für Patienten mit chronischer Migräne ist die Zulassung der CGRP-Antagonisten Erenumab, Fremanezumab und Galcanezumab einzuordnen. Diese gut verträglichen Substanzen werden einmal monatlich oder alle 3 Monate subkutan appliziert.

20.6 Handelspräparate (Auswahl)

Wirkstoff	Bewertung	Präparatebeispiele®
Acetylsalicylsäure	●●●●○	Aspirin, ASS-ratiopharm®, Godamed 500
Almotriptan	●●●●●	Dolortriptan
Diclofenac-Kalium	●●●○○	Diclac Dolo, Diclo-ratiopharm bei Schmerzen, Diclofenac Zentiva 25 mg, Voltaren Dolo 25 mg
Ibuprofen	●●●●●	Ibudolor, Dolormin Migräne Kombination mit Coffein: Thomapyrin Tension Duo Kombination mit Paracetamol: Synofen
Mutterkraut	●●●○○	Kein Monopräparat im Handel, Kombinationen: Mutterkraut-Ingwer-Kapseln, Dr. Böhm Mutterkraut
Naproxen	●●●○○	Togal Naproxen, Naproxen Schwörer, Aleve
Naratriptan	●●●●●	Formigran, Naratriptan Migräne STADA, Naratriptan-ratiopharm bei Migräne
Paracetamol	●●●●○	Ben-u-ron, Paracetamol AL, Paracetamol-ratiopharm, Vivimed N gegen Fieber und Kopfschmerzen Kombination mit ASS: Thomapyrin classic Kombination mit Ibuprofen: Synofen
Phenazon	●●●○○	Eu-Med, Migräne-Kranit
Sumatriptan	●●●●●	Sumatriptan Hexal bei Migräne

Literatur

Ammon H, Mutschler E, Scholz H (Hrsg.). Arzneimittel Information und Beratung. 27. Akt.lfg., Wissenschaftliche Verlagsgesellschaft Stuttgart, 2023

Barnes NB. Migraine headache in children. BMJ Clin Evid 06: 318, 2015

Bird S, Derry S, Moore RA. Zolmitriptan for acute migraine attacks in adults. Cochrane Database Syst Rev 2014(5): CD008616, 2014

Blaschek W et al. Wichtl Teedrogen und Phytopharmaka. 6. Aufl., Wissenschaftliche Verlagsgesellschaft Stuttgart, 2016

Deng H, Li GG, Nie H et al. Efficacy and safety of calcitonin-gene-related peptide binding monoclonal antibodies for the preventive treatment of episodic migraine – an updated systematic review and meta-analysis. BMC Neurol 20(1): 57, 2020

Derry CJ, Derry S, Moore RA. Caffeine as an analgesic adjuvant for acute pain in adults. Cochrane Database Syst Rev 2014(12): CD009281, 2012

Derry CJ, Derry S, Moore RA. Sumatriptan (all routes of administration) for acute migraine attacks in adults – overview of Cochrane reviews. Cochrane Database Syst Rev 2014(5): CD009108, 2014

Derry S, Moore RA. Paracetamol (acetaminophen) with or without an antiemetic for acute migraine headaches in adults. Cochrane Database Syst Rev 2013(4): CD008040, 2013

Derry S, Rabbie R, Moore RA. Diclofenac with or without an antiemetic for acute migraine headaches in adults. Cochrane Database Syst Rev 2013(4): CD008783, 2013

Deutsche Migräne- und Kopfschmerzgesellschaft (DMKG), Therapieempfehlungen, 2016

Diener HC, Gaul C, Lehmacher W, Weiser T. Aspirin, paracetamol (acetaminophen) and caffeine for the treatment of acute migraine attacks: A systemic review and meta-analysis of randomized placebo-controlled trials. Eur J Neurol 29(1): 350–357, 2022

Drugdex® System. Thomson Healthcare, Zugriff 04/2023

Ephross SA, Sinclair SM. Final results from the 16-year sumatriptan, naratriptan, and treximet pregnancy registry. Headache 54: 1158–1172, 2014

Fachinformation Aktren, Stand 10/2022

Fachinformation Almogran, Stand 10/2020

Fachinformation ASS-ratiopharm, Stand 08/2022

Fachinformation Eu-Med, Stand 01/2020

Fachinformation Naproxen-CT, Stand 08/2022

Fachinformation Naratriptan-ratiopharm, Stand 09/2021

Fachinformation Paracetalgin, Stand 01/2023

Fachinformation Sumatriptan HEXAL bei Migräne, Stand 10/2020

Fachinformation Synofen, Stand 10/2022

Fachinformation Voltaren Dolo, Stand 09/2022

Gallelli L, Avenoso T, Falcone D et al. Effects of Acetaminophen and Ibuprofen in Children With Migraine Receiving Preventive Treatment With Magnesium. Headache 54(2): 313–324, 2013

Griffin MR. High-dose non-steroidal anti-inflammatories: painful choices. Lancet 382/9894: 746–748, 2013

Haag G, Diener HC, May A et al. Self-medication of migraine and tension-type headache: summary of the evidence-based recommendations of the Deutsche Migräne und Kopfschmerzgesellschaft (DMKG), the Deutsche Gesellschaft für Neurologie (DGN), the Österreichische Kopfschmerzgesellschaft (ÖKSG) and the Schweizerische Kopfwehgesellschaft (SKG). J Headache Pain 12(2): 201–217, 2011

Hamacher H, Wahl MA. Selbstmedikation, 2. Aufl., Wissenschaftliche Verlagsgesellschaft Stuttgart, 2022

Hindiyeh NA, Zhang N, Farrar M et al. The Role of Diet and Nutrition in Migraine Triggers and Treatment: A Systematic Literature Review. Headache 60(7): 1300–1316, 2020

Jeric M, Surjan N, Jelicic Kadic A et al. Treatment of acute migraine attacks in children with analgesics on the World Health Organization Essential Medicines List: A systematic review and GRADE evidence synthesis. Cephalalgia 38(9): 1592–1607, 2018

Kirthi V, Derry S, Moore RA. Aspirin with or without an antiemetic for acute migraine headaches in adults. Cochrane Database Syst Rev 2013(4): CD008041, 2013

Law S, Derry S, Moore RA. Naproxen with or without an antiemetic for acute migraine headaches in adults. Cochrane Database Syst Rev 2013(10): CD009455, 2013

Law S, Derry S, Moore RA. Sumatriptan plus naproxen for the treatment of acute migraine attacks in adults. Cochrane Database Syst Rev 4(4): CD008541, 2016

Linde K, Allais G, Brinkhaus B et al. Acupuncture for the prevention of episodic migraine. Cochrane Database Syst Rev 2016(6): CD001218, 2016

Lipton RB, Diener HC, Robbins MS et al. Caffeine in the management of patients with headache. J Headache Pain 18(1): 107, 2017

Oskoui M, Pringsheim T, Holler-Managan Y et al. Practice guideline update summary: Acute treatment of migraine in children and adolescents: Report of the Guideline Development, Dissemination, and Implementation Subcommittee of the American Academy of Neurology and the American Headache Society. Headache 59(8): 1158–1173, 2019

Peck J, Urits I, Zeien J et al. A Comprehensive Review of Over-the-counter Treatment for Chronic Migraine Headaches. Curr Pain Headache 24(5): 19, 2020

Rabbie R, Derry S, Moore RA et al. Ibuprofen with or without an antiemetic for acute migraine headaches in adults. Cochrane Database Syst Rev 2013(4): CD009039, 2013

Richer L, Billinghurst L, Linsdell MA, Drugs for the acute treatment of migraine in children and adolescents. Cochrane Database Syst Rev 4(4): CD005220, 2016

Sharpe L, Dudeney J, de C Williams AC et al. Psychological therapies for the prevention of migraine in adults. Cochrane Database Syst Rev 7(7): CD012295, 2019

Therapie der Migräneattacke und Prophylaxe der Migräne (S1-Leitlinie). AWMF-Register-Nr. 030/057, Stand 18.10.2022, gültig bis 31.12.2026

Therapie des episodischen und chronischen Kopfschmerzes vom Spannungstyp und anderer chronischer täglicher Kopfschmerzen (S1-Leitlinie). AWMF-Register-Nr. 030/077, Stand 24.06.2020, gültig bis 31.05.2023

Thuraiaiyah J, Kokoti L, Al-Karagholi MA, Ashina M. Involvement of adenosine signaling pathway in migraine pathophysiology: A systematic review of clinical studies. Cephalalgia 42(8): 781–792, 2022

VanderPluym JH, Halker Singh RB, Urtecho M et al. Acute Treatments for Episodic Migraine in Adults: A Systematic Review and Meta-analysis. JAMA 325(23): 2357–2369, 2021

Wider B, Pittler MH, Ernst E. Feverfew for preventing migraine. Cochrane Database Syst Rev 4(4): CD002286, 2015

Yang CP, Liang CS, Chang CM et al. Comparison of New Pharmacologic Agents with Triptans for Treatment of Migraine: A Systematic Review and Meta-analysis. JAMA Netw Open 4(10): e2128544, 2021

20

21 Mittelohrentzündung

Eine Mittelohrentzündung (Otitis media) betrifft häufig Kinder und kann mit starken Schmerzen, Druckgefühl, Hörstörungen, Schwindel und Ohrgeräuschen einhergehen. Durch Anschwellen des Verbindungsgangs zwischen Mittelohr und Rachenraum kommt es zu einem Sekretstau mit Hyperämisierung und Vorwölbung des Trommelfells. Ist der Druckanstieg zu hoch, kann sich ein Riss im Trommelfell bilden, das Sekret fließt nach außen ab und die Schmerzen lassen meist umgehend nach.

Etwa 60 % der Fälle sind auf bakterielle Infektionen, z. B. durch Staphylokokken, *Streptococcus pneumoniae* und *S. pyogenes, Haemophilus influenzae* oder *Moraxella catarrhalis* zurückzuführen. Diese steigen, z. B. im Rahmen eines Atemwegsinfekts, aus dem Nasenrachenraum durch die Eustachi'sche Röhre ins Mittelohr auf. Bei Säuglingen und Kleinkindern ist dieser Vorgang wegen einer vergleichsweise kürzeren, engeren und flacher verlaufenden Eustachi'schen Röhre begünstigt. Insbesondere ein einseitiger Befall deutet auf eine bakterielle Genese hin. Infektionen durch Viren erfolgen meist hämatogen, d. h. auf dem Blutweg, und sind daher oft beidseitig. Solange sich die Erkrankung auf das Mittelohr beschränkt, heilt sie normalerweise ohne Komplikationen innerhalb von 7–14 Tagen ab. Die Spontanheilungsrate im Zeitraum von 3 Tagen liegt bei 80 %. Begünstigende Faktoren für das Auftreten von Mittelohrentzündungen sind Passivrauchen, Kindergartenbetreuung, mehrere Geschwister, kein Stillen in den ersten 6 Lebensmonaten, der Gebrauch von Schnullern und ein niedriger sozialer Status. Angeborene oder durch häufige Halsentzündungen erworbene anatomische Veränderungen des hinteren Rachenraums (vergrößerte Rachenmandeln) und somit Verlegung der Eustachi'schen Röhre oder Ziliendysfunktionen können ebenfalls zum gehäuften Auftreten der Erkrankung führen.

Chronische Mittelohrentzündungen halten 3 Monate oder länger an. Sie sind meist nicht oder deutlich weniger schmerzhaft. Durch die permanente Flüssigkeitsansammlung kann es jedoch insbesondere bei kleineren Kindern zu Störungen der Hör- und Sprachentwicklung kommen. Häufig tritt über längere Zeit Sekret aus dem Ohr aus, man spricht von einem „laufenden Ohr". Immer wiederkehrende Mittelohrentzündungen können durch Vernarbung des Trommelfells oder durch Verwachsungen der Gehörknöchelchen bleibende Schädigungen des Gehörs verursachen. Eine Heilung ist praktisch nur durch eine Operation mit Trommelfellersatz (Tympanoplastik) bzw. der Hörknöchelchen zu erzielen.

Bei akuter Mittelohrentzündung sollte sich der Patient körperlich schonen und ausreichend Flüssigkeit zuführen. Durch hyperbare Belüftung des Innenohrs mithilfe eines Nasenballons kann kurzfristig eine Entlastung erzielt werden. Möglicherweise ist es ebenfalls von Vorteil, zu häufiges oder starkes Naseschnäuzen zu vermeiden, da auf diesem Weg infiziertes Sekret in das Mittelohr oder in die Nebenhöhlen gedrückt und somit die Erkrankung verschleppt oder zusätzlich eine Sinusitis ausgelöst wird.

Die Wirksamkeit von Wärmebehandlungen, z. B. durch Bestrahlen mit Infrarotlicht, wurde bislang nicht nachgewiesen. Solange der Patient sich hierbei jedoch wohl fühlt, bestehen keine Bedenken für diese Anwendung. Bei akuter Entzündung mit starken Schmerzen sollte sie aber vermieden werden. Im Rahmen der Selbstmedikation kann durch Applikation von Analgetika, abschwellend wirkenden Nasentropfen und analgetischen Ohrentropfen Linderung herbeigeführt werden.

21.1 Systemische Analgetika

21.1.1 Ibuprofen

Wirkung

Ibuprofen ist ein nichtsteroidales Antirheumatikum und hemmt unselektiv die Cyclooxygenase. Die Substanz reduziert bei Mittelohrentzündung entzündlich bedingte Schmerzen, Schwellungen und Fieber.

Dosierung

- Erwachsene: 200–400 mg 1–4-mal/d
- Kinder ab 3 Monaten (peroral): 7–10 mg/kg KG 1–3-mal/d
  Tagesmaximaldosis: 30 mg/kg KG × d
- Kinder ab 3 Monaten mit mindestens 6,0 kg KG (rektal): 20–30 mg/kg KG × d, verteilt auf 3–4 Einzeldosen

Pharmakokinetische Eigenschaften

Wirkungseintritt

Die Wirkung tritt innerhalb von 15 Minuten ein.

Metabolismus und Ausscheidung

Die Substanz wird in der Leber mittels CYP2C9 biotransformiert und anschließend glucuronidiert. Die Ausscheidung erfolgt fast ausschließlich renal, nur 1 % in unveränderter Form.

Besondere Hinweise

Ibuprofen ist wegen seiner ausgeprägten entzündungshemmenden Wirkung sehr gut zur Behandlung von Schmerzen und Schwellungen im Rahmen einer Mittelohrentzündung geeignet. Die Toxizität bei akuten Vergiftungen mit Ibuprofen ist, bei höherer Wirkstärke und schnellerem Wirkungseintritt, wesentlich geringer als bei Acetylsalicylsäure und Paracetamol. Für die Behandlung von Kindern unter 3 bzw. 6 Monaten (rektale bzw. perorale Gabe) und die Einnahme im letzten Trimenon der Schwangerschaft besteht eine Kontraindikation. Eine Anwendung im 1. und 2. Trimenon ist unter strenger Nutzen-Risiko-Abwägung möglich. Auch die kurzfristige Einnahme während der Stillzeit ist vertretbar. Bei Patienten mit schwerer Herzinsuffizienz (NYHA IV) besteht eine Kontraindikation.

Zusammenfassende Bewertung

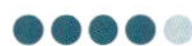

Ibuprofen kann zur Behandlung von Schmerzen bei akuter Mittelohrentzündung empfohlen werden. Obwohl nur wenige klinische Studien speziell zur Behandlung von Ohrenschmerzen vorliegen, erscheint die Substanz dennoch geeignet, da sie sehr gut und schnell schmerzlindernd und entzündungshemmend wirkt. Ibuprofen ist auch bei Stillenden und Kindern über 3 bzw. 6 Monaten (rektal bzw. peroral) einsetzbar. Weitere methodisch hochwertige Studien sind jedoch wünschenswert.

21.1.2 Paracetamol

Wirkung

Paracetamol wirkt durch Hemmung der zerebralen Prostaglandinsynthese analgetisch, die periphere Synthese wird hingegen kaum beeinflusst.

Dosierung

- Erwachsene und Kinder ab 12 Jahren: 500–1000 mg 3–4-mal/d
- Kinder unter 12 Jahren: 1–15 mg/kg KG bis zu 3-mal/d
  Tagesmaximaldosis: 50 mg/kg KG × d

Bei Leber- oder Niereninsuffizienz muss die Dosis reduziert werden.

Pharmakokinetische Eigenschaften

Wirkungseintritt und -dauer

Die Wirkung tritt innerhalb einer halben Stunde ein und hält etwa 3–4 Stunden an.

Metabolismus und Ausscheidung

Paracetamol wird im Wesentlichen in der Leber mit Glucuron- und Schwefelsäure konjugiert. In untergeordnetem Ausmaß sind CYP1A6, CYP2E3 und CYP3A4 beteiligt. Die Ausscheidung erfolgt zu 90 % renal, nur 5 % in unveränderter Form.

Nach Überdosierung kommt es zur Sättigung der Konjugationsreaktion. Durch CYP2E1 entsteht toxisches *N*-Acetylchinonimin, das nicht mehr in ausreichendem Maß durch eine Glutathionkonjugation entgiftet werden kann. In diesem Fall kann eine tödlich verlaufende Lebernekrose auftreten.

Besondere Hinweise

Paracetamol ist zur Linderung von Schmerzen, die in Zusammenhang mit Otitis media auftreten, einsetzbar. Die Substanz ist besonders bei mit Fieber einhergehenden Erkrankungen geeignet, sie wirkt jedoch nicht entzündungshemmend. Bei Überschreiten der Maximaldosis sind schwere Leberschäden möglich. Nach regelmäßiger Einnahme ist das Risiko für die Entwicklung einer chronischen Niereninsuffizienz erhöht. Bei schwerer Leber- oder Niereninsuffizienz besteht daher eine Kontraindikation. Paracetamol kann bereits bei Säuglingen und nach entsprechender Nutzen-Risiko-Abwägung während der gesamten Schwangerschaft und Stillzeit angewendet werden.

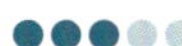

Zusammenfassende Bewertung

●●●○○

Paracetamol kann zur Behandlung von Schmerzen bei akuter Mittelohrentzündung eingesetzt werden. Die analgetische Wirkung ist etwas schwächer ausgeprägt als die von Ibuprofen, da die entzündungshemmende Wirkung fehlt. Paracetamol ist insbesondere für die Therapie von kleineren Kindern oder Schwangeren geeignet. Da nur wenige klinische Studien speziell zur Behandlung von Ohrenschmerzen vorliegen, sind weitere Untersuchungen wünschenswert.

21.2 Topische Therapeutika

21.2.1 Schleimhautabschwellende Nasentropfen

Wirkung

Schleimhautabschwellende Nasentropfen enthalten α-Sympathomimetika wie Oxymetazolin oder Xylometazolin. Durch agonistische Wirkung an α_1- und α_2-Adrenozeptoren wirken die Substanzen vasokonstriktorisch und führen nach lokaler Anwendung in der Nase zu einer Verbesserung der Nasenatmung sowie der Durchlässigkeit der Eustachi'schen Röhre. Bei Otitis media kann das im Mittelohr gestaute Sekret besser abfließen und es kommt zu einer Druckentlastung.

Dosierung

- Erwachsene und Schulkinder: 0,1 %ige Xylometazolin- oder 0,05 %ige Oxymetazolinlösungen
- Kinder von 2–5 Jahren: 0,05 %ige Xylometazolin- oder 0,025 %ige Oxymetazolinlösungen
- Säuglinge: 0,025 %ige Xylometazolin oder 0,01 %ige Oxymetazolinlösungen

Zwei- bis dreimal täglich wird jeweils ein Tropfen bzw. Sprühstoß in jede Nasenöffnung eingebracht. Die Anwendung sollte über höchstens 7 Tage erfolgen.

Pharmakokinetische Eigenschaften

Wirkungseintritt und Wirkdauer

Die Wirkung tritt innerhalb von 5–10 Minuten ein und hält über etwa 5–8 Stunden an.

Metabolismus und Ausscheidung

Lokal applizierte α-Sympathomimetika sind insbesondere bei kleineren Kindern und älteren Personen gut systemisch verfügbar und können daher zu entsprechenden Nebenwirkungen führen. Weitere Untersuchungen zur Pharmakokinetik beim Menschen liegen nicht vor.

Besondere Hinweise

Schleimhautabschwellende Nasentropfen führen bei akuter Mittelohrentzündung zu einer kurzfristigen Erleichterung der Symptome. Ein direkter Nutzen für den Verlauf der Erkrankung konnte jedoch nicht nachgewiesen werden. Die Anwendung sollte nur kurzfristig erfolgen, da es anderenfalls zu einer Atrophie oder zu einer reaktiven Hyperämie der Nasenschleimhaut kommen kann. Der Einsatz von Zubereitungen ohne das Konservierungsmittel Benzalkoniumchlorid wird empfohlen, da diese offenbar seltener Atrophien auslösen. Lokal applizierte α-Sympathomimetika können aufgrund der systemischen Wirkung klinisch relevante Blutdrucksteigerungen hervorrufen und sollten daher bei sehr kleinen Kindern, älteren Patienten, Hypertonikern und Schwangeren vermieden werden. Auch während der Stillzeit ist entsprechende Vorsicht geboten.

Zusammenfassende Bewertung

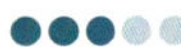

Schleimhautabschwellende Nasentropfen können zur kurzzeitigen Unterstützung bei akuter Mittelohrentzündung eingesetzt werden. Die Anwendung scheint aufgrund pathophysiologischer Überlegungen nachvollziehbar, wenn Ohrenschmerzen durch einen vermehrten Druck im Mittelohr entstehen. Qualitativ hochwertige kontrollierte Untersuchungen gibt es hierzu jedoch nicht, somit konnte bislang auch keine relevante positive Beeinflussung des Heilungsverlaufs nachgewiesen werden.

21.2.2 Analgetische Ohrentropfen

Wirkung

Analgetisch wirksame Ohrentropfen enthalten Substanzen aus der Gruppe der nichtopioiden Analgetika bzw. der Lokalanästhetika und bewirken nach topischer Anwendung bei Otitis media eine Schmerzlinderung.

Dosierung

- Die Applikation sollte mehrmals täglich in das betroffene Ohr erfolgen.

Vor der Anwendung sollten die Tropfen in der Hand angewärmt werden, um eine Störung des Gleichgewichtssinns zu vermeiden. Kinder unter 3 Jahren dürfen nur unter ärztlicher Aufsicht behandelt werden.

Pharmakokinetische Eigenschaften

Erforderliche Behandlungsdauer

Die Anwendung sollte kurzzeitig und nicht länger als 5 Tage erfolgen.

Metabolismus und Ausscheidung

Zum pharmakokinetischen Verhalten nach topischer Applikation am menschlichen Ohr liegen keine Untersuchungen vor.

Besondere Hinweise

Die Wirksamkeit bei topischer Anwendung von Analgetika bzw. Lokalanästhetika zur Behandlung von akuter Mittelohrentzündung ist nur mäßig. Die Wirkstoffe durchdringen das intakte Trommelfell nur wenig und führen zu keiner relevanten Beschleunigung des Heilungsprozesses. Im Übrigen können sie die Diagnostik verfälschen. Eine Behandlung bei bestehenden Perforationen kann zu Komplikationen durch Schädigung des Innenohrs führen. Eine Beschädigung des Trommelfells sollte daher zuvor durch Erzeugen eines Überdrucks oder besser durch ärztliche Diagnose ausgeschlossen werden. Die Anwendung während der Schwangerschaft im Rahmen der Selbstmedikation ist vorsichtshalber zu vermeiden.

Zusammenfassende Bewertung

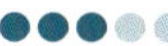

Der Stellenwert lokaler Analgetika zur Behandlung von Ohrenschmerzen ist derzeit noch nicht klar. Die Medikation bewirkt nach bisherigem Kenntnisstand allenfalls eine leichte Schmerzlinderung, beeinflusst den Gesamtverlauf der Erkrankung nicht und kann bei unerkannten Trommelfellverletzungen Schädigungen verursachen. Weitere hochwertige Studien wären zur Beurteilung der therapeutischen Relevanz wünschenswert.

Anmerkungen

- Die aktuelle Studienlage erlaubt keine eindeutigen Aussagen zur homöopathischen Behandlung der Otitis media.
- Zum Einsatz von Akupunktur, Ultraschall und Chirotherapie liegen zwar positive Einzelfallberichte vor, jedoch keine kontrollierten klinischen Studien.
- Eindeutige Wirksamkeitsnachweise für Echinaceapräparate oder die perorale Applikation von Zinkionen zur Behandlung von Otitis media sind bislang nicht verfügbar.
- Systemisch wirksame Sympathomimetika, Mukolytika und H_1-Antihistaminika bzw. die Kombination dieser Substanzgruppen werden in aktuellen Leitlinien zur Behandlung von Otitis media nicht empfohlen.
- Zum Einsatz von Probiotika ist keine ausreichende Anzahl an aussagekräftigen klinischen Studien verfügbar.
- Durch mehrfache tägliche Gabe von etwa 2 g Xylitol-Sirup oder -Kaugummi wurde in einigen Untersuchungen eine Otitis-media-prophylaktische Wirkung im Bereich von 25 % festgestellt. Das Wachstum von Bakterien, insbesondere von Pneumokokken und *Haemophilus influenzae*, im Nasenrachenraum wird gehemmt. Für einen eindeutigen Wirksamkeitsnachweis sind jedoch größere kontrollierte Studien erforderlich. Außerdem besteht für die langfristige prophylaktische Anwendung ein Compliance-Problem.
- Zur Behandlung einer akuten Mittelohrentzündung durch Auflegen von Kamille- oder Zwiebelsäckchen liegen zwar positive Einzelfallberichte vor, die Wirksamkeit wurde jedoch bislang nicht in kontrollierten randomisierten Studien bestätigt.

21.3 Abgrenzung zu verschreibungspflichtigen Arzneimitteln und anderen ärztlichen Therapieverfahren

Wenn sich bei einer akuten Mittelohrentzündung der Zustand nicht innerhalb von 3 Tagen bessert, starke Schwellungen hinter der Ohrmuschel, anhaltendes Erbrechen, hohes Fieber, Lähmung der Gesichtsmuskulatur, Nackensteifigkeit, Krampfanfälle oder Bewusstseinsstörungen hinzukommen, muss ein Arzt aufgesucht werden. Dieser kann differenzialdiagnostisch andere Erkrankungen wie z. B. Gehörgangsfurunkel, Mastoiditis, Neuralgien, Zoster oticus, Trigeminus-Neuralgien, eingedrungene Fremdkörper, Frakturen, Hirnhautentzündungen, Hirnabszesse oder Tumoren ausschließen. Auch Kinder unter 2 Jahren müssen in jedem Fall einem Arzt vorgestellt werden.

Bei Vorliegen einer Otitis media sollte zunächst, wie im Bereich der Selbstmedikation geraten, die Linderung der Schmerzen und die Verbesserung des Abflusses im Vordergrund stehen. Es hat sich gezeigt, dass eine antibiotische Behandlung den Heilungsverlauf und die Schmerzbeseitigung zwar geringfügig beschleunigt, jedoch mit Nebenwirkungen wie Hautausschlägen, gastrointestinalen Störungen oder Resistenzentwicklungen gerechnet werden muss. Ohne Antibiotika tritt bei 60 % der Patienten innerhalb von 24 Stunden deutliche Besserung ein, bei 80 % innerhalb von 3 Tagen. Daher wird empfohlen, nur noch bei Kindern unter 2 Jahren oder bei sehr schmerzhaften, mit hohem Fieber einhergehenden oder beidseitigen Mittelohrentzündungen frühzeitig antibiotisch zu behandeln. Bei Kindern mit leichteren Formen scheint eine abwartende Strategie sinnvoll. Als Mittel der ersten Wahl gilt Amoxicillin-Clavulansäure.

Das Durchstechen des Trommelfells (Parazentese), um einen Abfluss herzustellen, wird bei akuter Mittelohrentzündung nicht mehr empfohlen. Durch diese Methode wird keine beschleunigte Heilung erreicht, es besteht jedoch eine erhöhte Inzidenz für persistierende Infektionen, da durch das perforierte Trommelfell exogene Reinfektionen möglich sind. Weder für lokal angewendete noch systemische Glucocorticoide konnte eine relevante Verbesserung des Krankheitszustands nachgewiesen werden. Ihr Einsatz wird aktuell in Leitlinien nicht empfohlen.

Paukenröhrchen haben einen allenfalls kurzfristigen und relativ geringen Effekt. Nur für den Zeitraum der ersten 2 Jahre wurde eine Verbesserung des Hörens gezeigt. Innerhalb der ersten 6 Monate führt es wohl auch dazu, den „krankheitsfreien Status" aufrechtzuerhalten. Zur Beurteilung der Effekte nach 6 Monaten wären weitere Studien wünschenswert. Es besteht jedoch die Gefahr einer bleibenden Schädigung des Trommelfells. Eine langfristige positive Auswirkung auf die Hör- und Sprachentwicklung konnte nicht gezeigt werden. Die klinische Relevanz einer Adenoidektomie (Polypenentfernung) ist ebenfalls unklar. Nur in Kombination mit dem Einsetzen von Paukenröhrchen konnte ein geringer Nutzen nachgewiesen werden.

Eine Impfprophylaxe mit einem siebenvalenten Pneumokokken-Konjugat-Impfstoff im Säuglingsalter hat offenbar einen gewissen protektiven Effekt, Informationen zu anderen derzeit erhältlichen Pneumokokkenimpfstoffen liegen nicht vor. Eine Impfung gegen Influenza im Kindesalter bietet nach derzeitigem Stand ebenfalls einen geringen Schutz vor einer akuten Otitis media.

21.4 Handelspräparate (Auswahl)

Wirkstoff	Bewertung	Präparatebeispiele®
Ibuprofen	●●●●○	Dolormin für Kinder, Ibudolor, Nurofen, Aktren
Oxymetazolin	●●●○○	Nasivin, WICK Sinex Schnupfenspray
Paracetamol	●●●○○	Ben-u-ron, Paracetamol AL, Paracetamol-ratiopharm Kombination mit ASS: Thomapyrin classic
Phenazon + Procain-hydrochlorid	●●●○○	Otalgan
Xylometazolin	●●●○○	Olynth, Otriven, nasic, Snup, schnupfen endrine
Zinkionen (peroral)	●●○○○	Cefazink, Unizink, Zink Verla, ZINKOTASE

Literatur

American Academy of Family Physicians, Clinical Practice Guidelines – Otitis Media, July 2013

Ammon H, Mutschler E, Scholz H (Hrsg.). Arzneimittel Information und Beratung. 27. Akt.lfg., Wissenschaftliche Verlagsgesellschaft Stuttgart, 2023

Azarpazhooh A, Lawrence HP, Shah PS. Xylitol for preventing acute otitis media in children up to 12 years of age. Cochrane Database Syst Rev 2016(8): CD007095, 2016

Brennan-Jones CG, Head K, Chong LY et al. Topical antibiotics for chronic suppurative otitis media. Cochrane Database Syst Rev 1(1): CD013051, 2020

Chen TY, Hendrickx A, Stevenson DS et al. No evidence from a systematic review for the use of probiotics to prevent otitis media. Acta Paediatr 109(12): 2515–2524, 2020

Chong LY, Head K, Webster KE et al. Topical versus systemic antibiotics for chronic suppurative otitis media. Cochrane Database Syst Rev 2(2): CD013053, 2021

Damoiseaux RA, Rovers MM. AOM in children. BMJ Clin Evid 5: 301, 2011

Drugdex® System. Thomson Healthcare, Zugriff 04/2023

Fachinformation Aktren, Stand 10/2022

Fachinformation Otalgan, Stand 10/2013

Fachinformation Otriven, Stand 09/2022

Fachinformation Paracetalgin, Stand 01/2023

Fachinformation WICK Sinex avera Nasenspray, Stand 12/2021

Fachinformation Zinkorotat-POS, Stand 09/2022

Fortanier AC, Venekamp RP, Boonacker CW et al. Pneumococcal conjugate vaccines for preventing acute otitis media in children. Cochrane Database Syst Rev 5(5): CD001480, 2019

Foxlee R, Johansson AC, Wejfalk J et al. Topical analgesia for acute otitis media. Cochrane Database Syst Rev 2006(3): CD005657, 2006

Granath A. Recurrent Acute Otitis Media: What are the options for treatment and prevention? Curr Otorhinolaryngol Rep 5(2): 93–100, 2017

Gulani A, Sachdev HS. Zinc supplements for preventing otitis media. Cochrane Database Syst Rev 2014(6): CD006639, 2014

Hamacher H, Wahl MA. Selbstmedikation, 2. Aufl., Wissenschaftliche Verlagsgesellschaft Stuttgart, 2022

21

Head K, Chong LY, Bhutta MF et al. Antibiotics versus topical antiseptics for chronic suppurative otitis media. Cochrane Database Syst Rev 1(1): CD013056, 2020

Head K, Chong LY, Bhutta MF et al. Topical antiseptics for chronic suppurative otitis media. Cochrane Database Syst Rev 1(1): CD013055, 2020

Hoberman A, Paradise JL, Rockette HE et al. Treatment of Acute Otitis Media in Children under 2 Years of Age. N Engl J Med 364: 105–111, 2011

Klein JO. Is Acute Otitis Media a Treatable Disease? N Engl J Med 364: 168–169, 2011

KØrvel-Hanquist A, Djurhuus BD, HomØe P. The effect of breastfeeding on childhood otitis media, Curr Allergy Asthma Rep 17(7): 45, 2017

Kozyrskyj AL, Klassen TP, Moffatt M et al. Short-course antibiotics for acute otitis media, Cochrane Database Syst Rev 2010(9): CD001095, 2010

Leach AJ, Morris PS. Antibiotics for the prevention of acute and chronic suppurative otitis media in children. Cochrane Database Syst Rev (4): CD004401, 2011

Morris P. Chronic suppurative otitis media. BMJ Clin Evid 08: 507, 2012

Norhayati MN, Ho JJ, Azman MY. Influenza vaccines for preventing acute otitis media in infants and children. Cochrane Database Syst Rev 10(10): CD010089, 2017

Perera R, Glasziou PP, Heneghan CJ et al. Autoinflation for hearing loss associated with otitis media with effusion. Cochrane Database Syst Rev (5): CD006285, 2013

Ohrenschmerzen (S2K-Leitlinie). AWMF-Register-Nr. 053/009, Stand 01.11.2014, gültig bis 31.10.2019 (in Überarbeitung)

Qureishi A, Lee Y, Belfield K et al. Update on otitis media – prevention and treatment, Infect Drug Resist 10(7): 15–24, 2014

Ranakusuma RW, Pitoyo Y, Safitri ED et al. Systemic corticosteroids for acute otitis media in children. Cochrane Database Syst Rev 3(3): CD012289, 2018

Scott AM, Clark J, Blair J et al. Probiotics for preventing acute otitis media in children. Cochrane Database Syst Rev 6(6): CD012941, 2019

Scottish Intercollegiate Guidelines Network (SIGN). Diagnosis and management of childhood otitis media in primary care. Edinburgh: SIGN No 66, 2012

Simpson SA, Lewis R, van der Voort J et al. Oral or topical nasal steroids for hearing loss associated with otitis media with effusion in children. Cochrane Database Syst Rev 2011(5): CD001935, 2011

Sjoukes A, Venekamp RP, van de Pol AC et al. Pain relievers for children with acute middle ear infection, Cochrane Database Syst Rev 12(12): CD011534, 2016

Sjoukes A, Venekamp RP, van de Pol AC et al. Paracetamol (acetaminophen) or non-steroidal anti-inflammatory drugs, alone or combined, for pain relief in acute otitis media in children. Cochrane Database Syst Rev 12(12): CD011534, 2016

Son MJ, Kim YE, Song YI, Kim YH. Herbal medicines for treating acute otitis media: A systematic review of randomised controlled trials, Complement Ther Med 35: 133–139, 2017

Suzuki HG, Dewez JE, Nijman RG, Yeung S. Clinical practice guidelines for acute otitis media in children: a systematic review and appraisal of European national guidelines, BMJ Open 10(5): e035343, 2020

Tähtinen PA, Laine MK, Huovinen P et al. A Placebo-Controlled Trial of Antimicrobial Treatment for Acute Otitis Media. N Engl J Med 364: 116–26, 2011

Venekamp RP, Mick P, Schilder AGM, Nunez DA. Grommets (ventilation tubes) for recurrent acute otitis media in children. Cochrane Database Syst Rev 5(5): CD12017, 2018

Venekamp RP, Sanders S, Glasziou PP et al. Antibiotics for acute otitis media in children. Cochrane Database Syst Rev (1): CD000219, 2013

Williamson I. Otitis media with effusion in children. BMJ Clin Evid 01: 502, 2015

Wright T. Middle-ear pain and trauma during air travel. BMJ Clin Evid 01: 501, 2015

22 Mundsoor

Mundsoor (orale Candidose) ist eine opportunistische Infektion des Mund-Rachen-Raums. Sie wird durch Hefepilze, meist *Candida albicans*, ausgelöst und kann sich auf den gesamten Gastrointestinaltrakt ausbreiten. Die Erkrankung äußert sich durch einen abwischbaren, weißen bis gelblichen, kleinfleckigen, zum Teil ineinanderfließenden Belag der Schleimhäute im Mund- und Rachenbereich. Weitere Symptome können Mundgeruch, Pelzigkeitsgefühl, Lymphknotenschwellungen, Schluckbeschwerden und Geschmacksstörungen sein. Bei 40–60 % aller Gesunden kann eine Kolonisation mit geringer Keimdichte nachgewiesen werden. Das Krankheitsbild tritt jedoch meist nur bei gleichzeitig bestehenden prädisponierenden Faktoren auf. Häufig betroffen sind Säuglinge mit noch nicht vollständig ausgebildetem Immunsystem sowie Patienten mit Diabetes mellitus und medikamentös oder krankheitsbedingter Immunschwäche. Prädisponierend sind weiterhin die Anwendung von Anticholinergika, Antibiotika oder inhalativen Glucocorticoiden und das Tragen von Zahnprothesen. Letzteres führt, begünstigt durch Mikroverletzungen und verminderten Speichelfluss, zur Auslösung der erythematösen Candidose ohne Belag.

Eine orale Candidose ist normalerweise keine schwerwiegende Erkrankung. Insbesondere bei Immungeschwächten kann sie sich jedoch systemisch ausbreiten und lebensbedrohliche Infektionen verursachen.

Folgende Maßnahmen können zur Verhinderung oder schnelleren Heilung einer oralen Candidose beitragen:

- effektive Mundhygiene,
- Reinigung von Schnullern und Flaschenaufsätzen durch Sterilisieren und Vermeidung von Ablecken,
- effektive Reinigung von Zahnprothesen,
- antimykotische Behandlung bestehender Vaginalmykosen vor einer vaginalen Geburt,
- den Mundes nach Anwendung inhalativer Glucocorticoide ausspülen.

Ein Nutzen für das prophylaktische oder therapeutische Spülen bzw. Gurgeln mit unspezifisch wirkenden Antiseptika wie Chlorhexidin, Hexetidin, Dequalinium oder Povidon-Iod konnte bislang nicht eindeutig gezeigt werden.

Zur spezifischen antimykotischen Therapie im Rahmen der Selbstmedikation stehen das Azol Miconazol und das Polyen Nystatin zur Verfügung.

22.1 Topische resorbierbare Therapeutika

22.1.1 Miconazol

Wirkung

Hauptangriffspunkt des Azols Miconazol ist die Hemmung der Ergosterolbiosynthese in der Pilzzellmembran. Durch Einlagerung falscher Sterole werden Membranfunktion und -permeabilität gestört. In fungistatischer Konzentration kommt es zu einer Verdickung der Zytoplasmamembran und zu Änderungen in der Membranpermeabilität, die zu einer selektiven Hemmung der Aufnahme von essenziellen nutritiven Substanzen führen können. In fungizider Konzentration treten eine Nekrotisierung des Zellinneren und eine Destruktion der Zellwand auf. Die Wirkung betrifft überwiegend proliferierende Pilzzellen. Eine Resistenzentwicklung wird nur in Ausnahmefällen berichtet.

Dosierung

- Erwachsene und Kinder ab 2 Jahren: 60 mg 4-mal/d
  Tageshöchstdosis: 20 mg/kg KG × d
- Säuglinge und Kleinkinder von 6 Monaten bis unter 2 Jahren: 30 mg 4-mal/d

Eine meist 2 %ige Zubereitung sollte nach dem Essen und/oder Zähneputzen in der Mundhöhle verteilt werden und dort möglichst lange verbleiben. Bei Säuglingen kann die Applikation auch auf den Schnuller erfolgen. Bei Säuglingen unter 6 Monaten darf Miconazol nur unter Aufsicht eines Arztes eingesetzt werden.

Miconazol ist auch in Form von buccal adhäsiven Tabletten verfügbar, diese unterliegen jedoch der Verschreibungspflicht.

Pharmakokinetische Eigenschaften

Erforderliche Anwendungsdauer

Die Symptome gehen üblicherweise innerhalb von 5 Tagen deutlich zurück, anderenfalls muss ein Arzt aufgesucht werden. Die Anwendung sollte mindestens 48 Stunden über das Eintreten der völligen Symptomfreiheit hinaus erfolgen. Die Therapie kann, falls erforderlich, auf 2 Wochen ausgedehnt werden.

Metabolismus und Ausscheidung

Nach peroraler Gabe wirkt Miconazol nicht nur topisch, sondern auch systemisch. Die perorale Bioverfügbarkeit liegt bei 20–30 %. Der resorbierte Anteil wird größtenteils hepatisch biotransformiert. U. a. entstehen pharmakologisch unwirksame Nitrate. Die Ausscheidung erfolgt zu etwa gleichen Teilen renal und mit den Fäzes.

Besondere Hinweise

Miconazol kann auch bei nichtimmunkompetenten Patienten angewendet werden. Es ist nicht indiziert bei Leberentzündungen, im 1. Trimenon der Schwangerschaft und bei Kindern unter 6 Monaten mit noch nicht vollständig ausgeprägtem Schluckreflex. Aufgrund nicht ausreichender Erfahrung sollte die Anwendung auch in der späteren Schwangerschaft und während der Stillzeit nur nach strenger Nutzen-Risiko-Abwägung erfolgen. Miconazol kann die Biotransformation von Wirkstoffen, die über CYP2C9 und CYP3A4 abgebaut werden, hemmen. Deren Wirkungen und Nebenwirkungen können somit verlängert oder verstärkt werden.

Zusammenfassende Bewertung

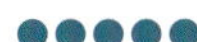

Miconazol ist gut für die Behandlung oraler Candidosen geeignet und gilt bei unkomplizierten Infektionen als Mittel der Wahl. Die Wirksamkeit wurde in doppelblinden randomisierten Studien belegt. Es ist nach aktueller Datenlage dem Nystatin hinsichtlich der Wirksamkeit überlegen. Die Substanz wirkt auch systemisch und ist daher bei Patienten mit Immunsuppression und der damit verbundenen Gefahr einer Krankheitsausbreitung günstig. Besonders beachtet werden sollten mögliche Wechselwirkungen und Kontraindikationen.

22.2 Topische nichtresorbierbare Therapeutika

22.2.1 Nystatin

Wirkung

Das Polyen-Antimykotikum Nystatin bindet irreversibel an Sterole der Pilzmembran und bewirkt so einen Austritt essenzieller Zytoplasmabestandteile, z. B. von Kalium. Nach längerer Kontaktzeit oder bei hohen Wirkstoffkonzentrationen betrifft der Verlust auch höhermolekulare Zytoplasmabestandteile, sodass unterschiedlichste Stoffwechselvorgänge gestört werden. Die Affinität zu dem in Pilzen vorkommenden Ergosterol ist größer als zu Cholesterol, dies erklärt die hohe Spezifität von Nystatin. Das Wirkungsspektrum umfasst vor allem pathogene Hefen wie Candidaarten und dimorphe Pilze wie Histoplasma, Blastomyces und Coccidioides. Die Wirkung gegen Dermatophyten ist gering. Eine Resistenzbildung wird nur vereinzelt beobachtet.

Dosierung

- Erwachsene und Kinder: 50 000–150 000 IE 4-mal/d
- Säuglinge und Kleinkinder: 50 000–100 000 IE 4-mal/d
  Bei einigen Fertigpräparaten wird aufgrund der hohen Osmolarität von einer Anwendung bei sehr untergewichtigen und unreifen Frühgeborenen abgeraten.

Die Zubereitung sollte nach dem Essen und/oder Zähneputzen in der Mundhöhle verteilt werden und dort möglichst lange verbleiben. Bei Säuglingen kann die Applikation auch auf den Schnuller erfolgen.

Pharmakokinetische Eigenschaften

Wirkungseintritt und -dauer

Die Therapie dauert normalerweise 4 Tage, bei HIV-Patienten mindestens 7 Tage, und sollte 48 Stunden über das Eintreten der völligen Symptomfreiheit hinaus durchgeführt werden. Ausreichende Erfahrungen liegen für die Anwendung über einen Zeitraum von 2 Wochen vor.

Metabolismus und Ausscheidung

Nystatin wird nach peroraler Anwendung praktisch nicht resorbiert und wirkt daher nahezu ausschließlich topisch. Erst bei Dosierungen von mehr als 6 Mega IE kann im Serum ein fungistatischer Effekt beobachtet werden. Die Ausscheidung erfolgt mit den Fäzes.

Besondere Hinweise

Nystatin passiert nicht die Plazentaschranke und kann während der gesamten Schwangerschaft und Stillzeit verwendet werden.

Zusammenfassende Bewertung

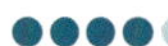

Nystatin ist gut für die topische Behandlung unkomplizierter oraler Candidosen geeignet. Die Substanz wirkt nur lokal und zeigte in Studien an Kindern etwas niedrigere Heilungsraten als Miconazol. Sie kann jedoch bereits bei immunkompetenten Neugeborenen und während der gesamten Schwangerschaft und Stillzeit angewendet werden. Da Nystatin kaum resorbiert wird, ist die Gefahr von Wechselwirkungen im Vergleich zu Miconazol geringer.

Anmerkungen

- Bei starken Schluckbeschwerden oder Schmerzen im Rahmen einer oralen Candidose können nichtopioide Analgetika wie Ibuprofen, Paracetamol oder Acetylsalicylsäure sowie Oberflächenanästhetika gegeben werden. Zu deren Beurteilung vgl. ▸Kap. 41.
- Schleimhautentzündungen im Mund können auch in Form sogenannter Aphthen (Stomatitis aphthosa) auftreten und sollten (von Laien) nicht mit einem Mundsoorbefall verwechselt werden. Die Behandlung im Rahmen der Selbstmedikation erfolgt in diesen Fällen mit topischen Antiseptika oder Lokalanästhetika wie Lidocain. Ebenso können pflanzliche Zubereitungen zum Gurgeln oder Aufpinseln mit Kamille, Salbei, Ratanhia oder Myrrhe verwendet werden. Bei fehlendem Erfolg sollten unter ärztlicher Aufsicht topische Corticosteroide eingesetzt werden. Besonders bei der rezidivierenden benignen Aphthosis im Kindesalter ist an mögliche Defizite an Eisen, Folsäure, Vitamin B_{12} sowie Zink zu denken.
- Möglicherweise können Probiotika das Auftreten einer oralen Candidose zu einem gewissen Ausmaß verhindern. In einigen klinischen Studien konnte dies zumindest an älteren Patienten gezeigt werden. Ob sich dieser Befund erhärtet, und ob er auch auf jüngere Menschen übertragbar ist, bleibt abzuwarten.

22.3 Abgrenzung zu verschreibungspflichtigen Arzneimitteln und anderen ärztlichen Therapieverfahren

Ein Arzt sollte beim erstmaligen Auftreten einer oralen Candidose aufgesucht werden, insbesondere bei Frühgeborenen, schwerkranken und immungeschwächten Patienten, ebenso wenn die Symptome nicht innerhalb der ersten 5 Tage nach Behandlungsbeginn zurückgehen, die Patienten Fieber bekommen oder immer wieder Rezidive auftreten. Es ist abzuklären, ob eine Abwehrschwäche besteht oder es sich um eine bakterielle bzw. virale Erkrankung handelt. Weitere mögliche Differenzialdiagnosen sind u. a. Diphtherie, Masern, Mundfäule, Syphilis, Leukoplakien, Karzinome oder Verbrennungen.

Schwere orale oder oropharyngeale Candidosen können insbesondere bei immungeschwächten Patienten zu einer mitunter lebensbedrohlichen Ausbreitung im Körper führen und müssen daher, ebenso wie rezidivierende Candidosen, meist mit systemisch resorbierbaren Substanzen wie Fluconazol, Itraconazol oder Posaconazol behandelt werden. Diese Substanzen sind bezüglich ihrer klinischen Besserung von etwa 90 % ähnlich gut wirksam. Posaconazol hat sich besonders bei HIV-infizierten Personen mit itraconazolrefraktärer Oropharyngeal- und Ösophagus-Candidose als wirksam erwiesen. Säuglinge und (Klein-)Kinder können systemisch mit Fluconazol oder topisch mit Amphotericin B behandelt werden. Sehr schwere Infektionen erfordern u. U. bei immunsupprimierten Kindern die intravenöse Gabe von Fluconazol oder Amphotericin B.

Bei bestimmten Patientengruppen (z. B. HIV-Patienten) ist ggf. auch eine prophylaktische Therapie indiziert. Bei immunsupprimierten Patienten hat sich die prophylaktische Gabe von systemischem Fluconazol oder Itraconazol als effektiver erwiesen als die von topisch wirksamem Nystatin oder Amphotericin B. Auch der antimykotisch wirksame Farbstoff Gentianaviolett kann als Reserveantimykotikum für immungeschwächte Patienten angesehen werden. Die Substanz zeigt als 0,25–0,5 %ige Zubereitung bei Immunsuppression deutlich bessere Heilungserfolge als Standardtherapeutika. Die fungistatische Wirkung ist um den Faktor 10–100 stärker als bei Clotrimazol. In höheren Konzentrationen kann Gentianaviolett jedoch Hautzellnekrosen verursachen.

Die Letalität invasiver Candidosen und deren häufigster Form, der Candidämie, liegt bei bis zu 47 %.

22.4 Handelspräparate (Auswahl)

Wirkstoff	Bewertung	Präparatebeispiele®
Miconazol (oral)	●●●●●	Daktar 2 % Mundgel, Infectosoor Mundgel, Mykoderm Mund-Gel
Nystatin (oral)	●●●●○	Adiclair Suspension, Biofanal, Candio-Hermal, Moronal

Literatur

Ai R, Wei J, Ma D et al. A meta-analysis of randomized trials assessing the effects of probiotic preparations on oral candidiasis in the elderly, Arch Oral Biol 83: 187–192, 2017

Ammon H, Mutschler E, Scholz H (Hrsg.). Arzneimittel Information und Beratung. 27. Akt.lfg., Wissenschaftliche Verlagsgesellschaft Stuttgart, 2023

Chatelon J, Cortegiani A, Hammad E et al. Choosing the Right Antifungal Agent in ICU Patients, Adv Ther 36(12): 3308–3320, 2019

Diagnostik und Therapien von Candida-Infektionen (S1-Leitlinie). AWMF-Register-Nr. 082/005, Stand 31.07.2020, gültig bis 30.07.2025

Drugdex® System. Thomson Healthcare, Zugriff 04/2023

Fachinformation Micotar Mundgel, Stand 01/2023

Fachinformation Nystaderm Mundgel, Stand 01/2022

Hamacher H, Wahl MA. Selbstmedikation, 2. Aufl., Wissenschaftliche Verlagsgesellschaft Stuttgart, 2022

Kessler SQS, Lang PM, Dal-Pizzol TS, Montagner F. Resistance profiles to antifungal agents in Candida albicans isolated from human oral cavities: systematic review and meta-analysis. Clin Oral Investig 26(11): 6479–6489, 2022

Li Y. Active probiotic therapeutics may prevent oral candida infections in the elderly population, but the evidence is insufficient, J Evid Based Dent Pract 19(4): 101353, 2019

Lyu X, Zhao C, Yan ZM, Hua H. Efficacy of nystatin for the treatment of oral candidiasis: a systematic review and meta-analysis, Drug Des Devel Ther 10: 1161–1171, 2016

Mundula T, Ricci F, Barbetta B et al. Effect of Probiotics on Oral Candidiasis: A Systematic Review and Meta-Analysis. Nutrients 11(10): 2449, 2019

Pappas PG, Kauffman CA, Andes DR et al. Clinical Practice Guidelines for the Management of Candidiasis: 2016 Update by the Infectious Diseases Society of America. Clin Infect Dis 62(4): e1-e50, 2016

Rai A, Misra SR, Panda S et al. Nystatin Effectiveness in Oral Candidiasis Treatment: A Systematic Review & Meta-Analysis of Clinical Trials. Oral Dis 12(11): 1677, 2022

Xiao Y, Yuan P, Sun Y et al. Comparison of topical antifungal agents for oral candidiasis treatment: a systematic review and meta-analysis. Oral Surg Oral Med Oral Pathol Oral Radiol 133(3): 282–291, 2022

Zhang LW, Fu JY, Hua H, Yan ZM. Efficacy and safety of miconazole for oral candidiasis: a systematic review and meta-analysis. Oral Dis 22(3): 185–195, 2016

23 Nagelpilz

Nagelpilz (Onychomykose) ist eine chronische Infektion der Nagelplatte von Finger- und/oder Zehennägeln. Auslöser ist hauptsächlich der Dermatophyt *Trichophyton rubrum*, der ebenso der häufigste Erreger für Fußpilz ist. Etwa 10 Millionen Bundesbürger leiden unter dieser Erkrankung, die durch feuchtwarmes Klima sowie durch Verletzungen oder Brüche der Nagelplatte begünstigt wird. Nagelpilz beginnt normalerweise am freien Nagelrand, seltener von der Seite her, und entwickelt sich zur Mitte hin. Es kommt zu einer weißlich-gelben Verfärbung und Verdickung. Der Nagel hebt sich ab und zerfällt krümelig. Folgen können Schmerzen, Beschwerden beim Gehen, bakterielle Superinfektionen oder auch psychische Probleme, aufgrund der oft sehr unansehnlichen Veränderungen, sein.

Begünstigende Faktoren sind vorbestehende Fußpilzerkrankungen (▸ Kap. 11), genetische Disposition, höheres Lebensalter, Diabetes mellitus, Durchblutungsstörungen, periphere Neuropathien, Fußfehlstellungen und wiederholte Verletzungen, z. B. durch falsche Nagelpflege, Nägelkauen oder zu enges Schuhwerk. Nagelpilz zeigt keine Selbstheilungstendenz und sollte daher unbedingt behandelt werden. Insbesondere bei Patienten mit geschwächtem Immunsystem besteht die Gefahr der Ausbreitung in andere Körperregionen. Endstadium einer langanhaltenden Nagelpilzinfektion kann die dystrophische Onychomykose sein, die mit einer völligen Zerstörung des Nagels einhergeht.

Im Rahmen der Selbstmedikation stehen topische Antimykotika wie Ciclopirox, Amorolfin und Bifonazol zur Verfügung. Die Behandlung ist sehr langwierig und muss mit großer Sorgfalt durchgeführt werden. Am besten sind die Heilungschancen, wenn maximal 40 % der Nagelfläche befallen und maximal 3 von zehn 10 Nägeln betroffen sind, und wenn nur ein distaler Befall der Nägel vorliegt. Bereits wenige Pilzelemente in den Hohlräumen des Gewebes unter der Nagelplatte können Ursache für ein Rezidiv sein. Pilzsporen bleiben viele Wochen und Monate lebensfähig und sind kaum durch die genannten Antimykotika angreifbar. Eine lange Therapiedauer ist deshalb sehr wichtig. Es sollte jedoch bedacht werden, dass auch bei vorschriftsmäßiger Applikation über 6–9 Monate lediglich mit Heilungsquoten im Bereich von etwa 40 % zu rechnen ist.

Ob sich eine ganze oder teilweise Entfernung des Nagels begünstigend auf die Heilung auswirkt, ist nicht sicher belegt. Meist verzichtet man heute auf die chirurgische Entfernung von Nägeln. Sie ist schmerzhaft und kann zu Verletzungen sowie zu einem erhöhten Risiko für Infektionen und Nagelfehlbildungen führen. Zum Nutzen von phytodynamischen oder Lasertherapien liegt bislang keine tragfähige Beurteilung vor. Die Anwendung eines Keratolytikums wie 40 %iger Harnstoff bewirkt offenbar ein verbessertes Eindringen topischer Antimykotika. Der alleinige Einsatz von Keratolytika, wie Salicylsäure oder Harnstoff, ist nicht erfolgversprechend. Während und vor allem nach Abschluss der antimykotischen Behandlung sollten Schuhe und Strümpfe desinfiziert werden, um eine Reinfektion zu vermeiden. Lebende Pilzelemente werden bei Waschgängen mit 60 °C abgetötet.

23.1 Topische Therapeutika

23.1.1 Ciclopirox

Wirkung

Ciclopirox ist ein fungizid wirkendes Pyridon-Antimykotikum. Es reichert sich in der Pilzzelle stark an und bindet irreversibel an Zellwand, Zellmembran, Mitochondrien, Ribosomen und Mikrosomen. Seine Wirkung beruht auf einer Hemmung der zellulären Aufnahme lebensnotwendiger Zellbausteine. Weiterhin induziert es den Ausstrom anderer essenzieller Zellbestandteile, z. B. von Kaliumionen.

Dosierung

- Erwachsene: 8 %ige wasserunlösliche Lacke werden 2-mal/Woche aufgetragen, wasserlösliche Lacke 1-mal/d

Bei nicht wasserlöslichen Lacken sollten Lackreste regelmäßig mit geeigneten Lösungsmitteln entfernt werden. Bei diesen wird auch ein zusätzliches Feilen der Nägel empfohlen.

Pharmakokinetische Eigenschaften

Erforderliche Behandlungsdauer

Die Dauer der Anwendung ist abhängig vom Schweregrad des Befalls, sollte aber einen Behandlungszeitraum von 6–12 Monaten nicht überschreiten (produktabhängig). Wenn der Nagel nach 9–12 Monaten noch immer nicht gesund nachgewachsen ist, muss ein Arzt aufgesucht werden.

Metabolismus und Ausscheidung

Nach Aufbringen des Lackes auf den erkrankten Nagel wird innerhalb von 14 Tagen ein stabiler Diffusionsgradient erreicht. Ciclopirox wird nach topischer Applikation zu etwa 1 % resorbiert. Die Ausscheidung erfolgt hauptsächlich renal, überwiegend in Form von in der Leber gebildeten Glucuroniden.

Besondere Hinweise

Wasserlösliche Ciclopirox-Lacke zeigten in einer placebokontrollierten Studie nach 48-wöchiger Behandlungszeit eine mehr als doppelt so hohe Komplettheilungsrate (mykologisch und klinisch) im Vergleich zu einem wasserunlöslichen. Offenbar findet hier eine bessere und schnellere Durchdringung der Nägel statt. Die Haut um den Nagel kann sich durch Ciclopiroxzubereitungen röten, jucken oder brennen. Bis zum Vorliegen weiterer Erfahrungen sollte die Behandlung von Kindern unter 14 Jahren sowie von Schwangeren und Stillenden vermieden werden.

Zusammenfassende Bewertung

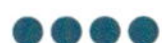

Ciclopirox zeigt bei der Behandlung von Nagelpilz durchaus positive Effekte, insbesondere als wasserlöslicher Lack. Die Heilungsquoten sind jedoch trotz langfristiger, teilweise täglicher Anwendung niedriger als die durch (verschreibungspflichtige) systemische Therapeutika erreichten. Insgesamt sollte die Wirksamkeit der topischen Therapie bei Nagelpilz noch besser durch entsprechende Studien belegt werden.

23.1.2 Amorolfin

Wirkung

Amorolfin ist ein Dimethylmorpholinderivat und besitzt als Antimykotikum ein breites Wirkungsspektrum. Die Substanz greift an 2 Stellen in die Ergosterolbiosynthese der Pilzzellmembran ein. Durch Hemmung der Δ14-Reduktase und der Δ7,8-Isomerase kommt es zu einer fungistatischen und fungiziden Wirkung. Amorolfin ist u. a. gegen Dermatophyten, Hefen und Schimmelpilze wirksam.

Dosierung

- Erwachsene und Kinder ab 14 Jahren: 5 %ige Lacke 1–2-mal/Woche auftragen

Vor der Behandlung sollte die Nageloberfläche aufgeraut werden.

Pharmakokinetische Eigenschaften

Erforderliche Behandlungsdauer

Die erforderliche Behandlungsdauer liegt im Allgemeinen bei 6–12 Monaten, wobei der Befallsgrad und die Lokalisation eine wesentliche Rolle spielen. Wenn der Nagel nach dieser Zeit noch immer nicht gesund nachgewachsen ist, sollte ein Arzt aufgesucht werden.

Metabolismus und Ausscheidung

Eine Durchdringung der Nägel wurde nachgewiesen. Nach topischer Applikation beträgt die systemische Verfügbarkeit 4–10 %. Der resorbierte Anteil wird überwiegend renal ausgeschieden.

Besondere Hinweise

Die Haut um den Nagel kann sich röten, jucken oder brennen. Für die Behandlung von Kindern unter 14 Jahren sowie während der Schwangerschaft und der Stillzeit liegen keine gesicherten Erfahrungen vor.

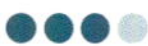

Zusammenfassende Bewertung

●●●○○

Die Heilungsquoten von Amorolfin sind trotz langfristiger Therapie niedriger als die durch (verschreibungspflichtige) systemische Therapeutika erreichten. Zu einer endgültigen Beurteilung sind weitere kontrollierte klinische Studien erforderlich.

23.1.3 Bifonazol

Wirkung

Bifonazol ist ein Antimykotikum aus der Gruppe der Imidazolderivate mit primär fungizider Wirkung auf Dermatophyten und fungistatischer auf Hefen. Die Substanz hemmt die Ergosterolbiosynthese an 2 verschiedenen Teilschritten der Synthesekette. Als Folge kommt es zu Störungen im Aufbau und in der Funktion der Zytoplasmamembran.

Dosierung

- Erwachsene: 1 %ige Cremezubereitungen 1-mal/d auftragen und mit einem Pflaster abkleben

Die zurzeit im Handel befindlichen Fertigarzneimittel enthalten Harnstoff als Keratolytikum.

Pharmakokinetische Eigenschaften

Erforderliche Behandlungsdauer

Eine Ablösung der infizierten Nagelbereiche tritt nach 1–2 Wochen auf. Anschließend sollte über mindesten vier weitere Wochen nachbehandelt werden. Wenn der Nagel nach 6–9 Monaten noch immer nicht gesund nachgewachsen ist, muss ein Arzt aufgesucht werden.

Metabolismus und Ausscheidung

Nach topischer Applikation auf intakter Haut liegt die systemische Verfügbarkeit unter 1 %. Bei entzündlichen Veränderungen werden 2–4 % resorbiert. Dieser Substanzanteil wird nahezu vollständig hepatisch biotransformiert. Die Ausscheidung erfolgt zu gleichen Teilen renal und mit den Fäzes.

Besondere Hinweise

Zurzeit ist kein Fertigarzneimittel als Lack verfügbar. Die handelsüblichen Cremes enthalten 40 % Harnstoff als Keratolytikum zur unblutigen schmerzfreien Ablösung des befallenen Nagels. Die Haut um den Nagel kann sich röten, jucken oder brennen. Für die Behandlung während der Schwangerschaft und der Stillzeit ist eine strenge Nutzen-Risiko-Abwägung erforderlich. Zur Behandlung von Kindern sind nur begrenzte Daten verfügbar.

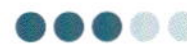

Zusammenfassende Bewertung

●●●○○

Zur topischen Behandlung von Nagelpilz mit Bifonazol liegen kaum gesicherte Erkenntnisse vor. Die Heilungsquoten sind trotz langfristiger Therapie niedriger als die durch (verschreibungspflichtige) systemische Therapeutika erreichten.

23.1.4 Terbinafin

Wirkung

Das Allylamin Terbinafin ist ein spezifischer Squalenepoxidaseinhibitor und hemmt die Ergosterolsynthese von Pilzen (Fadenpilzen und Hefen) in einem frühen Stadium. Abgesehen von einem Ergosterolmangel kommt es zu einer intrazellulären Ansammlung von Squalen. Bereits in relativ niedrigen Konzentrationen tritt eine fungizide Wirkung ein. Daneben wirken die Substanzen bakteriostatisch und bakterizid gegen grampositive und gramnegative Bakterien.

Dosierung

- Erwachsene: etwa 8 %ige Zubereitungen über 4 Wochen 1-mal/d auftragen, im Anschluss 1-mal/Woche

Pharmakokinetische Eigenschaften

Erforderliche Behandlungsdauer

Die erforderliche Behandlungsdauer liegt im Allgemeinen bei 6–12 Monaten, wobei der Befallsgrad und die Lokalisation eine wesentliche Rolle spielen. Wenn der Nagel nach dieser Zeit noch immer nicht gesund nachgewachsen ist, sollte ein Arzt aufgesucht werden.

Metabolismus und Ausscheidung

Nach topischer Applikation des derzeit auf dem Markt befindlichen wasserlöslichen Präparats mit einem penetrationsfördernden Hydroxypropylchitosan-Biopolymer ist die systemische Verfügbarkeit um mehr als das 1000-Fache geringer als diejenigen nach einer oralen Terbinafinverabreichung. Die Biotransformation des sehr geringen aufgenommenen Anteils erfolgt in der Leber, die Ausscheidung überwiegend renal.

Besondere Hinweise

Terbinafinlacke haben sich in einer offenen klinischen Studie gegenüber einer Amorolfinzubereitung als etwas besser wirksam erwiesen, allerdings ist die Aussagekraft dieser Untersuchung begrenzt. Immerhin wird die relativ neue Therapieoption in den aktuellen Leitlinien zusammen mit den etablierten Substanzen erwähnt. Nach dem Auftragen kann es zu leichten Rötungen und Juckreiz kommen. Für die Anwendung bei Kindern und Jugendlichen unter 18 Jahren liegen nur eingeschränkte Erfahrungen zur Sicherheit und Wirksamkeit vor. Eine Anwendung während der Schwangerschaft und der Stillzeit sollte nur bei unbedingtem Erfordernis erfolgen.

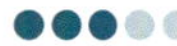

Zusammenfassende Bewertung

●●●○○

Die Heilungsquoten von topisch appliziertem Terbinafin sind trotz langfristiger Therapie niedriger als die durch (verschreibungspflichtige) systemische Therapeutika erreichten. Zu einer endgültigen Beurteilung sind weitere kontrollierte klinische Studien erforderlich.

Anmerkungen

- Zur topischen Behandlung von Nagelpilz mit dem Allylamin Naftifin sind keine gesicherten Erkenntnisse zur Sicherheit und Wirksamkeit vorhanden. Die Substanz ist allenfalls geeignet, wenn der Nagel vorher z. B. mit 40 %igen Harnstoffzubereitungen abgelöst wird und nur noch das Nagelbett zu behandeln ist.
- Zum Nutzen von Teebaumöl liegen keine tragkräftigen kontrollierten und randomisierten klinischen Untersuchungen vor.

23.2 Abgrenzung zu verschreibungspflichtigen Arzneimitteln und anderen ärztlichen Therapieverfahren

Beim erstmaligen Auftreten der genannten Symptome sollte zunächst vom Arzt abgeklärt werden, ob nicht andere Erkrankungen wie Nagelpsoriasis, Ekzemnägel oder Lichen ruber planus vorliegen. Eine systemische Therapie der Onychomykose unter Aufsicht eines Arztes ist dann erforderlich, wenn der Pilz in die Nagelmatrix eingedrungen und mehr als die Hälfte des Nagels befallen ist sowie bei Nichtansprechen einer topischen Behandlung über einen Zeitraum von neun Monaten.

Als perorale Antimykotika sind Terbinafin und Itraconazol, evtl. auch Fluconazol, geeignet, wobei Terbinafin leicht höhere Heilungsraten erzielt. Die Substanzen reichern sich im Nagel an, Terbinafin erzielte in Studien Heilungsraten zwischen 37 und 84 % (Daten für Terbinafin bei 12- bis 16-wöchiger Behandlung mit 250 mg/d).

Eine Kombinationsbehandlung aus topischen und systemischen Antimykotika wird in Publikationen als effektiver und letztlich auch kostengünstiger als die Monotherapie empfohlen. Sowohl für die systemische als auch für die kombinierte antimykotische Behandlung muss jedoch die Gefahr von potenziell tödlichen Leberschäden mit Ikterus und Hepatitis beachtet werden. Unter der Behandlung wird eine regelmäßige Kontrolle der Transaminasen empfohlen. Eine Onychomykose hat, bei ansonsten gesunden Personen, in der Regel keine schwerwiegenden Folgen. Vor einer Behandlung sollte deshalb eine individuelle Nutzen-Risiko-Abwägung durchgeführt werden. Bei Personen mit geschwächtem Immunsystem muss die Indikation zur Behandlung allerdings enger gesteckt werden. Wegen der Gefahr der systemischen Infektionsausbreitung wird hier häufiger und auch frühzeitiger zu einer peroralen Therapie geraten. Die Erfolgsquoten einer Lasertherapie liegen tendenziell unter den durch perorale oder topische Therapeutika erreichten.

23.3 Handelspräparate (Auswahl)

Wirkstoff	Bewertung	Präparatebeispiele®
Amorolfin (Nagellack)	●●●○○	Amofin Nagellack, Amorolfin acis, Loceryl Nagellack
Bifonazol (Nagelcreme)	●●●○○	Canesten Extra Nagelset
Ciclopirox (Nagellack)	●●●●○	Ciclopirox Winthrop, Ciclopoli gegen Nagelpilz, Nagel Batrafen
Terbinafin (Nagellack)	●●●○○	Terbinafin 1A-Pharma

Literatur

Baran R, Tosti A, Hartmane I et al. An innovative water-soluble biopolymer improves efficacy of ciclopirox nail lacquer in the management of onychomycosis. J Eur Acad Dermatol Venerol 23: 773–781, 2009

Blume-Peytavi U, Tosti A, Falqués M et al. A multicentre, randomised, parallel-group, double-blind, vehicle-controlled and open-label, active-controlled study (versus amorolfine 5 %), to evaluate the efficacy and safety of terbinafine 10 % nail lacquer in the treatment of onychomycosis. Mycoses 65(4): 392–401, 2022

Dars S, Banwell HA, Matricciani L. The use of urea for the treatment of onychomycosis: a systematic review. J Foot Ankle Res 12: 22, 2019

Dong Q, Kang Y, Zhang R. Treatment of Superficial Mycoses Using Photodynamic Therapy: A Systematic Review and Meta-Analysis. Photobiomodul Photomed Laser Surg 41(2): 37–47, 2023

Drugdex® System. Thomson Healthcare, Zugriff 04/2023

Elewski BE, Vlahovic TC, Korotzer A. Topical treatment for onychomycosis: is it more effective than the clinical data suggests? J Clin Aesthet Dermatol 9(11): 34–39, 2016

Fachinformation Amorolfin acis, Stand 01/2023

Fachinformation Canesten Extra Nagelset, Stand 06/2015

Fachinformation Miclast, Stand 07/2022

Fachinformation Terbinafin-1A Pharma, Stand 02/2022

Feng X, Xiong X, Ran Y. Efficacy and tolerability of amorolfine 5 % nail lacquer in combination with systemic antifungal agents for onychomycosis: A meta-analysis and systematic review. Dermatol Ther 30(3), doi: 10.1111/dth.12457, 2017

Foley K, Gupta AK, Versteeg S et al. Topical and device-based treatments for fungal infections of the toenails. Cochrane Database Syst Rev 1(1): CD012093, 2020

Gupta AK, Foley KA, Mays RR et al. Monotherapy for toenail onychomycosis: a systematic review and network meta-analysis. Br J Dermatol 182(2): 287–299,2020

Gupta AK, Paquet M. Management of Onychomycosis in Canada in 2014. J Cutan Med Surg 19(3): 260–273, 2015

Gupta AK, Venkataraman M, Quinlan EM, Bamimore MA. Cure Rates of Control Interventions in Randomized Trials for Onychomycosis Treatments. A Systematic Review and Meta-Analysis. J Am Podiatr Med Assoc 11: 20–226, 2021

Gupta AK, Versteeg SG. A critical review of improvement rates for laser therapy used to treat toenail onychomycosis. J Eur Acad Dermatol Venereol 31(7): 1111–1118, 2017

Halteh P, Scher RK, Lipner SR. Over-the-counter and natural remedies for onychomycosis: do they really work? Cutis 98(5): E16–E25, 2016

Hamacher H, Wahl MA. Selbstmedikation, 2. Aufl., Wissenschaftliche Verlagsgesellschaft Stuttgart, 2022

Kreijkamp-Kaspers S, Hawke K, Guo L et al. Oral antifungal medication for toenail onychomycosis. Cochrane Database Syst Rev 7(7): CD010031, 2017

Onychomykose (S1-Leitlinie). AWMF-Register-Nr. 013/003, Stand 12.05.2022, gültig bis 30.04.2027

Pan M, Heinecke G, Bernardo S et al. Urea: a comprehensive review of the clinical literature, Dermatol Online J 15/19 (11): 20392, 2013

Rotta I, Ziegelmann PK, Otuki MF et al. Efficacy of topical antifungals in the treatment of dermatophytosis: a mixed-treatment comparison meta-analysis involving 14 treatments, JAMA Dermatol 149(3): 341–349, 2013

Tabara K, Szewczyk AE, Bienias W et al. Amorolfine vs. ciclopirox-lacquers for the treatment of onychomycosis. Postepy Dermatol Alergol 32(1): 40–45, 2015

Tosti A. Onychomycosis Guidelines, Medscape, July 2017

Zane LT, Chanda S, Coronado D, Del Rosso J. Antifungal agents for onychomycosis: new treatment strategies to improve safety, Dermatol Online J 22(3): 13030/qt8dg124gs, 2016

Zhang J, Lin P, Li J et al. Efficacy of laser therapy combined with topical antifungal agents for onychomycosis: a systematic review and meta-analysis of randomised controlled trials. Lasers Med Sci 37(6): 2557–2569, 2022

24 Nahrungsergänzungsmittel

Nahrungsergänzungsmittel (NEM) sind Lebensmittel, deshalb unterliegen sie den umfangreichen gesetzlichen Bestimmungen, die für alle Lebensmittel gelten. Anders als Arzneimittel bedürfen NEM jedoch keiner Zulassung. Das bedeutet, dass neue Produkte schnell auf den Markt gebracht werden können. NEM unterliegen den gleichen Einschränkungen wie Lebensmittel hinsichtlich gesundheitsbezogener Werbung, die speziell in der Health Claim-Verordnung (HCVO) geregelt ist. Zugelassene, gesundheitsbezogene Angaben sind in der VO 432/2012/EG aufgelistet, wie z. B. „Calcium wird für die Erhaltung normaler Knochen benötigt“ oder „Folat trägt zu einer normalen Blutbildung bei“.

Die Abgrenzung zwischen Arzneimitteln und Lebensmitteln ist oft schwierig. So ist nach der Verordnung die Aussage „Monacolin K aus Rotschimmelreis trägt zur Aufrechterhaltung eines normalen Cholesterolspiegels im Blut bei“ gestattet, wenn die Produkte 10 mg Monacolin K enthalten. Monacolin K (Lovastatin) wird jedoch in dieser Dosierung vom BfArM als Arzneimittel eingestuft und ist daher als NEM in Deutschland nicht verkehrsfähig.

NEM werden benutzt, wenn durch die Ernährung keine ausreichende Versorgung sichergestellt werden kann. In Mitteleuropa sind normalerweise hochwertige Nahrungsmittel in mehr als ausreichender Menge verfügbar, sodass bis auf Ausnahmen keine Mangelerkrankungen zu erwarten sind. Diese Meinung wird beispielsweise auch vom Bundesinstitut für Risikobewertung (BfR) vertreten. Die Deutsche Gesellschaft für Ernährung sieht nur Jodid und Fluorid unstrittig als sinnvolle Nahrungsergänzungen an (Tagesbedarf für Erwachsene: 200 µg bzw. 3–4 mg).

Einige Fachgesellschaften gehen zusätzlich davon aus, dass zumindest in manchen Altersgruppen mit einem Mangel an Vitamin D, Calcium und Vitamin E gerechnet werden muss. In besonderen Fällen, wie z. B. bei vegetarischer Ernährung, während der Schwangerschaft und Stillzeit, bei Säuglingen oder beim Vorliegen einer Resorptionsstörung kann daher eine zusätzliche Zufuhr bestimmter Vitamine oder Mineralstoffe erforderlich sein.

Für den Einzelnen ist es nicht immer leicht zu entscheiden, wann eine Supplementierung angeraten ist. Schließlich ist den wenigsten Fällen der genaue individuelle Versorgungsstatus bekannt. Aussagen zu einem konkret zu erwartenden Effekt sind zudem schwer möglich, da die Wirkungen in der Regel eher unspezifisch und individuell sehr unterschiedlich sind. Das gilt auch für Symptome, die nur selten dem Mangel eines definierten Nährstoffs zugeordnet werden können.

Grundsätzlich gilt:

- Am besten belegt ist der Nutzen einer langfristigen abwechslungsreichen, ausgewogenen, fleischarmen und ballaststoffreichen Ernährung mit frischem Gemüse, Früchten und Fisch. Hierdurch werden die erforderlichen Nährstoffe, Vitamine und Mineralstoffe einschließlich Antioxidanzien in einem optimalen Verhältnis zugeführt.
- Positive Änderungen des Lebensstils durch regelmäßige körperliche Aktivität zeigen evidenzbasiert ebenfalls einen hohen gesundheitlichen Nutzen.

Aufgrund einer möglicherweise nicht immer ganz optimal ausgewogenen Ernährung und Lebensweise hegt so mancher den Verdacht, dass eine unterstützende Einnahme bestimmter Substanzen erforderlich sein könnte. Wegen seines möglicherweise erhöhten Sicherheitsbedürfnisses ist er daher bereit, u. U. viel Geld auszugeben. Viele leben in der Annahme, eine falsche Dauerernährung mit Fastfood durch das Zuführen von Nahrungsergänzungsmitteln in Pillenform kompensieren zu können. Angesichts der vielen Angebote und Aussagen in der Werbung ist es für den Laien sehr schwer, zwischen echtem Nutzen und reiner Beutelschneiderei zu unterscheiden. Insbesondere wenn akute oder chronische Erkrankungen hinzukommen, wächst die Unsicherheit. Werbeaussagen und Versprechungen über Nahrungsergänzungsmittel werden zwar durch die Verordnung (EG) Nr. 1924/2006 (Health Claims) geregelt, eine abgesicherte Positivlistung für die gezielte Anwendung bestimmter Stoffe unter bestimmten Umständen ist derzeit jedoch noch nicht parlamentarisch beschlossen. Krankheitsbezogene Aussagen und Indikationen sind allerdings nicht zulässig und damit auch wettbewerbswidrig. Dennoch kursieren nicht zuletzt durch das Internet oder das Fernsehen die verschiedensten Gerüchte, Nahrungsergänzungsmittel seien zur Vorbeugung oder unterstützenden Behandlung von Erkrankungen wie kardiovaskulären Erkrankungen, Demenz oder sogar Tumorerkrankungen hilfreich. Auch natürliche Lebensmittel mit größeren Mengen an Vitaminen und/oder Mineralstoffen und sekundären Pflanzenstoffen, wie Chiasamen, werden als besonders gesund angepriesen.

Trotz eingängiger Namen wie „Superfood" liegt ein Wirksamkeitsnachweis nur in den seltensten Fällen vor. Obwohl heimische Gemüse (z. B. Kohlarten, Zwiebeln oder Schnittlauch), Früchte (z. B. Beeren, Kirschen oder rote Weintrauben), Hülsenfrüchte und Leinsamen den exotischen Produkten in nichts nachstehen und zudem eine bessere Ökobilanz aufweisen, wird mit der Verunsicherung der Kunden viel Geld verdient. Diese sind sich häufig nicht im Klaren darüber, dass man durch Überversorgung auch Schäden anrichten kann. So wird durch die hochdosierte Zufuhr eines einzelnen antioxidativen Vitamins das Gleichgewicht der Antioxidanzien gestört und die positive Wirkung möglicherweise umgekehrt. Diese Substanzen fangen zwar freie Radikale ab und reduzieren auf diese Weise oxidativen Stress, allerdings können sich auch Tumorzellen diesen Effekt zunutze machen. Nach derzeitiger Studienlage ist der Einfluss von Antioxidanzien auf das Krebsrisiko oder eine positive Beeinflussung bereits eingetretener Tumorerkrankungen uneindeutig. Offenbar muss hinsichtlich der Art der Erkrankung und des eingesetzten Antioxidans differenziert werden. Aber auch zur Wirksamkeit von Multivitaminpräparaten zur Vorbeugung von kardiovaskulären oder malignen Erkrankungen kann keine Empfehlung abgegeben werden, da ein Nutzen nicht bewiesen ist. Selbst im Falle einer Krebserkrankung sollte nach Aussagen der Leitlinien des Deutschen Krebsforschungszentrums (DKFZ) nur bei einem nachgewiesenen Mangel eine Supplementierung erfolgen.

Im Folgenden werden evidenzbasierte Empfehlungen zu den wichtigsten bzw. gebräuchlichsten Nahrungsergänzungsmitteln aufgeführt und ein Überblick bezüglich des zu erwartenden Nutzens gegeben. Die Tagesbedarfswerte entsprechen den Empfehlungen der Deutschen Gesellschaft für Ernährung (DGE).

24.1 Vitamine

24.1.1 Vitamin A

Wirkung

Das fettlösliche Vitamin A zählt zu den Antioxidanzien und beeinflusst in den Zielzellen die Proteinsynthese und die Synthese von Glykolipiden und Glykoproteinen, in der Mannose und Galaktose enthalten sind. Durch die Veränderung der Genexpression von Enzymen und Wachstumsfaktoren reguliert es das Zellwachstum und die Zelldifferenzierung. Unter dem Begriff „Vitamin A“ werden Retinol und seine Ester zusammengefasst. Provitamine sind Betacarotin und etwa 50 Carotinoide. Bei Mangel an Vitamin A kommt es insbesondere zu erhöhter Infektionsanfälligkeit, Trockenheit von Haut, Haaren, Nägeln und Augen, Haarausfall und Sehstörungen. Vitamin A kann im Körper gespeichert werden, daher sind auch Hypervitaminosen möglich.

Dosierung

Retinol (ohne Vorliegen eines Mangelzustands)

- Erwachsene: 0,8/1 mg/d (w/m)
- Schwangere: 1,1 mg/d
- Stillende: 1,5 mg/d

Pharmakokinetische Eigenschaften

Erforderliche Behandlungsdauer

Die Behandlung sollte bis zur mittels Blutspiegelkontrolle nachgewiesenen Behebung des Mangels erfolgen.

Metabolismus und Ausscheidung

Vitamin A wird Cytochrom-P-450-abhängig hydroxyliert und anschließend glucuronidiert. Die Ausscheidung erfolgt über die Niere.

Besondere Hinweise

In Metaanalysen konnte durch eine regelmäßige Zufuhr von Vitamin A oder Betacarotin eine statistisch signifikante Erhöhung der Sterblichkeit um etwa 3–4 % festgestellt werden. Im Wesentlichen kam es zu einem Anstieg von Tumor- und Herz-Kreislauf-Erkrankungen. In den 90er-Jahren mussten klinische Studien an Rauchern abgebrochen werden, da es durch die Supplementierung mit Betacarotin und Vitamin A (und Vitamin E) zu einem Anstieg der Lungenkrebsrate und einer erhöhten Inzidenz kardiovaskulärer Ereignisse gekommen war. Werden diese Substanzen dagegen als Nahrungsbestandteil im Rahmen einer vollwertigen Ernährung zugeführt, sinkt das Krebsrisiko. Das Bundesinstitut für Risikobewertung empfiehlt daher den Verzehr von Vitamin-A-reichen Lebensmitteln wie Leber, Milchprodukten, Eigelb und Fisch. Gelbe und grüne Gemüse (wie Möhren, Spinat und Tomaten) mit einem hohen Gehalt an Betacarotin tragen ebenfalls zur Vitamin-A-Versorgung bei. Bei schwangeren Frauen ist bezüglich der zusätzlichen Zufuhr von Nahrungsergänzungsmitteln, die Vitamin A oder Fischleberöl enthalten, besondere Vorsicht geboten, da sie möglicherweise fetale Missbildungen verursachen. Nach chronischer Aufnahme sehr hoher Vitamin-A-Mengen (100 000 IE/d bei gesunden Erwachsenen) muss mit Leberschädigungen gerechnet werden. Eine moderate Erhöhung der Gesamtzufuhr von Vitamin A bzw. des Serumspiegels ist mit vermehrter Osteoporose und einer Zunahme von Frakturen korreliert.

Zusammenfassende Bewertung

●○○○○

Von der präventiven Einnahme des antixoidativen A-Vitamins und dessen Vorstufe Betacarotin wird abgeraten. Es besteht ein erhöhtes Sterblichkeitsrisiko aufgrund von malignen und kardiovaskulären Erkrankungen. Zur Vermeidung von Vitamin-A-Mangelzuständen sollte anstelle einer Supplementierung eine Umstellung auf eine vollwertige Ernährung erfolgen.

24.1.2 B-Vitamine

Wirkung

Die Gruppe der B-Vitamine besteht aus acht Vitaminen, die alle als Vorstufen für Coenzyme dienen. Es handelt sich chemisch und pharmakologisch um völlig verschiedene Substanzen. Sie sind im Wesentlichen für den Energiestoffwechsel und für die neuronale Funktionsfähigkeit zuständig. Als besonders wichtig gelten Vitamin B_1 (Thiamin), Vitamin B_6 (Pyridoxin), Vitamin B_9 (Folsäure; ▸ Kap. 24.1.3) und Vitamin B_{12} (Cyanocobalamin). Letzteres kommt im Gegensatz zu den anderen B-Vitaminen kaum in pflanzlichen Lebensmitteln vor, kann aber anders als diese im Körper gespeichert werden.

Ein Vitamin-B_{12}-Mangel manifestiert sich in erster Linie in Form einer hyperchromen makrozytären Megaloblastenanämie. Auslöser sind häufig eine jahrelange Mangel- und Fehlernährung (z. B. durch streng vegetarische Kost), ungenügende körpereigene Produktion von Intrinsic Factor, Erkrankungen im Endabschnitt des Ileums oder angeborene Vitamin-B_{12}-Transportstörungen. Symptome des voll ausgeprägten Vitamin-B_1-Mangels (Beriberi) sind periphere Neuropathien mit Sensibilitätsstörungen, Muskelschwäche, zentralbedingte Koordinationsstörungen, Ataxie, Paresen sowie psychische, gastrointestinale und kardiovaskuläre Störungen. Bei einem Vitamin B_6-Mangel können Symptome wie seborrhoische, dermatitisartige Veränderungen, Blepharokonjunktivitis, hypochrome Anämien, periphere Neuritiden, Hyperoxalurie mit Steinbildung im Bereich der ableitenden Harnwege und zerebrale Krämpfe auftreten.

Dosierung

- Erwachsene:
  Vitamin B_1 (Thiamin): 1,4 mg
  Vitamin B_6 (Pyridoxin): 1,2–1,5 mg (Schwangere und Stillende 1,9 mg)
  Vitamin B_{12} (Cyanocobalamin): 3 µg (Schwangere 3,5 µg, Stillende 4 µg)

Supplementdosis bei erhöhten Homocysteinwerten

- Erwachsene:
  Vitamin B_6 (Pyridoxin): bis zu 20 mg/d
  Vitamin B_{12} (Cyanocobalamin): bis zu 30 µg/d

Pharmakokinetische Eigenschaften

Erforderliche Behandlungsdauer

Erkenntnisse über die erforderliche Einnahmedauer liegen nicht vor. Ggf. kann zur Überwachung eines Mangels eine regelmäßige Kontrolle der Blutspiegel notwendig sein.

Metabolismus und Ausscheidung

Die Hauptmetaboliten von Vitamin B_1 sind Thiamincarbonsäure, Pyramin, Thiamin und eine Reihe bisher nicht identifizierter Metaboliten. Die Exkretion verläuft renal und mit den Fäzes.

Vitamin B_6 wird hauptsächlich in der Leber und in den Erythrozyten biotransformiert. Es entstehen pharmakologisch aktives Pyridoxalphosphat und Pyridoxaminphosphat sowie inaktive 4-Pyridoxinsäure. Die Ausscheidung erfolgt zu 35–60 % renal.

Vitamin B_{12} wird überwiegend über die Galle ausgeschieden und größtenteils über den enterohepatischen Kreislauf rückresorbiert. Wird die Speicherkapazität des Körpers durch hochdosierte, insbesondere parenterale Gaben überschritten, so erscheint der nicht retinierte Anteil im Urin.

Besondere Hinweise

Die Anwendung von B-Vitaminen im Rahmen der Selbstmedikation erfolgt in der Regel ohne vorherige Ermittlung der entsprechenden Blutspiegel. Die Substanzen werden meist bei Beschwerden der Nerven, Muskeln, Haut, Haare und bei Konzentrationsstörungen eingesetzt. Leitlinien empfehlen anstelle der Supplementierung mit Nahrungsergänzungsmitteln den Verzehr von Fisch, Leber, Milchprodukten, Broccoli, Spinat oder Grünkohl. Ein erhöhter Homocysteinspiegel kann durch die verstärkte Zufuhr von B-Vitaminen (insbesondere Vitamin B_6, B_{12} und Folsäure; ▸ Kap. 24.1.3) gesenkt werden.

Eine Reduktion von kardiovaskulären Ereignissen, Demenz oder Osteoporose, die mit hohen Homocysteinwerten assoziiert sind, konnte allerdings bislang noch nicht eindeutig in klinischen Studien nachgewiesen werden, obwohl dies unter Experten für sehr wahrscheinlich erachtet wird. Von einer dauerhaften Zufuhr von hochdosierten B-Vitaminen wird, entsprechend den Empfehlungen der D-A-CH-Liga Homocystein, derzeit abgeraten. Hochdosiertes Vitamin B_6 und B_{12} sind möglicherweise mit einem erhöhten Krebsrisiko assoziiert. So erkrankten rauchende Männer in einer Studie mit nahezu 80 000 Teilnehmern signifikant häufiger an Lungenkrebs. Hohe Dosen von Vitamin B_6 können zudem während der Stillzeit die Milchproduktion hemmen.

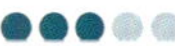

Zusammenfassende Bewertung

●●●○○

Bei erhöhten Homocysteinwerten ist die Zufuhr von B-Vitaminen (B_6, B_{12} und Folsäure) in moderater Dosis möglich. Ein eindeutiger Nachweis eines Nutzens bezüglich der Vermeidung von kardiovaskulären Ereignissen, Demenz oder Osteoporose ist bisher nicht erbracht worden. Zur Vermeidung von allgemeinen Vitamin-B-Mangelzuständen sollte anstelle einer Supplementierung eine Umstellung auf eine vollwertige Ernährung erfolgen.

24.1.3 Folsäure

Wirkung

Folsäure wird im Körper durch die Dihydrofolsäurereduktase zur Wirkform Tetrahydrofolsäure reduziert. Diese fungiert als Coenzym bei der Übertragung von C-1-Resten, im Rahmen der Synthese der Nucleinsäuren, des Porphyringerüsts und einiger Aminosäuren und besitzt somit eine zentrale Stellung im Intermediärstoffwechsel aller lebenden Zellen.

Die Körperreserven an Folsäure sind mit 5–10 mg relativ gering. Wird keine Folsäure mit der Nahrung zugeführt, kommt es nach 4–5 Monaten zur Manifestation einer megaloblastischen Anämie. Ein perikonzeptioneller Folsäuremangel kann zu kongenitalen Neuralrohrdefekten (Spina bifida) beim Fetus führen. Mangelzustände sind meist mit hohem Homocysteinblutspiegel assoziiert, was wiederum mit einem erhöhten Risiko für Arterienerkrankungen, Demenz und Morbus Alzheimer korrelieren soll. Ein Folsäuremangel kann durch Fehlernährung, insuffiziente Resorption oder eine gestörte Biotransformation von Folsäure verursacht werden.

Dosierung

- Erwachsenen: 0,3 mg/d
- Supplementdosis bei Kinderwunsch und Schwangerschaft: 0,5 mg/d
- Supplementdosis bei erhöhten Homocysteinwerten: 0,2–0,8 mg/d

Pharmakokinetische Eigenschaften

Wirkungseintritt und -dauer

Erkenntnisse über Wirkungseintritt und -dauer liegen nicht vor. Ggf. kann zur Überwachung eines Mangels eine regelmäßige Kontrolle der Blutspiegel notwendig sein.

Metabolismus und Ausscheidung

Folsäure wird nach Hydrolyse und Reduktion sowie Methylierung gut und vollständig resorbiert. Bei intaktem enterohepatischem Kreislauf wird die mit der Galle sezernierte Folsäure praktisch quantitativ reabsorbiert. Hauptspeicherorgan ist die Leber.

Besondere Hinweise

Folsäure ist sehr gut verträglich. In den ersten 12 Wochen der Schwangerschaft und bei Frauen mit Kinderwunsch wird die Supplementierung mit Folsäure empfohlen. Hierdurch kann das Risiko eines Neuralrohrdefekts wie Spina bifida beim Kind signifikant verringert werden. Dies ist die einzige Form von Nahrungsergänzung, die das Bundesinstitut für Risikobewertung (BfR) ausdrücklich empfiehlt. Während der Schwangerschaft sollten maximal 5 mg Folsäure/d eingenommen werden. Ein hoher Folsäurespiegel korreliert mit einer erhöhten Inzidenz von Mehrlingsschwangerschaften.

Ein erhöhter Homocysteinspiegel kann durch eine Therapie mit Folsäure (in Kombination mit Vitamin B_6 und B_{12}) gesenkt werden. Ein eindeutiger Nachweis eines Nutzens bezüglich der Vermeidung von kardiovaskulären Ereignissen, Demenz oder Osteoporose ist bisher nicht erbracht worden. Von einer dauerhaften hochdosierten Anwendung (5 mg/d) wird, entsprechend den Empfehlungen der D-A-CH-Liga Homocystein, derzeit abgeraten.

In allen anderen Fällen sollte zur Vermeidung von Folsäure-Mangelzuständen eine Umstellung auf eine vollwertige Ernährung erfolgen. Ein durch Folsäure hervorgerufener Retikulozyten-Anstieg kann einen Vitamin-B_{12}-Mangel maskieren. Wegen der Gefahr irreversibler neurologischer Störungen ist vor Therapie einer Megaloblastenanämie sicherzustellen, dass diese nicht auf einem Vitamin-B_{12}-Mangel beruht. Die Gabe von Folsäure kann die Blutspiegel von Antikonvulsiva wie Phenytoin, Phenobarbital oder Primidon senken und dadurch die Krampfbereitschaft erhöhen. Hohe Folsäure-Dosen können die Wirkung gleichzeitig verabreichter Folsäureantagonisten hemmen.

Zusammenfassende Bewertung

Frühschwangerschaft

●●●●●

Erhöhte Homocysteinspiegel

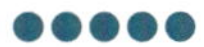

Die Anwendung von Folsäure in der Frühschwangerschaft zur Vermeidung von Spinalrohrdefekten wird ausdrücklich empfohlen. Bei erhöhten Homocysteinwerten ist die Zufuhr in moderater Dosis möglich. Das Risiko durch eine solche Behandlung erscheint überschaubar. Ein eindeutiger Nachweis eines Nutzens bezüglich der Vermeidung von kardiovaskulären Ereignissen, Demenz oder Osteoporose ist bisher nicht erbracht worden.

24.1.4 Vitamin C (Ascorbinsäure)

Wirkung

Ascorbinsäure und die im Organismus entstehende Dehydroascorbinsäure bilden ein wichtiges körpereigenes Redoxsystem im wässrigen Milieu. Vitamin C wirkt als Cofaktor zahlreicher Enzymsysteme und trägt somit u.a. zur Immunabwehr, Kollagenbildung, Catecholamin- und Steroidsynthese sowie zur Regeneration von Tetrahydrofolsäure bei. Ein Mangel an Vitamin C kann zur Beeinträchtigung der Immunabwehr, insbesondere der Chemotaxis, der Komplementaktivierung und der Interferonproduktion, führen.

Dosierung

- Erwachsene: 100 mg/d

Dosis zur Therapie von Erkältungen

- Erwachsene und Jugendliche ab 12 Jahren: 100–500 mg/d
- Kinder von 4–11 Jahren: 125–250 mg/d
- Kinder unter 4 Jahren: 5–7 mg/kg KG 2–3-mal/d

24

Dosis zur Prophylaxe von Erkältungen

- Erwachsene und Jugendliche ab 12 Jahren: 125–250 mg/d
- Kinder von 4–11 Jahren: 125–250 mg 2–3-mal/Woche
- Kinder unter 4 Jahren: 5–7 mg/kg KG 2–3-mal/Woche

Bei schwerer Niereninsuffizienz sollte die Dosis reduziert werden.

Pharmakokinetische Eigenschaften

Erforderliche Behandlungsdauer

Erkenntnisse über die erforderliche Einnahmedauer liegen nicht vor.

Metabolismus und Ausscheidung

Die Bioverfügbarkeit von Ascorbinsäure nimmt mit steigender Dosis ab. Bis etwa 100 mg ist sie vollständig. Ascorbinsäure wird zum größten Teil unverändert mit dem Urin ausgeschieden, zu einem geringen Teil auch als Oxalsäure und Harnsäure. Der nicht resorbierte Anteil wird von der Dickdarmflora zu CO_2 und organischen Säuren biotransformiert.

Besondere Hinweise

Eine prophylaktische Wirkung hochdosierter Ascorbinsäure zur Vorbeugung von Erkältungskrankheiten konnte nicht eindeutig bestätigt werden. Nach dauerhafter Einnahme wurde allenfalls eine geringfügige Verkürzung der Erkrankungsdauer um etwa 10 % erreicht. Das Erkrankungsrisiko selbst wurde jedoch nicht gesenkt. Bei bereits bestehenden grippalen Infekten war durch den therapeutischen Einsatz von Vitamin C keine relevante krankheitsverkürzende Wirkung oder Symptommilderung nachweisbar.

Unter großer Belastung stehende Personen oder Extremsportler scheinen allerdings von der prophylaktischen Einnahme von Vitamin C zu profitieren und sind besser gegen Erkältungen geschützt. In klinischen Studien kam es zu einer 50 %igen Risikoreduktion. Eine positive Beeinflussung anderer Erkrankungen wie Krebsleiden oder kardiovaskulären Erkrankungen durch eine Supplementierung von Vitamin C konnte bislang ebenfalls nicht nachgewiesen werden. Im Gegensatz zu Vitamin A und E kam es jedoch durch Vitamin C zu keinem Anstieg der Sterblichkeit. Dennoch sollte auf eine gleichmäßige Zufuhr verschiedener synergistisch wirkender Antioxidanzien, vorzugsweise durch eine ausgewogene Ernährung, geachtet werden.

Bei alleiniger Applikation von Vitamin C wird bei gleichzeitigem Vitamin-E-Mangel u. U. eine ungünstige pro-oxidative Lipidwirkung herbeigeführt. Im Zusammenhang mit Niereninsuffizienz und der Einnahme sehr hoher Vitamin-C-Dosierungen kann es zur Bildung von aus Oxalsäure bestehenden Nierensteinen kommen. Gegen eine Einnahme normaler Dosierungen während der Schwangerschaft oder der Stillzeit bestehen keine Bedenken.

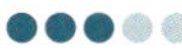

Zusammenfassende Bewertung

●●●○○

Für die prophylaktische und therapeutische Einnahme von Vitamin C bei Erkältungen konnte bislang in kontrollierten klinischen Studien bei der Allgemeinbevölkerung kein relevanter Nutzen festgestellt werden. Bei extremer körperlicher Belastung (z. B. bei Marathonläufern) zeigte Vitamin C eine Reduktion des Erkältungsrisikos. Eine positive Beeinflussung von malignen oder kardiovaskulären Erkrankungen wurde bislang nicht nachgewiesen.

24.1.5 Vitamin D

Wirkung

Das Antioxidans Vitamin D wird physiologischerweise unter Einwirkung von UV-Strahlen in der Haut gebildet und in 2 Hydroxylierungsschritten zunächst in der Leber (Position 25) und dann im Nierengewebe (Position 1) in seine biologisch aktive Form (1,25-Dihydroxycolecalciferol) überführt. Dieses ist zusammen mit Parathormon und Calcitonin für die Regulation des Calcium- und Phosphathaushalts verantwortlich. Es stimuliert die intestinale Calciumresorption, den Einbau von Calcium in das Osteoid und die Freisetzung von Calcium aus dem Knochengewebe.

Gesunde Erwachsene können ihren Bedarf bei ausreichender Sonnenexposition zu einem hohen Anteil durch Eigensynthese decken. Das gebildete Vitamin wird im Fettgewebe und in der Skelettmuskulatur gespeichert. Die Zufuhr durch Lebensmittel ist normalerweise von eher untergeordneter Bedeutung. Bei einem Mangel an Vitamin D bleibt die Verkalkung des Skeletts aus (Rachitis) oder es kommt zur Knochenentkalkung (Osteomalazie). Zudem kann es im höheren Alter durch hochdosiertes Vitamin D zu einer höheren Anfälligkeit für Stürze kommen. Ein Vitamin-D-Mangel wird mit zahlreichen weiteren Erkrankungen wie Karzinomen, Multipler Sklerose, Asthma bronchiale, Pneumonien, Adipositas, Diabetes mellitus, Herzkreislauf-, Immun- und Infektionskrankheiten wie beispielsweise SARS-CoV-2, neurologischen sowie psychiatrischen Erkrankungen in Zusammenhang gebracht.

Entzündliche Prozesse selbst führen jedoch auch zu einer Reduktion von Vitamin-D-Serumspiegeln. Daher wird derzeit diskutiert, ob die bei erkrankten Personen gemessenen niedrigen Spiegel nicht die Ursache, sondern die Folge dieser Krankheitsbilder sein könnten.

Dosierung

- Erwachsene: 800 IE/d (Richtwert der Deutschen Gesellschaft für Ernährung)
- Rachitisprophylaxe im Säuglingsalter: 500 IE/d

Arzneimittel mit Tagesdosierungen von über 1000 IE unterliegen in Deutschland der Verschreibungspflicht. Allerdings sind Nahrungsergänzungsmittel mit Einzeldosen von 4000 IE ohne Rezept erhältlich.

Pharmakokinetische Eigenschaften

Wirkungseintritt und -dauer

Erkenntnisse über Wirkungseintritt und -dauer liegen nicht vor. Ggf. kann zur Überwachung eines Mangels eine regelmäßige Kontrolle der Blutspiegel notwendig sein.

Metabolismus und Ausscheidung

Vitamin D wird im Muskel und Fettgewebe gespeichert und hat daher eine lange biologische Halbwertszeit. Die Substanz wird sowohl in den Nieren als auch im Darm durch Bildung einer Reihe von Zwischenprodukten deaktiviert. Die Ausscheidung von Vitamin D und seinen Metaboliten erfolgt über die Galle mit den Fäzes.

Besondere Hinweise

Die Gabe von Vitamin-D-Präparaten zur Rachitisprophylaxe bei Säuglingen bis zur Vollendung des ersten Lebensjahres wird unstrittig empfohlen.

Bei allen anderen Altersklassen ist der Vitamin-D-Status vor allem vom Einfluss des UV-Lichts abhängig. Ob bei Bewohnern nordeuropäischer Länder ein genereller Supplementierungsbedarf besteht, muss in weiteren Untersuchungen geprüft werden. Derzeit wird von einer pauschalen Verabreichung von Vitamin-D-haltigen Nahrungsergänzungsmitteln abgeraten, da in Metaanalysen bislang kein gesundheitsfördernder Effekt nachgewiesen werden konnte.

Zu den Risikogruppen für einen Vitamin-D-Mangel zählen chronisch kranke und pflegebedürftige Menschen, die sich nur selten im Freien aufhalten, dunkelhäutige Menschen und Ältere, bei denen die Fähigkeit der Haut, Vitamin D zu bilden, abnimmt. Bei den Betroffenen sollte die Ernährung reich an Fischleberöl, Fisch (vor allem Hering, Wildlachs und Sardinen), Leber, Eigelb oder Avocados sein. Möglicherweise kann bei diesem Personenkreis dennoch eine zusätzliche Vitamin-D-Supplementierung sinnvoll sein.

Bei über 50-Jährigen ist die Gesamtmortalität unter der Einnahme von 20 µg bzw. 800 IE Vitamin D/d leicht herabgesetzt. Man nimmt an, dass auf diese Weise fehlende Bewegung, Nährstoffmangel und fehlende Sonnenexposition im Alter zumindest teilweise ausgeglichen werden. Metaanalysen zeigten einen allenfalls marginalen Einfluss einer alleinigen Vitamin-D-Supplementierung auf die Knochendichte am Schenkelhals, da die Frakturrate auch von der Calciumzufuhr abhängig ist. Von einer Substitution profitieren lediglich Patienten mit Vitamin-D-Spiegeln unter 20 ng/ml (= 50 nmol/l). Bei Personen in Alten- und Pflegeheimen mit Calcium- und Vitamin-D-Mangel führte eine Supplementierung mit 1200 mg Calcium und 800 IE Vitamin D/d zu einer Reduktion von nichtvertebralen Frakturen. Für selbständig lebende ältere Frauen und Männer und für jüngere Personen ist die Datenlage zum Nutzen dieser Behandlung jedoch nicht konsistent und wird daher derzeit nicht empfohlen.

Es bestehen Hinweise, dass ein ausgeglichener Vitamin-D-Haushalt zu einer Reduktion von Asthmaexazerbationen führen könnte. Zur Klärung werden aktuell klinische Studien an großen Patientenkollektiven durchgeführt.

Eine 25-Hydroxy-Vitamin-D_3-Serumkonzentration unter 12 ng/ml (= 30 nmol/l) begünstigt nach Aussage der Leitlinien Stürze. Eine Anhebung über 20 ng/ml hinaus zeigt allerdings keinen zusätzlichen Nutzen in Bezug auf Stürze. In klinischen Studien wurde nach Gabe sehr hoher Einzeldosen im Bereich von 60 000 IE einmal monatlich zwar eine Beseitigung des Vitamin-D-Mangels erreicht, allerdings kam es in dieser Gruppe sogar zu einem 15 %igen Anstieg des Sturzrisikos.

Ob sich das Risiko für funktionalen und kognitiven Abbau, Krebs- und Herz-Kreislauf-Erkrankungen, Diabetes mellitus und Infektionen durch Vitamin-D-Gaben beeinflussen lässt, wird derzeit intensiv untersucht. Das Deutsche Krebsforschungszentrum (DKFZ) weist aufgrund der Resultate dreier Metaanalysen darauf hin, dass insbesondere bei einer kontinuierlichen Vitamin-D-Supplementierung die Krebssterblichkeit um mehr als 10 % sinken könnte, nicht jedoch die Krebsinzidenz.

Akute und chronische Überdosierungen von Vitamin D können zu einer Hypercalcämie führen, die persistieren und möglicherweise lebensbedrohlich sein kann. Die Symptome sind uncharakteristisch und schließen Herzrhythmusstörungen, Durst, Dehydratation, Adynamie und ein gestörtes Bewusstsein ein. Darüber hinaus kann eine chronische Überdosierung zur Calciumablagerung in Gefäßen und Geweben führen. Vitamin D sollte während der Schwangerschaft und der Stillzeit über die Nahrung zugeführt werden. Bei einem nachgewiesenen Mangel muss die Substitution unter ärztlicher Aufsicht und Überwachung der Serumcalciumspiegel von der Mutter (und dem Kind) erfolgen.

Die beiden Vitamine D und K_2 (Menachinon) wirken bezüglich des Einbaus von Calciumionen in die Knochen synergistisch. In einigen Studien an Frauen mit bereits bestehender Osteoporose konnte ein gewisser Nutzen für den kombinierten Einsatz der beiden Vitamine gezeigt werden. Allerdings sind umfangreichere Untersuchungen erforderlich, um diese Erkenntnisse eindeutig zu belegen. Derzeit liegen (noch) keine signifikanten Nachweise für einen Schutz vor Osteoporose bei bislang gesunden Patienten vor.

Bei gleichzeitigem Einsatz von Antikoagulanzien aus der Gruppe der Vitamin-K-Antagonisten (z. B. Phenprocoumon) ist jedoch Vorsicht geboten, da Menachinon deren Wirkung teilweise aufhebt. Die Tatsache, dass Cumarine das Osteoporoserisiko erhöhen, könnte als Indiz für die Sinnhaftigkeit einer kombinierten Anwendung der Vitamine D und K_2 gewertet werden.

Zusammenfassende Bewertung

●●●●●

Die Einnahme von 800 IE Vitamin D zusammen mit 1000 bis 1200 mg Calcium wird für institutionalisierte Senioren zur Senkung des Hüftfrakturrisikos und der Gesamtsterblichkeit empfohlen. Dasselbe gilt für Menschen ab einem Lebensalter von 70 Jahren mit einem hohen Sturz- und/oder Frakturrisiko und geringer Sonnenlichtexposition, die keine spezifische Osteoporosetherapie erhalten.

Zur Prävention nichtskelettaler Erkrankungen liegt bislang keine eindeutige Evidenz vor. Allerdings wird vermutet, dass die Mortalität aufgrund von Krebserkrankungen durch eine Vitamin-D-Supplementierung ab dem 50. Lebensjahr signifikant sinken könnte. Zudem deutet die aktuelle Studienlage auf einen potenziellen Zusammenhang zwischen einem niedrigen Vitamin-D-Serumspiegel und einem erhöhten Risiko für eine SARS-CoV-2-Infektion bzw. für einen schweren COVID-19-Verlauf hin.

Die Durchführung einer Rachitisprophylaxe mit Vitamin D für Säuglinge und Kleinkinder im ersten Lebensjahr wird in den Leitlinien ausdrücklich empfohlen.

24.1.6 Vitamin E

Wirkung

Vitamin E besteht aus verschiedenen fettlöslichen Substanzen mit antioxidativen und nicht antioxidativen Wirkungen. Die am häufigsten vorkommenden Vitamin-E-Formen sind Tocopherole und Tocotrienole.

Vitamin E wird häufig fälschlicherweise synonym für den am besten erforschten Bestandteil α-Tocopherol allein verwendet. Es kommt in den Membranen aller tierischen Zellen vor und wird von photosynthetisch aktiven Organismen wie Pflanzen und Cyanobakterien gebildet. Vitamin E wird im Organismus insbesondere im lipophilen Fettgewebe gespeichert. Als Radikalfänger schützt das Substanzgemisch mehrfach ungesättigte Fettsäuren in Membranlipiden, Lipoproteinen und Depotfett vor einer Schädigung durch Oxidation. Dabei wird es selbst in ein reaktionsträges mesomeriestabilisiertes Radikal umgewandelt, das wiederum unter Bildung eines regenerierbaren Ascorbatradikals reduziert wird.

Symptome für einen Vitamin-E-Mangel sind Störungen der Verdauung, Konzentrationsschwäche, erhöhte Infektanfälligkeit sowie der Abbau von Muskulatur.

Dosierung

- Erwachsene: 500–1000 IE/d

Pharmakokinetische Eigenschaften

Wirkungseintritt und -dauer

Erkenntnisse über Wirkungseintritt und -dauer liegen nicht vor.

Metabolismus und Ausscheidung

Die Bestandteile von Vitamin E werden zu 70–80 % hepatisch biotransformiert. Es entstehen pharmakologisch aktive Glucuronsäurekonjugate. Die Ausscheidung erfolgt überwiegend über die Galle mit den Fäzes.

Besondere Hinweise

Vitamin E ist vielen Lebensmitteln wie Pflanzenölen oder Margarine zugesetzt, da es als Antioxidans wirkt. Daher ist nicht mit einer mangelhaften Zufuhr zu rechnen. In großen Studien konnten durch Gabe von Vitamin E weder eine Verminderung kardiovaskulärer Erkrankungen noch der Krebssterblichkeit und der Gesamtsterblichkeit beobachtet werden.

Die Zufuhr hoher Dosen (≥ 400 IU/d) war dagegen mit einer erhöhten Sterblichkeit verbunden. In Untersuchungen an Männern konnte ein erhöhtes Risiko für Prostatakrebs nachgewiesen werden. Im Gegensatz zu den anderen lipophilen Vitaminen A und D ist Vitamin E relativ untoxisch. Hypervitaminosen sind selbst nach chronischer Zufuhr hoher Mengen nicht bekannt.

Möglicherweise kann es bei gleichzeitiger Antikoagulationstherapie oder Vitamin-K-Mangel nach hochdosierter Applikation von Vitamin E zu einer verstärkten Blutungsneigung kommen. Bei längerfristiger Einnahme von hohen Dosierungen ist zudem eine Verminderung der Schilddrüsenhormone im Blut möglich, sodass eine Beeinflussung der Therapie mit L-Thyroxin nicht auszuschließen ist. Ein Vitamin-E-Mangel ist bei ausgeprägten Störungen der Fettverdauung und bei seltenen genetischen Erkrankungen möglich. Die Applikation während der Schwangerschaft sollte nur bei nachgewiesenem Vitamin-E-Mangel unter ärztlicher Aufsicht erfolgen.

Zusammenfassende Bewertung

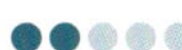

Von der präventiven Einnahme des antioxidativen E-Vitamins wird generell abgeraten. Zur Vorbeugung von Vitamin-E-Mangelzuständen sollte anstelle einer Supplementierung eine Umstellung auf eine vollwertige Ernährung erfolgen.

24.2 Omega-3-Fettsäuren

Wirkung

Omega-3-Fettsäuren zählen zu den mehrfach ungesättigten Fettsäuren und können vom Körper nicht selbst produziert werden. Die drei wichtigsten Vertreter sind α-Linolensäure (ALA), Eicosapentaensäure (EPA) und Docosahexaensäure (DHA). Sie fließen in den Energiestoffwechsel ein, werden in Zellmembranen eingebaut und sind Vorläufer von Prostaglandinen. Insbesondere EPA und DHA wirken schwach blutdruck- und lipidsenkend. Sie können zu einer Verbesserung der Fließeigenschaften des Blutes beitragen und besitzen zudem antiinflammatorische Wirkungen. Eine positive Beeinflussung von Herz-Kreislauf-Erkrankungen wie Arteriosklerose oder Hypertonie sind daher denkbar. Ebenso wird eine unterstützende Wirkung bei Osteoporose (durch α-Linolensäure) und Demenz diskutiert.

Dosierung

- Erwachsene: 250 mg EPA und DHA (Empfehlung der Deutschen Gesellschaft für Ernährung)

Pharmakokinetische Eigenschaften

Erforderliche Behandlungsdauer

Erkenntnisse über die erforderliche Einnahmedauer liegen nicht vor.

Metabolismus und Ausscheidung

Omega-3-Fettsäuren werden zu einem geringen Anteil in Eicosapentaensäure, Docosapentaensäure und Docosahexaensäure umgewandelt. Der verbleibende Anteil unterliegt dem physiologischen Fettsäurekatabolismus.

Besondere Hinweise

Der Nutzen von Omega-3-Fettsäuren hinsichtlich der Prophylaxe und frühzeitigen Behandlung von Herz-Kreislauf-Erkrankungen konnte trotz Vorliegen einer Vielzahl von klinischen Studien bislang nicht eindeutig geklärt werden. In einer Metaanalyse an 68 000 Patienten wurden weder die Sterblichkeit noch das Risiko für Herztod, Herzinfarkt oder Schlaganfall verringert. Es gilt lediglich als sicher, dass die Fettsäuren den Triglyceridspiegel senken und somit ein Risikofaktor für koronare Herzerkrankungen abgemildert wird. Auch für eine Verbesserung von kognitiven Fähigkeiten bei Demenz wurden bislang keine aussagekräftigen Studien gefunden. Einige Arbeitsgruppen stellten zumindest einen gewissen Zusammenhang zwischen einem hohen EPA- und DHA-Spiegel und einem größeren Gehirnvolumen fest. Ob dies auch direkt mit einem reduzierten Demenzrisiko gleichzusetzen ist, bleibt abzuwarten.

Omega-3-Fettsäuren sind insbesondere in fettreichen Fischsorten wie Hering, Makrele oder Lachs enthalten. Pflanzliche Quellen sind Soja-, Walnuss-, Raps- oder Leinöl. Der Unterschied zwischen Fettsäuren aus tierischen Lebensmitteln und denen aus Kapseln ist zu vernachlässigen, da viele Präparate ebenfalls Fischöl enthalten. Die Einnahme kann allerdings mit gastrointestinalen Beschwerden wie Durchfall oder Übelkeit assoziiert sein. Ebenso wurde über eine Erhöhung des Cholesterolspiegels, eine erhöhte Blutungsneigung und eine Beeinträchtigung der Immunabwehr bei älteren Menschen berichtet. Gegen eine Einnahme normaler Dosierungen während der Schwangerschaft oder der Stillzeit bestehen keine Bedenken. In der zweiten Schwangerschaftshälfte bzw. während der Stillzeit bei der Mutter zugeführte Omega-3-Fettsäuren schützen das Kind offenbar vor der Entwicklung einer atopischen Dermatitis.

Zusammenfassende Bewertung

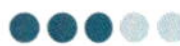

In kontrollierten klinischen Studien konnte bislang kein relevanter Nutzen von Omega-3-Fettsäuren zur Vorbeugung oder Behandlung von kardiovaskulären Erkrankungen, Osteoporose oder Demenz nachgewiesen werden. Lediglich eine Reduktion des Triglyceridspiegels gilt als gesichert. Zur Vorbeugung von Mangelzuständen erscheint anstelle einer Supplementierung eine Umstellung auf eine Ernährung mit hohem Fischanteil ratsam.

24.3 Mineralstoffe und Spurenelemente

24.3.1 Calcium

Wirkung

Calciumionen fördern die Remineralisierung des Skeletts. Durch die gleichzeitige Applikation mit Vitamin D werden die Calciumresorption aus dem Gastrointestinaltrakt und der Einbau in die Knochen gefördert.

Dosierung

- Erwachsene: 1200 mg/d
- Kinder ab einem Jahr: 600–1200 mg/d (in Abhängigkeit vom Körpergewicht)

Pharmakokinetische Eigenschaften

Erforderliche Behandlungsdauer

Erkenntnisse über die erforderliche Einnahmedauer liegen nicht vor.

Metabolismus und Ausscheidung

5 % des im Körper zirkulierenden Calciums bildet Komplexe mit Anionen. Die Knochen enthalten 99 % des körpereigenen Calciums. Der resorbierte Anteil wird mit dem Schweiß und über die Niere ausgeschieden, wobei ein großer Teil an den Nierentubuli rückresor-

biert wird. Der nicht aus dem Gastrointestinaltrakt aufgenommene Anteil wird in den Fäzes wiedergefunden.

Besondere Hinweise

Calcium ist insbesondere in Milchprodukten enthalten, sodass vor allem bei veganer Ernährung verstärkt mit einem Mangel gerechnet werden muss. Zur Vorbeugung einer Osteoporose wird die kombinierte Anwendung von Calciumpräparaten und Colecalciferol bzw. Calcitriol empfohlen. Für die jeweils alleinige Einnahme von Calciumionen oder Vitamin-D-Präparaten konnte dagegen kein Nutzen nachgewiesen werden. Bei Monotherapie mit Calciumionen besteht möglicherweise sogar ein erhöhtes Risiko für kardiovaskuläre Ereignisse. Zur Vorbeugung von allergischen Reaktionen, insbesondere Sonnenallergien, konnte kein Nutzen festgestellt werden. Bei bereits bestehender Hypercalcämie, Hypophosphatämie, Nephrocalcinose und Niereninsuffizienz ist Vorsicht geboten. Während der Schwangerschaft sollte eine Hypercalcämie unbedingt vermieden werden.

Zusammenfassende Bewertung

Osteoporose

●●●●●

Allergieprophylaxe

●○○○○

Die Einnahme von 1000–1200 mg Calcium zusammen mit 800 IE Vitamin D wird für institutionalisierte Senioren zur Senkung des Hüftfrakturrisikos und der Gesamtsterblichkeit empfohlen. Dasselbe gilt für Menschen ab einem Lebensalter von 70 Jahren mit einem hohen Sturz- und/oder Frakturrisiko und geringer Sonnenlichtexposition, die keine spezifische Osteoporosetherapie erhalten. Eine Empfehlung für die Einnahme zur Allergieprophylaxe kann aufgrund fehlender Daten nicht erfolgen.

24.3.2 Eisen

Wirkung

Eisenionen sind Bestandteil des roten Blutfarbstoffs (Hämoglobin) und zahlreicher Enzyme wie der Cytochromoxidase, Peroxidase oder Katalase. Das Ion hat eine zentrale Bedeutung im Stoffwechselgeschehen. Beim Erwachsenen finden sich etwa 2,5 g Eisen als Hämoglobineisen, 1,5 g als Depoteisen, weniger als 0,4 g als Myoglobineisen, weniger als 0,1 g als Enzymeisen und etwa 4 mg als Transferrineisen.

Bei der Geburt eines Kindes verlieren Frauen etwa 1000 mg Eisen. Beim Vorliegen eines Mangels werden nahezu alle Zellfunktionen beeinträchtigt, insbesondere die mit hohem Sauerstoffbedarf verbundenen Wachstumsprozesse. Wichtige Symptome sind Blässe, Kurzatmigkeit, Ermüdbarkeit, Kopfschmerzen, Magen-Darm-Beschwerden, Kältegefühl, erhöhte Infektanfälligkeit, rissige Lippen, Schluckbeschwerden, Haarausfall oder brüchige Nägel.

Dosierung

- Jugendliche von 15 bis 18 Jahren: 12/15 mg/d (m/w)
- Erwachsene von 19 bis 50 Jahren: 10/15 mg/d (m/w)

- Erwachsene ab 51 Jahren: 10/10 mg/d (m/w)
- Schwangere: 30 mg/d
- Stillende: 20 mg/d

Bei der Dosierung ist bereits berücksichtigt, dass die Resorptionsquote nach peroraler Gabe bei nur etwa 5–15 % liegt. Die Applikation sollte nicht zusammen mit einer Mahlzeit erfolgen. Insbesondere der gleichzeitige Verzehr von Milchprodukten, Kaffee oder schwarzem Tee hemmt die Eisenaufnahme. Durch die gleichzeitige Einnahme von Vitamin C wird die resorbierte Menge von Eisen deutlich erhöht. Die Resorptionsquote steigt bei erschöpften Eisenreserven und nimmt mit zunehmender Eisenmenge im Körper ab.

Pharmakokinetische Eigenschaften

Erforderliche Behandlungsdauer

Erkenntnisse über die erforderliche Einnahmedauer liegen nicht vor. In der Regel soll die Einnahme bis zur Normalisierung der Hämoglobinwerte fortgesetzt werden. Ggf. kann zur Überwachung eines Mangels eine regelmäßige Kontrolle der Blutspiegel notwendig sein.

Metabolismus und Ausscheidung

Resorbierte Eisenionen werden im Blut hauptsächlich an Transferrin gebunden und zum Knochenmark transportiert, wo sie in Hämoglobin eingebaut werden. Der verbleibende Anteil befindet sich in eisenhaltigen Enzymen oder wird in Ferritin (retikuloendotheliales System), Hämosiderin bzw. Myoglobin gespeichert. Die Verteilung an die Zielorgane erfolgt über die Bindung an Plasmaferritin.

Der Abbauprozess von Hämoglobin beginnt in der Milz und wird in der Leber fortgesetzt. Zuerst wird der Globinanteil vom Häm getrennt und zu Aminosäuren degradiert. Das Häm wird über eine CYP450-abhängige Oxygenase (Hämooxygenase) zu Biliverdin gespalten, wobei Eisenionen und Kohlenmonoxid frei werden. Das Eisen wird von den Makrophagen an das im Blut vorhandene Transportprotein Transferrin abgegeben und anschließend neu verwertet. Eisenionen werden außer im Rahmen von Blutungen praktisch nicht ausgeschieden.

Besondere Hinweise

Ein Eisenmangel beruht meist auf Fehlernährung oder chronischen Blutungen. Letztere sollten unter ärztlicher Kontrolle überwacht werden. Bei Frauen sind meist starke Menstruationsblutungen oder eine zurückliegende Geburt Ursache für einen Mangel. Bei einem Eisenmangel während der Schwangerschaft besteht beim Neugeborenen das Risiko für ein geringes Geburtsgewicht, einen Eisenmangel und eine verzögerte Gehirnausbildung.

In leichteren Fällen kann eine verstärkte Zufuhr von eisenhaltigen Nahrungsmitteln wie Leber, Hülsenfrüchten und Vollkornbrot erfolgen. Bei Hämoglobinwerten unter 13,0 g/dl (Männer) bzw. 11,0 g/dl (Frauen) und/oder Ferritinwerten unter 30 µg/l ist eine entsprechende Substitution erforderlich. Eisenionen sind zur peroralen Substitution während der Schwangerschaft geeignet. Teratogene Wirkungen nach Einnahme der empfohlenen Dosierungen sind nicht zu erwarten. Während der Stillzeit kann ebenfalls eine Anwendung erfolgen, um das Risiko eines Eisenmangels und dessen Konsequenzen zu verringern.

Zusammenfassende Bewertung

●●●●●

Bei einem nachgewiesenen Mangel wird eine Supplementierung mit Eisenionen empfohlen. Anderenfalls ist eine zusätzliche Zufuhr von Eisen nicht erforderlich. Zur Diagnose sollte jedoch zunächst ein entsprechendes Blutbild erstellt werden, um das Ausmaß des Eisenmangels zu ermitteln und mögliche andere Ursachen einer Anämie abzuklären.

24.3.3 Kalium

Wirkung

Kalium ist das wichtigste Kation in der intrazellulären Flüssigkeit. Es spielt eine entscheidende Rolle bei verschiedenen wichtigen physiologischen Funktionsabläufen wie der Übertragung von Nervenimpulsen, der Kontraktion von Muskelgeweben sowie bei der Aufrechterhaltung der Nierenfunktion, der Regelung des osmotischen Drucks und des Säure-Basen-Gleichgewichts. Als Enzymaktivator wird es zur Synthese von Proteinen und Glykogen von der Zelle aufgenommen und bei der Glykogenolyse und Proteolyse freigesetzt.

Als Hypokaliämie bezeichnet man Kaliumkonzentrationen von weniger als 3,5 mmol/l im Plasma, der entsprechende Wert für Kinder liegt bei 3,2 mmol/l. Das Krankheitsbild äußert sich in Symptomen wie Adynamie bis zu Paresen, Obstipation bis zum paralytischen Ileus, abgeschwächten oder fehlenden Muskeleigenreflexen, Herzrhythmusstörungen, Nephropathie und metabolischer Alkalose. Als Hyperkaliämie versteht man Kaliumwerte im Plasma über 5,5 mmol/l. Dies kann durch eine erhöhte Kaliumzufuhr oder durch vermehrte Freisetzung von Kaliumionen aus Körperzellen, z. B. beim Abbau von Erythrozyten oder bei schweren Verletzungen, auftreten. Auch Funktionseinschränkungen der Nieren (physiologisch im Alter) oder die Einnahme kaliumsparender Diuretika können die Ursache sein. Hauptsymptome der schweren Hyperkaliämie sind Herzrhythmusstörungen bis hin zum Herzstillstand.

Dosierung

- Erwachsene und Jugendliche: 2 g/d
- Dosierung bei Hypokaliämie: 3,75–7,5 g/d

Pharmakokinetische Eigenschaften

Erforderliche Behandlungsdauer

Die Behandlung eines Kaliummangels sollte unter regelmäßiger Kontrolle des Blutspiegels erfolgen.

Metabolismus und Ausscheidung

Bei ausgeglichener Kaliumbilanz werden 90 % der Dosis renal eliminiert. Die Kaliumionen werden im distalen Tubulus gegen Natriumionen oder Protonen getauscht. Der nicht renal ausgeschiedene Anteil erscheint in den Fäzes.

Besondere Hinweise

In Mitteleuropa muss normalerweise nicht mit einem Kaliummangel gerechnet werden. Ein Risiko besteht z. B. bei sehr geringem Obst- und Gemüseanteil in der Ernährung oder bei einer Behandlung mit Medikamenten, die wie Saluretika die Kaliumausscheidung verstärken. In normalen Mengen über die Nahrung aufgenommen, stellt Kalium kein gesundheitliches Risiko für den Verbraucher dar. Die Einnahme hoher Kaliummengen über Nahrungsergänzungsmittel kann zu gastrointestinalen Beschwerden führen. Bei Patienten mit Hypertonie wird eine leichte Reduktion des Blutdrucks beobachtet. Stärkere gastrointestinale Beschwerden nach peroraler Gabe können auf Ulzerationen oder Perforationen hinweisen. Bei Überdosierungen sind Arrhythmien möglich, die mitunter tödlich verlaufen. Besonders gefährdet sind Personen unter Herzglykosidtherapie. Bei Schwangeren und Stillenden sowie bei Patienten mit Niereninsuffizienz sollte ein Kaliummangel nur unter ärztlicher Aufsicht behandelt werden.

Zusammenfassende Bewertung

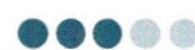

Eine Supplementierung mit Kaliumionen ist normalerweise nicht erforderlich. Ein klinisch relevanter Kaliummangel sollte wegen der Gefahr einer möglicherweise lebensbedrohlichen Überdosierung nicht im Rahmen der Selbstmedikation, sondern nur unter ärztlicher Aufsicht behandelt werden.

24.3.4 Magnesium

Wirkung

Magnesiumionen hemmen die Freisetzung von Acetylcholin an der präsynaptischen Membran der motorischen Endplatte, wodurch eine Muskelrelaxation eintritt. Konzentrationen über 5 mmol/l führen zur Muskelerschlaffung. Aus diesem Grund werden Magnesiumpräparate häufig zur Vorbeugung und Behandlung von Krämpfen, insbesondere nächtlichen Wadenkrämpfen, eingesetzt.

Dosierung

- Jugendliche von 15 bis 18 Jahren: 400/350 mg/d (m/w)
- Erwachsene von 19 bis 24 Jahren: 400/310 mg/d (m/w)
- Erwachsene ab 25: 350/300 mg/d (m/w)
- Schwangere: 310 mg/d
- Stillende: 390 mg/d

Pharmakokinetische Eigenschaften

Erforderliche Behandlungsdauer

Erkenntnisse über die erforderliche Einnahmedauer liegen nicht vor.

Metabolismus und Ausscheidung

Magnesiumionen verteilen sich auf die Gewebe (45 % intrazellulär) und die Knochen. Die Exkretion des resorbierten Anteils erfolgt im Wesentlichen renal. Ein großer Anteil (> 95 %) wird jedoch am proximalen Tubulus rückresorbiert. Der nichtresorbierte Anteil wird mit den Fäzes ausgeschieden.

Besondere Hinweise

Bei vorbeugender Einnahme von Magnesiumionen kann, kleineren klinischen Studien zufolge, die Schmerzintensität einer Migräneattacke möglicherweise reduziert werden. Der Nutzen von Magnesiumionen zur Vorbeugung oder Behandlung von Wadenkrämpfen oder anderen neuromuskulären Störungen wurde bislang nicht eindeutig bewiesen. Die vorliegenden Studien weisen methodische Mängel auf oder wurden an zu kleinen Patientenkollektiven durchgeführt.

Aufgrund der stark differierenden Studiendesigns konnten zudem keine Metaanalysen durchgeführt werden. Am ehesten deutet sich ein Nutzen bei Schwangeren an. Nächtliche Wadenkrämpfe können jedoch auch auf Störungen der Mikrozirkulation aufgrund einer chronisch venösen Insuffizienz oder einer peripheren arteriellen Verschlusskrankheit hinweisen. Dies sollte vor einem Therapieversuch mit Magnesiumpräparaten geklärt werden. Abgesehen von leichten Durchfällen wurden durch Magnesiumionen jedoch auch keine relevanten Nebenwirkungen festgestellt, sodass das Risiko einer übermäßigen Supplementierung vergleichsweise gering ist. Bei Niereninsuffizienz ist allerdings Vorsicht geboten. Magnesiumpräparate mit adäquater Dosierung können während der gesamten Schwangerschaft und Stillzeit eingenommen werden. Berichte über schädliche Wirkungen wurden bislang nicht bekannt. Eine gezielte Ernährung mit Vollkornprodukten, Nüssen, Hülsenfrüchten, Kürbiskernen oder (getrockneten) Bananen kann jedoch ebenfalls hilfreich sein. Eine Vermeidung einer frühzeitigen Geburt durch Zufuhr von Magnesiumionen wurde nicht bewiesen. Von einer hochdosierten Supplementierung wird in diesen Fällen wegen fehlender Erfahrungen abgeraten.

Zusammenfassende Bewertung

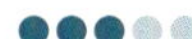

Der Nutzen durch eine Supplementierung von Magnesiumionen ist derzeit nicht ausreichend belegt. Zur Vermeidung von nächtlichen Wadenkrämpfen, insbesondere während der Schwangerschaft, oder von Migräneattacken ist die Einnahme wegen der guten Verträglichkeit dennoch vertretbar. Die Durchführung qualitativ hochwertiger klinischer Studien ist wünschenswert.

24.3.5 Selen

Wirkung

Selen ist ein essenzielles Spurenelement und kommt im menschlichen Organismus u. a. in der Glutathionperoxidase vor. Dieses Enzym ist Bestandteil des antioxidativen zellulären Schutzsystems. Es konvertiert verschiedene Hydroperoxide zu den entsprechenden Alkoholen. In vitro wurde ein Zusammenhang zwischen der Integrität zellulärer Membranen und einer ausreichenden Aktivität des Glutathionperoxidasesystems gezeigt. Dies könnte auf eine reduzierte Lipidperoxidationsrate und daraus resultierende geringere Membranschäden zurückzuführen sein. Die Gesamtmenge an Selen im menschlichen Körper liegt zwischen 4 und 20 mg.

Dosierung

- Erwachsene: 60–70 µg/d

Pharmakokinetische Eigenschaften

Erforderliche Behandlungsdauer

Erkenntnisse über die erforderliche Einnahmedauer liegen nicht vor. Ggf. ist zur Überwachung eines Mangels eine regelmäßige Kontrolle der Blutspiegel notwendig.

Metabolismus und Ausscheidung

Selenionen werden hauptsächlich von Erythrozyten aufgenommen und enzymatisch zu Selenwasserstoff reduziert. Dieser dient als zentraler Selenpool. Nach Transformation zu Selenocystein wird dieses im Verlauf der Translation spezifisch in die Peptidketten der Glutathionperoxidase eingebaut. Überschüssiger Selenwasserstoff wird über Methylselenol und Dimethylselenid zum Trimethylselenoniumion metabolisiert. Die Ausscheidung von Selen erfolgt hauptsächlich renal, nach höherer Dosierung auch verstärkt über die Fäzes oder die Lunge.

Besondere Hinweise

Eine positive Beeinflussung von Krebsleiden oder kardiovaskulären Erkrankungen durch eine Supplementierung von Selen konnte nicht nachgewiesen werden. Manche der Untersuchungen wiesen anstatt eines Nutzens sogar auf schädliche Effekte hin. In Untersuchungen an Männern war das Risiko für Prostatakrebs erhöht. Andere Studien ergaben Hinweise auf ein erhöhtes Diabetesrisiko. Im Gegensatz zu den ebenfalls antioxidativ wirkenden Vitaminen A und E kam es in Metanalysen durch Selen zu keinem Anstieg der Sterblichkeit. Dennoch sollte auf eine gleichmäßige Zufuhr verschiedener synergistisch wirkender Antioxidanzien, vorzugsweise durch eine ausgewogene Ernährung, geachtet werden.

Selenionen sind beispielsweise in Vollkornprodukten, Fisch, Eiern, Nüssen, Käse und Geflügelfleisch enthalten. Eine Nahrungsergänzung mit Selenionen sollte entsprechend der Fachgesellschaften in Deutschland allenfalls bei nachgewiesenem Mangel, veganer Ernährung oder bei schweren Essstörungen erfolgen. Auch Schwangere und Stillende haben einen geringfügig erhöhten Bedarf. Bei Krebspatienten kann möglicherweise das Risiko für Stomatitis oder Diarrhö reduziert werden. Eine übermäßige Zufuhr von mehr als 300 µg Selenionen/d kann zu Vergiftungen mit knoblauchähnlich riechendem Atem, Magen-Darm-Beschwerden, Nervenleiden, Zahnproblemen, Hautschäden, Haarausfall und dem Verlust von Nägeln führen.

Zusammenfassende Bewertung

In kontrollierten klinischen Studien konnte bislang kein Nutzen einer Supplementierung mit Selenionen zur Vorbeugung oder Behandlung von malignen oder kardiovaskulären Erkrankungen nachgewiesen werden. Wegen des Verdachts auf mögliche schädigende Effekte sollte zur Vorbeugung von Mangelzuständen anstelle einer zusätzlichen Zufuhr eine Umstellung auf eine Ernährung mit hohem Vollkorn- oder Fischanteil erfolgen.

Anmerkungen

- Zur Vorbeugung und unterstützenden Behandlung der altersabhängigen Makuladegeneration empfehlen die betreffenden Fachgesellschaften die Einnahme von Vitamin C, Vitamin E und Carotinoiden. Auch der Einsatz anderer Vitamine und Mineralien wie Zink und Selen sowie Omega-3-mehrfach-ungesättigte-Fettsäuren wird diskutiert.
- Zum Nutzen einer Überversorgung mit Biotin (Vitamin H), Kieselerde, Spermidin sowie von Vitaminoiden wie Carnitin, Inositol und Cholin liegen derzeit keine Belege vor.
- Zur Supplementierung des als Anti-Aging-Mittel beworbenen Vitaminoids Coenzym Q_{10} bzw. Ubichinon liegen widersprüchliche Daten vor. In einigen Studien oder auch Metaanalysen wurden LDL-Cholesterol und triglyceridsenkende Wirkungen nachgewiesen. Resultate einer großen Metaanalyse deuten auf eine Reduktion des kardiovaskulären Risikos hin. Andere Untersuchungen konnten keine entsprechenden Effekte nachweisen. Voraussetzung für die körpereigene Bildung von Q_{10} ist eine ausreichende Versorgung mit B-Vitaminen und Vitamin E. Leitlinien verweisen auf eine ausgewogene Ernährung mit Fleisch, Fisch, Geflügel, Leber, Ei, Nüssen und Butter.
- Sekundäre Pflanzenstoffe wie Chlorophyll sind für die Abläufe im menschlichen Organismus nicht überlebenswichtig. Stoffe wie Amygdalin sind sogar als schädlich einzustufen.
- Phytosterine werden derzeit von den entsprechenden Fachgesellschaften nicht zur Vermeidung und Behandlung von Hypercholesterolämie empfohlen. Zur Langzeitsicherheit liegen keine ausreichenden Belege vor. Bei einigen Untersuchungen kam es unter der Einnahme zu einer paradoxen Erhöhung des Cholesterolspiegels sowie zu arteriosklerotischen Veränderungen.
- Zur Supplementierung von aus Pflanzen gewonnenen Antioxidanzien kann derzeit keine Empfehlung ausgesprochen werden. In diese Gruppe fallen z. B. oligomere Proanthocyanidine (OPC) aus Traubenkernen, Anthocyane aus der Aroniabeeren oder Lycopin aus Tomaten. Zunächst sollte geklärt werden, ob diese sogenannten Radikalfänger vor Erkrankungen wie Krebs, Arteriosklerose oder kardiovaskulären Erkrankungen schützen. Allerdings besteht der Verdacht, dass Tumorerkrankungen durch hochdosierte Zufuhr entsprechender Konzentrate sogar begünstigt werden können. Eine ausgewogene Ernährung mit einem hohen Anteil an Gemüse, Keimlingen, Nüssen, Früchten, naturbelassenen Ölen und Fetten ist nach aktuellem Kenntnisstand vorzuziehen.
- Chiasamen sind aufgrund ihres hohen Gehalts an Omega-3-Fettsäuren vor allem bei Vegetariern sehr beliebt, allerdings enthalten sie auch einen hohen Anteil an Kaliumionen, sodass Personen mit Prädisposition für eine Hyperkaliämie durch einen übermäßigen Verzehr gefährdet sind.
- Die ebenfalls zu den „Superfoods" zählenden getrockneten Algen können einen sehr hohen Jodgehalt aufweisen, der über dem für Erwachsene empfohlenen Tagesbedarf liegt. Bei übermäßigem Verzehr besteht die Gefahr von Funktionsstörungen der Schilddrüse.

24.4 Abgrenzung zu verschreibungspflichtigen Arzneimitteln und anderen ärztlichen Therapieverfahren

Bei Verdacht auf das Vorliegen einer Mangelerkrankung sollte ein Arzt aufgesucht werden. Entsprechende Symptome sind den einzelnen Beiträgen dieses Kapitels zu entnehmen. Insbesondere bei Kindern oder Personen mit schweren Begleiterkrankungen darf keinesfalls eine eigenmächtige Behandlung erfolgen. Der Arzt kann bei Erfordernis die Blutspiegelwerte bestimmen, Resorptionsstörungen ausschließen und nach Diagnosestellung bei relevanten Mangelzuständen oder Krankheitsbildern eine gezielte Supplementierung einleiten. In schweren Fällen sollte z. B. bei Vitamin-D-Mangel der Einsatz eines höherdosierten verschreibungspflichtigen Präparats erfolgen. Bei schwerer Eisenmangelanämie ist die intravenöse Applikation von dreiwertigem Eisen möglich.

24.5 Handelspräparate (Auswahl)

Wirkstoff	Bewertung	Präparatebeispiele®
Calcium	Osteoporose: ●●●●● Allergieprophylaxe: ●○○○○	frubiase Calcium, Calcium Sandoz, Ossofortin forte
Eisen	●●●●●	Eisen Verla, ferrotone, Floradix Eisen
Folsäure	Frühschwangerschaft: ●●●●● Erhöhte Homocysteinspiegel: ●●●○○	Femibion, Folio, folsan, Folsäure Heumann, TAXOFIT Folsäure
Kalium	●●●○○	Kalinor, Kalium Verla
Magnesium	●●●○○	Biolectra Magnesium, Magnesium Diasporal, Magnesium Verla
Omega-3-Fettsäuren	●●●○○	Bakanasan Omega-3 mit Lachsöl, Cefaomega, Eicosan 750 Omega-3, Eicosapen
Selen	●●○○○	Cefasel, Selenase, Selen-Loges
Vitamin-B-Komplex	●●●○○	Vitamin-B-Komplex forte Hevert, Vitamin-B-Komplex ratiopharm, Vitasprint B_{12}
Vitamin C (Ascorbinsäure)	●●●○○	Cetebe, Xitix
Vitamin D	●●●●●	Vigantol Vitamin D3, Vitamin D3 Hevert, Vitagamma Vitamin D_3, Vitamin D Sandoz
Vitamin E	●●○○○	Eusovit, Optovit, Evit 400, E-Vitamin-ratiopharm

Literatur

Aburto NJ, Hanson S, Gutierrez H et al. Effect of increased potassium intake on cardiovascular risk factors and disease: systematic review and meta-analyses. BMJ 346: f1378, 2013

Allingstrup M, Afshari A. Selenium supplementation for critically ill adults. Cochrane Database Syst Rev 2015(7): CD003703, 2015

An P, Wan S, Luo Y et al. Micronutrient Supplementation to Reduce Cardiovascular Risk. J Am Coll Cardiol 80(24): 2269–2285, 2022

Arzneimittelkommission der deutschen Ärzteschaft, Drug Safety Mail 2017–2042, Hyperkalzämie durch Überdosierung mit Vitamin D, 30.11.2017

Aung T, Halsey J, Kromhout D et al. Associations of omega-3 fatty acid supplement use with cardiovascular disease risks: meta-analysis of 10 trials involving 77 917 individuals. JAMA Cardiol 3(3): 225–234, 2018

Avenell A, Mak JC, O'Connell D. Vitamin D and Vitamin D analogues for preventing fractures in post-menopausal women and older men. Cochrane Database Syst Rev 2014(4): CD000227, 2014

BfArM warnt erneut vor Red-Rice-Nahrungsergänzungsmitteln: Produkte ab einer Tagesdosis von 5 mg Monacolin K sind als Arzneimittel einzustufen, Pressemitteilung 3/16 vom 24.02.2016, www.bfarm.de/SharedDocs/Pressemitteilungen/DE/2016/pm3–2016.html

Bischoff-Ferrari HA, Dawson-Hughes B, Orav EJ et al. Monthly high-dose Vitamin D treatment for the prevention of functional decline: a randomized clinical trial. JAMA Intern Med 176(2): 175–183, 2016

Bjelakovic G, Gluud LL, Nikolova D et al. Vitamin D supplementation for prevention of mortality in adults. Cochrane Database Syst Rev (1): CD007470, 2014

Brasky TM, White E, Chen C-L. Long-term, supplemental, one-carbon metabolism-related vitamin B use in relation to lung cancer risk in the vitamins and lifestyle (VITAL) cohort. J Clin Oncol 35(30): 3440–3448, 2017

Burckhardt M, Herke M, Wustmann T et al. Omega-3 fatty acids for the treatment of dementia. Cochrane Database Syst Rev 4(4): CD009002, 2016

Chen Z, Yang H, Wang D et al. Effect of Oral Iron Supplementation on Cognitive Function among Children and Adolescents in Low- and Middle-Income Countries: A Systematic Review and Meta-Analysis. Nutrients 14(24): 5332, 2022

Cormick G, Ciapponi A, Cafferata ML et al. Calcium supplementation for prevention of primary hypertension. Cochrane Database Syst Rev 1(1): CD010037, 2022

Cummings SR, Kiel DP, Black DM. Vitamin D Supplementation and Increased Risk of Falling: A Cautionary Tale of Vitamin Supplements Retold. JAMA Intern Med 176(2): 171–172, 2016

Dachverband-Osteologie (DVO). Leitlinie für Osteporose, 2017

de Souza RJ, Mente A, Maroleanu A et al. Intake of saturated and trans unsaturated fatty acids and risk of all cause mortality, cardiovascular disease, and type 2 diabetes: systematic review and meta-analysis of observational studies. BMJ 351: h3978, 2015

Delgado-Noguera MF, Calvache JA, Bonfill Cosp X et al. Supplementation with long chain polyunsaturated fatty acids (LCPUFA) to breastfeeding mothers for improving child growth and development. Cochrane Database Syst Rev 2015(7): CD007901, 2015

De-Regil LM, Peña-Rosas JP, Fernández-Gaxiola AC et al. Effects and safety of periconceptional oral folate supplementation for preventing birth defect. Cochrane Database Syst Rev 2015(12): CD007950, 2015

Deutsche Gesellschaft für Ernährung. Zum Zusammenhang zwischen der Vitamin-D-Zufuhr bzw. dem Vitamin-D-Status und dem Risiko für eine SARS-CoV-2-Infektion sowie der Schwere des Verlaufs einer COVID-19-Erkrankung – ein Überblick über die aktuelle Studienlage, 2021

Deutsche Ophthalmologische Gesellschaft, Retinologische Gesellschaft, Berufsverband der Augenärzte Deutschlands, Nahrungsergänzungsmittel bei altersabhängiger Makuladegeneration (AMD). Leitlinie Nr. 21, 2015

Deutsches Krebsforschungszentrum (Krebsinformationsdienst), Vitamine und Spurenelemente bei Krebs, 2020

Dorney E, Boyle JA, Walker R et al. A Systematic Review of Clinical Guidelines for Preconception Care. Semin Reprod Med 40(3–04): 157–169, 2022

Eleni A, Panagiotis P. A systematic review and meta-analysis of Vitamin D and calcium in preventing osteoporotic fractures. Clin Rheumatol 39(12): 3571–3579, 2020

Evans JR, Lawrenson JG. Antioxidant vitamin and mineral supplements for preventing age-related macular degeneration. Cochrane Database Syst Rev 7(7): CD000253, 2017

Fachinformation Biomagnesin Madaus, Stand 07/2022

Fachinformation Calcium-dura, Stand 06/2022

Fachinformation Eicosapen, Stand 06/2017

Fachinformation Eusovit, Stand 07/2020

Fachinformation ferro sanol, Stand 02/2021

Fachinformation Folsäure AbZ, Stand 09/2018

Fachinformation Kalium Verla, Stand 10/2013

Fachinformation Selen-Loges, Stand 03/2022

Fachinformation Vigantol, Stand 04/2021

Fachinformation Vitamin B12-ratiopharm, Stand 09/2022

Fachinformation Xitix, Stand 02/2019

Farina N, Llewellyn D, Isaac MGEKN, Tabet N. Vitamin E for Alzheimer's dementia and mild cognitive impairment. Cochrane Database Syst Rev 4(4): CD002854, 2017

Filippini T, Fairweather-Tait S, Vinceti M. Selenium and immune function: a systematic review and meta-analysis of experimental human studies. Am J Clin Nutr 117(1): 93–110, 2023

Garcia-Larsen V, Ierodiakonou D, Jarrold K et al. Diet during pregnancy and infancy and risk of allergic or autoimmune disease: A systematic review and meta-analysis, PLoS Med 15(2): e1002507, 2018

Garrison SR, Korownyk CS, Kolber MR et al. Magnesium for skeletal muscle cramps. Cochrane Database Syst Rev 9(9): CD009402, 2020

Haykal T, Samji V, Zayed Y, Gakhal I, Dhillon H, Kheiri B, et al. The role of Vitamin D supplementation for primary prevention of cancer: meta-analysis of randomized controlled trials. J Community Hosp Intern Med Perspect 9(6): 480–488, 2019

Heilfort L, Kutschan S, Dörfler J et al. A Systematic Review of the Benefit of B-Vitamins as a Complementary Treatment in Cancer Patients. Nutr Cancer 75(1): 33–47, 2023

Heine-Bröring RC, Winkels RM, Renkema JM et al. Dietary supplement use and colorectal cancer risk: a systematic review and meta-analyses of prospective cohort studies, Int J Cancer 136(10): 2388–2401, 2015

Hofmeyr GJ, Manyame S. Calcium supplementation commencing before or early in pregnancy, or food fortification with calcium, for preventing hypertensive disorders of pregnancy. Cochrane Database Syst Rev 9(9): CD011192, 2019

Huang ZB, Wan SL, Lu YJ et al. Does vitamin K2 play a role in the prevention and treatment of osteoporosis for postmenopausal women: a meta-analysis of randomized controlled trials, Osteoporos Int 26(3): 1175–1186, 2015

Jia Y, Huang Y, Wang H, Jiang H. Effect of Prenatal Omega-3 Polyunsaturated Fatty Acid Supplementation on Childhood Eczema: A Systematic Review and Meta-Analysis. Int Arch Allergy Immunol 184(1): 21–32, 2023

Keats EC, Haider BA, Tam E, Bhutta ZA. Multiple-micronutrient supplementation for women during pregnancy. Cochrane Database Syst Rev 3(3): CD004905, 2019

Keum N, Lee DH, Greenwood DC et al. Vitamin D supplementation and total cancer incidence and mortality: a meta-analysis of randomized controlled trials. Ann Oncol 30(5): 733–743, 2019

Klahre AS. Vitamin-D-Mangel: Nicht Ursache, sondern nur ein Symptom schlechter Gesundheit? Medscape, Januar 2014

Komplementärmedizin in der Behandlung von onkologischen PatientInnen (S3-Leitlinie). AWMF-Register-Nr. 032/055OL, Stand 22.07.2021, gültig bis 21.07.2026 (in Überarbeitung)

Lawrenson JG, Evans JR. Omega-3 fatty acids for preventing or slowing the progression of age-related macular degeneration. Cochrane Database Syst Rev 2015(4): CD010015, 2015

Liu J, Song G, Zhao G, Meng T. Effect of oral magnesium supplementation for relieving leg cramps during pregnancy: A meta-analysis of randomized controlled trials. Taiwan J Obstet Gynecol 60(4): 609–614, 2021

Liu YX, Yu JH, Sun JH et al. Effects of Omega-3 Fatty Acids Supplementation on Serum Lipid Profile and Blood Pressure in Patients with Metabolic Syndrome: A Systematic Review and Meta-Analysis of Randomized Controlled Trials. Foods 12(4): 725, 2023

Liu Z, Tian Z, Zhao D et al. Effects of Coenzyme Q10 Supplementation on Lipid Profiles in Adults: A Meta-analysis of Randomized Controlled Trials. J Clin Endocrinol Metab 108(1): 232–249, 2022

Manoj P, Derwin R, George S. What is the impact of daily oral supplementation of Vitamin D3 (cholecalciferol) plus calcium on the incidence of hip fracture in older people? A systematic review and meta-analysis. Int J Older People Nurs 18(1): e12492, 2023

Markova V, Norgaard A, JØrgensen KJ et al. Treatment for women with postpartum iron deficiency anaemia. Cochrane Database Syst Rev 2015(8): CD010861, 2015

Martí-Carvajal AJ, Solà I, Lathyris D, Dayer M. Homocysteine-lowering interventions for preventing cardiovascular events. Cochrane Database Syst Rev 8(8): CD006612, 2017

Martineau AR, Cates CJ, Urashima mm et al. Vitamin D for the management of asthma. Cochrane Database Syst Rev 9(9): CD015511, 2016

Méndez-Sánchez L, Clark P, Winzenberg TM et al. Calcium and Vitamin D for increasing bone mineral density in premenopausal women. Cochrane Database Syst Rev 1(1): CD012664, 2023

O'Connor EA, Evans CV, Ivlev I et al. Vitamin and Mineral Supplements for the Primary Prevention of Cardiovascular Disease and Cancer: Updated Evidence Report and Systematic Review for the US Preventive Services Task Force. JAMA 327(23): 2334–2347, 2022

Palacios C, Kostiuk LK, Peña-Rosas JP. Vitamin D supplementation for women during pregnancy. Cochrane Database Syst Rev 7(7): CD008873, 2019

Palermo A, Tuccinardi D, D'Onofrio L et al. Vitamin K and osteoporosis: Myth or reality? Metabolism 70: 57–71, 2017

Peña-Rosas JP, De-Regil LM, Garcia-Casal MN et al. Daily oral iron supplementation during pregnancy. Cochrane Database Syst Rev 2015(7): CD004736, 2015

Prophylaxe, Diagnostik und Therapie der Osteoporose (S3-Leitlinie). AWMF-Register-Nr. 183/001, Stand 31.12.2017, gültig bis 30.12.2022 (in Überarbeitung)

Rabelo NN, Telles JPM, Pipek LZ et al. Homocysteine is associated with higher risks of ischemic stroke: A systematic review and meta-analysis. PLoS One 17(10): e0276087, 2022

Rizos EC, Ntzani EE, Bika E et al. Association between omega-3 fatty acid supplementation and risk of major cardiovascular disease events. A systematic review and meta-analysis, JAMA 308(10): 1024–1033, 2012

Rumbold A, Ota E, Hori H et al. Vitamin E supplementation in pregnancy. Cochrane Database Syst Rev 2015(9): CD004069, 2015

Rumbold A, Ota E, Nagata C et al. Vitamin C supplementation in pregnancy. Cochrane Database Syst Rev 2015(9): CD004072, 2015

Rutjes AWS, Denton DA, Di Nisio M et al. Vitamin and mineral supplementation for maintaining cognitive function in cognitively healthy people in mid and late life. Cochrane Database Syst Rev 12(12): CD011906, 2018

Stroehlein JK, Wallqvist J, Iannizzi C et al. Vitamin D supplementation for the treatment of COVID-19: a living systematic review. Cochrane Database Syst Rev 5(5): CD015043, 2021

Vinceti M, Dennert G, Crespi CM et al. Selenium for preventing cancer. Cochrane Database Syst Rev 1(1): CD005195, 2018

Vitamin-D-Mangel-Rachitis. AWMF-Register-Nr. 174/007, Stand 2016 (aktuelle: Stand 30.06.2022, gültig bis 29.06.2027)

Vollset SE, Clarke R, Lewington S et al. Effects of folic acid supplementation on overall and site-specific cancer incidence during the randomised trials: meta-analyses of data on 50 000 individuals, Lancet 381(9871): p1029–1036, 2013

Witte AV, Kerti L, Hermannstädter HM et al. Long-chain omega-3 fatty acids improve brain function and structure in older adults. Cereb Cortex 24(11): 3059–3068, 2014

Yan J, Liu M, Yang D et al. Efficacy and Safety of Omega-3 Fatty Acids in the Prevention of Cardiovascular Disease: A Systematic Review and Meta-analysis. Cardiovasc Drugs Ther doi: 10.1007/s10557-022-07379-z, 2022

Zargarzadeh N, Severo JS, Pizarro AB et al. The Effects of Folic Acid Supplementation on Pro-inflammatory Mediators: a Systematic Review and Dose-Response Meta-Analysis of Randomized Controlled Trials. Clin Ther 43(12): e346–e363, 2021

Zeng Z, Mishuk AU, Qian J. Safety of dietary supplements use among patients with cancer: A systematic review. Crit Rev Oncol Hematol 152: 103013, 2020

Zhan Y, Zhang R, Li G. Effect of magnesium on vascular calcification in chronic kidney disease patients: a systematic review and meta-analysis. Ren Fail 45(1): 2182603, 2023

Zhang X, Niu W. Meta-analysis of randomized controlled trials on Vitamin D supplement and cancer incidence and mortality. Biosci Rep 39(11), 2019

Zhao JG, Zeng XT, Wang J, Liu L. Association between calcium or Vitamin D supplementation and fracture incidence in community-dwelling older adults: a systematic review and meta-analysis. JAMA 318(24): 2466–2482, 2017

Zittermann A, Trummer C, Theiler-Schwetz V, Pilz S. Long-term supplementation with 3200 to 4000 IU of Vitamin D daily and adverse events: a systematic review and meta-analysis of randomized controlled trials. Eur J Nutr doi: 10.1007/s00394-023-03124-w, 2023

25 Prostatabeschwerden

Blasenentleerungsstörungen beim Mann beruhen häufig auf einer gutartigen Prostatavergrößerung (benigne Prostatahyperplasie, BPH). Die Entwicklung dieser Erkrankung kann etwa ab dem 40. Lebensjahr beginnen. Bei den über 50-jährigen Männern ist etwa ein Viertel betroffen, bei den 65-jährigen die Hälfte und bei den mehr als 80-jährigen über 90 %. Die Symptome können auch ohne Behandlung wieder abklingen, meist handelt es sich jedoch um einen langsam fortschreitenden Prozess. Als Auslöser für das gutartige Wachstum der Prostatazellen wird ein altersbedingtes Ungleichgewicht zwischen männlichen und weiblichen Sexualhormonen vermutet. Durch die Zunahme von Größe und Gewicht der Vorsteherdrüse kommt es zu einer mechanischen Verengung des Harnleiters mit entsprechenden Folgen.

Beschwerden durch eine Prostatahyperplasie werden nach Alken in verschiedene Stadien eingeteilt:

- Stadium I ist durch einen schwachen Harnstrahl, Miktionsstörungen, häufiges und nächtliches Wasserlassen, einen verzögerten Beginn des Wasserlassens und ein aktives Bauchpressen beim Wasserlassen gekennzeichnet.
- In Stadium II kommt es zusätzlich zur Restharnbildung mit der Gefahr von akuten oder chronischen Harnwegsinfektionen, Blasensteinbildung und Blutungen. Durch einen Rückstau bis in die Nieren besteht ein erhöhtes Risiko für Entzündungen der Nieren und der gesamten Harnwege.
- Stadium III ist durch eine Überlaufblase mit ständigem Urinabgang bei übervoller Blase und Harnstauungsnieren gekennzeichnet.

Eine Harnverhaltung kann in jedem Stadium auftreten, die jährliche Inzidenz bei Männern mit BPH liegt bei 1–2 %. Aufgrund der fortwährenden mechanischen Abflussbehinderung des Urins ist ein vermehrter Kraftaufwand für die Blasenentleerung erforderlich. Als Folge kommt es zu einer Verdickung der Blasenmuskulatur, die zusammen mit dem erhöhten Blasendruck zu Ausstülpungen der Blasenwand führen kann, sogenannten Blasendivertikeln.

Eine schwerwiegende Folgekomplikation von BPH-bedingten Blasen- oder Nierenentzündungen ist die sogenannte Urosepsis. Hierbei kommt es zum Austreten von Bakterien in die Blutbahn mit schweren körperlichen, mitunter lebensgefährlichen Auswirkungen.

Läuft eine Entzündung dagegen unbemerkt ab, besteht die Gefahr einer chronischen Infektion mit fortschreitender Zerstörung und Schrumpfung der Nieren.

Bei nur leichten oder mäßigen Prostatabeschwerden ohne Leidensdruck ist zunächst keine weitere aktive Behandlung, sondern lediglich kontrolliertes Beobachten angeraten. Eine Milderung der Symptome können allgemeine Maßnahmen wie das Meiden von Kälte (Wärme erleichtert die Miktion), regelmäßige Blasen- und Darmentleerung, das Vermeiden von langem Stehen und viel Bewegung bewirken. Um Blasenentzündungen zu vermeiden, muss man ausreichend trinken, damit die Blase gut durchgespült wird. Ebenso hilfreich können ein Verzicht auf Flüssigkeitszufuhr am Abend, eine Verringerung des Alkohol- oder Coffeinkonsums, Blasentraining oder eine Thermotherapie unter dem Einsatz von Mikrowellen sein. Allerdings sollte der Betroffene bereits in frühen Krankheitsstadien regelmäßige Kontrolluntersuchungen durchführen lassen, damit der Arzt den Verlauf der Erkrankung überprüfen kann.

Bei leichteren Prostatabeschwerden kann im Rahmen der Selbstmedikation eine Behandlung mit pflanzlichen Zubereitungen aus Kürbiskernen, Sägepalmenfrüchten, Brennnesselwurzel, Roggenpollen sowie mit β-Sitosterol erfolgen. Die genannten Zubereitungen führen möglicherweise zu einer Verbesserung der Symptome, das Fortschreiten der Prostatavergrößerung wird jedoch nicht gehemmt. Ebenso konstatiert die AWMF-Leitlinie, dass durch keines der Phytotherapeutika eine Beeinflussung der Blasenauslassobstruktion stattfindet. Allerdings sollte zuvor die Diagnose BPH durch einen Arzt bestätigt worden sein.

25.1 Pflanzliche Therapeutika

25.1.1 Kürbissamen (aus Curcubita pepo)

Wirkung

Die in Kürbissamen enthaltenen Δ^7-Sterole bewirken bei benigner Prostatahyperplasie eine Symptomverbesserung und eine Stärkung der Blasenmuskulatur. Sie besitzen eine strukturelle Ähnlichkeit mit Dihydrotestosteron und Androgenen. Im Prostatagewebe bewirken diese Sterole eine Reduktion der sauren Phosphatase und des prostataspezifischen Antigens. Als Wirkungsmechanismen werden eine Hemmung der Bindung von Dihydrotestosteron an androgene Rezeptoren innerhalb der Prostata sowie eine Hemmung von 5α-Reduktase oder Aromatase diskutiert.

Dosierung

- Erwachsene: entsprechend etwa 10 mg Samen/d

Pharmakokinetische Eigenschaften

Wirkungseintritt

Zum genauen Wirkungseintritt sind keine Erkenntnisse vor.

Metabolismus und Ausscheidung

Zum pharmakokinetischen Verhalten von Inhaltsstoffen aus Kürbissamen sind keine Daten verfügbar.

Besondere Hinweise

Zubereitungen aus Kürbissamen sind gut verträglich und bewirkten bei BPH in einer neueren placebokontrollierten Untersuchung eine Reduktion des international anerkannten Prostata-Symptom-Scores (IPSS). Weitere verfügbare klinische Studien sind eher älteren Datums und weisen gewisse Qualitätsmängel auf. Über die langfristige und die präventive Wirksamkeit liegen keine Erkenntnisse vor. Durch die Reduktion des PSA-Werts besteht u. U. die Gefahr, dass ein Prostatakarzinom nicht rechtzeitig erkannt wird.

> **Zusammenfassende Bewertung**
>
> ●●●○○
>
> Kürbiskerne können als Therapieversuch bei leichten Prostatabeschwerden eingesetzt werden. Die Wirkung ist allenfalls schwach und die Anzahl der zuverlässigen klinischen Studien begrenzt. Weitere Untersuchungen, insbesondere zur langfristigen Wirksamkeit, wären wünschenswert.

25.1.2 Sägepalmen-/Sabalfrüchte (Serenoa repens, Sabal serrulatum)

Wirkung

Sabal- oder Sägepalmenfrüchte werden in erster Linie bei Miktionsstörungen durch eine gutartig vergrößerte Prostata eingesetzt. Die Wirkung soll auf den Phytosterolen Sitosterol, Campestrol und Cycloartenol beruhen, die die Bindung von Dihydrotestosteron an androgene Rezeptoren im Prostatagewebe hemmen. Allerdings ist fraglich, ob die erforderlichen Wirkstoffkonzentrationen am Wirkort erreicht werden. Weiterhin wird als Wirkungsmechanismus eine Inhibition der 5α-Reduktase und der Aromatase durch die genannten Sterole angenommen, 2 Enzyme, die für die Umwandlung von Testosteron in Dihydrotestosteron und Estrogen verantwortlich sind.

Dosierung

- Erwachsene: 320 mg lipophiler Extrakt oder 1–2 g Droge/d

Pharmakokinetische Eigenschaften

Wirkungseintritt

Zum genauen Wirkungseintritt sind keine Erkenntnisse verfügbar.

Metabolismus und Ausscheidung

Zum pharmakokinetischen Verhalten von Inhaltsstoffen der Sägepalmen-/Sabalfrüchte liegen keine Daten vor.

Besondere Hinweise

Verschiedene kleinere kontrollierte klinische Studien konnten eine Besserung von Symptomen wie nächtlichem Harndrang, schwachem Harnfluss, Restharnvolumen und verzögerter Miktion durch Sägepalmenfrüchteextrakt nachweisen. In einer qualitativ hochwertigen Doppelblindstudie wurde dagegen keine Wirksamkeit beobachtet. Selten bewirken die Zubereitungen Magen-Darm-Beschwerden und eine Erhöhung des Blutdrucks. In Einzelfällen wurden allergische Reaktionen und ein intraoperatives Floppy-Iris-Syndrom bei Kataraktoperationen beobachtet.

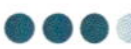

Zusammenfassende Bewertung

●●●○○

Zubereitungen aus Sägepalmenfrüchten können als Therapieversuch bei leichten Prostatabeschwerden eingesetzt werden. Die Resultate der vorliegenden klinischen Studien sind allerdings sehr inkonsistent. Weitere Untersuchungen, insbesondere zur langfristigen Wirksamkeit, wären wünschenswert.

25.1.3 Brennnesselwurzel (aus Urtica dioica)

Wirkung

Zubereitungen aus Brennnesselwurzel bewirken bei benigner Prostatahyperplasie eine Verbesserung der Miktionsstörungen sowie eine Verringerung der Restharnbildung. Die Wirkung soll auf den Phytosterolen β-Sitosterol, 7α- und 7β-Hydroxysitosterol beruhen, die die Bindung von Dihydrotestosteron an androgene Rezeptoren im Prostatagewebe hemmen. Weiterhin wird eine Inhibition der 5α-Reduktase und der Aromatase als Wirkungsmechanismus angenommen, 2 Enzyme, die für die Umwandlung von Testosteron in Dihydrotestosteron und Estrogen verantwortlich sind.

Dosierung

- Erwachsene: 400–600 mg/d als Extrakt oder 4–6 g/d als Wurzeldroge

Pharmakokinetische Eigenschaften

Wirkungseintritt

Zum genauen Wirkungseintritt sind keine Erkenntnisse verfügbar.

Metabolismus und Ausscheidung

Zum pharmakokinetischen Verhalten von Inhaltsstoffen der Brennnesselwurzel liegen keine Daten vor.

Besondere Hinweise

Zubereitungen aus Brennnesselwurzel zeigten in einigen kleineren klinischen Studien zur symptomatischen Behandlung einer BPH gute Verträglichkeit sowie eine Erhöhung des Miktionsvolumens und des maximalen Harnflusses sowie eine Erniedrigung der Restharnmenge. In einer placebokontrollierten Untersuchung wurde eine signifikante Reduktion des international anerkannten Prostata-Symptom-Scores (IPSS) gezeigt. Allerdings steht der Nachweis der langfristigen und der präventiven Wirkung noch aus.

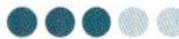

Zusammenfassende Bewertung

●●●○○

Zubereitungen aus Brennnesselwurzel sind gut verträglich und können als Therapieversuch bei leichten Prostatabeschwerden eingesetzt werden. Die Wirkung ist eher schwach und die Anzahl der zuverlässigen klinischen Studien begrenzt. Weitere Untersuchungen, insbesondere zur langfristigen Wirksamkeit, wären wünschenswert.

25.1.4 Roggenpollen (aus Secale cereale)

Wirkung

Extrakte aus Roggenpollen werden zur symptomatischen Behandlung einer gutartig vergrößerten Prostata eingesetzt. Die Wirkung soll auf in den Pollen enthaltenen Phytosterolen beruhen, die die Bindung von Dihydrotestosteron an androgene Rezeptoren im Prostatagewebe hemmen. Weiterhin wird als Wirkungsmechanismus eine Inhibition der 5α-Reduktase und der Aromatase angenommen, 2 Enzyme, die für die Umwandlung von Testosteron in Dihydrotestosteron und Estrogen verantwortlich sind. Eine weitere wichtige Wirkung von Roggenpollen soll auf einem antiphlogistischen Effekt durch verschiedene hydrophile Inhaltsstoffe beruhen. Als Folge könnte es zur Abschwellung des periurethralen Gewebes kommen.

Dosierung

- Erwachsene: 80–120 mg/d

Pharmakokinetische Eigenschaften

Wirkungseintritt

Zum genauen Wirkungseintritt sind keine Erkenntnisse verfügbar.

Metabolismus und Ausscheidung

Zum pharmakokinetischen Verhalten von Roggenpollenextrakten liegen keine Daten vor.

Besondere Hinweise

Zubereitungen aus Roggenpollen sind gut verträglich und bewirkten bei BPH in einigen kleineren klinischen Studien eine bescheidene Verbesserung der urologischen Symptome und des Harnstrahls. Allerdings sollten die Resultate wegen der geringen Fallzahlen, der unklaren Präparatezusammensetzung und der kurzen Beobachtungszeit mit Vorsicht interpretiert werden. Über die langfristige und die präventive Wirksamkeit liegen keine Erkenntnisse vor. Die Anwendung von Roggenpollen ist nicht für Patienten mit entsprechender Gräserallergie geeignet.

Zusammenfassende Bewertung

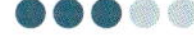

Roggenpollenextrakte können als Therapieversuch bei leichten Prostatabeschwerden eingesetzt werden. Der zu erwartende Effekt ist offenbar eher mäßig bis gering. Die Aussagekraft der bislang vorliegenden Studien ist zudem wegen Heterogenität und der geringen Fallzahlen begrenzt. Weitere größere Untersuchungen mit längerer Beobachtungsdauer wären wünschenswert.

25.1.5 Afrikanischer Pflaumenbaum (Pygeum africanum)

Wirkung

Extrakte aus Afrikanischer Pflaumenbaumrinde werden zur symptomatischen Behandlung einer gutartig vergrößerten Prostata verwendet. Die Rinde enthält eine Vielzahl verschiedener Substanzen, unter anderem Triterpene, Phytosterole wie β-Sitosterol, denen antiinflammatorische Effekte zugeschrieben werden, sowie Fettsäurederivate (z. B.

n-Docosanol) die das Prostatawachstum verhindern sollen. Phytosterole hemmen die Bindung von Dihydrotestosteron an androgene Rezeptoren im Prostatagewebe sowie die Aktivität der 5α Reduktase und der Aromatase, 2 Enzyme, dic für dic Umwandlung von Testosteron in Dihydrotestosteron und Estrogen verantwortlich sind.

Dosierung

- Erwachsene: 100 mg/d, verteilt auf 1–2 Einzeldosen

Kommerziell erhältliche Zubereitungen sind normalerweise auf einen Gehalt von 14 % Triterpenen und 0,5 % n-Docosanol standardisiert.

Pharmakokinetische Eigenschaften

Wirkungseintritt

Zum genauen Wirkungseintritt sind keine Erkenntnisse verfügbar.

Metabolismus und Ausscheidung

Zum pharmakokinetischen Verhalten von Extrakten aus Afrikanischer Pflaumenbaumrinde liegen keine Daten vor.

Besondere Hinweise

Präparate aus Afrikanischer Pflaumenbaumrinde waren in wenigen vergleichenden klinischen Studien an insgesamt 900 Patienten zur symptomatischen Behandlung einer BPH gut verträglich und zeigten eine Verbesserung der urologischen Symptome und des Harnstrahls. Allerdings steht der Nachweis der langfristigen und der präventiven Wirkung noch aus. Die einzigen derzeit bekannten Nebenwirkungen der Droge sind gastrointestinale Beschwerden wie Erbrechen und Magenschmerzen.

Zusammenfassende Bewertung

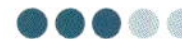

Zubereitungen aus Afrikanischer Pflaumenbaumrinde (*Pygeum africanum*) zeigten in einigen kleineren Studien gute Wirksamkeit bei der Behandlung von leichter BPH. Ein Therapieversuch ist daher durchaus vertretbar. Placebokontrollierte Untersuchungen sowie Langzeitstudien fehlen bislang. Derzeit sind in Deutschland allerdings keine entsprechenden Fertigpräparate verfügbar.

25.1.6 Phytosterol (β-Sitosterol)

Wirkung

β-Sitosterol wird zur symptomatischen Behandlung von Beschwerden durch eine gutartig vergrößerte Prostata angewendet. Die Substanz hemmt die Bindung von Dihydrotestosteron an androgene Rezeptoren im Prostatagewebe. Weiterhin bewirkt sie eine Inhibition der 5α-Reduktase und der Aromatase, 2 Enzyme, die für die Umwandlung von Testosteron in Dihydrotestosteron und Estrogen verantwortlich sind. Als Folge kommt es zur Verbesserung von Miktionsstörungen sowie zu einer Verringerung der Restharnbildung.

Dosierung

- Erwachsene: 10–100 mg/d

Pharmakokinetische Eigenschaften

Wirkungseintritt

Zum genauen Wirkungseintritt sind keine Erkenntnisse verfügbar.

Metabolismus und Ausscheidung

Zum pharmakokinetischen Verhalten von β-Sitosterol liegen keine Daten vor.

Besondere Hinweise

Zum Wirksamkeitsnachweis von β-Sitosterol bei BPH sind einige aussagekräftige klinische Studien vorhanden. In placebokontrollierten Untersuchungen wurde eine signifikante Reduktion des international anerkannten Prostata-Symptom-Scores (IPSS) nachgewiesen. Die Wirkung von β-Sitosterol ist offenbar wegen der höheren Wirkstoffkonzentration zuverlässiger als bei Zubereitungen aus Phytosterol enthaltenden Pflanzenextrakten. Bei guter Verträglichkeit kommt es durch β-Sitosterol zu einer Verbesserung der urologischen Symptome und des Harnstrahls. Allerdings steht der Nachweis der langfristigen und der präventiven Wirkung noch aus. Als Nebenwirkungen wurden gastrointestinale Beschwerden und Impotenz beschrieben.

Zusammenfassende Bewertung

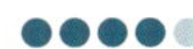

Präparate auf β-Sitosterol-Basis können zur Behandlung von Symptomen einer BPH im Rahmen der Selbstmedikation empfohlen werden. Die Wirksamkeit wurde in einer Reihe kontrollierter klinischer Studien nachgewiesen. Eine endgültige Bewertung ist allerdings erst nach Durchführung von Untersuchungen über längere Beobachtungszeiten möglich.

25.1.7 Hypoxis rooperi

Wirkung

Extrakte aus dem Rhizom von *Hypoxis rooperi* werden zur symptomatischen Behandlung einer gutartig vergrößerten Prostata eingesetzt. Die Wirkung soll auf Phytosterolen beruhen, die die Bindung von Dihydrotestosteron an androgene Rezeptoren im Prostatagewebe hemmen. Weiterhin soll es zu einer Inhibition der 5α-Reduktase und der Aromatase kommen, 2 Enzyme, die für die Umwandlung von Testosteron in Dihydrotestosteron und Estrogen verantwortlich sind.

Dosierung

- Erwachsene: 30–60 mg/d

Pharmakokinetische Eigenschaften

Wirkungseintritt

Zum genauen Wirkungseintritt sind keine Erkenntnisse verfügbar.

Metabolismus und Ausscheidung

Zum pharmakokinetischen Verhalten von Extrakten aus *Hypoxis rooperi* liegen keine Daten vor.

Besondere Hinweise

Zubereitungen aus *Hypoxis rooperi* sind gut verträglich und bewirkten bei BPH in einigen kleineren klinischen Studien eine Verbesserung der urologischen Symptome und des Harnstrahls. Allerdings sollten die Resultate wegen der geringen Fallzahlen und der kurzen Beobachtungszeit mit Vorsicht interpretiert werden. Über die langfristige und die präventive Wirksamkeit liegen keine Erkenntnisse vor.

Zusammenfassende Bewertung

●●●○○

Hypoxis-rooperi-Extrakte können als Therapieversuch bei leichten Prostatabeschwerden eingesetzt werden. Die Aussagekraft der bislang vorliegenden Studien ist jedoch insbesondere wegen der geringen Fallzahlen begrenzt. Weitere größere Untersuchungen mit längerer Beobachtungsdauer wären wünschenswert.

25.2 Abgrenzung zu verschreibungspflichtigen Arzneimitteln und anderen ärztlichen Therapieverfahren

Beim erstmaligen Auftreten von Prostatabeschwerden wie häufigem Harndrang, Miktionsbeschwerden, Harnverlust, verzögertem Beginn der Harnentleerung oder unvollständiger Entleerung der Blase sollte ein Arzt aufgesucht werden. Dieser kann eine differenzialdiagnostische Abgrenzung zwischen benigner Prostatahyperplasie und schwerwiegenderen Erkrankungen wie Prostatitis, Zystitis und Prostatakarzinomen vornehmen. Bei BPH-Patienten mit leichten Beschwerden, die zunächst auf Methoden der Selbstmedikation zurückgreifen, sind halbjährliche ärztliche Kontrollen angeraten, da die Vergrößerung der Prostata möglicherweise fortschreitet oder sich ein Prostatakarzinom entwickelt. Außerdem sollte sofort ein Arzt aufgesucht werden, wenn Blut im Urin erscheint oder kein Wasserlassen mehr möglich ist. Im Rahmen der Prostatakrebs-Früherkennungsuntersuchung für Männer ab dem Alter von 45 Jahren ist ohnehin in Jahresabständen eine Abtastung über den Enddarm dringend empfohlen.

Die ärztliche Diagnostik bei Prostatabeschwerden besteht normalerweise aus einer Erfassung der Symptome, einer klinischen Untersuchung mit direkter rektaler Prostatauntersuchung, einer Analyse des prostataspezifischen Antigens (PSA), einer sonographischen Untersuchung des oberen Harntrakts, der Erhebung eines Urinstatus sowie einer Uroflowmetrie und einer Restharnanalyse. Ein erhöhter PSA-Werte kann durch eine gutartige Vergrößerung der Prostata, eine Prostataentzündung (Prostatitis), durch Druck auf die Prostata (z. B. beim Radfahren) oder auch durch Prostatakrebs bedingt sein. Bei erhöhten Werten erfolgt normalerweise eine Biopsie aus der vergrößerten Prostata, um einen bösartigen Tumor auszuschließen.

Bei fortgeschrittener BPH stehen medikamentöse, minimalinvasive oder chirurgische Behandlungsmöglichkeiten zur Auswahl. Bei vorwiegend irritativer Symptomatik werden zunächst α_1-Adrenozeptorblocker wie Alfuzosin, Doxazosin, Tamsulosin und Terazosin eingesetzt. Sie bewirken eine rasche und andauernde Besserung der Urinflussrate. Dabei führen α_{1A}-selektive Substanzen wie Alfuzosin oder Tamsulosin seltener zu Blutdruckabfällen und kardiovaskulären Nebenwirkungen. Eine Verkleinerung der hyperplastischen Prostata lässt sich pharmakologisch jedoch nur durch eine Langzeitbehandlung mit 5α-Reduktasehemmern wie Dutasterid und Finasterid erreichen. Diese Substanzen bewirken letztlich eine Verringerung der körpereigenen Testosteronproduktion. Die besten Ergebnisse werden durch den kombinierten Einsatz dieser Wirkstoffgruppen erzielt.

Chirurgische Maßnahmen kommen bei Männern in Frage, die auf eine medikamentöse Therapie nicht angesprochen haben, die eine medikamentöse Therapie nicht wünschen oder die mit einer absoluten Operationsindikation vorstellig werden. Meist wird eine Operation ab Krankheitsstadium II oder III nach Alken empfohlen. Üblich sind die transurethrale Resektion oder die transurethrale Inzission der Prostata, in gravierenden Fällen die offene Prostatektomie.

Die transurethrale Elektrovaporisation stellt eine minimalinvasive Alternative zur transurethrale Resektion dar, vor allem für Hochrisikopatienten und relativ kleinen Prostatae. Weiterhin besteht die Möglichkeit einer Laserprostatektomie sowie einer Embolisierung der Prostataarterie. Die transurethrale Mikrowellenthermotherapie sollte primär bei Patienten, die eine Operation ablehnen, jedoch nicht länger auf eine medikamentöse Therapie ansprechen, oder für Hochrisikopatienten eingesetzt werden. Eine ähnliche Empfehlung gilt für die transurethrale Nadelablation. Prostatastents sind nur für Hochrisikopatienten als Alternative zum Dauerkatheter empfohlen. Die Ballondilatation und die transurethrale oder transrektale Hyperthermie gelten als obsolet.

25.3 Handelspräparate (Auswahl)

Wirkstoff	Bewertung	Präparatebeispiele®
Brennnesselwurzel	●●●○○	Prostamed Urtica, UTK uno, Natuprosta Kombination mit Sägepalme: Prostagutt forte
Kürbissamen	●●●○○	Granufink Blase, Granufink Prosta forte 500, Nomon mono
Roggen-, Timothygras- und Maispollen	●●●○○	Pollstimol
Sägepalmen-/Sabalfrüchte	●●●○○	Prostagutt mono, Prostagutt uno, Prosta Urgenin uno Kombination mit Brennnessel: Prostagutt forte
Phytosterol (β-Sitosterol)	●●●●○	Azuprostat Sandoz, Harzol, Setistol Prostata-Kapseln

Literatur

Azimi H, Khakshur AA, Aghdasi I et al. A Review of Animal and Human Studies for Management of Benign Prostatic Hyperplasia with Natural Products: Perspective of New Pharmacological Agents, Inflammation & Allergy Drug Targets 11: 207–221, 2012

Bakhaidar RB, Hosny KM, Mahier IM et al. Development and optimization of a tamsulosin nanostructured lipid carrier loaded with saw palmetto oil and pumpkin seed oil for treatment of benign prostatic hyperplasia. Drug Deliv 29(1): 2579–2591, 2022

Blaschek W et al. Wichtl Teedrogen und Phytopharmaka. 6. Aufl., Wissenschaftliche Verlagsgesellschaft Stuttgart, 2016

Cai T, Cui Y, Yu S et al. Comparison of serenoa repens with tamsulosin in the treatment of benign prostatic hyperplasia: a systematic review and meta-analysis. Am J Mens Health 14(2): 1557988320905407,2020

Chrubasik JE, Roufogalis BD, Wagner H, Chrubasik S. A comprehensive review on the stinging nettle effect and efficacy profiles. Part II: urticae radix, Phytomedicine 14(7–8): 568–579, 2007

Damiano R, Cai T, Fornara P et al. The role of cucurbita pepo in the management of patients affected by lower urinary tract symptoms due to benign prostatic hyperplasia: a narrative review. Arch Ital Urol Androl 88(2): 136–143, 2016

Drugdex® System. Thomson Healthcare, Zugriff 04/2023

Fachinformation Apoprostat forte, Stand 02/2022

Fachinformation Nomon mono, Stand 01/2022

Fachinformation Pollstimol, Stand 05/2021

Fachinformation Prostagutt uno, Stand 05/2020

Fachinformation Prostamed Urtica, Stand 01/2003

Hamacher H, Wahl MA. Selbstmedikation, 2. Aufl., Wissenschaftliche Verlagsgesellschaft, Stuttgart 2022

Hoffman RM, Monga M, Elliott SP et al. Microwave thermotherapy for benign prostatic hyperplasia. Cochrane Database Syst Rev (9): CD004135, 2012

Jung JH, McCutcheon KA Borofsky M et al. Prostatic arterial embolization for the treatment of lower urinary tract symptoms in men with benign prostatic hyperplasia. Cochrane Database Syst Rev 3(3): CD012867, 2022

Keehn A, Taylor J, Lowe FC. Phytotherapy for Benign Prostatic Hyperplasia. Curr Urol Rep 17(7): 5, 2016

Miernik A, Gratzke C. Aktuelle Therapie des benignen Prostatasyndroms. Dtsch Arztebl Int 117: 843–854, 2020

Ooi SL, Pak SC. Serenoa repens for Lower Urinary Tract Symptoms/Benign Prostatic Hyperplasia: Current Evidence and Its Clinical Implications in Naturopathic Medicine. J Altern Complement Med 23(8): 599–606, 2017

Prostatakarzinom (S3-Leitlinie), AWMF-Register-Nr. 043/022OL, Stand 12.05.2021, gültig bis 11.05.2024

Russo GI, Scandura C, Di Mauro M et al. Clinical efficacy of serenoa repens versus placebo versus alpha-blockers for the treatment of lower urinary tract symptoms/benign prostatic enlargement: a systematic review and network meta-analysis of randomized placebo-controlled clinical trials. Eur Urol Focus 7(2): 420–431, 2021

Tacklind J, MacDonald R, Rutks I et al. Serenoa repens for benign prostatic hyperplasia. Cochrane Database Syst Rev 12(12): CD001423, 2012

Therapie des Benignen Prostatasyndroms (BPS S2e-Leitlinie). AWMF-Register-Nr. 043/034, Stand 28.02.2023, gültig bis 27.02.2028

Trivisonno LF, Sgarbossa N, Alvez GA et al. Serenoa repens for the treatment of lower urinary tract symptoms due to benign prostatic enlargement: A systematic review and meta-analysis. Investig Clin Urol 62(5): 520–534, 2021

26 Regelschmerzen

Die meisten Frauen leiden während ihrer Regelblutung mehr oder weniger stark unter krampf- oder kolikartigen Schmerzen (Dysmenorrhö). Durch das Zusammenziehen der Gebärmutter wird das Gewebe schlechter durchblutet und vermindert mit Sauerstoff versorgt, was die charakteristischen Schmerzen verursacht. Etwa 10–20 % der Frauen sind so stark beeinträchtigt, dass sie nicht mehr wie gewohnt am alltäglichen Leben wie Schule, Beruf oder Sport teilnehmen können.

Eine primäre Dysmenorrhö tritt meist kurz nach der Menarche auf. Mögliche Ursachen sind die vermehrte Produktion uteruskontrahierender Prostaglandine oder eine besonders empfindliche Reaktion der Gebärmutter auf diese Substanzen. Weiterhin können Lageanomalien oder Missbildungen der Gebärmutter sowie eine gestörte Hormonbalance im Sinne eines Überwiegens von Estrogenen gegenüber Gestagenen verantwortlich sein. Begünstigende psychische Faktoren sind unerfüllter Kinderwunsch, Ablehnung der Rolle als Frau oder eine sehr enge Bindung zu den Eltern.

Die Beschwerden setzen oft bereits einen Tag vor der eigentlichen Blutung ein, breiten sich bis in den Rücken oder die Oberschenkel aus und dauern etwa 3 Tage an. Sie können durch weitere Symptome wie Kopfschmerzen, Müdigkeit, Brustspannungen, Übelkeit, Diarrhö und depressive Verstimmungen begleitet sein. Bei Frauen mit sehr früher erster Regelblutung, langen Menstruationszyklen, ähnlichen Beschwerden bei Familienangehörigen, einem Body-Mass-Index unter 20 sowie bei häufigem Alkoholgenuss oder Rauchen treten besonders häufig Regelschmerzen auf. Mit zunehmendem Alter oder nach einer Geburt wird die primäre Dysmenorrhö meist etwas schwächer.

Die sekundäre Dysmenorrhö manifestiert sich häufig im Alter von etwa 30–40 Jahren, beruht auf Veränderungen des Uterus (z. B. Myomen) bzw. des Beckens (z. B. Endometriose) oder kann durch mechanische Verhütungsmethoden wie die sogenannte Spirale ausgelöst werden. Die Beschwerden treten meist bereits einige Tage vor der Blutung auf und bleiben während der gesamten Regeldauer in nahezu unveränderter Stärke bestehen. Wenn die Ursache nicht (z. B. durch Operation) beseitigt werden kann, behandelt man sekundäre Dysmenorrhöen genauso wie primäre.

Die folgenden Maßnahmen können zur Linderung von Regelschmerzen beitragen:

- Wärme (z. B. Wärmflasche, heiße Entspannungsbäder, Sauna),
- Transkutane elektrische Nervenstimulation (TENS),

- Akupunktur oder Akupressur,
- Entspannungsübungen (progressive Muskelrelaxation, Yoga, autogenes Training),
- Psychotherapie (z. B. Verhaltenstherapie).

Der Nutzen sportlicher Betätigung zur Behandlung oder Vorbeugung von Regelschmerzen wurde bislang noch nicht in ausreichend großen kontrollierten Studien überprüft. Im Rahmen der Selbstmedikation kann auf nichtsteroidale Antirheumatika (NSAID), nichtopioide Analgetika oder Spasmolytika zurückgegriffen werden.

26.1 NSAID

26.1.1 Ibuprofen

Wirkung

Ibuprofen ist ein nichtsteroidales Antirheumatikum und hemmt unselektiv die Cyclooxygenase. Die Substanz verhindert somit die Synthese der bei Dysmenorrhö schmerzauslösenden uteruskontrahierenden Prostaglandine.

Dosierung

- Erwachsene und Jugendliche ab 12 Jahren: 400 mg 1–4-mal/d
- Mädchen von 10 bis 11 Jahren: 200 mg 1–4-mal/d

Pharmakokinetische Eigenschaften

Wirkungseintritt

Die Wirkung tritt innerhalb von 15 Minuten ein.

Metabolismus und Ausscheidung

Die Substanz wird in der Leber mittels CYP2C9 biotransformiert und anschließend glucuronidiert. Die Ausscheidung erfolgt fast ausschließlich renal, nur 1 % in unveränderter Form.

Besondere Hinweise

Ibuprofen wirkt aufgrund seines Wirkungsmechanismus bei Dysmenorrhö sehr gut analgetisch und ist dabei gut verträglich. Ibuprofen war in einigen Studien bei Regelschmerzen etwas besser wirksam als Naproxen. Die Toxizität bei akuten Vergiftungen mit Ibuprofen ist wesentlich geringer als bei Acetylsalicylsäure und Paracetamol, bei höherer Wirkstärke. Eine kurzfristige Einnahme während der Stillzeit ist vertretbar. Bei Patienten mit schwerer Herzinsuffizienz (NYHA IV) besteht eine Kontraindikation.

> **Zusammenfassende Bewertung**
>
> 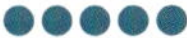
>
> Ibuprofen kann zur Behandlung von Dysmenorrhö empfohlen werden. Die Substanz ist gut verträglich, bei sehr guter und sehr schneller Wirksamkeit. Ibuprofen ist auch bei Stillenden einsetzbar. Die Substanz führte in randomisierten kontrollierten Studien zu einer signifikant besseren Schmerzreduktion als Placebo.

26.1.2 Dexibuprofen

Wirkung

Dexibuprofen ist ein nichtsteroidales Antirheumatikum und hemmt unselektiv die Cyclooxygenase. Die Substanz reduziert entzündlich bedingte Schmerzen, Schwellungen und Fieber. Es handelt sich um das (S)-(+)-Enantiomer von Ibuprofen, das COX-1 und COX-2 etwa 100-mal stärker inhibiert als das Racemat.

Dosierung

- Erwachsene: 200 mg 3-mal/d
  Tagesmaximaldosis: 600 mg/d

Die Einnahme im Rahmen der Selbstmedikation sollte nur kurzfristig über maximal 4 Tage erfolgen.

Sicherheit und Wirksamkeit für den Einsatz bei Kindern und Jugendlichen unter 18 Jahren wurden nicht untersucht.

Pharmakokinetische Eigenschaften

Wirkungseintritt

Die Wirkung tritt innerhalb von 15 Minuten ein.

Metabolismus und Ausscheidung

Dexibuprofen wird in der Leber mittels CYP2C9 biotransformiert und anschließend glucuronidiert. Die Ausscheidung erfolgt fast ausschließlich renal, nur 1 % in unveränderter Form.

Besondere Hinweise

Obwohl zum Einsatz von Dexibuprofen bei Dysmenorrhö bislang nur sehr begrenzte Daten vorliegen, sollte die sehr gut analgetisch wirkende und dabei gut verträgliche Substanz für diese Indikation geeignet sein. Nach Einschätzung der Zulassungsbehörde ist von einem praktisch identischen Sicherheits- und Wirksamkeitsprofil wie bei Anwendung des Racemats Ibuprofen auszugehen. Die kurzfristige Einnahme von Dexibuprofen während der Stillzeit ist vertretbar. Bei Patienten mit aktiven Blutungen, gastrointestinalen Ulzera sowie bei schwerer Leber- oder Herzinsuffizienz (NYHA IV) besteht eine Kontraindikation. Dexibuprofen ist nicht für den Einsatz bei Kindern indiziert.

Dexibuprofen wurde im Jahr 2022 unter bestimmten Voraussetzungen aus der Verschreibungspflicht entlassen. Die Markteinführung eines entsprechenden Präparats mit bis zu 20 Tabletten à 200 mg steht aktuell noch aus.

Zusammenfassende Bewertung

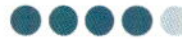

Dexibuprofen kann zur Behandlung von Regelschmerzen bei erwachsenen Frauen empfohlen werden. Obwohl in Deutschland kaum Anwendungserfahrungen vorliegen, ist von einem nahezu identischen Sicherheitsprofil wie für Ibuprofen auszugehen. Die Substanz ist bei guter Verträglichkeit sehr gut und sehr schnell wirksam.

26.1.3 Naproxen

Wirkung

Das NSAID Naproxen bewirkt eine Hemmung der Prostaglandinsynthese. Die Substanz verhindert somit die Entstehung der bei Dysmenorrhö schmerzauslösenden uteruskontrahierenden Prostaglandine.

Dosierung

- Erwachsene und Jugendliche ab 12 Jahren: initial 500 mg, nach 8–12 Stunden bei Bedarf weitere 250 mg
  Tagesmaximaldosis: 750 mg/d, bei eingeschränkter Nierenfunktion 500 mg/d verteilt auf 2 Einzelgaben

Im Rahmen der Selbstmedikation sollte die Behandlung nicht länger als 4 Tage erfolgen. Kinder und Jugendliche unter 12 Jahren sollten im Rahmen der Selbstmedikation aufgrund fehlender Erfahrung nicht therapiert werden.

Pharmakokinetische Eigenschaften

Wirkungseintritt und -dauer

Die Wirkung tritt innerhalb von 30–60 Minuten ein und hält etwa 12 Stunden an.

Metabolismus und Ausscheidung

Nach hepatischer Biotransformation entstehen die pharmakologisch inaktiven Hauptmetaboliten 6-Desmethylnaproxen und das Naproxen-Glucuronid. Die Ausscheidung erfolgt zu mehr als 95 % renal.

Besondere Hinweise

Naproxen ist aufgrund seines Wirkungsmechanismus sehr gut zur Behandlung von Dysmenorrhö geeignet. Bei Patienten mit Neigung zu gastrointestinalen Blutungen oder Ulkusleiden sowie bei schwerer Herz-, Leber- oder Niereninsuffizienz sollte Naproxen nicht angewendet werden. Eine Applikation während der Stillzeit ist vorsichtshalber zu vermeiden.

Zusammenfassende Bewertung

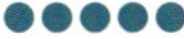

Naproxen ist zur Behandlung von Dysmenorrhö zu empfehlen. Kinder unter 12 Jahren und Stillende sollten jedoch nicht im Rahmen der Selbstmedikation therapiert werden. Die Substanz führte in randomisierten kontrollierten Studien zu einer signifikant besseren Schmerzreduktion als Placebo. Das kardiovaskuläre Risiko ist geringer als bei anderen NSAID, das Risiko für gastrointestinale Störungen ist allerdings etwas höher.

26.2 Nichtopioide Analgetika

26.2.1 Paracetamol

Wirkung

Paracetamol wirkt durch Hemmung der zerebralen Prostaglandinsynthese analgetisch, die periphere Synthese wird hingegen kaum beeinflusst.

Dosierung

- Erwachsene und Jugendliche ab 12 Jahren: 500–1000 mg 3–4-mal/d
- Mädchen bis 11 Jahren: 1–15 mg/kg KG bis zu 3-mal/d
  Tagesmaximaldosis: 50 mg/kg KG × d

Bei Leber- oder Niereninsuffizienz muss die Dosis reduziert werden.

Pharmakokinetische Eigenschaften

Wirkungseintritt und -dauer

Die Wirkung tritt innerhalb einer halben Stunde ein und hält etwa 3–4 Stunden an. Die gleichzeitige Gabe von Coffein beschleunigt die Resorption von Paracetamol.

Metabolismus und Ausscheidung

Paracetamol wird im Wesentlichen in der Leber mit Glucuron- und Schwefelsäure konjugiert. In untergeordnetem Ausmaß wird es auch durch CYP1A6, CYP2E3 und CYP3A4 metabolisiert. Die Ausscheidung erfolgt zu 90 % renal, nur 5 % in unveränderter Form.

Nach Überdosierung kommt es zur Sättigung der Konjugationsreaktion. Durch CYP2E1 entsteht toxisches *N*-Acetylchinonimin, das nicht mehr in ausreichendem Maß durch eine Glutathionkonjugation entgiftet werden kann. In diesem Fall kann eine tödlich verlaufende Lebernekrose auftreten.

Besondere Hinweise

Paracetamol kann zur Behandlung von Dysmenorrhö empfohlen werden, wenn eher leichte Schmerzen auftreten oder Substanzen aus der Gruppe der NSAID nicht eingenommen werden dürfen. In vergleichenden Studien war Paracetamol tendenziell etwas schwächer wirksam als NSAID.

Bei Überschreiten der Maximaldosis sind durch Paracetamol schwere Leberschäden möglich. Nach regelmäßiger Einnahme ist das Risiko für die Entwicklung einer chronischen Niereninsuffizienz erhöht. Bei schwerer Leber- oder Niereninsuffizienz besteht daher eine Kontraindikation. Paracetamol kann nach entsprechender Nutzen-Risiko-Abwägung während der Stillzeit angewendet werden.

Zusammenfassende Bewertung

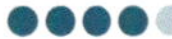

Paracetamol kann zur Behandlung einer eher leichten bis mittelschweren Dysmenorrhö eingesetzt werden oder wenn für NSAID eine Kontraindikation besteht. Die Wirksamkeit ist jedoch bei dieser Substanz im Vergleich zu den NSAID schlechter untersucht.

26.2.2 Acetylsalicylsäure

Wirkung

Acetylsalicylsäure ist ein nichtsteroidales Analgetikum mit zusätzlicher antiphlogistischer Wirkung. Der analgetische Effekt beruht auf einer irreversiblen Hemmung der Cyclooxygenase.

Dosierung

- Erwachsene und Jugendliche ab 16 Jahren: 500–1000 mg 1–3-mal/d
- Jugendliche von 12–15 Jahren: 250–500 mg 1–3-mal/d (unter ärztlicher Aufsicht, insbesondere beim gleichzeitigen Vorliegen fiebriger Erkrankungen)

Pharmakokinetische Eigenschaften

Wirkungseintritt und -dauer

Die Wirkung tritt innerhalb von 30 Minuten ein und hält 4–6 Stunden an.

Metabolismus und Ausscheidung

Etwa 30–40 % der resorbierten Menge werden im Plasma und in der Leber zu Salicylsäure desacetyliert. Weiterhin entstehen Salicylursäure, Gentisinsäure, Gentisinursäure und verschiedene Glucuronide. In Abhängigkeit vom pH-Wert des Urins werden 5–35 % einer Dosis renal ausgeschieden, der verbleibende Anteil erscheint in den Fäzes.

Besondere Hinweise

Acetylsalicylsäure kann bei Erwachsenen zur Behandlung von Dysmenorrhö eingesetzt werden, bei Kindern und Jugendlichen unter 16 Jahren ausschließlich auf ärztliche Anweisung und nur wenn andere Maßnahmen nicht wirken.

Sollte es bei Kindern zu langanhaltendem Erbrechen kommen, so kann dies ein Zeichen des lebensbedrohlichen Reye-Syndroms sein. Bei Patienten mit Asthma, Ulkus, Leber- oder Niereninsuffizienz ist Vorsicht geboten. Die kurzfristige Einnahme während der Stillzeit ist vertretbar.

Zusammenfassende Bewertung

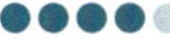

Acetylsalicylsäure ist prinzipiell für die Behandlung von Dysmenorrhö bei Erwachsenen geeignet. Es liegen jedoch zu dieser Indikation nur wenige Studien guter Qualität vor. Die Substanz ist gut analgetisch wirksam, jedoch etwas schlechter magenverträglich als Ibuprofen. Die Anwendung bei Patienten mit Neigung zu Magen-Darm-Ulzera sollte daher vermieden werden, ebenso die Behandlung von Kindern und Jugendlichen unter 16 Jahren.

26.3 Spasmolytika

26.3.1 Butylscopolamin

Wirkung

Butylscopolamin besitzt als quartäre Ammoniumverbindung keine zentralen, sondern praktisch ausschließlich periphere anticholinerge Wirkungen. Diese beruhen auf einem

Antagonismus an muscarinischen und nicotinischen Rezeptoren glatter Muskelzellen und auf der Hemmung der ganglionären Erregungsübertragung. Als Folge kommt es zu einer krampflösenden Wirkung an Abdominal- und Beckenorganen. Bei peroraler oder rektaler Applikation wird eine direkte Wirkung an enteralen Rezeptoren diskutiert. Dies ist jedoch bei der Behandlung von Dysmenorrhö wenig relevant.

Dosierung

- Erwachsene und Mädchen ab 6 Jahren (peroral oder rektal): 10–20 mg 3-mal/d
  Tagesmaximaldosis: 60 mg/d für die perorale Gabe, 100 mg/d für die rektale Gabe

Pharmakokinetische Eigenschaften

Erforderliche Behandlungsdauer

Zum Wirkungseintritt liegen keine Angaben vor. Die Behandlungsdauer im Rahmen der Selbstmedikation sollte ohne Rücksprache mit dem Arzt nicht länger als 5 Tage betragen.

Metabolismus und Ausscheidung

Butylscopolamin wird in erster Linie durch Hydrolyse der Esterbindung biotransformiert. Bislang wurden 4 offenbar pharmakologisch inaktive Metaboliten identifiziert. Die Ausscheidung erfolgt nach peroraler bzw. rektaler Gabe hauptsächlich mit den Fäzes. Im Urin werden bis zu 5 % der Dosis wiedergefunden. Nach intravenöser Applikation liegt der renal ausgeschiedene Anteil bei bis zu 50 %.

Besondere Hinweise

Das Spasmolytikum Butylscopolamin wird zur Behandlung von Dysmenorrhö häufig in Kombination mit Analgetika wie Paracetamol angewendet. Seine Wirksamkeit bei peroraler oder rektaler Anwendung ist umstritten.

Die Nebenwirkungen sind hauptsächlich auf anticholinerge Effekte zurückzuführen. Tachykardie, Rhythmusstörungen, mechanische Stenosen des Gastrointestinaltrakts, Megakolon und Engwinkelglaukom sind Kontraindikationen. Die perorale Bioverfügbarkeit liegt bei 8–10 %, die rektale bei 3 %. Es ist nicht bekannt, ob die Substanz in die Muttermilch übergeht. Die Anwendung während der Stillzeit sollte daher unterbleiben oder es sollte eine Stillpause erwogen werden. Als Anticholinergikum hemmt Butylscopolamin die Laktation.

Zusammenfassende Bewertung

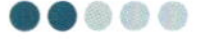

Butylscopolamin kann bei Dysmenorrhö unterstützend zu Analgetika angewendet werden. Es besitzt jedoch für diese Indikation als Monosubstanz keine Zulassung. Insgesamt scheint die Substanz bei Menstruationsbeschwerden bislang kaum untersucht worden zu sein. Ihre Wirksamkeit bei peroraler oder rektaler Anwendung ist umstritten.

Anmerkungen

- Die oben beschriebenen Substanzen sollten möglichst frühzeitig in ausreichender Dosierung und bei bekanntermaßen schmerzhafter Blutung regelmäßig über 2–3 Tage eingenommen werden.
- Durch die kombinierte Anwendung von Ibuprofen und Paracetamol ist aufgrund der unterschiedlichen Wirkmechanismen der Einzelsubstanzen eine schnellere und stärkere Analgesie im Vergleich zu den Monopräparaten erreichbar. Die bei Paracetamol weitestgehend fehlende antiphlogistische Wirkung kann in dem aktuell aus der Verschreibungspflicht entlassenen Kombinationsprodukt durch die Ibuprofenkomponente ergänzt werden. Frei erhältlich sind Präparate zur peroralen Anwendung mit Ibuprofen in einer maximalen Einzeldosis von 200 mg und maximalen Tagesdosis von 1200 mg sowie Paracetamol in einer maximalen Einzeldosis von 500 mg und einer maximalen Tagesdosis von 3000 mg aus der Verschreibungspflicht entlassen. Als Indikation im Rahmen der Selbstmedikation wird die maximal dreitägige symptomatische Behandlung leichter bis mäßiger Schmerzen bei Erwachsenen angegeben.
- Die prophylaktische Einnahme von Magnesiumionen, Vitamin B_1 oder Vitamin E kann sich positiv auf Regelbeschwerden auswirken. Untersuchungen zu einer validierten Dosierungsempfehlung liegen nicht vor.
- Die Wirksamkeit von Fischölen, Fettsäuren oder Vitamin B_{12} konnte bislang nicht nachgewiesen werden.
- Zur Wirksamkeit von Mönchspfeffer (*Agnus castus*) bei Regelschmerzen existieren keine eindeutigen Belege. Die Droge zeigte in einer kleinen herstellergesponserten Studie positive Effekte bei der Behandlung des prämenstruellen Syndroms. Die Wirkung soll auf einer Beeinflussung der Angiogenese im Rahmen der zyklischen Erneuerung der Uterusschleimhaut beruhen.
- Verschiedene Heilpflanzen mit z. T. spasmolytischen Wirkkomponenten wie Frauenmantelkraut, Melisse, Gänsefingerkraut, Johanniskraut, Kamillenblüten, Schafgarbenkraut, Traubensilberkerze, Nachtkerzenöl oder Brennnessel sollen in Form von Tees, Tropfen oder Kapseln bei Menstruationsbeschwerden hilfreich sein. Ausreichende kontrollierte und randomisierte Untersuchungen zu deren Wirksamkeit liegen jedoch nicht vor.

26.4 Abgrenzung zu verschreibungspflichtigen Arzneimitteln und anderen ärztlichen Therapieverfahren

Bei erstmals auftretenden, akut starken oder sich im Verlauf verschlimmernden Regelschmerzen sollte stets ein Arzt aufgesucht werden. Dies gilt insbesondere auch, wenn zuvor eine „Pille danach“ eingenommen wurde. Fieber, stärkerer nichtblutiger Ausfluss, Zwischenblutungen und Schmerzen zwischen 2 Regelblutungen, stärkere Schmerzen oder Blutungen beim Geschlechtsverkehr sowie stärkere Regelschmerzen bei Jugendlichen unter 15 Jahren sollten ebenfalls ärztlich untersucht werden. Zunächst müssen differenzialdiagnostisch Erkrankungen wie Endometriose, Myome, Eileiter- und Eierstockentzündungen, Fibrosen, Lageanomalien der Gebärmutter, Extrauteringravidität, Darmtumoren oder Schilddrüsenfunktionsstörungen ausgeschlossen werden.

Bei stärkeren Regelbeschwerden, die sich nicht ausreichend mit schmerzlindernden Substanzen aus der Selbstmedikation behandeln lassen, können orale Kontrazeptiva wie die „Pille" oder hormonfreisetzende Intrauterinpessare erfolgreich eingesetzt werden. Die genannten Verhütungsmethoden bewirken, dass die Regelblutung meist deutlich schwächer und weniger schmerzhaft ist. Ein hormonelles Ungleichgewicht vor und während der Menstruation wird positiv beeinflusst und die Biosynthese schmerzauslösender Prostaglandine gehemmt. Ein relevanter Unterschied in der Wirksamkeit zwischen unterschiedlichen Verhütungsmethoden und Dosierungen konnte bislang nicht nachgewiesen werden. Diese Behandlungsoptionen können bei starker Dysmenorrhö u. U. auch genutzt werden, wenn eine Kontrazeption nicht erforderlich ist. Allerdings ist stets das erhöhte Risiko für venöse Thromboembolien durch diese Medikationen zu bedenken. Orale Kontrazeptiva, die zusätzlich das Antiestrogen und Antiandrogen Chlormadinonacetat enthalten, zeigen nachweislich auch bei Frauen Erfolg, deren Regelschmerzen mit herkömmlichen hormonellen Verhütungsmitteln nicht ausreichend gelindert werden konnten. Das operative Durchtrennen der Beckennerven wird ausdrücklich nicht mehr empfohlen.

26.5 Handelspräparate (Auswahl)

Wirkstoff	Bewertung	Präparatebeispiele®
Acetylsalicylsäure	●●●●○	Aspirin, ASS-ratiopharm®, Godamed 500
Butylscopolamin	●●○○○	Buscopan (plus)
Ibuprofen	●●●●●	Dolormin für Kinder, Ibudolor, Nurofen, Aktren, ibudolor, Dismenol Kombination mit Paracetamol: Synofen
Naproxen	●●●●●	Togal Naproxen, Naproxen Schwörer, Aleve, Dolormin für Frauen bei Menstruationsbeschwerden
Paracetamol	●●●●○	Ben-u-ron, Paracetamol AL, Paracetamol-ratiopharm Kombination mit ASS: Thomapyrin classic Kombination mit Ibuprofen: Synofen

Literatur

Ammon H, Mutschler E, Scholz H (Hrsg.). Arzneimittel Information und Beratung. 27. Akt.lfg., Wissenschaftliche Verlagsgesellschaft Stuttgart, 2023

Armour M, Ee CC, Naidoo D et al. Exercise for dysmenorrhoea. Cochrane Database Syst Rev 9(9): CD004142, 2019

Arzneimittelkursbuch 2010/2011, 16. Ausgabe, Arzneimittel-Verlags-GmbH, Berlin

Bartley J. Dysmenorrhö bei jungen Mädchen, Pathophysiologie und therapeutische Optionen, korasion 3, 2013

Bofill Rodriguez M, Lethaby A, Farquhar C et al. Non-steroidal anti-inflammatory drugs for heavy menstrual bleeding. Cochrane Database Syst Rev 9(9): CD000400, 2019

Bujard M, Meinrenken S, Trifylsi J. Menstruationsschmerzen – primäre Dysmenorrhö. Deximed Hausarztwissen online, 2021

Chen MN, Chien LW, Liu CF. Acupuncture or acupressure at the sanyinjiao (SP6) acupoint for the treatment of primary dysmenorrhea: a meta-analysis. Evid Based Complement Alternat Med 2013: 493038, 2013

Christelle K, Norhayati MN, Jaafar SH. Interventions to prevent or treat heavy menstrual bleeding or pain associated with intrauterine-device use. Cochrane Database Syst Rev 8(8): CD006034, 2022

Chronischer Unterbauchschmerz der Frau (S2k-Leitlinie). AWMF-Register-Nr. 016/001, Stand 30.11.2022, gültig bis 39.11.2027

Daniele C, Thompson Coon J, Pittler MH et al. Vitex agnus castus: a systematic review of adverse events. Drug Saf 28(4): 319–332, 2005

Daniels SE, Paredes-Diaz A, An R et al. Significant, long-lasting pain relief in primary dysmenorrhea with low-dose naproxen sodium compared with acetaminophen: a double-blind, randomized, single-dose, crossover study. Curr Med Res Opin 35(12): 2139–2147, 2019

Diagnostik und Therapie der Endometriose (S2k-Leitlinie). AWMF-Register-Nr. 015/045, Stand 01.09.2020, gültig bis 31.08.2023

Drugdex® System. Thomson Healthcare, Zugriff 04/2023

Fachinformation Aktren, Stand 10/2022

Fachinformation ASS-ratiopharm, Stand 08/2022

Fachinformation Buscopan, Stand Juli 2022

Fachinformation Naproxen-CT, Stand 08/2022

Fachinformation Paracetalgin, Stand 01/2023

Hamacher H, Wahl MA. Selbstmedikation, 2. Aufl., Wissenschaftliche Verlagsgesellschaft Stuttgart, 2022

Jiang HR, Ni S, Li JL et al. Systematic review of randomized clinical trials of acupressure therapy for primary dysmenorrhea. Evid Based Complement Alternat Med 2013: 169692, 2013

Kim SD. Yoga for menstrual pain in primary dysmenorrhea: A meta-analysis of randomized controlled trials. Complement Ther Clin Pract 36: 94–99, 2019

Kwan I, Onwude LJ. Premenstrual syndrome. BMJ Clin Evid 08: 806, 2015

Latthe PM, Champaneria R. Dysmenorrhoea. BMJ Clin Evid 10: 813, 2014

Leitlinien der Gynäkologie und Geburtshilfe, Genfer Stiftung für Medizinische Ausbildung und Forschung. Dysmenorrhoe, chronischer Unterbauchschmerz, 2015

Liu W, Wang CC, Lee KH et al. Efficacy and Safety of Acupuncture and or Moxibustion for Managing Primary Dysmenorrhea: A Systematic Review and Meta-Analysis. Clin Nurs Res 31(7): 1362–1375, 2022

Marjoribanks J, Proctor M, Farquhar C et al. Nonsteroidal anti-inflammatory drugs for dysmenorrhea. Cochrane Database Syst Rev 2015(7): CD001751, 2015

Nie W, Xu P, Hao C et al. Efficacy and safety of over-the-counter analgesics for primary dysmenorrhea: a network meta-analysis. Medicine (Baltimore) 99(19): e19881, 2020

Pattanittum P, Kunyanone N, Brown J et al. Dietary supplements for dysmenorrhoea. Cochrane Database Syst Rev 3(3): CD002124, 2016

Proctor M, Murphy PA, Pattison HM et al. Behavioural interventions for dysmenorrhea. Cochrane Database Syst Rev 2007(3): CD002248, 2007

Smith CA, Armour M, Zhu X et al. Acupuncture for dysmenorrhea. Cochrane Database Syst Rev 4(4): CD007854, 2016

Wong CL, Farquhar C, Roberts H et al. Oral contraceptive pill for primary dysmenorrhea. Cochrane Database Syst Rev 2009(4): CD002120, 2009

Xu L, Xie T, Shen T, Zhang T. Effect of chinese herbal medicine on primary dysmenorrhea: a protocol for a systematic review and meta-analysis, Medicine (Baltimore) 98(38): e17191, 2019

Xu Y, Zhao W, Li T et al. Effects of acupoint-stimulation for the treatment of primary dysmenorrhoea compared with NSAIDs: a systematic review and meta-analysis of 19 RCTs. BMC Complement Altern Med 17(1): 436, 2017

Xuan Y, Zhang H, Liu D et al. The efficacy and safety of simple-needling for the treatment of primary dysmenorrhea compared with ibuprofen: A systematic review and meta-analysis. Medicine (Baltimore) 101(7): e28919, 2022

27 Schlafstörungen

Schlaf ist ein aktiver physiologischer Prozess, der zur körperlichen und psychischen Erholung und Gesunderhaltung lebensnotwendig ist. Langjährige Insomnien gehen mit einem erhöhten Risiko für verschiedene chronische Erkrankungen wie Depressionen, Herzinfarkte, Hypertonie, Übergewicht und Diabetes mellitus einher.

Entscheidend für die Auslösung der verschiedenen Schlafstadien des orthodoxen bzw. paradoxen Schlafes (REM-Schlaf) sind die Wirkungen der Neurotransmitter Serotonin an den Synapsen der Raphekerne bzw. Noradrenalin an den Loci coerulei. Der Schlafbedarf ist individuell und in Abhängigkeit vom Lebensalter sehr unterschiedlich. Säuglinge schlafen etwa 14 Stunden am Tag, bei älteren Menschen können 4–5 Stunden ausreichend sein. Auch der Mittagsschlaf und das Einnicken vor dem Fernseher sind in die Berechnung einzubeziehen.

Es ist wichtig, keine unrealistischen Erwartungen an die Schlafdauer zu stellen. Das Kriterium für die Notwendigkeit einer Behandlung von Schlafstörungen wie Insomnie oder besser Hyposomnie sollte daher das Auftreten von nicht erholsamem Schlaf sein. Die Inzidenz liegt bei Erwachsenen bei 10–20 %. Auf andere Schlafstörungen wie Hypersomnie oder Parasomnien wie Schlafwandeln, Alpträume, Pavor nocturnus oder das obstruktive Schlaf-Apnoe-Syndrom soll an dieser Stelle nicht eingegangen werden.

Normale Ursachen, die eine Erholung während des Schlafes verhindern können, sind z. B. Schichtarbeit, Jetlag, Stress, Angst, Lärm, Kälte, Wärme oder auch die Einnahme von Medikamenten wie Appetitzügler, Antiasthmatika, Antidepressiva oder β-Adrenozeptorblocker.

Maßnahmen zur Verbesserung der sogenannten Schlafhygiene sind:

- Beseitigung von Störfaktoren wie Licht, Lärm, Temperatur oder einer schlechten Unterlage,
- Einrichtung eines bequemen Schlafplatzes, der nicht mit anderen Alltagstätigkeiten assoziiert ist,
- Einhaltung regelmäßiger Schlafzeiten,
- Verzicht auf Mittagsschlaf,
- Verzicht auf Coffein nach 16 Uhr,
- Verzicht auf spätes, üppiges Essen oder Trinken,
- Reduktion des Alkoholkonsums,

- Reduktion des Fernsehkonsums,
- Sport in ausreichendem zeitlichem Abstand zur Schlafenszeit,
- Verhaltenstherapien,
- Anwendung von Entspannungsmethoden (Yoga, Achtsamkeitstechniken, autogenes Training),
- Einschlafrituale bei Kindern (etwa 15–30 Minuten),
- beim Erwachen nicht auf die Uhr sehen,
- bei Schlaflosigkeit über 20 Minuten aufstehen und erst bei eindeutiger Müdigkeit wieder hinlegen.

Als effektive psychotherapeutische Maßnahmen bei primären Insomnien sind individuelle verhaltenstherapeutische Strategien zur Reduktion nächtlicher Grübeleien sogar den verschreibungspflichtigen Benzodiazepinen überlegen. Die Methode bewirkt häufig eine langfristige Veränderung von Gewohnheiten und Schlafmustern. Das Führen eines Schlaftagebuchs kann helfen, mögliche Ursachen für die Schlafstörungen aus dem gesamten Tagesverlauf aufzudecken und ggf. zu beseitigen. Auch Entspannungstechniken wie die progressive Muskelrelaxation und achtsamkeitsbasierte Verfahren („mindfulness") sind offenbar hilfreich. Für den Nutzen von Akupunktur und den Einsatz von Entspannungsmusik liegen zwar einige positive Bewertungen vor, jedoch bedarf es zur eindeutigen Einschätzung weiterer klinischer Studien von besserer Qualität. Der Nutzen von Beruhigungstees, Tageslichttherapien oder von Aromatherapien mit ätherischen Ölen wie Lavendel, Kamille oder Ylang-Ylang ist bislang nicht erwiesen. Im Rahmen der Selbstmedikation kann auf H_1-Antihistaminika, Melatonin, Tryptophan oder pflanzliche Sedativa wie Baldrian oder Johanniskraut zurückgegriffen werden.

27.1 Chemisch definierte Sedativa

27.1.1 H_1-Antihistaminika der ersten Generation

Wirkung

Die H_1-Antihistaminika der ersten Generation wie Diphenhydramin und Doxylamin wirken antiallergisch, zentral sedierend, antiemetisch und lokalanästhetisch. Als Wirkmechanismus für die schlafanstoßende Wirkung wird ein anticholinerger Effekt an zentralen Synapsen diskutiert. Bei hohen Dosen können auch (paradoxe) zentral stimulierende Effekte auftreten.

Dosierung

Diphenhydramin

- Erwachsene: 25–50 mg/d

Doxylamin

- Erwachsene: 25–50 mg/d

Die Einnahme sollte etwa 30–60 Minuten vor dem gewünschten Einschlafen und etwa 8 Stunden vor dem gewünschten Aufwachen erfolgen. Die Behandlung im Rahmen der Selbstmedikation ist auf 1–2 Wochen zu begrenzen. Kinder dürfen nur unter ärztlicher Aufsicht behandelt werden. Insbesondere bei Kindern unter 3 Jahren besteht die Gefahr einer lebensbedrohlichen Intoxikation. Bei Leber- oder Niereninsuffizienz kann eine Dosisreduktion erforderlich sein.

Pharmakokinetische Eigenschaften

Wirkungseintritt und -dauer

Die Wirkung tritt innerhalb von 30 Minuten ein und hält etwa 3–6 Stunden an.

Metabolismus und Ausscheidung

Diphenhydramin und Doxylamin überwinden die Blut-Hirn- und die Plazentaschranke und gehen in die Muttermilch über. Die Substanzen unterliegen einer ausgeprägten hepatischen Biotransformation. Diphenhydramin wird zu Mono- und Di-Desmethyldiphenhydramin desalkyliert, dann zu Diphenylmethoxyessigsäure oxidiert und mit Glutamin bzw. Glycin konjugiert. Doxylamin wird *N*-desalkyliert und mit Essigsäure konjugiert. Die Ausscheidung erfolgt hauptsächlich renal.

Die Eliminationshalbwertszeit von Doxylamin ist vergleichsweise lang, während die von Diphenhydramin großen Schwankungen unterliegt, sodass letztlich in beiden Fällen mit einer relativ langen Wirksamkeit oder sogar Hangover-Effekten gerechnet werden muss.

Besondere Hinweise

H_1-Antihistaminika der ersten Generation zeigen in den meisten klinischen Untersuchungen bei Schlafstörungen eine gute und schnelle Wirksamkeit. Es kommt zu einer Verbesserung der Schlaflatenz und des nächtlichen Aufwachens. Die Qualität der herangezogenen Untersuchungen ist allerdings begrenzt. Die Verlängerung der Gesamtschlafdauer und die Wirksamkeit bei Kindern und älteren Menschen konnte bislang noch nicht gezeigt werden. Die Substanzen verursachen mitunter Sehstörungen und Schwindel mit erhöhter Sturzgefahr. Der Sachverständigenausschuss hat empfohlen, Doxylamin und Diphenhydramin für Patienten über 65 Jahre der Verschreibungspflicht zu unterstellen.

Bei längerfristiger Anwendung sind zudem Toleranzentwicklung, Hangover-Effekte, Veränderungen der Schlafstruktur sowie Beeinträchtigungen der geistigen Leistungsfähigkeit durch anticholinerge Effekte möglich. Für Engwinkelglaukom, Prostatahyperplasie, Asthma bronchiale oder Epilepsie bestehen Kontraindikationen. Die Wirkung von zentral dämpfenden Pharmaka oder von Alkohol kann verstärkt werden. Die Anwendung von Diphenhydramin während der Schwangerschaft und der Stillzeit sollte unterbleiben. Doxylamin kann während der Schwangerschaft nach besonders strenger Nutzen-Risiko-Abwägung eingenommen werden.

Zusammenfassende Bewertung

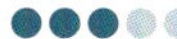

H_1-Antihistaminika der ersten Generation wie Diphenhydramin oder Doxylamin können bei Erwachsenen zur kurzzeitigen Behandlung von Schlafstörungen eingesetzt werden. Bisherige Studienergebnisse deuten auf eine im Vergleich zu Placebo überlegene Wirksamkeit hin. Zur abschließenden Beurteilung sind qualitativ hochwertige Studien wünschenswert. Vor allem ältere Patienten sind bei längerfristigem Gebrauch durch Sehstörungen, Schwindel, Stürze, kognitive Einschränkungen und Toleranzentwicklung gefährdet.

27.1.2 Melatonin

Wirkung

Das mit Serotonin strukturverwandte körpereigene Hormon Melatonin wird in der Zirbeldrüse produziert. Physiologischerweise synchronisiert es durch Beeinflussung von Melatoninrezeptoren, insbesondere von MT1 und MT2, die innere Uhr mit dem von außen vorgegebenen Tag-Nacht-Zyklus.

Nach dem Einsetzen der Dunkelheit erfolgt ein Anstieg der Melatoninsekretion mit einem Maximum zwischen 2 und 4 Uhr nachts. Im Alter wird ein Rückgang der endogenen Melatoninproduktion beobachtet. Melatonin besitzt schlafanstoßende Effekte und führt zu einer Erhöhung der Schlafneigung. Zudem trägt die Substanz zur Linderung der subjektiven Jetlag-Empfindung bei.

Dosierung

- Erwachsene: 0,5–2 mg/d

Die Einnahme sollte etwa ein bis 2 Stunden vor dem Schlafengehen erfolgen.

Die Anwendung bei Kindern und Jugendlichen unter 18 Jahren ist der ärztlichen Aussicht unterstellt, es liegen nur begrenzte Therapieerfahrungen vor.

Die Therapiedauer sollte, zumindest nach der Fachinformation des für Patienten ab 55 Jahren vorgesehenen Melatoninpräparats, auf 3 Monate begrenzt werden.

Die positive Wirkung bei Jetlag stellt sich ein, wenn die Applikation am ersten Reisetag sowie an den ersten Tagen nach Ankunft am Zielort kurz vor dem Schlafengehen erfolgt. Hier können Dosierungen im Bereich 0,5 bis 5 mg zum Einsatz kommen.

Pharmakokinetische Eigenschaften

Wirkungseintritt

Die schlafanstoßende Wirkung tritt nach etwa 1–2 Stunden ein.

Metabolismus und Ausscheidung

Melatonin wird vorwiegend in der Leber durch CYP1A1, CYP1A2 und möglicherweise CYP2C19 sowie nachfolgender Konjugation zu pharmakologisch inaktiven Metaboliten abgebaut. Die Ausscheidung erfolgt überwiegend renal.

Besondere Hinweise

Melatonin hat in verschiedenen placebokontrollierten Studien zu einer signifikanten Verkürzung der Einschlaflatenz, einer Verbesserung der Schlafqualität mit reduzierter Zahl an Schlafunterbrechungen und einer Steigerung des morgendlichen Wachheitsgrads geführt. Der Wirkstoff gilt als gut verträglich und führt nicht zur Beeinträchtigung von Motorik oder Gedächtnis. Die Wirksamkeit reicht allerdings nicht an die von Benzodiazepinen und sogenannte Z-Substanzen (z. B. Zopiclon) heran.

Bei der Behandlung von Patienten mit Leber- oder Niereninsuffizienz und bei gleichzeitiger Applikation von CYP1A1/2-Inhibitoren oder Substraten ist wegen der Gefahr erhöhter Melatoninplasmaspiegel Vorsicht geboten. Die Anwendung während der Schwangerschaft und Stillzeit wird aufgrund bislang fehlender Erfahrungen nicht empfohlen.

Arzneimittel, die Melatonin enthalten, unterliegen dosisunabhängig der Verschreibungspflicht. Allerdings ist mittlerweile eine Reihe von melatoninhaltigen Nahrungsergänzungsmitteln bzw. diätetischen Lebensmitteln auf dem Markt verfügbar, die ähnlich hohe Dosierungen wie rezeptpflichtige Präparate enthalten. Die somit vollzogene Umgehung der Verschreibungspflicht wird kontrovers diskutiert.

Zusammenfassende Bewertung

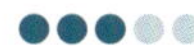

Melatonin wird in Leitlinien für die Anwendung bei Schlafstörungen aufgrund seiner guten Wirkung und Verträglichkeit empfohlen, allerdings bezieht sich diese Einschätzung auf die Behandlung von Patienten ab 55 Jahren im Rahmen der Verschreibungspflicht. Zum Nutzen von Melatonin bei jüngeren Insomniepatienten sind ebenfalls vielversprechende Sicherheits- und Wirksamkeitsdaten verfügbar. Der Einsatz von melatoninhaltigen Nahrungsergänzungsmitteln zur Behandlung von Schlafstörungen im Rahmen der Selbstmedikation ohne Erfordernis einer Zulassung erscheint etwas fragwürdig.

27.1.3 Tryptophan

Wirkung

Chronische Schlafstörungen können durch einen Mangel an Serotonin in den Raphe-Kernen ausgelöst werden. Die essenzielle Aminosäure Tryptophan ist ein Serotonin-Präcursor, der im Gegensatz zu Serotonin selbst die Blut-Hirn-Schranke überqueren kann. Durch Substitution der Vorstufe kann ein vorliegender Mangelzustand behoben werden.

Dosierung

- Erwachsene: 1 g/d

Die Einnahme sollte etwa 20–30 Minuten vor dem Schlafengehen erfolgen. Unter ärztlicher Aufsicht kann die Dosis auf 2 g/d gesteigert werden. Die Behandlung im Rahmen der Selbstmedikation sollte auf 3–4 Wochen begrenzt bleiben. Zur Anwendung bei Kindern und Jugendlichen liegen keine ausreichenden Therapieerfahrungen vor.

Pharmakokinetische Eigenschaften

Wirkungseintritt

Zum genauen Wirkungseintritt sind keine Erkenntnisse verfügbar.

Metabolismus und Ausscheidung

Tryptophan wird vorwiegend in der Leber durch unvollständige Oxidation über den Tryptophan-Nicotinsäure-Weg abgebaut. 1–2 % der zugeführten Menge werden in enterochromaffinen Zellen des Dünndarms, Thrombozyten und Mastzellen sowie im ZNS über 5-Hydroxy-Trytophan in Serotonin übergeführt. Die Ausscheidung der Tryptophan-Metaboliten erfolgt hauptsächlich renal.

Besondere Hinweise

Tryptophan darf nicht bei schwerer Leber- oder Niereninsuffizienz, hepatischer Enzephalopathie, Dünndarmkarzinoid mit Herzschädigung und nicht zusammen mit Monoaminooxidasehemmern oder Serotoninwiederaufnahmehemmern eingenommen werden.

Es kann zu Schwindel, Kopfschmerzen, Lichtempfindlichkeit, Sedation und Hypotonie kommen. Der Verdacht, dass Tryptophan für die Auslösung eines Eosinophilie-Myalgie-Syndroms verantwortlich sein könnte, wurde offenbar ausgeräumt. Die Anwendung während der Schwangerschaft und Stillzeit sollte nur nach strenger ärztlicher Indikationsstellung erfolgen.

Zusammenfassende Bewertung

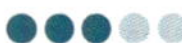

Bei Schlafstörungen kann ein Therapieversuch mit Tryptophan unter Einhaltung der Kontraindikationen unternommen werden. Eine eindeutige Bewertung des Nutzens ist erst nach Durchführung randomisierter kontrollierter Studien an ausreichend großen Patientenkollektiven möglich.

27.2 Pflanzliche Sedativa

27.2.1 Baldrian (Valeriana officinalis)

Wirkung

Klinische Untersuchungen für wässrige bzw. ethanolisch-wässrige Baldrianwurzeltrockenextrakte ergaben Hinweise auf eine mögliche Verkürzung der Einschlaflatenz und eine Verbesserung der Schlafqualität. Die eindeutige Zuordnung dieser Wirkungen zu einem oder mehreren Inhaltsstoffen konnte bislang nicht erfolgen. Als mögliche Wirkungsmechanismen von Baldrianinhaltsstoffen werden Interaktionen mit $GABA_A$-, Benzodiazepin-, 5-HT_{1A}- und Adenosin-A_1- bzw. -A_{2a}-Rezeptoren diskutiert.

Dosierung

- Erwachsene und Jugendliche ab 12 Jahren: 600 mg Trockenextrakt oder 2–3 g Droge 1–3-mal/d

Die Einnahme sollte etwa 30 Minuten vor dem Schlafengehen erfolgen. Kinder unter 12 Jahren dürfen wegen fehlender Erfahrung nur unter ärztlicher Aufsicht behandelt werden.

Pharmakokinetische Eigenschaften

Wirkungseintritt

Verlässliche Angaben zum Wirkungseintritt liegen nicht vor.

Metabolismus und Ausscheidung

Zur Pharmakokinetik von Baldrianzubereitungen sind keine Erkenntnisse verfügbar.

Besondere Hinweise

Zur Wirksamkeit von Baldrianextrakten liegen sich widersprechende Untersuchungen vor. In den Fällen, in denen eine sedierende Wirkung gefunden werden konnte, setzte diese erst nach einigen Tagen bis Wochen ein. Die Einnahme während der Schwangerschaft und der Stillzeit sollte sicherheitshalber unterbleiben. Wegen möglicher mutagener

Effekte durch in ethanolischen Auszügen enthaltene Valepotriate sollte besser auf wässrige Extrakte zurückgegriffen werden.

Zusammenfassende Bewertung

●●○○○

Einige klinische Studien ergaben Hinweise auf eine leichte sedierende Wirkung von Baldrianextrakten. Aus der Mehrzahl der neueren Studien ließ sich jedoch kein Unterschied zu Placebo ableiten. Die Droge bzw. deren Extrakte sind gut verträglich. Weitere methodisch gute Studien sind zur endgültigen Beurteilung des Nutzens und der Sicherheit erforderlich.

Anmerkungen

- Der Nutzen pflanzlicher Sedativa wie Melisse, Hopfen oder Passionsblume zur Behandlung von Schlafstörungen ist nicht ausreichend durch kontrollierte klinische Studien über längere Zeiträume nachgewiesen.
- Zubereitungen aus Lavendelöl könnten allenfalls bei zugrundeliegender Angstsymptomatik hilfreich sein. Eine ausreichende Anzahl aussagekräftiger klinischer Studien liegt nicht vor. Eine direkte schlafanstoßende Wirkung ist nach derzeitigem Kenntnisstand nicht vorhanden.
- Für den Einsatz von Cannabidiolölen zur Behandlung von Schlaflosigkeit liegen keine Wirksamkeitsnachweise vor. Entsprechende Werbeaussagen wurden daher untersagt.
- Kombinationen von Baldrian mit anderen Pflanzenextrakten wirken nach bisherigen Erkenntnissen nicht stärker schlafanstoßend als Baldrian allein.

27.3 Abgrenzung zu verschreibungspflichtigen Arzneimitteln und anderen ärztlichen Therapieverfahren

Wenn Ein- oder Durchschlafstörungen über mehr als 4 Wochen anhalten und tagsüber Abgeschlagenheit auftritt oder sich das Schlafverhalten sehr plötzlich verändert, sollte ein Arzt aufgesucht werden.

Bei kleineren Kindern können plötzliche Schlafstörungen auf akute Erkrankungen wie Otitis media oder andere Infektionserkrankungen hindeuten. Bei Erwachsenen sind häufig psychische Erkrankungen wie Depressionen oder Angststörungen mit Insomnien gekoppelt und bedürfen einer gezielten Behandlung. Andere häufig vorkommende Ursachen von Schlafstörungen können Schmerzen, Hyperthyreose, Restless-Legs-Syndrom, M. Parkinson, zerebrale Durchblutungsstörungen, Drogensucht, Demenz, Schizophrenie, Übergewicht, Refluxerkrankungen, Atemwegserkrankungen, Herzinsuffizienz, Arrhythmien, Prostatahyperplasie, Schlaf-Apnoe-Syndrom oder auch Hauterkrankungen mit Juckreiz sein.

Wenn starke Schlafstörungen nicht durch gezielte Behandlung der Grunderkrankung zu lindern sind, kann auf verschreibungspflichtige Hypnotika zurückgegriffen werden. Benzodiazepine wie Flurazepam oder Triazolam und Benzodiazepin-Rezeptor-Agonisten wie Zopiclon oder Zolpidem sollten, obwohl in der Praxis häufig anders gehandhabt, maximal bis zu 4 Wochen verabreicht werden. Gute kontrollierte Untersuchungen zur Sicherheit und Wirksamkeit bei Langzeiteinnahme über mehrere Monate liegen nicht vor. Die Substanzen können relevante Nebenwirkungen wie Gedächtnisstörungen, kognitive Störungen, Rebound-Insomnie und verstärkte Verletzungsgefahr durch Schwindel bewirken. Seit 2022 steht mit dem Orexinrezeptor-Antagonisten Daridorexant ein sehr effektives Sedativum für Patienten mit anhaltenden Schlafstörungen und starker Beeinträchtigung der Tagesaktivität zur Verfügung. Antidepressiva wie Trimipramin, Mirtazapin, Agomelatin, Trazodon und Amitriptylin sowie Antipsychotika wie Melperon, Pipamperon oder Levomepromazin sollten nur bei entsprechender Grunderkrankung mit schwerwiegenden psychischen Störungen eingesetzt werden. Doxepin ist in Deutschland das einzige Antidepressivum mit Zulassung bei isolierter Schlafstörung.

27.4 Handelspräparate (Auswahl)

Wirkstoff	Bemerkung	Präparatebeispiele®
Baldrianextrakt	●●○○○	Baldrivit, Luvased mono, Sedonium
Diphenhydramin	●●●○○	Betadorm, Dolestan forte, Vivinox Sleep
Doxylamin	●●●○○	Gittalun, Hoggar Night
Melatonin	●●●○○	Cefanight (Intens), Hoggar Melatonin, Dr. Theiss Melatonin Einschlafspray, Oyono
Tryptophan	●●●○○	Ardeydorm, Ardeytropin, Kalma

Literatur

Almond SM, Warren MJ, Shealy KM et al. A Systematic Review of the Efficacy and Safety of Over-the-Counter Medications Used in Older People for the Treatment of Primary insomnia. Sr Care Pharm 36(2): 83–92, 2021

Ammon H, Mutschler E, Scholz H (Hrsg.). Arzneimittel Information und Beratung. 27. Akt.lfg., Wissenschaftliche Verlagsgesellschaft Stuttgart, 2023

Andrade A, Kuah CY, Martin-Lopez JE et al. Interventions for chronic pruritus of unknown origin. Cochrane Database Syst Rev 1(1): CD013128, 2020

Baglioni C, Bostanova Z, Bacaro V et al. A systematic review and network meta-analysis of randomized controlled trials evaluating the evidence base of melatonin, light exposure, exercise, and complementary and alternative medicine for patients with insomnia disorder. J Clin Med 9(6): 1949, 2020

Blaschek W et al. Wichtl Teedrogen und Phytopharmaka. 6. Aufl., Wissenschaftliche Verlagsgesellschaft Stuttgart, 2016

Cheuk DKL, Yeung J, Chung KF et al. Acupuncture for insomnia. Cochrane Database Syst Rev (99): CD005472, 2012

De Crescenzo F, D'Alò GL, Ostinelli EG et al. Comparative effects of pharmacological interventions for the acute and long-term management of insomnia disorder in adults: a systematic review and network meta-analysis. Lancet 400(10347): 170–184, 2022

Drugdex® System. Thomson Healthcare, Zugriff 04/2023

Everitt H, Baldwin DS, Stuart B et al. Antidepressants for insomnia in adults. Cochrane Database Syst Rev 5(5): CD010753, 2018

Fachinformation Ardeydorm, Stand 10/2017

Fachinformation Baldrian-ratiopharm, Stand 05/2020

Fachinformation Circadin, Stand 09/2019

Fachinformation Hoggar Night, Stand 09/2019

Fachinformation Vivinox Sleep Schlaftabletten stark, Stand 05/2022

Feng G, Han M, Li X et al. The clinical effectiveness of cognitive behavioral therapy for patients with insomnia and depression: a systematic review and meta-analysis. Evid Based Complement Alternat Med 15: 8071821, 2020

Hamacher H, Wahl MA. Selbstmedikation, 2. Aufl., Wissenschaftliche Verlagsgesellschaft Stuttgart, 2022

Herxheimer A. Jet lag. BMJ Clin Evid 04: 2303, 2014

Jespersen KV, Koenig J, Jennum P et al. Listening to music for insomnia in adults. Cochrane Database Syst Rev 8(8): CD010459, 2022

Kanen JW, Nazir R, Sedkys K, Pradhan BK. The effects of mindfulness-based interventions on sleep disturbance: a meta-analysis. Adolesc Psychiatry 5: 105–115, 2015

McCleery J, Cohen DA, Sharpley AL. Pharmacotherapies for sleep disturbances in dementia. Cochrane Database Syst Rev 11(11): CD009178, 2016

McDonagh MS, Holmes R, Hsu F. Pharmacologic treatments for sleep disorders in children: a systematic review. J Child Neurol 34(5): 237–247, 2019

Montgomery P, Dennis JA. Physical exercise for sleep problems in adults aged 60+. Cochrane Database Syst Rev 1(1): CD003404, 2009

Nicht erholsamer Schlaf/Schlafstörungen Insomnie bei Erwachsenen (S3-Leitlinie). AWMF-Register-Nr. 063–003, Stand 31.12.2017, gültig bis 30.12.2022 (in Überarbeitung)

Nichtorganische Schlafstörungen (S1-Leitlinie). AWMF-Register-Nr. 028/012, Stand 2013 (aktuell: Stand 01.07.2018, gültig bis 30.06.2023)

Palagini L, Manni R, Aguglia E et al. Expert Opinions and Consensus Recommendations for the Evaluation and Management of Insomnia in Clinical Practice: Joint Statements of Five Italian Scientific Societies. Front Psychiatry 11: 558, 2020

Roozbeh N, Ghazanfarpour M, Khadivzadeh T et al. Effect of lavender on sleep, sexual desire, vasomotor, psychological and physical symptom among menopausal and elderly women: A Systematic Review. J Menopausal Med 25(2): 88–93, 2019

Sachverständigen-Ausschuss für Verschreibungspflicht BfArM, Ergebnisprotokoll der 82. Sitzung, 23. Januar 2020

Salter S, Brownie S. Treating primary insomnia – the efficacy of valerian and hops, Aust Fam Physician 39(6): 433–437, 2010

Sarris J, Byrne GJ. A systematic review of insomnia and complementary medicine, Sleep Med Rev 15(2): 99–106, 2011

27

Shinjyo N, Waddell G, Green J. Valerian Root in Treating Sleep Problems and Associated Disorders-A Systematic Review and Meta-Analysis. J Evid Based Integr Med 25: 2515690X20967323, 2020

Sletten TL, Magee M, Murray JM et al. Efficacy of melatonin with behavioural sleep-wake scheduling for delayed sleep-wake phase disorder: A double-blind, randomised clinical trial. PLoS Med 15(6): e1002587, 2018

Suraev AS, Marshall NS, Vandrey R et al. Cannabinoid therapies in the management of sleep disorders: A systematic review of preclinical and clinical studies. Sleep Med Rev 53: 101339, 2020

Sweetman A, Farrell S, Wallace DM, Crawford M. The effect of cognitive behavioural therapy for insomnia in people with comorbid insomnia and sleep apnoea: A systematic review and meta-analysis. J Sleep Res e13847, 2023

Verma K, Singh D, Srivastava A. The Impact of Complementary and Alternative Medicine on Insomnia: A Systematic Review. Cureus 14(8): e28425, 2022

Yeung WF, Chung KF, Poon MMK et al. Acupressure, reflexology, and auricular acupressure for insomnia: a systematic review of randomized controlled trials. Sleep Med 13: 971–979, 2012

Yeung WF, Chung KF, Yung KP et al. Doxepin for insomnia: a systematic review of randomized placebo-controlled trials, Sleep Med Rev 19: 75–83, 2015

Zhang D, Tashiro M, Shibuya K et al. Next-day residual sedative effect after nighttime administration of an over-the-counter antihistamine sleep aid, diphenhydramine, measured by positron emission tomography, J Clin Psychopharmacol 30(6): 694–701, 2010

28 Schmerzen des Bewegungsapparats und des Rückens

Schmerzen des Bewegungsapparats und des Rückens zählen zu den häufigsten Gründen für das Aufsuchen einer hausärztlichen Praxis. In der Regel handelt es sich um Erkrankungen von Knochen, Muskeln, Sehnen, Bändern oder Gelenken. Bis auf Zustände nach akuten Verletzungen wie Prellungen, Zerrungen oder Verstauchungen gestaltet sich die Zuordnung eines eindeutigen Krankheitsbilds in der Apotheke meist schwierig. Lebensweise, Verhalten beim Sport, angeborene oder erworbene Fehlstellungen sowie Übergewicht tragen langfristig zur Symptomatik bei. Ein psychosomatischer Hintergrund muss ebenfalls in Betracht gezogen werden.

In Abhängigkeit von der Lokalisation sind Schmerzen des Bewegungsapparats und des Rückens differenziert zu betrachten:

5 % aller über 60-Jährigen leiden unter einer Arthrose der Hüfte. Zu den Hauptbetroffenen zählen (Lauf-)Sportler und Personen mit Übergewicht sowie Menschen, die schwerer körperlicher Arbeit nachgehen. 10 % aller über 60-Jährigen leiden unter einer Arthrose des Knies. Auch hier ist die Inzidenz bei Personen mit Übergewicht erhöht, ebenfalls bei bestehenden Fehlstellungen der Beine oder Füße. Sport, Physiotherapie und Tapen des Kniegelenks reduzieren den Schmerz. Für die Wirksamkeit von Akupunktur bei der Behandlung von Hüft- oder Knieschmerzen liegen keine ausreichenden Nachweise vor.

Schmerzen im Rücken sind häufig auf Verspannungen der Muskeln zurückzuführen. Meist kommt es innerhalb von etwa 2 Wochen zu einer Heilung. 50–80 % aller erstmals Betroffenen erleiden innerhalb des ersten Jahres einen erneuten Schmerzzustand. Akupunktur, gezieltes Training der Rückenmuskulatur, progressive Muskelrelaxation, Wärmetherapie mit aktivierenden Maßnahmen und kognitive Verhaltenstherapien können zur Linderung insbesondere chronischer Rückenschmerzen beitragen. Ob damit eine Funktionsverbesserung herbeigeführt wird, konnte bislang nicht nachgewiesen werden. Die Wirksamkeit von chiropraktischen Maßnahmen, Heilbädern und sogenannten Rückenschulen bei Rückenschmerzen wurde bislang ebenfalls nicht ausreichend in kontrollierten Studien untersucht.

Akute Nackenschmerzen dauern meist nur 2 Tage an, werden aber in 10 % der Fälle chronisch. Zur akuten Schmerzreduktion werden Akupunktur, Stretching, Yoga, Kräftigungsübungen, Mobilisierung und manuelle Therapien empfohlen. Zur Behandlung von chronischen Nackenschmerzen liegen keine ausreichenden kontrollierten Untersuchungen vor. Durch ein sogenanntes Schleudertrauma können jahrelange Beschwerden ausgelöst werden. Bei einem entsprechenden Unfall soll eine sofortige Mobilisierung erfolgen, das Tragen einer Halskrause wird nicht mehr empfohlen.

Im Allgemeinen sollte man bei Schmerzen des Bewegungsapparats und des Rückens aktiv in Bewegung bleiben. Von Bettruhe wird explizit angeraten. Anderenfalls kommt es zu Gelenksteifigkeit, Muskelabbau, Reduktion der Knochendichte und zu einem erhöhten Risiko für das Auftreten von Thrombosen. Zunächst wird beim Arzt meist auf eine ausführliche Diagnostik verzichtet und symptomorientiert behandelt. Im Rahmen der Selbstmedikation können Substanzen aus den Gruppen NSAID und nichtopioide Analgetika oder Chondroprotektiva eingesetzt werden.

28.1 Systemische NSAID

28.1.1 Ibuprofen

Wirkung

Ibuprofen ist ein nichtsteroidales Antirheumatikum und hemmt unselektiv die Cyclooxygenase. Die Substanz reduziert entzündlich bedingte Schmerzen, Schwellungen und Fieber.

Dosierung

- Erwachsene: 200–400 mg 1-4-mal/d
  Tagesmaximaldosis in der Selbstmedikation: 1,2 g
- Kinder und Jugendliche über 6 Monate (peroral): 7–10 mg/kg KG 1-3-mal/d
  Tagesmaximaldosis: 30 mg/kg KG × d

Pharmakokinetische Eigenschaften

Wirkungseintritt

Die Wirkung tritt innerhalb von 15 Minuten ein.

Metabolismus und Ausscheidung

Die Substanz wird in der Leber mittels CYP2C9 biotransformiert und anschließend glucuronidiert. Die Ausscheidung erfolgt fast ausschließlich renal, nur 1 % in unveränderter Form.

Besondere Hinweise

Die Toxizität bei akuten Vergiftungen mit Ibuprofen ist wesentlich geringer als bei Paracetamol, bei höherer analgetischer und antiinflammatorischer Wirkstärke. Für die Einnahme im letzten Trimenon der Schwangerschaft besteht eine Kontraindikation. Eine Anwendung im 1. und 2. Trimenon ist unter strenger Nutzen-Risiko-Abwägung möglich. Auch die kurzfristige Einnahme während der Stillzeit ist vertretbar. Bei Patienten mit schwerer Herzinsuffizienz (NYHA IV) besteht eine Kontraindikation.

Zusammenfassende Bewertung

●●●●●

Ibuprofen kann zur kurzzeitigen Behandlung von Schmerzen des Bewegungsapparats empfohlen werden. Die Substanz ist gut verträglich, bei nachweislich guter und schneller Wirksamkeit. Bei langfristiger Anwendung besteht allerdings die Gefahr insbesondere gastrointestinaler und kardiovaskulärer Nebenwirkungen.

28.1.2 Dexibuprofen

Wirkung

Dexibuprofen ist ein nichtsteroidales Antirheumatikum und hemmt unselektiv die Cyclooxygenase. Die Substanz reduziert entzündlich bedingte Schmerzen, Schwellungen und Fieber. Es handelt sich um das (S)-(+)-Enantiomer von Ibuprofen, das COX-1 und COX-2 etwa 100-mal stärker inhibiert als das Racemat.

Dosierung

- Erwachsene: 200 mg 3-mal/d
  Tagesmaximaldosis bei der Selbstmedikation: 600 mg/d

Die Einnahme im Rahmen der Selbstmedikation sollte nur kurzfristig über maximal 4 Tage erfolgen.

Sicherheit und Wirksamkeit für den Einsatz bei Kindern und Jugendlichen unter 18 Jahren wurden nicht untersucht.

Pharmakokinetische Eigenschaften

Wirkungseintritt

Die Wirkung tritt innerhalb von 15 Minuten ein.

Metabolismus und Ausscheidung

Dexibuprofen wird in der Leber mittels CYP2C9 biotransformiert und anschließend glucuronidiert. Die Ausscheidung erfolgt fast ausschließlich renal, nur 1 % in unveränderter Form.

Besondere Hinweise

Für die Behandlung mit Dexibuprofen liegen wesentlich geringere Erfahrungswerte als für den Einsatz des Racemats Ibuprofen vor. Dennoch ist nach Einschätzung der Zulassungsbehörde von einem praktisch identischen Sicherheitsprofil auszugehen. Die Substanz ist zur Behandlung leichter bis mäßig starker Schmerzen des Bewegungsapparates geeignet. Für die Einnahme im letzten Trimenon der Schwangerschaft besteht eine Kontraindikation. Eine Anwendung im 1. und 2. Trimenon ist unter strenger Nutzen-Risiko-Abwägung möglich. Auch die kurzfristige Einnahme während der Stillzeit ist vertretbar. Bei Patienten mit aktiven Blutungen, gastrointestinalen Ulzera sowie bei schwerer Leber- oder Herzinsuffizienz (NYHA IV) besteht eine Kontraindikation. Dexibuprofen ist nicht für den Einsatz bei Kindern indiziert.

Dexibuprofen wurde im Jahr 2022 unter bestimmten Voraussetzungen aus der Verschreibungspflicht entlassen. Die Markteinführung eines entsprechenden Präparats mit bis zu 20 Tabletten à 200 mg steht aktuell noch aus.

Zusammenfassende Bewertung

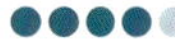

Dexibuprofen kann zur kurzzeitigen Behandlung von Schmerzen des Bewegungsapparates bei Erwachsenen empfohlen werden. Obwohl in Deutschland kaum Anwendungserfahrungen vorliegen, ist von einem nahezu identischen Sicherheitsprofil wie für Ibuprofen auszugehen. Die Substanz ist bei guter Verträglichkeit sehr gut und sehr schnell wirksam. Bei langfristiger Applikation besteht allerdings die Gefahr insbesondere gastrointestinaler und kardiovaskulärer Nebenwirkungen.

28.1.3 Diclofenac

Wirkung

Diclofenac ist ein nichtsteroidales Analgetikum mit antiphlogistischen, analgetischen und antipyretischen Eigenschaften. Die Wirkung beruht in erster Linie auf einer Hemmung der Prostaglandinsynthese. Prostaglandine sind maßgeblich an der Entstehung von Schmerzen und Entzündungen beteiligt.

Dosierung

- Erwachsene und Jugendliche ab 14 Jahren: initial 12,5–25 mg (berechnet als Diclofenac-Kalium), danach bei Bedarf im Abstand von 4–6 Stunden bis zu 75 mg/24 h

Die Einnahme im Rahmen der Selbstmedikation sollte bei Schmerzen nur kurzfristig über maximal 4 Tage erfolgen. Kinder und Jugendliche unter 14 Jahren dürfen im Rahmen der Selbstmedikation nicht systemisch behandelt werden.

Pharmakokinetische Eigenschaften

Wirkungseintritt

Die Wirkung tritt innerhalb von 30 Minuten ein.

Metabolismus und Ausscheidung

Die Biotransformation von Diclofenac erfolgt durch Hydroxylierung, Methoxylierung sowie durch Konjugation mit Glucuron- und Schwefelsäure. Die Ausscheidung findet zu 65 % renal statt, überwiegend in Form von Metaboliten. Der verbleibende Anteil wird in den Fäzes wiedergefunden.

Besondere Hinweise

Diclofenac besitzt eine starke antiphlogistische Wirkung und wird daher bevorzugt bei entzündlichen Zuständen wie Gelenkschmerzen eingesetzt. Bei Patienten mit Neigung zu gastrointestinalen Blutungen oder Ulkusleiden sowie bei Herz-, Leber- oder Niereninsuffizienz ist Diclofenac zu vermeiden, ebenso während des 1. und 3. Trimenons der Schwangerschaft sowie während der Stillzeit. Wegen eines offenbar erhöhten Risikos für arterielle thrombotische Ereignisse ist die Substanz bei Herzinsuffizienz (NYHA II-IV), ischämischer Herzerkrankung, peripheren Arterienerkrankungen und zerebrovaskulären Erkrankungen kontraindiziert. Generell sollte man nur die niedrigste wirksame Dosis über den kürzesten zur Symptomkontrolle erforderlichen Zeitraum einsetzen.

Zusammenfassende Bewertung

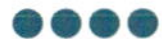

Diclofenac kann zur kurzzeitigen Behandlung von Erwachsenen bei Schmerzen des Bewegungsapparats eingenommen werden. Die Substanz ist sehr gut und schnell analgetisch und antiphlogistisch wirksam. Zu berücksichtigen sind jedoch die gastrointestinalen Nebenwirkungen und das erhöhte Risiko für arterielle thrombotische Ereignisse, insbesondere bei hoher Dosis (150 mg/d) und bei Langzeitanwendung. Evidenz besteht allerdings nur für Dosierungen, die über den für die Selbstmedikation freigegebenen liegen.

28.1.4 Naproxen

Wirkung

Das NSAID Naproxen bewirkt eine Hemmung der Prostaglandinsynthese und reduziert als Folge Schmerzen und Entzündungen. Die Substanz ist zudem ein reversibler Hemmstoff der Thrombozytenaggregation.

Dosierung

- Erwachsene und Jugendliche ab 12 Jahren: initial 250–500 mg, nach 8–12 Stunden bei Bedarf weitere 250 mg
  Tagesmaximaldosis: 750 mg/d, bei eingeschränkter Nierenfunktion 500 mg/d

Im Rahmen der Selbstmedikation sollte die Behandlung nicht länger als über 4 Tage erfolgen. Kinder unter 12 Jahren dürfen im Rahmen der Selbstmedikation nicht therapiert werden.

Pharmakokinetische Eigenschaften

Wirkungseintritt und -dauer

Die Wirkung tritt innerhalb von 30–60 Minuten ein und hält etwa 12 Stunden an.

Metabolismus und Ausscheidung

Nach hepatischer Biotransformation entstehen die pharmakologisch inaktiven Hauptmetaboliten 6-Desmethylnaproxen und das Naproxen-Glucuronid. Die Ausscheidung erfolgt zu mehr als 95 % renal.

Besondere Hinweise

Naproxen ist gut zur Behandlung von Schmerzen des Bewegungsapparats geeignet. Bei Patienten mit Neigung zu gastrointestinalen Blutungen oder Ulkusleiden sowie bei schwerer Herz , Leber oder Niereninsuffizienz sollte Naproxen nicht angewendet werden, ebenso nicht während des 3. Trimenons der Schwangerschaft. Während des 1. Trimenons ist eine strenge Indikationsstellung erforderlich. Die Applikation während der Stillzeit sollte vorsichtshalber unterbleiben.

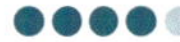

Zusammenfassende Bewertung

●●●●○

Naproxen kann zur kurzzeitigen Behandlung von Erwachsenen bei Schmerzen des Bewegungsapparats, insbesondere der Hüfte und des Knies empfohlen werden. Die Substanz ist gut und schnell analgetisch und antiphlogistisch wirksam und auch gut verträglich. Das kardiovaskuläre Risiko ist geringer als bei anderen NSAID, das Risiko für gastrointestinale Störungen etwas höher, insbesondere bei langfristiger Anwendung. Die vorliegende Evidenz bei Rückenschmerzen bezieht sich jedoch auf eine Dosierung, die oberhalb der für die Selbstmedikation freigegebenen liegt.

28.2 Nichtopioide Analgetika

28.2.1 Paracetamol

Wirkung

Paracetamol wirkt durch Hemmung der zerebralen Prostaglandinsynthese analgetisch, die periphere Synthese wird hingegen kaum beeinflusst.

Dosierung

- Erwachsene und Jugendliche ab 12 Jahren: 500–1000 mg 3–4-mal/d
- Kinder bis zu 11 Jahren: 10–15 mg/kg KG bis zu 3-mal/d
  Tagesmaximaldosis: 60 mg/kg KG × d

Bei Leber- oder Niereninsuffizienz muss die Dosis reduziert werden.

Pharmakokinetische Eigenschaften

Wirkungseintritt und -dauer

Die Wirkung tritt innerhalb einer halben Stunde ein und hält etwa 3–4 Stunden an. Die gleichzeitige Gabe von Coffein beschleunigt die Resorption von Paracetamol.

Metabolismus und Ausscheidung

Paracetamol wird im Wesentlichen in der Leber mit Glucuron- und Schwefelsäure konjugiert. In untergeordnetem Ausmaß sind CYP1A6, CYP2E3 und CYP3A4 beteiligt. Die Ausscheidung erfolgt zu 90 % renal, nur 5 % in unveränderter Form.

Nach Überdosierung kommt es zur Sättigung der Konjugationsreaktion. Durch CYP2E1 entsteht toxisches *N*-Acetylchinonimin, das nicht mehr in ausreichendem Maß durch eine Glutathionkonjugation entgiftet werden kann. In diesem Fall kann eine tödlich verlaufende Lebernekrose auftreten.

Besondere Hinweise

Paracetamol wirkt bei entzündlich bedingten Schmerzen nur schwach analgetisch. Bei Überschreiten der Maximaldosis sind schwere Leberschäden möglich. Nach regelmäßiger Einnahme ist das Risiko für die Entwicklung einer chronischen Niereninsuffizienz erhöht. Bei schwerer Leber- oder Niereninsuffizienz besteht daher eine Kontraindikation. Paracetamol kann bereits bei Säuglingen und nach entsprechender Nutzen-Risiko-Abwägung während der gesamten Schwangerschaft und Stillzeit angewendet werden.

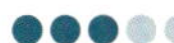

Zusammenfassende Bewertung

●●●○○

Paracetamol soll wegen seiner nur schwach ausgeprägten antiphlogistischen Wirkung allenfalls zur Behandlung von leichteren akuten Schmerzen des Bewegungsapparats angewendet werden. Die Substanz ist bei Einhaltung der Maximaldosis gut verträglich und insbesondere für die Therapie von kleineren Kindern oder Schwangeren geeignet. Die Einnahme sollte in diesen Fällen nur für kurze Zeit und in möglichst niedriger Dosis erfolgen.

28.3 Chondroprotektiva

28.3.1 Glucosamin

Wirkung

In Knorpelmatrix und in der Gelenkflüssigkeit ist Glucosamin als Bestandteil von Polysaccharidketten enthalten. Nach exogener Zufuhr soll es zu einer Stimulation der Biosynthese von Glycosaminoglykanen und Proteoglykanen durch Chondrozyten sowie von Hyaluronsäure durch Synoviozyten kommen. Bei degenerativen Gelenkerkrankungen soll als Folge eine Verbesserung der Belastbarkeit und der Schmerzsymptomatik eintreten.

Dosierung

- Erwachsene: 1500 mg/d

Die Anwendung kann als Einmalgabe oder verteilt auf 3 Einzeleinnahmen erfolgen. Zur Anwendung bei Kindern und Jugendlichen unter 18 Jahren liegen keine Erfahrungen vor.

Pharmakokinetische Eigenschaften

Wirkungseintritt

Die Wirkung tritt frühestens 2–3 Wochen nach Behandlungsbeginn ein. Wenn sich nach 2–3 Monaten noch immer kein Erfolg einstellt, sollte die Therapie überdacht werden.

Metabolismus und Ausscheidung

Glucosamin wird praktisch vollständig resorbiert. Es unterliegt nach peroraler Gabe einem ausgeprägten First-Pass-Effekt in der Leber. Anschließend erfolgt ein Abbau zu kleineren Molekülen wie Kohlendioxid, Wasser und Harnstoff. Die Ausscheidung des resorbierten Anteils erfolgt zu etwa gleichen Teilen renal, mit den Fäzes und über die Lunge.

Besondere Hinweise

Aufgrund des langsamen Wirkungseintritts können akute Schmerzzustände durch Glucosamin nicht gebessert werden. Für den längerfristigen Einsatz erteilte die Osteoarthritis

Research Society International (OARSI) eine zurückhaltende Empfehlung. Bei Patienten mit erhöhtem Risiko für Herz-Kreislauf-Erkrankungen wird eine regelmäßige Kontrolle der Blutcholesterolwerte empfohlen. Aus Sicherheitsgründen sollte keine Anwendung während der Schwangerschaft oder der Stillzeit erfolgen.

Zusammenfassende Bewertung

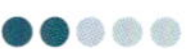

Zur Wirksamkeit von Glucosamin bei der langfristigen Behandlung von Schmerzen, die auf einer Knorpeldegeneration beruhen, liegen keine ausreichenden Belege vor. Zudem sind die vorliegenden Studienergebnisse widersprüchlich.

28.3.2 Chondroitinsulfat

Wirkung

Chondroitinsulfat ist ein Hauptbestandteil der Knorpelmasse und wichtig für deren Kompressionswiderstand. Wesentlicher Molekülbestandteil sind Sulfatgruppen, die eine starke elektrostatische Abstoßung bewirken. Degenerative Gelenkerkrankungen gehen nachgewiesenermaßen mit einem Verlust von Chondroitinsulfat einher. Die exogene Zufuhr der Substanz kann möglicherweise eine Verbesserung der Belastbarkeit und der Schmerzsymptomatik bewirken.

Dosierung

- Erwachsene: 800–1200 mg/d als Einmalgabe oder verteilt auf mehrere Applikationen

Pharmakokinetische Eigenschaften

Wirkungseintritt

Die Wirkung tritt frühestens innerhalb einiger Wochen ein.

Metabolismus und Ausscheidung

Die Bioverfügbarkeit von Chondroitinsulfat beträgt etwa 12 %.

Besondere Hinweise

Aufgrund des langsamen Wirkungseintritts können akute Schmerzzustände durch Chondroitinsulfat nicht gebessert werden. Aber auch für den längerfristigen Einsatz ist die Wirksamkeit nach Ansicht der Osteoarthritis Research Society International (OARSI) nicht ausreichend belegt. Aus Sicherheitsgründen sollte keine Anwendung während der Schwangerschaft oder der Stillzeit erfolgen.

Zusammenfassende Bewertung

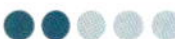

Zur Wirksamkeit von Chondroitinsulfat bei der langfristigen Behandlung von Schmerzen, die auf einer Knorpeldegeneration beruhen, liegen keine ausreichenden Belege vor. Die derzeit verfügbaren Studienergebnisse sind zudem widersprüchlich.

28.4 Pflanzliche Analgetika/Antirheumatika

28.4.1 Teufelskralle (Harpagophytum procumbens)

Wirkung

Teufelskrallenextrakt bzw. dessen hauptsächlich effektiver Inhaltsstoff Harpagosid zeigt im Tierversuch antirheumatische, antiphlogistische und schwache analgetische Wirkungen. Es wurde u. a. eine Hemmung der Biosynthese von Cysteinyl-Leukotrienen nachgewiesen. Die Anwendung der Droge erfolgt zur unterstützenden Behandlung bei degenerativen Erkrankungen des Bewegungsapparats.

Dosierung

- Erwachsene und Jugendliche ab 12 Jahren: 750 mg Trockenextrakt entsprechend 50–100 mg Harpagosid 3-mal/d

Zur Behandlung von Kindern unter 12 Jahren liegen keine Erfahrungen vor.

Pharmakokinetische Eigenschaften

Wirkungseintritt

Zum Wirkungseintritt sind keine Daten verfügbar.

Metabolismus und Ausscheidung

Zum pharmakokinetischen Verhalten sind keine Daten verfügbar.

Besondere Hinweise

Bei Magen- oder Zwölffingerdarmulzera besteht eine Kontraindikation. Aus Sicherheitsgründen sollte keine Anwendung während der Schwangerschaft oder der Stillzeit erfolgen.

Zusammenfassende Bewertung

Die therapeutische Wirksamkeit von Teufelskrallenwurzelpräparaten bei degenerativen Erkrankungen des Bewegungsapparats sowie die Sicherheit in der Langzeitanwendung sind derzeit nicht ausreichend belegt. Die vorliegenden Studien werden von der AkdÄ aufgrund von methodischen Mängeln nicht als Wirksamkeitsbeleg angesehen. Die Nationale Versorgungsleitlinie empfiehlt die Substanz daher bei Rückenschmerzen ausdrücklich nicht.

28.5 Topische Zubereitungen

28.5.1 Ibuprofen, Diclofenac, Flufenaminsäure

Wirkung

Topisch applizierte NSAID (nichtsteroidale Antirheumatika) hemmen unselektiv die Cyclooxygenase und können entzündlich bedingte Schmerzen und Schwellungen reduzieren.

Dosierung

Diclofenac

- Erwachsene: 1–2 %ige Zubereitungen 2–4-mal/d aufbringen

Ibuprofen

- Erwachsene: 5 %ige Zubereitungen 3–4-mal/d aufbringen

Flufenaminsäure

- Erwachsene: 3 %ige Zubereitungen 3-mal/d aufbringen

Für die Behandlung von Kindern und Jugendlichen liegen keine ausreichenden Erfahrungen zur Sicherheit und Wirksamkeit vor.

Pharmakokinetische Eigenschaften

Wirkungseintritt

Zum Wirkungseintritt nach topischer Applikation liegen keine Erkenntnisse vor.

Metabolismus und Ausscheidung

Die Substanzen werden in unterschiedlichem Ausmaß über die Haut aufgenommen. Diclofenac erreicht nach 9 Stunden maximale Plasmaspiegel, bei einer Bioverfügbarkeit von 0,5–6 %. Die kutane Bioverfügbarkeit von Ibuprofen beträgt 5 %, die von Flufenaminsäure 10 %. Zum weiteren pharmakokinetischen Verhalten siehe perorale Applikation in ▸ Kap. 28.1.1 und ▸ Kap. 28.1.3.

Besondere Hinweise

Die Wirksamkeit topischer NSAID wie Diclofenac, Ibuprofen und Flufenaminsäure wurde in einer Reihe klinischer Studien untersucht. Positiv wurden Zubereitungen mit Diclofenac (insbesondere als Emulgel) oder Ibuprofen bewertet. Bei akuten Muskel- und Gelenkschmerzen wirkten Diclofenac und Ibuprofen in einem Zeitraum von 7 Tagen nach einer akuten Verletzung besser schmerzstillend als Placebo. Vergleichende Untersuchungen zur jeweils systemischen Anwendung lieferten bislang uneinheitliche Resultate. Im letzten Schwangerschaftsdrittel ist die großflächige Anwendung von NSAID zumindest über längere Zeit kontraindiziert. Während der verbleibenden Schwangerschaft und der Stillzeit ist die Applikation nur nach strenger Nutzen-Risiko-Abwägung möglich, bei Flufenaminsäure sollte sie aufgrund der geringen Erfahrungen ganz unterbleiben.

Zusammenfassende Bewertung

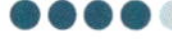

Topische NSAID können zur Linderung von Schmerzen des Bewegungsapparats angewendet werden. Es liegen positive Ergebnisse aus klinischen Studien vor. Allerdings variieren die Befunde erheblich. Ein Wirksamkeitsvergleich zu entsprechenden oralen Zubereitungen ist derzeit nicht sicher möglich. Aufgrund der guten Verträglichkeit der topischen Präparate ist insbesondere bei kleineren Gelenken ein Behandlungsversuch zu befürworten.

28.5.2 Arnika (Arnica montana)

Wirkung

Extrakte aus Arnikablüten wirken analgetisch, antirheumatisch und antiarthritisch. Daneben wurden auch antibakterielle und antimykotische Effekte nachgewiesen. Die Wirkungen werden hauptsächlich auf die Sesquiterpenlactone Helenalin, dessen Ester und 2,3-Dihydohelenalin zurückgeführt. Als mögliche Wirkungsmechanismen werden eine Hemmung der Cyclooxygenase 2, der induzierbaren NO-Synthase, der Phospholipase A_2 sowie eine Reduktion der Synthese von proinflammatorischen Zytokinen angenommen.

Dosierung

- Erwachsene und Kinder ab einem Jahr: 1–3-mal/d Zubereitungen mit 1 g Arnica-ex-planta-tota-Urtinktur in 10 g Grundlage aufbringen

Kinder unter einem Jahr dürfen wegen fehlender Erfahrungen nicht behandelt werden.

Pharmakokinetische Eigenschaften

Wirkungseintritt und Behandlungsdauer

Verlässliche Angaben zum Wirkungseintritt liegen nicht vor. Die Behandlung einer akuten Erkrankung sollte nach 2 Wochen abgeschlossen sein.

Metabolismus und Ausscheidung

Zur Pharmakokinetik von Arnikazubereitungen sind keine Erkenntnisse verfügbar.

Besondere Hinweise

Topische Arnikapräparate können bei rheumatischen Muskel- und Gelenkbeschwerden sowie Verletzungen mit Prellungen, Distorsionen, Quetschungen und Hämatomen eingesetzt werden. Sie haben sich in verschiedenen kleineren kontrollierten klinischen Studien bei guter Verträglichkeit als wirksam erwiesen. In einer Cochrane Review wurde bei rheumatoider Arthritis der Hand eine mindestens ebenso gute Wirksamkeit wie durch topisches Ibuprofen bestätigt. Bei Überempfindlichkeit gegen *Arnica montana* oder anderen Korbblütlern, durch Verletzungen, Verbrennungen oder Ekzeme vorgeschädigter Haut sowie während der Schwangerschaft, wird von einer topischen Anwendung von Arnikazubereitungen abgeraten. Da keine ausreichend dokumentierten Erfahrungen zur Anwendung in der Stillzeit vorliegen, sollte eine Applikation nur nach Rücksprache mit dem Arzt erfolgen.

Zusammenfassende Bewertung

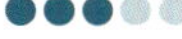

Einige klinische Studien ergaben Hinweise auf eine gute Wirksamkeit von Arnikaextrakten. Bis auf ein gewisses Allergierisiko gilt die Droge als gut verträglich. Weitere methodisch gute Studien sind zur endgültigen Beurteilung des Nutzens und der Sicherheit erforderlich.

Anmerkungen

- Zur Wirksamkeit topischer pflanzlicher Zubereitungen mit Beinwell, Capsicum, Curcuma, Ingwer, Lavendel oder Rosmarin liegen nur kleinere, wenig aussagekräftige kontrollierte Untersuchungen vor. Eine abschließende Bewertung ist daher nicht möglich. Weitergehende Untersuchungen insbesondere auch zur Anwendungssicherheit bei der Langzeitanwendung sind erforderlich.
- Durch die kombinierte Anwendung von Ibuprofen und Paracetamol ist aufgrund der unterschiedlichen Wirkmechanismen der Einzelsubstanzen eine schnellere und stärkere Analgesie im Vergleich zu den Monopräparaten erreichbar. Die bei Paracetamol weitestgehend fehlende antiphlogistische Wirkung kann in dem aktuell aus der Verschreibungspflicht entlassenen Kombinationsprodukt durch die Ibuprofenkomponente ergänzt werden. Frei erhältlich sind Präparate zur peroralen Anwendung mit Ibuprofen in einer maximalen Einzeldosis von 200 mg und maximaler Tagesdosis von 1200 mg sowie Paracetamol in einer maximalen Einzeldosis von 500 mg und einer maximalen Tagesdosis von 3000 mg aus der Verschreibungspflicht entlassen. Als Indikation im Rahmen der Selbstmedikation wird die maximal dreitägige symptomatische Behandlung leichter bis mäßiger Schmerzen bei Erwachsenen angegeben.
- Die hämatomabbauende Wirkung topischer Zubereitungen mit Heparin bei akuten Verletzungen mit Hämatombildung wurde bislang nicht eindeutig nachgewiesen. Es muss bezweifelt werden, dass Heparin in nennenswertem Umfang ins Gewebe diffundiert, und dass es im Gewebe den Abbau eines Hämatoms beeinflussen kann.
- Bei der Einnahme systemischer NSAID und einem erhöhten Risiko für gastrointestinale Beschwerden kann die parallele Einnahme eines Protonenpumpenhemmers wie Omeprazol oder Pantoprazol sinnvoll sein.
- Für den Einsatz von Cannabidiolölen zur Behandlung von Schmerzen des Bewegungsapparats liegen keine Wirksamkeitsnachweise vor. Entsprechende Werbeaussagen wurden daher untersagt.
- Peroral aufgenommene Kollagen-Hydrolysate sollen die Knorpelzellen des Körpers anregen, vermehrt Knorpelgewebe zu bilden und damit bei Gelenkverschleiß zu einer Schmerzreduktion und Verbesserung der Gelenkbeweglichkeit führen. Klinische Studien mit entsprechend angereicherten Nahrungsergänzungsmitteln zeigen allerdings methodische Mängel, sodass derzeit keine Empfehlung ausgesprochen werden kann.
- Zubereitungen auf Basis von Weihrauch (*Boswellia serrata*) haben sich in einigen kleineren, nicht verblindeten Studien mit Osteo-Arthritis als hilfreich erwiesen. Eine abschließende Bewertung ist daher nicht möglich. Weitergehende Untersuchungen insbesondere auch zur Anwendungssicherheit bei der Langzeitanwendung sind erforderlich.

- Eine Wärmeanwendung ist bei Rückenschmerzen evtl. hilfreich und kann zu einer zumindest kurzfristigen Schmerzreduktion führen. Zur eindeutigen Beurteilung ist die Durchführung kontrollierter Untersuchungen an größeren Patientenkollektiven erforderlich. Zum Nutzen einer Anwendung von Kälte sind praktisch keine verwertbaren Studien verfügbar.

28.6 Abgrenzung zu verschreibungspflichtigen Arzneimitteln und anderen ärztlichen Therapieverfahren

Bei erstmals auftretenden, starken oder länger anhaltenden Beschwerden sollte ein Arzt aufgesucht werden. Dieser kann im Rahmen der Schmerzanamnese mögliche Ursachen erfragen und entscheiden, ob eine kurz- oder längerfristige Schmerzbehandlung angezeigt ist oder die Überweisung zu einem Facharzt der Orthopädie oder Chirurgie veranlassen.

Bei stärkeren Schmerzen oder entsprechender entzündlicher Symptomatik können z. B. NSAID in höherer verschreibungspflichtiger Dosierung, COX-2-selektive Substanzen wie Celecoxib oder bei sehr starken Schmerzen Opioidanalgetika (im Rahmen eines multimodalen Therapiekonzepts) zum Einsatz kommen. Die Applikation von Lokalanästhetika ist zur vorübergehenden Schmerzausschaltung möglich, die Wirkung ist aber naturgemäß zeitlich begrenzt. Bei entzündlichen Prozessen z. B. im Rahmen einer Osteoarthritis kann mitunter die lokale oder systemische Gabe von Glucocorticoiden hilfreich sein.

Neben Glucocorticoiden kann auch Hyaluronsäure nach intraartikulärer Applikation eine Verbesserung der Symptomatik herbeiführen, es liegen jedoch nur sehr wenige kontrollierte Studien zu dieser Medikation vor. Knorpeldefekte von bis zu 10 cm^2 im Kniebereich können zudem mit Chondrozyten-Sphäroidpräparaten versorgt werden. Diese Zubereitung wird aus einer kleinen Menge patienteneigener Chondrozyten im Labor gezüchtet, die mittels eines arthroskopischen Eingriffs aus einer intakten Knorpelregion entnommen wurden.

Antidepressiva wie Serotonin- oder Noradrenalin-Reuptakehemmer werden als Zusatzmedikation bei chronischen Schmerzen eingesetzt und sollen zu einer Verbesserung der Schmerzverarbeitung führen. Sie sind insbesondere bei Schmerzpatienten sinnvoll, die ohnehin unter Depressionen leiden. Die Wirksamkeit dieser Substanzen bei nicht depressiven Patienten ist jedoch umstritten.

Bei rheumatoider Arthritis gilt Methotrexat als Mittel der ersten Wahl sowohl in der Monotherapie sowie als Kombinationspartner. Die Substanz gehört zur Gruppe der DMARD (disease-modifying anti-rheumatic drugs) und kann das Fortschreiten der entzündlichen Erkrankung effektiv aufhalten sowie Schmerzen und Schwellungen reduzieren. Weitere Substanzen aus dieser Gruppe wie z. B. Sulfasalazin und Ciclosporin A werden als Mittel der zweiten Wahl angesehen, ebenso die Zytokininhibitoren Infliximab oder Etanercept, die JAK-Inhibitoren Baricitinib und Tofacitinib sowie der Interleukin-6-Antikörper Sarilumab. Auch Goldpräparate bewirken eine Verbesserung der Symptome bei rheumatoider Arthritis. Sie sind jedoch meist schlechter wirksam als Methotrexat und verursachen erhebliche Nebenwirkungen. Die Therapie mit Glucocorticoiden hat sich aufgrund ihrer symptomlindernden und entzündungshemmenden Wirkung gut etabliert. Der Effekt setzt in der Regel schnell ein. Daher ist die überbrückende Gabe von Cortison eine Möglichkeit, eine symptomatische Besserung zu erzielen, bis der verzögerte Effekt der DMARD einsetzt.

Eine Therapie chronischer Schmerzen sollte in jedem Fall nach 4–8 Wochen reevaluiert werden, um eine Chronifizierung des Schmerzes durch Entstehung eines Schmerzgedächtnisses zu vermeiden. Anderenfalls kann es durch eine vermehrte Schmerzbahnung zu einer „Schmerzkrankheit“ mit der Notwendigkeit langfristiger regelmäßiger Medikamenteneinnahme kommen. Die Behandlung degenerativer Erkrankungen der Hüfte und des Knies endet häufig mit dem Einbau künstlicher Gelenke. Aufgrund fortgeschrittener Operationstechniken und Materialien kann auf diesem Weg meist Schmerzfreiheit bei guter bis sehr guter Beweglichkeit und Belastbarkeit hergestellt werden.

28.7 Handelspräparate (Auswahl)

Wirkstoff	Bewertung	Präparatebeispiele®
Arnika (topisch)	●●●○○	Arnica Salbe N, Kneipp Arnika Salbe S
Chondroitinsulfat	●●○○○	Pro Gelenk Kapseln Kombinationen: Arthrosamin strong, Chondroitin Glucosamin Kapseln, Tendodyn
Diclofenac-Kalium	●●●●○	Diclac Dolo, Diclo-ratiopharm bei Schmerzen, Diclofenac Zentiva 25 mg, Voltaren Dolo 25 mg
Diclofenac (topisch)	●●●●○	Diclabeta Schmerzgel, Diclofenac-ratiopharm Schmerzgel, Voltaren Schmerzgel (forte)
Flufenaminsäure (topisch)	●●●●○	Mobilat Intens
Glucosamin	●●○○○	dona, Glusadon, Voltaflex
Ibuprofen	●●●●●	Dolormin, Ibudolor, Nurofen, Aktren, ibudolor Kombination mit Paracetamol: Synofen
Ibuprofen (topisch)	●●●●○	doc Ibuprofen Schmerzgel, Dolgit Creme, ibutop, proff
Naproxen	●●●●○	Togal Naproxen, Naproxen Schwörer, Aleve
Paracetamol	●●●○○	Ben-u-ron, Paracetamol AL, Paracetamol-ratiopharm Kombination mit ASS: Thomapyrin classic Kombination mit Ibuprofen: Synofen
Teufelskrallenextrakt	●○○○○	Doloteffin, Harpagoforte, Jucurba, Rivoltan Teufelskralle, Sogoon

Literatur

Ammon H, Mutschler E, Scholz H (Hrsg.). Arzneimittel Information und Beratung. 27. Akt.lfg., Wissenschaftliche Verlagsgesellschaft Stuttgart, 2023

Bhagawati D, Gwilym S. Neck pain with radiculopathy. BMJ Clin Evid 12: 1103, 2015

Blaschek W et al. Wichtl Teedrogen und Phytopharmaka. 6. Aufl., Wissenschaftliche Verlagsgesellschaft Stuttgart, 2016

Chavda S, Rabbani SA, Wadhwa T. Role and Effectiveness of Intra-articular Injection of Hyaluronic Acid in the Treatment of Knee Osteoarthritis: A Systematic Review. Cureus 14(4): e24503, 2022

Coxib and traditional NSAID Trialists' (CNT) Collaboration. Vascular and upper gastrointestinal effects of non-steroidal anti-inflammatory drugs: meta-analyses of individual participant data from randomised trials, Lancet 382/9894: 769–779, 2013

da Costa BR, Pereira TV, Saadat P et al. Effectiveness and safety of non-steroidal anti-inflammatory drugs and opioid treatment for knee and hip osteoarthritis: network meta-analysis. BMJ 375: n2321, 2021

Derry S, Wiffen PJ, Kalso EA et al. Topical analgesics for acute and chronic pain in adults – an overview of Cochrane Reviews. Cochrane Database Syst Rev 5(5): CD008609, 2017

Derwich M, Górski B, Amm E, Pawłowska E. Oral Glucosamine in the Treatment of Temporomandibular Joint Osteoarthritis: A Systematic Review. Int J Mol Sci 24(5): 4925, 2023

Drugdex® System. Thomson Healthcare, Zugriff 04/2023

Eccleston C, Cooper TE, Fisher E et al. Non-steroidal anti-inflammatory drugs (NSAIDs) for chronic non-cancer pain in children and adolescents. Cochrane Database Syst Rev 8(8): CD012537, 2017

Enthoven WTM, Roelofs PDDM, Deyo RA et al. Non-steroidal anti-inflammatory drugs for chronic low back pain. Cochrane Database Syst Rev 2(2): CD012087, 2016

Fachinformation Aktren, Stand 10/2022

Fachinformation ASS-ratiopharm, Stand 08/2022

Fachinformation Diclofenac acis Gel, Stand 10/2022

Fachinformation Dolgit Schmerzgel, Stand 09/2022

Fachinformation Doloteffin, Stand 08/2022

Fachinformation dona, Stand 11/2022

Fachinformation Mobilat Intens Muskel- und Gelenksalbe, Stand 09/2019

Fachinformation Naproxen-CT, Stand 08/2022

Fachinformation Paracetalgin, Stand 01/2023

Fachinformation Voltaren Dolo, Stand 09/2022

GØtzsche PC. NSAIDs. BMJ Clin Evid 06: 1108, 2010

Griffin MR. High-dose non-steroidal anti-inflammatories: painful choices. Lancet 382/9894: 746–748, 2013

Gunasekera WMA, Kirwan JR. Rheumatoid arthritis: previously untreated early disease. BMJ Clin Evid 08: 1124, 2016

Honvo G, Bruyère O, Geerinck A et al. Efficacy of chondroitin sulfate in patients with knee osteoarthritis: a comprehensive meta-analysis exploring inconsistencies in randomized, placebo-controlled trials. Adv Ther 36(5): 1085–1099, 2019

Honvo G, Leclercq V, Geerinck A et al. Safety of topical non-steroidal anti-inflammatory drugs in osteoarthritis: outcomes of a systematic review and meta-analysis. Drugs Aging 36(Suppl 1): 45–64, 2019

Knapik JJ, Pope R, Hoedebecke SS et al. Effects of oral glucosamine sulfate on osteoarthritis-related pain and joint-space changes: systematic review and meta-Analysis. J Spec Oper Med 18(4): 139–147, 2018

Management der frühen rheumatoiden Arthritis (S3-Leitlinie). AWMF-Register-Nr. 060/002, Stand 18.12.2019, gültig bis 17.12.2024

McAlindon TE, Nuite M, Krishnan N et al. Change in knee osteoarthritis cartilage detected by delayed gadolinium enhanced magnetic resonance imaging following treatment with collagen hydrolysate: a pilot randomized controlled trial. Osteoarthritis Cartilage 19(4): 399–405, 2011

McAlindon TE, Bannuru RR, Sullivan MC et al. OARSI guidelines for the non-surgical management of knee osteoarthritis. Osteoarthritis Cartilage 22(3): 363–388, 2014

Moore RA, Wiffen PJ, Derry S et al. Non-prescription (OTC) oral analgesics for acute pain – an overview of Cochrane reviews. Cochrane Database Syst Rev 2015(11): CD010794, 2015

Nationale Versorgungsleitlinie Kreuzschmerz, Bundesärztekammer (BÄK), Kassenärztliche Bundesvereinigung (KBV), Arbeitsgemeinschaft der Wissenschaftlichen Medizinischen Fachgesellschaften (AWMF), 2017

Oltean H, Robbins C, van Tulder MW et al. Herbal medicine for low-back pain. Cochrane Database Syst Rev 2014(12): CD004504, 2014

Ostojic P, Radunovic G, Lazovic M et al. Ibuprofen plus paracetamol versus ibuprofen in acute low back pain: a randomized open label multicenter clinical study. Acta Reumatol Port 42(1): 18–25, 2017

Persson MSM, Stocks J, Sarmanova A et al. Individual responses to topical ibuprofen gel or capsaicin cream for painful knee osteoarthritis: a series of n-of-1 trials. Rheumatology (Oxford) 60(5): 2231–2237, 2021

Phang JK, Kwan YH, Goh H et al. Complementary and alternative medicine for rheumatic diseases: A systematic review of randomized controlled trials, Complement Ther Med 37: 143–157, 2018

Rheumatoide Arthritis, Empfehlungen und Algorithmus zur medikamentösen Therapie (S1-Leitlinie). AWMF-Register-Nr. 060/004, Stand 01.04.2018, gültig bis 31.03.2023 (in Überarbeitung)

Roman-Blas AJ, Castañeda S, Sánchez-Pernaute O et al. Combined treatment with chondroitin sulfate and glucosamine sulfate shows no superiority over placebo for reduction of joint pain and functional impairment in patients with knee osteoarthritis: a six-month multicenter, randomized, double-blind, placebo-controlled clinical trial, Arthritis & Rheumatology 9(1): 77–85, 2017

Saragiotto BT, Machado GC, Ferreira ML et al. Paracetamol for low back pain. Cochrane Database Syst Rev 2016(6): CD012230, 2016

Singh JA, Saag KG, Bridges SL Jr et al. 2015 American College of Rheumatology Guideline for the Treatment of Rheumatoid Arthritis. Arthritis Rheumatol 68(1): 1–26, 2015

Solomon DH, Husni ME, Wolski KE et al. Differences in Safety of Nonsteroidal Antiinflammatory Drugs in Patients with Osteoarthritis and Patients with Rheumatoid Arthritis: A Randomized Clinical Trial. Arthritis Rheumatol 70(4): 537–546, 2018

Straube S, Derry S, Straube C et al. Vitamin D for the treatment of chronic painful conditions in adults. Cochrane Database Syst Rev 2015(5): CD007771, 2015

Struijs PAA, Kerkhoffs GMM. Ankle sprain: the effects of non-steroidal anti-inflammatory drugs. BMJ Clin Evid 07: 1115, 2015

Verhagen AP, Bierma-Zeinstra SMA, Boers M et al. Balneotherapy (or spa therapy) for rheumatoid arthritis. Cochrane Database Syst Rev 2015(4): CD000518, 2015

Witteveen AG, Hofstad CJ, Kerkhoffs GM. Hyaluronic acid and other conservative treatment options for osteoarthritis of the ankle. Cochrane Database Syst Rev 2015(10): CD010643, 2015

Wolff DG, Christophersen C, Brown SM, Mulcahey MK. Topical nonsteroidal anti-inflammatory drugs in the treatment of knee osteoarthritis: a systematic review and meta-analysis. Phys Sportsmed 49(4): 381–391, 2021

Yu G, Xiang W, Zhang T et al. Effectiveness of Boswellia and Boswellia extract for osteoarthritis patients: a systematic review and meta-analysis. BMC Complement Med Ther 20(1): 225, 2020

Zeng C, Wei J, Persson MSM et al. Relative efficacy and safety of topical non-steroidal anti-inflammatory drugs for osteoarthritis: a systematic review and network meta-analysis of randomised controlled trials and observational studies. Br J Sports Med 52(10): 642–650, 2018

29 Schnupfen/Sinusitis

Schnupfen (Rhinitis) ist eine Entzündung der Nasenhöhlenschleimhaut, die mit Niesattacken, wässrigem oder eitrigem Sekretfluss und erschwerter Nasenatmung einhergeht (zu allergisch bedingtem Schnupfen s. ▸Kap. 2). Die Erkrankung wird überwiegend durch Viren wie Rhino-, Influenza- und Parainfluenzaviren ausgelöst und dauert etwa 1–2 Wochen an. In etwa 10 % der Fälle geht sie in eine Sinusitis (eine Entzündung der Schleimhaut der Nasennebenhöhlen) über. Typische zusätzliche Symptome hierbei sind Kopfschmerzen im Bereich von Stirn, Nasenansatz und Augen, die sich beim Bücken verstärken. Bleibt die Erkrankung über längere Zeit bestehen oder treten innerhalb eines Jahres mehr als 4 Krankheitsepisoden auf, spricht man von einer chronischen Sinusitis. Die Ursache hierbei liegt häufig in anatomischen Besonderheiten wie einer Nasenscheidewandverkrümmung oder Schleimhautwucherungen (sogenannte Nasenpolypen).

Bei nasaler Hyperreaktivität wie der nicht allergischen und nicht infektiösen vasomotorischen Rhinitis reagiert die Nasenschleimhaut übermäßig empfindlich auf Nervenbotenstoffe, Hormone und andere Faktoren, die die Blutgefäße und Schleimhautzellen steuern. Auch hier kommt es u. a. zu Schwellungen und vermehrtem Sekretausfluss.

Trockene Atemluft, Hormonschwankungen (z. B. Schwangerschaftsschnupfen), Schwächungen des Immunsystems, psychische Belastungen, die Einnahme bestimmter Medikamente (Pille, ACE-Hemmer), häufige Anwendung von Schnupfensprays oder auch Alkoholabusus können die Entstehung einer Rhinitis oder Sinusitis begünstigen. Zigarettenrauch schädigt die Flimmerhärchen der Nasenschleimhaut und stört somit den physiologischen Reinigungseffekt des Nasen- und Nasennebenhöhlenraums.

Die Leitlinien zur Behandlung der Rhinosinusitis empfehlen Nasenspülungen mit Kochsalz- oder Ringerlösungen. Die Inhalation von heißen Dämpfen kann ebenfalls hilfreich sein. Durch vermehrtes Trinken tritt eine Sekretverflüssigung ein, allerdings sollten chronisch Herz- oder Nierenkranke nicht zu viel Flüssigkeit zuführen. Der Nutzen von Traditioneller Chinesischer Medizin (TCM), Homöopathie oder Akupunktur bei Rhinitis oder Sinusitis konnte bislang nicht eindeutig nachgewiesen werden.

Im Rahmen der Selbstmedikation kann eine systemische oder topische Behandlung mit abschwellend oder entzündungshemmend wirkenden Substanzen oder Pflanzenextrakten sowie mit Zink oder Probiotika erfolgen.

29.1 Topische Schnupfenmittel

29.1.1 Topische α-Sympathomimetika (z. B. Oxymetazolin, Xylometazolin)

Wirkung

Topische α-Sympathomimetika wirken vasokonstriktorisch und bewirken so ein Abschwellen der Schleimhäute. Hieraus resultieren eine erleichterte Nasenatmung und ein verbesserter Sekretabfluss.

Dosierung

- Erwachsene: 0,05–0,1 %ige Lösung, 1–2 Tropfen oder 1 Sprühstoß (je Nasenloch) bis zu 3-mal/d
- Kinder: 0,01–0,05 %ige Lösung, 1–2 Tropfen oder 1 Sprühstoß (je Nasenloch) bis zu 3-mal/d

Pharmakokinetische Eigenschaften

Wirkungseintritt und -dauer

Die Wirkung setzt innerhalb von 5–10 Minuten ein und hält 5–8 Stunden an.

Metabolismus und Ausscheidung

Zum pharmakokinetischen Verhalten der intranasal anzuwendenden α-Sympathomimetika liegen nur unzureichende Daten vor.

Besondere Hinweise

Mittel zur Abschwellung der Nasenschleimhaut tragen zur Linderung der Beschwerden bei. Durch eine verbesserte Nasenatmung während der Nacht kann somit ein erholsamer Schlaf herbeigeführt werden. Entsprechend einer aktuellen Cochrane Review lassen sich keine relevanten Unterschiede bezüglich des Sicherheitsprofils zwischen lokal und systemisch applizierten Sympathomimetika feststellen. Beiden wird eine gute Verträglichkeit im Rahmen der kurzzeitigen Behandlung der akuten Rhinosinusitis bescheinigt. Der Einsatz von Schnupfensprays ist allerdings wegen der Gefahr einer Atrophie der Nasenschleimhaut auf 7 Tage zu begrenzen. Da aufgrund der vorliegenden Studien von klinisch bedeutsamen Reiz- und Schädigungswirkungen durch Benzalkoniumchlorid ausgegangen werden muss, wird in der S2k-Leitlinie Rhinosinusitis ausdrücklich zur bevorzugten Anwendung von Nasentropfen und -sprays ohne dieses Konservierungsmittel geraten. Die Heilung wird durch diese Substanzen nicht beschleunigt. Ein Teil des Wirkstoffs gelangt in die systemische Zirkulation und kann Tachykardien und Blutdruckanstiege hervorrufen. Während der Schwangerschaft ist daher erhöhte Vorsicht geboten.

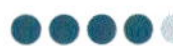

Zusammenfassende Bewertung

●●●●○

Topische α-Sympathomimetika wie Oxymetazolin oder Xylometazolin können bei Rhinitis oder Sinusitis kurzfristig zur Verbesserung der Nasenatmung angewendet werden. In randomisierten kontrollierten Studien linderten topische α-Sympathomimetika subjektiv die nasale Verstopfung. Andere Erkrankungssymptome oder der Heilungsprozess werden nicht positiv beeinflusst. Bei chronischen Verläufen besteht erhöhtes Missbrauchspotenzial.

29.1.2 Topische Glucocorticoide (Beclometason und Mometason)

Wirkung

Topische Glucocorticoide führen bei Rhinitis oder Sinusitis zur Reduktion der Entzündungsreaktion und zur Verbesserung der Nasenatmung. Die Konzentration von Entzündungsmediatoren in der Nasenschleimhaut wird nachhaltig reduziert. Beclometason und Mometason wirken antiexsudativ und antientzündlich, hemmen die Leukozytenmigration, tonisieren die Blutgefäße und führen zur Zurückbildung der ödematösen Schleimhaut und von nasalen Polypen.

Dosierung

Beclometason

- Erwachsene und Kinder ab 12 Jahren: 0,1 mg (je Nasenloch) 2-mal/d

Mometason

- Erwachsene und Kinder ab 12 Jahren: 0,2 mg (je Nasenloch) 1-mal/d

Pharmakokinetische Eigenschaften

Wirkungseintritt

Zum Eintritt der Wirkung liegen keine Erkenntnisse vor.

Metabolismus und Ausscheidung

Die Biotransformation findet in der Leber und in der Lunge statt. Aus Beclometason entsteht u. a. der pharmakologisch aktive Metabolit Beclometason-17-monopropionat. Die Ausscheidung erfolgt überwiegend mit den Fäzes, nur 10–15 % werden im Urin wiedergefunden. Systemisch verfügbares Mometason wird ebenfalls umfangreich biotransformiert. Die Metaboliten erscheinen im Urin und in den Fäzes.

Besondere Hinweise

Durch Anwendung topischer Glucocorticoide kommt es bei Rhinitis und Sinusitis zur Verbesserung der Symptome und zu einer beschleunigten Heilung. Ohne Verschreibung erhältliche Beclometason- und Mometasonnasensprays sind derzeit allerdings nur für allergische Rhinitis zugelassen, die Anwendung kann daher nur im Off-Label-Bereich bei dieser Indikation erfolgen.

Die Untersuchungen zur Wirksamkeit topischer Glucocorticoide bei Rhinitis und Sinusitis beziehen sich auf Mometason. Bei bestehenden Mykosen des Mund- und Rachenraums sollte nicht mit diesen Substanzen behandelt werden. Wegen möglicher systemischer Wirkungen sind Beclometason und Mometason für die Behandlung von Kindern unter 12 Jahren nicht freigegeben. Eine Anwendung während der Schwangerschaft ist insbesondere im 1. Trimenon zu vermeiden.

Zusammenfassende Bewertung

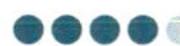

Durch ihre antiinflammatorische Wirkung führen intranasal verabreichte Glucocorticoide bei Rhinitis oder Sinusitis zu einer beschleunigten Heilung. Das Risiko für systemische Nebenwirkungen oder Missbrauch ist minimal. Die Wirksamkeit von Glucocorticoiden wurde für diese Indikation allerdings nur für Mometason nachgewiesen. Die Übertragbarkeit auf Beclometason bleibt abzuwarten. Weitere randomisierte kontrollierte klinische Studien sind zur Beurteilung des Nutzens erforderlich.

29.2 Analgetika/NSAID

29.2.1 Ibuprofen

Wirkung

Ibuprofen ist ein nichtsteroidales Antirheumatikum (NSAID) und hemmt unselektiv die Cyclooxygenase. Die Substanz reduziert entzündlich bedingte Schmerzen, Schwellungen und Fieber.

Dosierung

- Erwachsene und Kinder ab 12 Jahren: 200–400 mg 1–4-mal/d
  Tagesmaximaldosis in der Selbstmedikation: 1200 mg/d

Pharmakokinetische Eigenschaften

Wirkungseintritt

Die Wirkung tritt innerhalb von 15 Minuten ein.

Metabolismus und Ausscheidung

Die Substanz wird in der Leber mittels CYP2C9 biotransformiert und anschließend glucuronidiert. Die Ausscheidung erfolgt fast ausschließlich renal, nur 1 % in unveränderter Form.

Besondere Hinweise

NSAID wie Ibuprofen lindern vor allem entzündungsbedingte Schmerzen und Beschwerden einer Rhinosinusitis. Die Effekte auf die Atemwege sind nicht eindeutig belegt. Ob eine relevante Auswirkung auf die Dauer einer Erkrankung zu erwarten ist, konnte ebenfalls bislang nicht geklärt werden. Allerdings verleitet die Medikation dazu, die Symptome zu übergehen, anstatt sich zu schonen. Die Toxizität von Ibuprofen bei akuten Vergiftungen ist, bei höherer Wirkstärke, wesentlich geringer als bei Acetylsalicylsäure und Paracetamol.

Die Behandlung von Erkältungen mit Ibuprofen bei Kindern unter 12 Jahren wird nicht empfohlen, es sei denn zur Fiebersenkung. Für die Einnahme im letzten Trimenon der Schwangerschaft besteht eine Kontraindikation. Eine Anwendung im 1. und 2. Trimenon ist unter strenger Nutzen-Risiko-Abwägung möglich. Auch die kurzfristige Einnahme während der Stillzeit ist vertretbar. Bei Patienten mit schwerer Herzinsuffizienz (NYHA IV) besteht eine Kontraindikation.

Zusammenfassende Bewertung

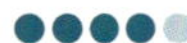

Erwachsene und Kinder ab 12 Jahren können bei einer Rhinosinusitis, die mit Abgeschlagenheit, Erkältungsschmerzen oder Fieber einhergeht, mit Ibuprofen behandelt werden. Das Symptom „Niesen" wird signifikant stärker gelindert als durch Placebo. Die europäische Leitlinie EPOS zur Behandlung von Erkältungen empfiehlt den Einsatz des NSAID bedingt (Ib-Empfehlung). Es sollte dennoch auf ausreichende Schonung geachtet werden.

29.2.2 Paracetamol

Wirkung

Paracetamol wirkt durch eine Hemmung der Wirkung endogener Pyrogene auf das hypothalamische Thermoregulationszentrum fiebersenkend. Weiterhin kommt es zu einer Hemmung der zerebralen Prostaglandinsynthese, während die periphere kaum beeinflusst wird.

Dosierung

- Erwachsene und Kinder ab 12 Jahren: 500–1000 mg 3–4-mal/d

Bei Leber- oder Niereninsuffizienz muss die Dosis reduziert werden.

Pharmakokinetische Eigenschaften

Wirkungseintritt und -dauer

Die Wirkung tritt innerhalb einer halben Stunde ein und hält etwa 3–4 Stunden an. Die gleichzeitige Gabe von Coffein beschleunigt die Resorption von Paracetamol.

Metabolismus und Ausscheidung

Paracetamol wird im Wesentlichen in der Leber mit Glucuron- und Schwefelsäure konjugiert. In untergeordnetem Ausmaß sind CYP1A6, CYP2E3 und CYP3A4 beteiligt. Die Ausscheidung erfolgt zu 90 % renal, nur 5 % in unveränderter Form.

Nach Überdosierung kommt es zur Sättigung der Konjugationsreaktion. Durch CYP2E1 entsteht toxisches *N*-Acetylchinonimin, das nicht mehr in ausreichendem Maß durch eine Glutathionkonjugation entgiftet werden kann. In diesem Fall kann eine tödlich verlaufende Lebernekrose auftreten.

Besondere Hinweise

Paracetamol lindert Symptome einer Rhinosinusitis wie Erkältungsschmerzen (Kopf-, Ohren- und Gliederschmerzen) oder Abgeschlagenheit. Die Effekte auf die Atemwege sind nicht eindeutig belegt. Ob eine Verkürzung der Erkrankungsdauer eintritt, ist ebenfalls unklar. Allerdings verleitet die Medikation dazu, die Symptome zu übergehen anstatt sich zu schonen.

Die Behandlung von Erkältungen bei Kindern unter 12 Jahren wird nicht empfohlen, es sei denn zur Fiebersenkung. Bei Überschreiten der Maximaldosis sind schwere Leberschäden möglich. Für schwere Leber- oder Niereninsuffizienz besteht eine Kontraindikation. Paracetamol kann während der gesamten Schwangerschaft und Stillzeit angewendet werden.

Zusammenfassende Bewertung

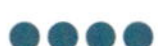

Erwachsene und Kinder ab 12 Jahren können bei einer Rhinosinusitis, die mit Abgeschlagenheit, Erkältungsschmerzen oder Fieber einhergeht, mit Paracetamol behandelt werden. Die europäische Leitlinie zur Behandlung von Erkältungen empfiehlt den Einsatz der Substanz bedingt (Ib-Empfehlung). Es sollte dennoch auf ausreichende Schonung geachtet werden.

29.2.3 Acetylsalicylsäure

Wirkung

Acetylsalicylsäure ist ein nichtsteroidales Analgetikum mit zusätzlicher antiphlogistischer Wirkung. Der fiebersenkende Effekt beruht auf einer irreversiblen Hemmung der Cyclooxygenase.

Dosierung

- Erwachsene und Jugendliche ab 16 Jahren: 500–1000 mg 1–3-mal/d
- Kinder von 12–15 Jahren: 250–500 mg 1–3-mal/d (unter ärztlicher Aufsicht)

Pharmakokinetische Eigenschaften

Wirkungseintritt und -dauer

Die Wirkung tritt innerhalb von 30 Minuten ein und hält 4–6 Stunden an.

Metabolismus und Ausscheidung

30–40 % der resorbierten Menge werden im Plasma und in der Leber zu Salicylsäure desacetyliert. Weiterhin entstehen Salicylursäure, Gentisinsäure, Gentisinursäure und verschiedene Glucuronide. In Abhängigkeit vom pH-Wert des Urins werden 5–35 % einer Dosis renal ausgeschieden, der verbleibende Anteil erscheint in den Fäzes.

Besondere Hinweise

Acetylsalicylsäure lindert Symptome einer Rhinosinusitis wie Erkältungsschmerzen (Kopf-, Hals-, Ohren- und Gliederschmerzen) oder Abgeschlagenheit. Die Effekte auf die Atemwege sind nicht eindeutig belegt. Ob eine relevante Auswirkung auf die Dauer einer Erkrankung zu erwarten ist, konnte bislang ebenfalls nicht geklärt werden. Allerdings verleitet die Medikation dazu, die Symptome zu übergehen anstatt sich zu schonen.

Acetylsalicylsäure darf bei Kindern und Jugendlichen ausschließlich auf ärztliche Anweisung und nur dann angewendet werden, wenn andere Maßnahmen nicht wirken.

Sollte es zu langanhaltendem Erbrechen kommen, so kann dies ein Zeichen des lebensbedrohlichen Reye-Syndroms sein.

Bei Patienten mit Asthma, Ulkus, Leber- oder Niereninsuffizienz ist Vorsicht geboten. Eine Anwendung im 1. und 2. Trimenon der Schwangerschaft ist zu vermeiden, für das letzte Trimenon besteht eine Kontraindikation. Die kurzfristige Einnahme während der Stillzeit ist gegebenenfalls vertretbar, Ibuprofen wäre jedoch – soweit möglich – der Vorzug zu geben.

Acetylsalicylsäure erhöht das Blutungsrisiko. Deshalb muss auch vor kleineren Operationen wie endoskopischen Eingriffen oder Zahnextraktionen der Arzt oder Zahnarzt informiert werden, wenn Acetylsalicylsäure in der Woche vor der Operation eingenommen wurde.

Zusammenfassende Bewertung

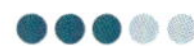

Erwachsene und Jugendliche ab 16 Jahren können bei einer Rhinosinusitis, die mit Abgeschlagenheit, Erkältungsschmerzen oder Fieber einhergeht, mit Acetylsalicylsäure behandelt werden. Die europäische Leitlinie zur Behandlung von Erkältungen empfiehlt den Einsatz der Substanz bedingt (Ib-Empfehlung). Es sollte auf ausreichende Schonung geachtet werden. Die Anwendung bei Kindern unter 16 Jahren sowie bei Patienten mit Neigung zu Magen-Darm-Ulzera ist zu vermeiden.

29.2.4 Diclofenac

Wirkung

Diclofenac ist ein nichtsteroidales Analgetikum mit antiphlogistischen, analgetischen und antipyretischen Eigenschaften. Die Wirkung beruht in erster Linie auf einer Hemmung der Prostaglandinsynthese. Prostaglandine sind maßgeblich an der Entstehung von Schmerzen, Entzündungen und Fieber beteiligt.

Dosierung

- Erwachsene und Jugendliche ab 14 Jahren: initial 12,5–25 mg (berechnet als Diclofenac-Kalium), danach bei Bedarf im Abstand von 4–6 Stunden bis zu 75 mg/24 h

Die Einnahme im Rahmen der Selbstmedikation sollte nur kurzfristig über maximal 4 Tage erfolgen. Die Behandlung von Erkältungen bei Kindern unter 14 Jahren wird im Rahmen der Selbstmedikation nicht empfohlen.

Pharmakokinetische Eigenschaften

Wirkungseintritt

Die Wirkung tritt innerhalb von 30 Minuten ein.

Metabolismus und Ausscheidung

Die Biotransformation von Diclofenac erfolgt durch Hydroxylierung, Methoxylierung sowie durch Konjugation mit Glucuron- und Schwefelsäure. Die Ausscheidung findet zu 65 % renal und überwiegend in Form von Metaboliten statt. Der verbleibende Anteil wird in den Fäzes wiedergefunden.

Besondere Hinweise

NSAID wie Diclofenac lindern vor allem entzündungsbedingte Schmerzen und Beschwerden einer Rhinosinusitis. Die Effekte auf die Atemwege sind nicht eindeutig belegt. Ob eine relevante Auswirkung auf die Dauer einer Erkrankung zu erwarten ist, konnte ebenfalls bislang nicht geklärt werden. Allerdings verleitet die Medikation dazu, die Symptome zu übergehen, anstatt sich zu schonen.

Bei Patienten mit Neigung zu gastrointestinalen Blutungen oder Ulkusleiden sowie bei Herz-, Leber- oder Niereninsuffizienz sollte Diclofenac nicht angewendet werden. Ebenso nicht während des 3. Trimenons der Schwangerschaft und der Stillzeit. Wegen eines offenbar erhöhten Risikos für arterielle thrombotische Ereignisse ist die Substanz bei Herzinsuffizienz (NYHA II-IV), ischämischer Herzerkrankung, peripheren Arterienerkrankungen und zerebrovaskulären Erkrankungen kontraindiziert. Generell sollte man nur die niedrigste wirksame Dosis über den kürzesten zur Symptomkontrolle erforderlichen Zeitraum einsetzen. Bei hohen Dosierungen im Bereich von 150 mg/d und bei Langzeitanwendung besteht ein erhöhtes Risiko.

Zusammenfassende Bewertung

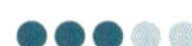

Erwachsene und Kinder ab 14 Jahren können bei einer Rhinosinusitis, die mit Abgeschlagenheit, Erkältungsschmerzen oder Fieber einhergeht, mit Diclofenac behandelt werden. Die europäische Leitlinie zur Behandlung von Erkältungen empfiehlt den Einsatz des NSAID bedingt (Ib-Empfehlung). Es muss auf ausreichende Schonung geachtet werden. Diclofenac zeigt vergleichsweise ausgeprägte gastrointestinale Nebenwirkungen und sollte daher bei Patienten mit Neigung zu Magen-Darm-Ulzera vermieden werden. Auch sind die Kontraindikationen für Diclofenac bei verschiedenen kardiovaskulären Erkrankungen unbedingt einzuhalten.

29.3 Systemische α-Sympathomimetika

29.3.1 Pseudoephedrin oder Phenylephrin

Wirkung

Systemische α-Sympathomimetika wie Pseudoephedrin oder Phenylephrin bewirken eine Vasokonstriktion und somit eine Abschwellung der Schleimhäute. Bei Rhinosinusitiden werden eine Verbesserung der Nasenatmung und eine verbesserte Belüftung der Nebenhöhlen erreicht.

Dosierung

Pseudoephedrin

- Erwachsene und Kinder ab 12 Jahren: 120 mg 2-mal/d

Phenylephrin

- Erwachsene und Kinder ab 12 Jahren: 10–20 mg 2-mal/d

Pharmakokinetische Eigenschaften

Wirkungseintritt und -dauer

Die abschwellende Wirkung setzt innerhalb von 15–30 Minuten ein und erreicht nach etwa einer Stunde ihr Maximum. Die Wirkungsdauer liegt bei 3–4 Stunden, für Retardformulierungen bei 8–10 Stunden.

Metabolismus und Ausscheidung

10–30 % einer resorbierten Pseudoephedrindosis werden in der Leber in den aktiven Metaboliten Norpseudoephedrin umgewandelt. Dieser kann zentrale Erregungszustände hervorrufen. Die Ausscheidung erfolgt zu 70–90 % renal.

Phenylephrin wird nach oraler Gabe rasch und vollständig resorbiert. Die Ausscheidung findet überwiegend über die Niere und in Form von Konjugaten statt.

Besondere Hinweise

Systemische α-Sympathomimetika reduzieren das von Patienten als besonders lästig empfundene Symptom der nasalen Obstruktion. Entsprechend einer aktuellen Cochrane Review lassen sich keine relevanten Unterschiede bezüglich des Sicherheitsprofils zwischen lokal und systemisch applizierten Sympathomimetika feststellen. Beiden wird eine gute Verträglichkeit im Rahmen der kurzzeitigen (!) Behandlung der akuten Rhinosinusitis bescheinigt. Allerdings muss während der systemischen Anwendung mit Tachykardien, Unruhe, Schlaflosigkeit und Hypertonie gerechnet werden. Offenbar weist Pseudoephedrin ein vergleichsweise günstiges Sicherheitsprofil auf. Für Phenylephrin sind die Ergebnisse aus klinischen Studien bisher widersprüchlich. Ein Einsatz von Sympathomimetika bei Patienten unter 12 bzw. über 60 Jahren darf nicht erfolgen, ebenso nicht bei eingeschränkter Leber- oder Nierenfunktion sowie während der Schwangerschaft.

Zusammenfassende Bewertung

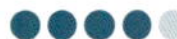

Erwachsene und Kinder ab 12 Jahren können entsprechend der Leitlinien zur Behandlung von Rhinosinusitiden kurzzeitig mit systemisch wirkenden Sympathomimetika therapiert werden. In Metaanalysen zeigte sich für Pseudoephedrin bei guter Verträglichkeit eine deutliche Linderung der Erkältungsbeschwerden. Die Datenlage zu Phenylephrin ist allerdings erheblich schlechter. Mögliche Nebenwirkungen und bestehende Kontraindikationen sind in jedem Fall zu berücksichtigen.

29.4 Phytopharmaka

29.4.1 Pelargonium sidoides (Kap-Pelargonie)

Wirkung

Die antibakteriellen, antiviralen und immunstimulierenden Wirkungen von *Pelargonium-sidoides*-Extrakten werden hauptsächlich auf die enthaltenen Gerbstoffe zurückgeführt. In vitro wurden eine Stimulation der Schlagfrequenz des Flimmerepithels und eine Modulation der Interferonsynthese sowie der Synthese proinflammatorischer Zytokine nachgewiesen.

Dosierung

- Erwachsene und Jugendliche ab 12 Jahren: 20 mg eines Auszugs 1:10 3-mal/d
- Kinder von 7–11 Jahren: 10 mg eines Auszugs 1:10 3-mal/d
- Kinder von 1–6 Jahren: 5 mg eines Auszugs 1:10 3-mal/d

Die Anwendung im Rahmen der Selbstmedikation sollte auf 3 Wochen begrenzt bleiben und bei Kindern unter 6 Jahren nur unter ärztlicher Aufsicht erfolgen. Bei Kindern unter einem Jahr sollte sie ganz unterbleiben.

Pharmakokinetische Eigenschaften

Wirkungseintritt und Wirkdauer

Zum Eintritt und zur Dauer der Wirkung liegen keine Erkenntnisse vor.

Metabolismus und Ausscheidung

Zur Pharmakokinetik von *Pelargonium-sidoides*-Extrakten sind keine Daten verfügbar.

Besondere Hinweise

Für *Pelargonium-sidoides*-Extrakte wurden in klinischen Studien symptomlindernde und krankheitsverkürzende Wirkungen bei akuter Sinusitis nachgewiesen. Die Zubereitungen können gastrointestinale Beschwerden und allergische Reaktionen auslösen. Bei schweren Leber- oder Nierenerkrankungen ist Vorsicht geboten. Die Anwendung während der Schwangerschaft sollte nur nach strenger Nutzen-Risiko-Abwägung erfolgen, in der Stillzeit sollte sie zur Sicherheit unterbleiben.

29

Zusammenfassende Bewertung

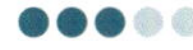

Pelargonium-sidoides-Extrakte zeigten in verschiedenen klinischen Studien bei akuter Sinusitis eine bessere Wirksamkeit als Placebo. Der Einsatz der Droge ist daher entsprechend der S2k-Leitlinie „Rhinosinusitis" bedingt zu empfehlen. Für eine endgültige Bewertung sollten kontrollierte Studien an größeren Patientenkollektiven durchgeführt werden.

29.4.2 Cineol- und Myrtolextrakte

Wirkung

Cineolextrakte und Terpengemische, wie z. B. Myrtol, die mittels Destillation aus rektifiziertem Eukalyptusöl, rektifiziertem Süßorangenöl, rektifiziertem Myrtenöl und/oder rektifiziertem Zitronenöl hergestellt werden, stimulieren die mukoziliäre Clearance und begünstigen so den Abtransport von Schleim und viralen sowie bakteriellen Abbauprodukten. Ebenso wirken die Zubereitungen schwach entzündungshemmend und abschwellend.

Dosierung

Cineolextrakte

- Erwachsene und Jugendliche ab 12 Jahren: 200 mg 3–4-mal/d
- Kinder von 8–11 Jahren: 200 mg 3-mal/d
- Kinder von 2–7 Jahren: 100 mg 3-mal/d

Myrtolextrakte

- Dosierungsrichtlinien für Terpene wie Myrtol liegen nicht vor. Wegen fehlender Erfahrungen sollte die Droge nicht bei Kindern unter 6 Jahren angewendet werden.

Pharmakokinetische Eigenschaften

Wirkungseintritt

Erkenntnisse über den Wirkungseintritt liegen nicht vor.

Metabolismus und Ausscheidung

Zur Pharmakokinetik von Cineol- und Myrtolextrakten sind keine Daten verfügbar.

Besondere Hinweise

Cineolextrakte und Terpengemische wie Myrtol können zur Linderung von Rhinosinusitiden eingesetzt werden. In klinischen Studien kam es im Vergleich zu Placebo bei einer akuten viralen Rhinosinusitis ab dem vierten Tag zu einer Symptomlinderung. Allerdings ist zu beachten, dass die Effektstärke der genannten Therapeutika nicht sehr groß ist. Ein Nutzen wurde bislang nur in kleineren Untersuchungen nachgewiesen.

Abgesehen von möglichen allergischen Reaktionen und Magen-Darm-Beschwerden ist die Verträglichkeit gut. Bei Patienten mit schweren Lebererkrankungen ist Vorsicht geboten. Eine Anwendung während der Schwangerschaft und der Stillzeit ist nach Rücksprache mit einem Arzt vertretbar.

Zusammenfassende Bewertung

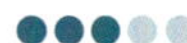

Cineolextrakte und Terpengemische wie Myrtol sind unterstützend zur Therapie bei viral bedingter Rhinosinusitis einsetzbar. Die Wirkung trat in verschiedenen kleineren klinischen Studien erst mit 4- bis 7-tägiger Verzögerung ein. Dennoch wird der Einsatz solcher Zubereitungen in verschiedenen Leitlinien empfohlen.

29.5 Virustatika

29.5.1 Zinkionen (peroral)

Wirkung

Zink ist als Spurenelement ein Cofaktor zahlreicher Enzyme im zellulären Metabolismus. Neben seinen antiinflammatorischen Wirkungen durch Hemmung der Granulozytenchemotaxis, Expression von TNF-α und des Adhäsionsmoleküls ICAM-1 war für Zinksulfat eine Hemmung der Virusreplikation bei Rhinoviren nachweisbar. Eine prophylaktische Wirkung wurde bei langfristiger Einnahme beobachtet.

Dosierung

- Erwachsene und Kinder ab 10 Jahren: täglich 50–75 mg elementares Zink als Salz
- Kinder unter 10 Jahren: täglich 45 mg elementares Zink als Salz

Die Einnahme sollte vorzugsweise in Form von Lutschtabletten und im Abstand von mindestens einer Stunde zu einer Mahlzeit erfolgen. Für die Anwendung bei Kindern unter 10 Jahren liegen keine Erkenntnisse zur Wirksamkeit und Sicherheit vor.

Pharmakokinetische Eigenschaften

Erforderliche Behandlungsdauer

Erkenntnisse über die erforderliche Einnahmedauer sind noch nicht verfügbar.

Metabolismus und Ausscheidung

Etwa 30 % des eingenommenen ionischen Zinks werden über einen aktiven, sättigbaren und einen passiven, nicht sättigbaren Prozess aus dem Dünndarm resorbiert. Kupfer-, Eisen-, Calcium- und Phosphationen können diesen Vorgang behindern. Zinkionen unterliegen einem enterohepatischen Kreislauf. Hauptspeicherorgane sind Haare, Augen, Prostata, Muskulatur und Knochen. Die Ausscheidung erfolgt bis zu 85 % über die Fäzes. Zudem wird Zink über Haut, Haare, Sperma, Urin und Schweiß eliminiert.

Besondere Hinweise

Bei Anwendung innerhalb von 24 Stunden nach den ersten Anzeichen einer Erkrankung kommt es insbesondere bei Applikation als Lutschtablette zu einer Abmilderung der Symptome. Bei regelmäßiger Einnahme über längere Zeit wurde in einigen Untersuchungen die Inzidenz für Erkältungskrankheiten wie Rhinitis und Sinusitis gesenkt. Zurzeit liegen noch keine gesicherten Empfehlungen zur Dosierung und zum Anwendungszeitraum vor.

Unter der Einnahme von Zinkionen können gastrointestinale Beschwerden wie Diarrhö auftreten, die Verträglichkeit ist jedoch im Allgemeinen gut. Bei Applikation von Zink in Form von Lutschtabletten besteht eine erhöhte Inzidenz für das Auftreten von Geschmacksstörungen und Übelkeit. Die Gefahr einer akuten Zinkvergiftung besteht bei einmaliger Aufnahme von etwa 2 g Zink, chronische Vergiftungserscheinungen wurden bei Applikation von mehr als 110 mg Zink/d beobachtet. Während der Schwangerschaft sollten Zinkionen nur bei serologisch nachgewiesenem Zinkmangel eingenommen werden.

Zusammenfassende Bewertung

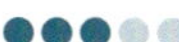

Oral in Form von Lutschtabletten applizierte Zinkionen können zur Therapie von Rhinitis bei Erwachsenen und Kindern über 10 Jahren bedingt empfohlen werden. Sie bewirkten in einigen kontrollierten Untersuchungen eine Verkürzung und Abmilderung der Erkrankung und senkten das Erkrankungsrisiko bei prophylaktischer Einnahme. Auf die Gewährleistung einer ausreichend hohen Dosierung muss geachtet werden. Da die bisherigen Studienergebnisse heterogen sind, sind zur abschließenden Beurteilung weitere randomisierte, kontrollierte Studien an größeren Patientenkollektiven erforderlich.

Anmerkungen

- H_1-Antihistaminika bewirken möglicherweise bei Erwachsenen oder älteren Kindern eine kurzfristige Erleichterung bezüglich der Symptome, jedoch steht dem ein deutlich erhöhtes Risiko für Nebenwirkungen wie Schwindel und Mundtrockenheit gegenüber. Die Erkenntnisse in verschiedenen Metaanalysen sind kontrovers. Allerdings empfiehlt die neue europäische Leitlinie zur Behandlung von Erkältungen/Rhinosinusitis den kombinierten Einsatz von H_1-Antihistaminika, systemisch und abschwellend wirkenden Medikamenten sowie Analgetika. Hier geht man sogar von einer synergistischen Wirkung aus.
- Nach Erkenntnissen einer Cochrane Review kann durch die Anwendung von Probiotika, insbesondere von Laktobazillen und Bifidobakterien, ein selteneres Auftreten von Infektionen der oberen Atemwege erreicht werde als durch Placebo. Allerdings war die Qualität der herangezogenen RCTs schlecht bis sehr schlecht. Ein heilender Effekt wurde bislang nicht nachgewiesen.
- Ein Mischextrakt aus Schlüsselblume, Gelbem Enzian, Holunder, Eisenkraut und Ampferkraut (BNO 1016, Sinupret®) führte in zwei größeren placebokontrollierten klinischen Studien bei akuter Sinusitis zu einer klinisch signifikanten Symptomlinderung und zu einer Heilungsbeschleunigung um durchschnittlich vier Tage. Der Einsatz, insbesondere des mit insgesamt 480 mg höher dosierten Präparats kann nach Einschätzung der S2k-Leitlinie empfohlen werden. In welchem Ausmaß welche der Drogen zur Wirkung beiträgt, wurde allerdings nicht geprüft. Für den Einsatz bei chronischer Sinusitis sind keine eindeutigen Resultate verfügbar, sodass für diesen Fall derzeit keine Empfehlung ausgesprochen werden kann.
- Erkältungssalben mit stark riechenden ätherischen Ölen dürfen nicht bei Säuglingen bis zu 3 Jahren angewendet werden, da hier die Gefahr eines Atemstillstands oder eines Glottisödems besteht.
- Für Nasentropfen mit Salzlösungen, Zinkionen oder Probiotika konnte bislang weder eine Heilungsbeschleunigung noch eine objektive Besserung der Beschwerden eindeutig nachgewiesen werden. Falls vom Patienten eine Befeuchtung als angenehm empfunden wird, ist dagegen jedoch nichts einzuwenden. Möglicherweise wird durch salinische Nasentropfen und -sprays eine Einsparung von Dekongestiva erreicht.
- Bei Vitamin C ist es nach derzeitiger Datenlage unwahrscheinlich, dass es den Schweregrad oder die Dauer einer Rhinitis oder Sinusitis wesentlich reduziert (▸ Kap. 9).
- Zur Anwendung von Zubereitungen mit dem proteolytischen Enzym Bromelain liegen widersprüchliche Daten aus älteren Untersuchungen vor. Zur abschließenden Beurteilung sind weitergehende kontrollierte klinische Studien an größeren Patientenkollektiven erforderlich, die bisherige Datenlage ist heterogen. Zudem besteht die Gefahr einer Allergisierung.

29.6 Abgrenzung zu verschreibungspflichtigen Arzneimitteln und anderen ärztlichen Therapieverfahren

Wenn die Beschwerden einer Rhinitis oder Sinusitis über mehr als 2 Wochen anhalten, Fieber über 39 °C, starke Kopf- oder Ohrenschmerzen hinzukommen, oder wenn Säuglinge betroffen sind, sollte ein Arzt hinzugezogen werden. Differenzialdiagnostisch müssen z. B. Allergien, akute Rachenentzündungen, Otitis media, Autoimmunerkrankungen oder Tumoren im betroffenen Gebiet ausgeschlossen werden. Auch dentogene Ursachen wie Entzündungen von Zahnwurzelspitzen oder Kieferhöhlenfisteln sind in Erwägung zu ziehen.

Bei akuten, bakteriell bedingten Sinusitiden kann eine antibiotische Behandlung angeraten sein. Amoxicillin gilt dabei als Mittel der ersten Wahl. Akute Rhinosinusitiden sollten jedoch nur bei besonders gefährdeten Patienten mit schwerwiegenden chronischen Erkrankungen (z. B. Immundefizienz) mit Antibiotika behandelt werden. Bei chronischer Sinusitis kann eine antibiotische Therapie zusammen mit topischen Glucocorticoiden in Form von Nasensprays verordnet werden. Operative Maßnahmen wie das Abtragen der Schleimhaut oder von Polypen, eine Begradigung der Nasenscheidewand oder eine Erweiterung des Nasengangs sind in schweren Fällen möglich.

29.7 Handelspräparate (Auswahl)

Wirkstoff	Bewertung	Präparatebeispiele®
Acetylsalicylsäure + Pseudoephedrin	●●●●○	Aspirin Complex
Beclometason (intranasal)	●●●●○	ratioAllerg, Rhinivict nasal
Cineol	●●●○○	Soledum Balsam, Sinolpan
Eukalyptusöl, Süßorangenöl, Myrtenöl und Zitronenöl	●●●○○	GeloMyrtol forte
Ibuprofen + Pseudoephedrin	●●●●○	Boxagrippal, SpaltGrippal
Mometason (intranasal)	●●●●○	MometaHEXAL Heuschnupfenspray, Mometason-ratiopharm Heuschnupfenspray
Oxymetazolin	●●●●○	Nasivin, WICK Sinex Schnupfenspray
Paracetamol + Phenylephrin	●●●●○	Doregrippin, GeloProsed
Pelargonium-sidoides-Extrakt	●●●○○	Umckaloabo
Pseudoephedrin + Triprolidin	●●●●○	RhinoPront

Wirkstoff	Bewertung	Präparatebeispiele®
Schlüsselblume, gelber Enzian, Holunder, Eisenkraut und Ampferkraut	Keine Bewertung möglich	Sinupret
Vitamin C (Ascorbinsäure)	●●●○○	Cetebe, xitix
Xylometazolin	●●●●○	Olynth, Otriven, nasic, Snup, schnupfen endrine
Zinkionen (peroral)	●●●○○	Cefazink, Unizink, Zink Verla, ZINKOTASE

Literatur

Ah-See K. Sinusitis (acute). BMJ Clin Evid 12: 511, 2011

Ammon H, Mutschler E, Scholz H (Hrsg.). Arzneimittel Information und Beratung. 27. Akt.lfg., Wissenschaftliche Verlagsgesellschaft Stuttgart, 2023

Arzneiverordnung in der Praxis – Therapieempfehlungen der Arzneimittelkommission der deutschen Ärzteschaft: Empfehlungen zur Therapie akuter Atemwegsinfektionen und der ambulant erworbenen Pneumonie, 3. Auflage, Band 40, Sonderheft 1, 2013

Blaschek W et al. Wichtl Teedrogen und Phytopharmaka. 6. Aufl., Wissenschaftliche Verlagsgesellschaft Stuttgart, 2016

Cabaillot A, Vorilhon P, Roca M, Boussageon R et al. Saline nasal irrigation for acute upper respiratory tract infections in infants and children: A systematic review and meta-analysis. Paediatr Respir Rev 36: 151–158, 2020

Chitsuthipakorn W, Kanjanawasee D, Hoang MP et al. Benefits of nasal saline treatment in acute rhinosinusitis: Systematic review and meta-analysis. Int Forum Allergy Rhinol 12(8): 1006–1017, 2022

Chong LY, Head K, Hopkins C et al. Different types of intranasal steroids for chronic rhinosinusitis. Cochrane Database Syst Rev 4(4): CD011993, 2016

Chong LY, Head K, Hopkins C et al. Intranasal steroids versus placebo or no intervention for chronic rhinosinusitis. Cochrane Database Syst Rev 4(4): CD011996, 2016

Damoiseaux RA, Rovers MM AOM in children. BMJ Clin Evid 5: 301, 2011

Deckx L, De Sutter AI, Guo L et al. Nasal decongestants in monotherapy for the common cold. Cochrane Database Syst Rev 10(10): CD009612, 2016

Drugdex® System. Thomson Healthcare, Zugriff 04/2023

Fachinformation Aktren, Stand 10/2022

Fachinformation Aspirin Complex, Stand 09/2020

Fachinformation ASS-ratiopharm, Stand 08/2022

Fachinformation Boxagrippal, Stand 10/2022

Fachinformation Doregrippin, Stand 10/2022

Fachinformation GeloMyrtol forte, Stand 07/2021

Fachinformation Otriven, Stand 09/2022

Fachinformation Paracetalgin, Stand 01/2023

Fachinformation ratioAllerg Heuschnupfenspray, Stand 01/2021

Fachinformation RhinoPRONT, Stand 07/2020

Fachinformation Sinolpan forte, Stand 11/2022

Fachinformation Sinupret extract, Stand 05/2022

Fachinformation Umckaloabo, Stand 02/2022

Fachinformation Vividrin Mometason, Stand 11/2022

Fachinformation WICK Sinex avera Nasenspray, Stand 12/2021

Fachinformation Xitix, Stand 02/2019

Fachinformation Zinkorotat-POS, Stand 09/2022

Hao Q, Dong BR, Wu T. Probiotics for preventing acute upper respiratory tract infections. Cochrane Database Syst Rev (2): CD006895, 2015

Hoang MP, Seresirikachorn K, Chitsuthipakorn W, Snidvongs K. Herbal Medicines for Rhinosinusitis: A Systematic Review and Network Meta-analysis. Curr Allergy Asthma Rep 23(2): 93–109, 2023

Jund R, Mondigler M, Stammer H et al. Herbal drug BNO 1016 is safe and effective in the treatment of acute viral rhinosinusitis, Acta Otolaryngol 135(1): 42–50, 2015

Kehrl W, Sonnemann U, Dethlefsen U. Therapy for acute nonpurulent rhinosinusitis with cineole: results of a double-blind, randomized, placebo-controlled trial, Laryngoscope 114(4): 738–742, 2004

King D, Mitchell B, Williams CP et al. Saline nasal irrigation for acute upper respiratory tract infections. Cochrane Database Syst Rev 2015(4): CD006821, 2015

Lai Y, Dilidaer D, Chen B et al. In vitro studies of a distillate of rectified essential oils on sinonasal components of mucociliary clearance. Am J Rhinol Allergy 28(3): 244–248, 2014

Passali D, Spinosi MC, Crisanti A, Bellussi LM. Mometasone furoate nasal spray: a systematic review. Multidiscip Respir Med 11: 18, 2016

Rhinosinusitis (S2k-Leitlinie). AWMF-Register-Nr. 017/049, Stand 07.04.2017, gültig bis 06.04.2022 (in Überarbeitung) und 053/012, Stand 07.04.2017, gültig bis 06.04.2022 (in Überarbeitung)

Saltagi MZ, Comer BT, Hughes S et al. Management of Recurrent Acute Rhinosinusitis: A Systematic Review. Am J Rhinol Allergy 35(6): 902–909, 2021

Segboer C, Gevorgyan A, Avdeeva K et al. Intranasal corticosteroids for non-allergic rhinitis. Cochrane Database Syst Rev 2019(11): CD010592, 2019

Shaikh N, Wald ER, Pi M. Decongestants, antihistamines and nasal irrigation for acute sinusitis in children. Cochrane Database Syst Rev 2014(10): CD007909, 2014

Singh M, Das RR. Zinc for the common cold. Cochrane Database Syst Rev (6): CD001364, 2013

Singh M, Singh M. Heated, humidified air for the common cold. Cochrane Database Syst Rev (6): CD001728, 2013

Tesche S, Metternich F, Sonnemann U et al. The value of herbal medicines in the treatment of acute non-purulent rhinosinusitis. Results of a double-blind, randomised, controlled trial. Eur Arch Otorhinolaryngol 265(11): 1355–1359, 2008

Timmer A, Günther J, Motschall E et al. Pelargonium sidoides extract for acute respiratory tract infections. Cochrane Database Syst Rev (10): CD006323, 2013

Venekamp RP, Thompson MJ, Hayward G et al. Systemic corticosteroids for acute sinusitis. Cochrane Database Syst Rev (3): CD008115, 2014

Zalmanovici Trestioreanu A, Yaphe J. Intranasal steroids for acute sinusitis. Cochrane Database Syst Rev 2013(12): CD005149, 2013

30 Sodbrennen

Sodbrennen wird durch Aufsteigen von Mageninhalt in die Speiseröhre (sogenannter Reflux) ausgelöst. Wichtige Symptome sind saures Aufstoßen, schmerzhafte Schluckbeschwerden, Druckgefühl hinter dem Brustbein, Heiserkeit, Reizhusten oder Übelkeit. Bei häufig auftretenden Symptomen kommt es zu Reizungen und Entzündungen der Speiseröhre (Refluxösophagitis). Vor allem ältere Menschen, Schwangere, aber auch Säuglinge sind von Sodbrennen betroffen. Die Beschwerden treten vorzugsweise nach fettreichen Mahlzeiten, beim Bücken oder im Liegen auf und sind meist auf eine Funktionsstörung des unteren Schließmuskels der Speiseröhre, eine Magenpförtnerenge, Speiseröhrenkrämpfe oder einen Zwerchfellbruch zurückzuführen. Auch kann die Speiseröhrenmuskulatur zu schwach sein, um den Mageninhalt wieder zurückzupressen.

Nahrungsmittel wie Schokolade, Minze, Tomatensoße, Kohlensäure, Kaffee, Alkohol, verschiedene Medikamente wie NSAID oder Bisphosphonate können die Auslösung der Beschwerden begünstigen. Auch unter der Wirkung von Nicotin kommt es zu einer Erschlaffung des Speiseröhrenschließmuskels. Die Inzidenz für das Auftreten von Sodbrennen im letzten Trimenon der Schwangerschaft liegt zwischen 45 und 70 %. Neben dem erhöhten Platzbedarf des Fetus ist hierfür eine progesteronbedingte Erschlaffung des Speiseröhrenschließmuskels verantwortlich.

Folgende Maßnahmen können entsprechend der aktuellen Leitlinien zur Linderung oder Vermeidung der Symptome beitragen:

- Gewichtsreduktion mit dem Ziel der Gewichtsnormalisierung bei übergewichtigen Patienten,
- Zwerchfelltraining (Bauchatmung),
- Meiden von individuell unverträglichen Nahrungsmitteln oder Getränken,
- Verzicht auf Spätmahlzeiten,
- Hochstellen des Kopfendes des Bettes.

Eine Einschränkung des Nicotin- oder übermäßigen Coffeinkonsums ist zwar generell zu begrüßen, die Wirksamkeit dieser Maßnahmen zur Vermeidung von Sodbrennen ist jedoch nicht belegt. Der Nutzen von Akupunktur und homöopathischen Behandlungsmethoden wurde ebenfalls bislang nicht nachgewiesen. Bei akutem Sodbrennen können möglicherweise warme, verdünnte Milch, trockenes Brot oder das Kauen von Nüssen hilfreich sein. Insbesondere Schwangere, die die Einnahme von Medikamenten vermeiden möchten, sollten bei leichten Beschwerden zunächst auf solche Maßnahmen zurückgreifen. Im Rahmen der Selbstmedikation stehen für kurzzeitig auftretende Beschwerden die Protonenpumpenhemmer Omeprazol und Pantoprazol, oder Antazida auf Basis von Aluminium-, Calcium- oder Magnesiumsalzen zur Verfügung.

30.1 Protonenpumpenhemmer

30.1.1 Omeprazol

Wirkung

Der Protonenpumpenhemmer Omeprazol hemmt durch kovalente Bindung das Enzym H^+/K^+-ATPase in den Belegzellen des Magens. Die eigentliche Wirkform ist das praktisch ausschließlich im sauren Milieu (pH < 4) der Belegzellen entstehende Sulfenamid. Sowohl die basale als auch die stimulierbare Sekretion von Magensaft wird somit blockiert. Die maximale Hemmung der Säuresekretion liegt zwischen 50 und 85 %. Der Magen-pH-Wert steigt bei reduziertem Sekretionsvolumen an. Die anhaltende Wirkung von Omeprazol geht nicht auf dauerhaft erhöhte Plasmaspiegel, sondern auf den Verbleib des Sulfenamids in den Parietalzellen zurück. In der Langzeitbehandlung verursacht die Substanz einen mäßigen Gastrinanstieg.

Dosierung

- Erwachsene: 20 mg 1-mal/d

Höhere Dosierungen unterliegen der Verschreibungspflicht. Die Einnahme der magensaftresistenten Zubereitungen erfolgt nüchtern und 30 Minuten vor einer Mahlzeit. Im Rahmen der Selbstmedikation dürfen nicht mehr als 20 mg innerhalb von 24 Stunden eingenommen werden. Die einmal tägliche Applikation sollte kontinuierlich bis zum Abklingen der Symptome erfolgen. Falls nach 2 Wochen keine Besserung eintritt, sollte ein Arzt aufgesucht werden. Die Behandlung von Kindern und Jugendlichen unter 18 Jahren darf nur unter ärztlicher Aufsicht erfolgen.

Pharmakokinetische Eigenschaften

Wirkungseintritt und -dauer

Innerhalb von 1–2,5 Stunden nach der ersten Applikation kommt es zur Erhöhung des Magen-pH-Werts über 4. Die Wirkung hält für 1–5 Tage an.

Metabolismus und Ausscheidung

Omeprazol reichert sich als schwache Base selektiv im sauren Milieu der Belegzellen an und wird durch Protonierung in die Wirkform, das Sulfenamid, übergeführt. Wenn die H^+/K^+-ATPase bereits gehemmt ist, wird weniger Omeprazol umgewandelt. Die Anreicherung wird somit über einen Feedbackmechanismus gesteuert. Die Biotransformation von Omeprazol erfolgt in der Leber durch das Enzym CYP2C19, das einem genetischen Polymorphismus unterliegt. Bei langsamen Metabolisierern, aber auch bei Patienten mit Leberinsuffizienz kann sich die Elimination deutlich verzögern. Die pharmakologisch inaktiven Hauptmetaboliten sind Sulphon- und Sulfidderivate sowie Hydroxyomeprazol. Die Ausscheidung erfolgt zu 80 % renal und zu 20 % mit den Fäzes.

Besondere Hinweise

Protonenpumpenhemmer wie Omeprazol sind sehr gut zur Behandlung von Refluxbeschwerden geeignet. Bezüglich Wirksamkeit und Anwendungssicherheit sind sie H_2-Antagonisten oder Antazida deutlich überlegen. Wegen eines möglicherweise erhöhten Risikos für chronische Nierenerkrankungen, Magen-Darm-Infektionen und Hüftfrakturen sollte eine längerfristige Behandlung jedoch nur unter ärztlicher Kontrolle erfolgen.

Besondere Vorsicht ist bei Typ-2-Diabetikern geboten, da diese Patienten unter Protonenpumpeninhibitortherapie ein signifikant erhöhtes kardiovaskuläres Risiko und eine um 30% erhöhte Gesamtmortalität aufweisen als unbehandelte Personen. Omeprazol wird in der Leber durch das Cytochrom-P450-Enzymsystem metabolisiert und hemmt CYP2C19. Aufgrund möglicher Interaktionen besteht insbesondere bei polymorbiden Patienten, die mit verschiedenen anderen Medikamenten behandelt werden, eine erhöhte Interaktionsgefahr. Zur Sicherheit sollte eine Behandlung während der Schwangerschaft und Stillzeit nur bei starken Beschwerden erfolgen, wenn die weniger systemisch verfügbaren Antazida keine ausreichende Wirkung zeigen. Das Risiko von gastrointestinalen Infektionen ist bei verminderter Magensäure erhöht, die Resorption von Thyroxin wird vermindert.

Zusammenfassende Bewertung

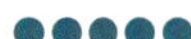

Omeprazol kann zur kurzzeitigen Behandlung von Sodbrennen in der Selbstmedikation empfohlen werden. Die Wirksamkeit wurde in randomisierten kontrollierten Studien bestätigt. Es kommt bei guter Verträglichkeit zu einer signifikanten Verbesserung der Symptome. Wegen des erhöhten Interaktionspotenzials ist jedoch bei Patienten, die weitere Medikamente einnehmen, Vorsicht geboten.

30.1.2 Pantoprazol

Wirkung

Der Protonenpumpenhemmer Pantoprazol hemmt durch kovalente Bindung das Enzym H^+/K^+-ATPase in den Belegzellen des Magens. Die eigentliche Wirkform ist das praktisch ausschließlich im sauren Milieu ($pH < 4$) der Belegzellen entstehende Sulfenamid. Sowohl die basale als auch die stimulierbare Sekretion von Magensaft werden somit blockiert. Der Magen-pH-Wert steigt bei reduziertem Sekretionsvolumen an. Die anhaltende Wirkung von Pantoprazol geht nicht auf dauerhaft erhöhte Plasmaspiegel, sondern auf den Verbleib des Sulfenamids in den Parietalzellen zurück. In der Langzeitbehandlung verursacht die Substanz einen mäßigen Gastrinanstieg.

Dosierung

- Erwachsene: 20 mg 1-mal/d

Höhere Dosierungen unterliegen der Verschreibungspflicht. Die Einnahme der magensaftresistenten Zubereitungen erfolgt nüchtern und 30 Minuten vor einer Mahlzeit. Im Rahmen der Selbstmedikation dürfen nicht mehr als 20 mg innerhalb von 24 Stunden eingenommen werden. Die einmal tägliche Applikation sollte kontinuierlich bis zum Abklingen der Symptome erfolgen. Falls nach 2 Wochen keine deutliche Besserung eintritt, sollte ein Arzt aufgesucht werden. Die Behandlung von Kindern und Jugendlichen unter 18 Jahren darf nur unter ärztlicher Aufsicht erfolgen. Die Selbstmedikation sollte auf 4 Wochen begrenzt bleiben.

Pharmakokinetische Eigenschaften

Wirkungseintritt und -dauer

Die Wirkung tritt nach etwa 2,5 Stunden ein und bleibt bis zu 7 Tage bestehen.

Metabolismus und Ausscheidung

Pantoprazol reichert sich als schwache Base selektiv im sauren Milieu der Belegzellen an und wird durch Protonierung in die Wirkform, das Sulfenamid, übergeführt. Wenn die H^+/K^+-ATPase bereits gehemmt ist, wird weniger Pantoprazol umgewandelt. Die Anreicherung wird somit über einen Feedbackmechanismus gesteuert. Die Biotransformation erfolgt fast ausschließlich in der Leber und hauptsächlich durch CYP2C19. Als Hauptmetabolit entsteht mit Sulfat konjugiertes Desmethylpantoprazol. Die Ausscheidung findet in Form von Metaboliten statt, zu 80 % über die Niere und zu 20 % mit den Fäzes. Bei langsamen Metabolisierern bezüglich CYP2C19, aber auch bei Patienten mit Leberinsuffizienz, kann sich die Elimination verzögern.

Besondere Hinweise

Protonenpumpenhemmer wie Pantoprazol sind sehr gut zur Behandlung von Refluxbeschwerden geeignet. Bezüglich Heilung, Prävention und Anwendungssicherheit sind sie H_2-Antagonisten oder Antazida deutlich überlegen. Wegen eines möglicherweise erhöhten Risikos für chronische Nierenerkrankungen, Magen-Darm-Infektionen und Hüftfrakturen sollte eine längerfristige Behandlung jedoch unter ärztlicher Kontrolle erfolgen. Besondere Vorsicht ist bei Typ-2-Diabetikern geboten, da diese Patienten unter Protonenpumpeninhibitor-Therapie ein signifikant erhöhtes kardiovaskuläres Risiko und eine um 30 % erhöhte Gesamtmortalität aufweisen als unbehandelte Personen.

Pantoprazol zeigt im Gegensatz zu Omeprazol keine relevanten Interaktionen mit dem Cytochrom-P450-Enzymsystem. Zur Sicherheit sollte eine Behandlung während der Schwangerschaft und Stillzeit nur bei starken Beschwerden erfolgen, wenn die weniger systemisch verfügbaren Antazida keine ausreichende Wirkung zeigen. Das Risiko von gastrointestinalen Infektionen ist bei verminderter Magensäure erhöht, die Resorption von Thyroxin wird vermindert.

Zusammenfassende Bewertung

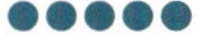

Pantoprazol kann zur kurzzeitigen Behandlung von Sodbrennen in der Selbstmedikation empfohlen werden. Die Wirksamkeit wurde in randomisierten kontrollierten Studien bestätigt. Es kommt bei guter Verträglichkeit zu einer signifikanten Verbesserung der Symptome. Das pharmakokinetische Interaktionspotenzial mit anderen Pharmaka ist im Vergleich zu Omeprazol gering.

30.2 H_2-Antagonisten

30.2.1 Ranitidin

Wirkung

Der H_2-Antagonist Ranitidin hemmt sowohl die basale als auch die stimulierte Sekretion der Magensäure. Es kommt zu einer Verringerung des Magensaftvolumens und zu einer Reduktion des Pepsinanteils.

Dosierung

- Erwachsene und Jugendliche ab 16 Jahren: 75 mg 1–4-mal/d

Höhere Dosierungen unterliegen der Verschreibungspflicht. Die Einnahme kann unabhängig von einer Mahlzeit erfolgen. Falls nach 2 Wochen keine Besserung eintritt, sollte ein Arzt aufgesucht werden. Die Behandlung von Kindern und Jugendlichen unter 16 Jahren darf nur unter ärztlicher Aufsicht erfolgen.

Pharmakokinetische Eigenschaften

Wirkungseintritt

Die Wirkung tritt innerhalb von 10–20 Minuten ein und hält über etwa 8 Stunden an.

Metabolismus und Ausscheidung

Ranitidin wird nur in geringem Umfang biotransformiert. Bislang wurden Desmethylranitidin, sowie Ranitidin-*N*- und -*S*-Oxid als Metaboliten identifiziert. Sie sind pharmakologisch nicht aktiv. Der resorbierte Anteil wird zu etwa 70 % renal durch tubuläre Sekretion ausgeschieden. Der verbleibende Anteil wird in den Fäzes wiedergefunden.

Besondere Hinweise

Ranitidin kann zur Linderung von Sodbrennen angewendet werden. Die Substanz führt zu einer verbesserten Heilung und kann das Auftreten von Rezidiven verhindern. Die Effektivität von H_2-Antagonisten wie Ranitidin reicht jedoch nicht an die von Protonenpumpeninhibitoren heran. Patienten mit mittelschwerer bis schwerer Leber- oder Niereninsuffizienz sollten Ranitidin nicht ohne ärztlichen Rat einnehmen. Anders als der H_2-Antagonist Cimetidin bewirkt Ranitidin keine relevante Hemmung von Biotransformationsenzymen. Aufgrund fehlender Erfahrungen sollte eine Behandlung während der Schwangerschaft und Stillzeit nur bei starken Beschwerden nach Rücksprache mit einem Arzt erfolgen, wenn die wenig systemisch verfügbaren Antazida keine ausreichende Wirkung zeigen. Das Risiko von gastrointestinalen Infektionen ist bei verminderter Magensäure erhöht, die Resorption von Thyroxin wird vermindert.

Derzeit sind keine Arzneimittel mit dem Wirkstoff Ranitidin auf dem Markt verfügbar. Die europäische Arzneimittelagentur empfahl das Ruhen der Zulassung, da Ranitidin enthaltende Arzneimittel geringe Mengen des als möglicherweise krebserregend eingestuften *N*-Nitrosodimethylamin (NDMA) als Verunreinigung enthielten. Es gibt einige Hinweise darauf, dass NDMA aus dem Abbau von Ranitidin selbst entsteht. Die Konzentrationen sind umso höher, je länger das Arzneimittel gelagert wurde.

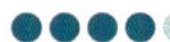

Zusammenfassende Bewertung

●●●●○

Ranitidin kann zur kurzzeitigen Behandlung von Sodbrennen in der Selbstmedikation angewendet werden. Es kommt zu einer signifikanten Verbesserung der Symptome. Der Nutzen ist jedoch deutlich geringer als bei Protonenpumpeninhibitoren. Derzeit ist nicht geklärt, ob Ranitidin aufgrund der offenbar substanzassoziierten NDMA-Verunreinigung wieder auf den Markt zurückkehrt.

30.3 Antazida

30.3.1 Magaldrat, Hydrotalcit, Aluminium-, Magnesium- oder Calciumsalze

Wirkung

Die Wirkung von Antazida beruht auf der kurzfristigen Neutralisation von Magensäure.

Dosierung

- Erwachsene und Kinder ab 12 Jahren: bei Bedarf 1–4-mal/d, etwa eine Stunde nach dem Essen oder vor dem Schlafengehen

Kinder unter 12 Jahren sollten nicht ohne ärztlichen Rat behandelt werden. Wenn innerhalb von 2 Wochen keine Besserung eintritt, muss ein Arzt aufgesucht werden.

Pharmakokinetische Eigenschaften

Wirkungseintritt und -dauer

Die Wirkung setzt innerhalb von 10–20 Minuten ein und dauert höchstens 1–3 Stunden an. Magnesiumsalze wirken tendenziell etwas schneller und kürzer als Aluminiumsalze.

Metabolismus und Ausscheidung

Aluminium-, Magnesium- oder Calciumionen werden in unterschiedlichem Ausmaß aus dem Gastrointestinaltrakt resorbiert. Trotz der geringen Bioverfügbarkeit von 0,1–0,3 % kann es auch bei Aluminiumionen vorübergehend zu erhöhten Konzentrationen im Serum kommen. Bei Niereninsuffizienz oder langfristiger Einnahme sind hier Einlagerungen im Nerven- oder Knochengewebe möglich. Auch Magnesium- oder Calciumionen werden bei Niereninsuffizienz verlangsamt ausgeschieden. Die Exkretion der resorbierten Ionen erfolgt renal. Nicht resorbierte Aluminiumionen bilden im Darm schwerlösliche Salze mit Carbonat, Phosphat oder Fettsäuren. Diese werden in den Fäzes wiedergefunden.

Besondere Hinweise

Antazida können zur Linderung von Sodbrennen eingesetzt werden, die Wirkung ist jedoch nur sehr kurzfristig und nicht ursächlich. Patienten mit stark eingeschränkter Nierenfunktion sollten aluminiumhaltige Substanzen wegen der Gefahr eines erhöhten Plasmaaluminiumspiegels nicht einnehmen. Antazida können die Resorption anderer Pharmaka beeinträchtigen, ein zweistündiger Einnahmeabstand wird daher empfohlen. Die kurzzeitige Anwendung während der Schwangerschaft und der Stillzeit ist nach sorgfältiger Nutzen-Risiko-Abwägung vertretbar.

Zusammenfassende Bewertung

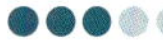

Antazida können zur kurzzeitigen Linderung von Sodbrennen in der Selbstmedikation angewendet werden. Der Nutzen ist jedoch deutlich geringer als bei Protonenpumpeninhibitoren oder H_2-Antagonisten. Die Substanzen sind wegen ihrer geringen systemischen Wirkung während der Schwangerschaft und der Stillzeit nach Nutzen-Risiko-Abwägung einsetzbar. Insgesamt sind zur Erörterung des therapeutischen Stellenwerts weitere qualitativ hochwertige Studien wünschenswert.

Anmerkungen

- Alginsäure bildet einen auf dem Mageninhalt schwimmenden Film und soll bei Sodbrennen den Rückfluss in die Speiseröhre mechanisch verhindern. Bei Kindern und Schwangeren deutet die derzeitige Datenlage auf eine Wirksamkeit hin. Während der Schwangerschaft stellt der Einsatz alginsäurehaltiger Antazida eine erprobenswerte Behandlungsalternative dar.
- Ein Gel mit hochkonzentrierten Schleimstoffen aus dem Inneren des Feigenkaktus soll auf der gereizten Schleimhaut der Speiseröhre einen beruhigenden Schutzfilm bilden. Aussagekräftige klinische Studien liegen derzeit allerdings nicht vor.
- Zur Wirksamkeit von Maßnahmen aus der Volksmedizin wie der Rollkur mit Kamillenblütenextrakt oder der Einnahme von frischem Kartoffelsaft liegen keine kontrollierten Untersuchungen zum Wirksamkeitsnachweis vor.
- Bitterstoffhaltige Magentees wirken anregend auf die Magensaftsekretion und sind daher bei Sodbrennen ungünstig.

30.4 Abgrenzung zu verschreibungspflichtigen Arzneimitteln und anderen ärztlichen Therapieverfahren

Bei erstmals auftretenden, besonders starken oder häufig wiederkehren Beschwerden oder wenn Schluckbeschwerden auftreten, sollte ein Arzt aufgesucht werden. Ebenso sollten ältere Patienten bei entsprechenden Symptomen frühzeitig ärztlichen Rat einholen. Wenn Schmerzen in der Brustregion hinzukommen, muss bedacht werden, dass diese Anzeichen für einen Myokardinfarkt sein können. Andere Erkrankungen wie Ösophagusvarizen, Pilz- oder Virusinfektionen müssen ebenfalls ausgeschlossen werden.

Eine länger als 2 Wochen anhaltende Refluxerkrankung bedarf einer konsequenten Behandlung unter ärztlicher Anleitung. Häufig kommt es zu Folgeproblemen wie narbiger Verengung der Speiseröhre, Bildung von Geschwüren (Barrett-Ulkus) oder maligner

Entartung. Bei regelmäßig auftretenden Refluxbeschwerden werden bevorzugt Protonenpumpenhemmer eingesetzt, H_2-Antagonisten wie Famotidin sind Mittel der zweiten Wahl. Prokinetika (z. B. Metoclopramid oder Domperidon zur Beschleunigung der Magen-Darm-Passage) werden von aktuellen Leitlinien nicht mehr empfohlen.

Falls durch medikamentöse Maßnahmen keine ausreichende Besserung erzielbar ist, die Medikation nicht vertragen wird oder schwerwiegende Komplikationen zu befürchten sind, kann der untere Ringmuskel der Speiseröhre durch einen chirurgischen Eingriff verstärkt werden. Hierdurch werden etwa 80 % der Patienten völlig beschwerdefrei.

30.5 Handelspräparate (Auswahl)

Wirkstoff	Bewertung	Präparatebeispiele®
Antazida	●●●○○	Duoventrinetten, Gelusil lac, Kompensan, Maaloxan, Megalac, Hydrotalcit-ratiopharm, Refluthin, Riopan, Talcid, Ultilac
Esomeprazol	●●●●●	Nexium Control, Esomeprazol TAD, Esomeprazol Heumann bei Sodbrennen, Esomep HEXAL bei Sodbrennen
Omeprazol	●●●●●	OMEP HEXAL 20 mg, Omehennig, Omepradex, Omeprazol-ratiopharm SK
Pantoprazol	●●●●●	Pantoprazol beta, Pantoprazol STADA, PANTOZOL Control

30

Literatur

Ammon H, Mutschler E, Scholz H (Hrsg.). Arzneimittel Information und Beratung. 27. Akt.lfg., Wissenschaftliche Verlagsgesellschaft Stuttgart, 2023

Barberio B, Visaggi P, Savarino E et al. Comparison of acid-lowering drugs for endoscopy negative reflux disease: Systematic review and network Meta-Analysis. Neurogastroenterol Motil 35(1): e14469, 2023

Boardman HF, Heeley G. The role of the pharmacist in the selection and use of over-the-counter proton-pump inhibitors, Int J Clin Pharm 37(5): 709–716, 2015

Boghossian TA, Rashid FJ, Thompson W et al. Deprescribing versus continuation of chronic proton pump inhibitor use in adults. Cochrane Database Syst Rev 3(3): CD011969, 2017

Calabrese C, Fabbri A, Di Febo G. Long-term management of GERD in the elderly with pantoprazole. Clin Interv Aging 2(1): 85–92, 2007

Centanni M, Gargano L, Canettieri G et al. Thyroxine in Goiter, Helicobacter pylori Infection, and Chronic Gastritis. N Engl J Med 354: 1787–1795, 2006

Drugdex® System. Thomson Healthcare, Zugriff 04/2023

Fachinformation Esomeprazol-ratiopharm, 03/2020

Fachinformation Maaloxan, Stand 07/2022

Fachinformation Omeprazol Hennig, Stand 07/2023

Fachinformation Pantoprazol AbZ, Stand 08/2022

Fachinformation Talcid, Stand 10/2022

Fuchs KH, Musial F, Eypasch E, Meining A. Gastrointestinal Quality of Life in Gastroesophageal Reflux Disease: A Systematic Review. Digestion 103(4): 253–260, 2022

Gastroösophageale Refluxkrankheit und eosinophile Ösophagitis (S2k-Leitlinie). AWMF-Register-Nr. 021/013, Stand 2014 (aktuell: Stand 31.07.2022, gültig bis 30.06.2027)

Geng T, Chen JX, Zhou YF et al. Proton Pump Inhibitor Use and Risks of Cardiovascular Disease and Mortality in Patients with Type 2 Diabetes. J Clin Endocrinol Metab doi: 10.1210/clinem/dgac750, 2022

Hamacher H, Wahl MA. Selbstmedikation, 2. Aufl., Wissenschaftliche Verlagsgesellschaft Stuttgart, 2022

Kahrilas PJ. Gastroesophageal Reflux Disease, N Engl J Med 359: 1700–1707, 2008

Lazarus B, Chen Y, Wilson FP et al. Proton Pump Inhibitor Use and the Risk of Chronic Kidney Disease, JAMA Intern Med 176(2): 238–246, 2016

Liu X, Jiang Y, Luo H, Liu H. Proton pump inhibitors for the treatment of laryngopharyngeal reflux disease: A protocol for systematic review and meta-analysis. Medicine (Baltimore) 99(49): e23297, 2020

Magenkarzinom – Diagnostik und Therapie der Adenokarzinome des Magens und des ösophagogastralen Übergangs (S3-Leitlinie). AWMF-Register-Nr. 032/009OL, Stand 31.08.2019, gültig bis 31.12.2023 (in Überarbeitung)

Maradey-Romero C, Fass R. New and Future Drug Development for Gastroesophageal Reflux Disease, J Neurogastroenterol Motil 20(1): 6–16, 2014

Martin Z, Spry G, Hoult J et al. What is the efficacy of dietary, nutraceutical, and probiotic interventions for the management of gastroesophageal reflux disease symptoms? A systematic literature review and meta-analysis. Clin Nutr ESPEN 52: 340–352, 2022

Mou WL, Feng MY, Hu LH. Eradication of Helicobacter Pylori Infections and GERD: A systematic review and meta-analysis. Turk J Gastroenterol 31(12): 853–859, 2020

Phupong V, Hanprasertpong T. Interventions for heartburn in pregnancy. Cochrane Database Syst Rev 2015(9): CD011379, 2015

Pinto-Sanchez MI, Yuan Y, Hassan A et al. Proton pump inhibitors for functional dyspepsia. Cochrane Database Syst Rev 11(11): CD011194, 2017

Pittayanon R, Yuan Y, Bollegala NP et al. Prokinetics for functional dyspepsia. Cochrane Database Syst Rev 10(10): CD009431, 2018

Sarvananthan R. GORD in infants and children. BMJ Clin Evid 07: 310, 2015

Schoenfeld AJ, Grady D. Adverse Effects Associated With Proton Pump Inhibitors.JAMA Intern Med 176(2): 172–174, 2016

Sigterman KE, van Pinxteren B, Bonis PA et al. Short-term treatment with proton pump inhibitors, H_2-receptor antagonists and prokinetics for gastro-oesophageal reflux disease-like symptoms and endoscopy negative reflux disease. Cochrane Database Syst Rev 2013(5): CD002095, 2013

van Zanten SJ, Henderson C, Hughes N. Patient satisfaction with medication for gastroesophageal reflux disease: a systematic review. Can J Gastroenterol 26(4): 196–204, 2012

Vazquez JC. Heartburn in pregnancy. BMJ Clin Evid 09: 1411, 2015

Vela MF. Medical Treatments of GERD: The Old and New. Gastroenterol Clin North Am 43(1): 121–133, 2014

Zhang H, Yang Z, Ni Z, Shi Y. A meta-analysis and systematic review of the efficacy of twice daily PPIs versus once daily for treatment of gastroesophageal reflux disease. Gastroenterol Res Pract: 9865963, 2017

Zhang J, Ge L, Hill M et al. Standard-dose proton pump inhibitors in the initial non-eradication treatment of duodenal ulcer: systematic review, network meta-analysis, and cost-effectiveness analysis, Front Pharmacol 9: 1512, 2019

Zhao CX, Wang JW, Gong M. Efficacy and safety of alginate formulations in patients with gastroesophageal reflux disease: a systematic review and meta-analysis of randomized controlled trials. Eur Rev Med Pharmacol Sci 24(22): 11845–11857, 2020

31 Sonnenbrand

Sonnenbrand (Dermatitis solaris) ist eine Verbrennung ersten oder zweiten Grades, die im Sinne einer Entzündung mit Rötung, Hitzegefühl und Schmerzen, aber auch mit Juckreiz und Blasenbildung einhergehen kann. In schweren Fällen sind zusätzlich Fieber und Kreislaufversagen möglich. Die ersten Symptome treten meist 3–6 Stunden nach der Exposition auf und sind auf die exponierten Areale begrenzt. Der Höhepunkt wird meist nach 12–36 Stunden erreicht, innerhalb von 4–7 Tagen erfolgt die Abheilung. Es muss jedoch bedacht werden, dass bei jedem Sonnenbrand dauerhafte Schädigungen am genetischen Material der Haut auftreten, und dass Sonnenstrahlen auch ohne sichtbaren Sonnenbrand Dauerschäden hervorrufen können.

UVA-Strahlen dringen tief in die Haut ein und bewirken eine vorzeitige Alterung sowie das Auftreten von Sonnenallergien. Energiereiche UVB-Strahlen haben eine geringere Eindringtiefe und stimulieren die Freisetzung von Histamin und Prostaglandinen. Sie fördern die Entwicklung von Hautkrebs, insbesondere durch Auslösung von Sonnenbränden im früheren Kindesalter. Die Inzidenz von malignen Melanomen hat sich in den letzten 10 Jahren etwa verdoppelt. Das Auftreten von hellem Hautkrebs korreliert dagegen eher mit dem Lebensalter und daher mit der Summe der Sonnenstrahlung, nicht mit den aufgetretenen Sonnenbränden.

In Abhängigkeit vom Hauttyp ist bei einem geplanten Aufenthalt in der Sonne ein prophylaktischer Schutz, idealerweise auf Pigmentbasis mit Titandioxid oder Zinkoxid in jedem Fall zu empfehlen. Der Verdacht, dass chemische Filter wie Zimtsäureester über eine estrogene Wirkung verfügen, konnte bislang noch nicht vollständig ausgeräumt werden. Die Verwendung von Selbstbräunern ist zur Vorbeugung nicht effektiv, da hier nur die Korneozyten durch externes Pigment gebräunt werden.

Die nicht medikamentöse Therapie eines Sonnenbrands kann aus den folgenden Maßnahmen bestehen:

- Schatten aufsuchen,
- ruhen,
- Bedeckung mit leichter, lichtdichter Kleidung,
- Kühlung.

Leichte Hautrötungen ohne Blasenbildung können zunächst durch Kühlung behandelt werden. Insbesondere bei Kindern sollte dabei jedoch auf eine mögliche Unterkühlung geachtet werden. Duschen mit 8–25 °C warmem Wasser, Auflegen kalter Kompressen und Auftragen feuchtigkeitsspendender Lotionen oder auch von Quark bzw. Joghurt aus dem Kühlschrank wirken lindernd und bewirken eine Durchfeuchtung und Beruhigung. Zusätze wie *Aloe-vera*-Extrakt, essigsaure Tonerde, Radikalfänger auf Vitamin-E-Basis und Harnstoff sind möglicherweise hilfreich, ihre Wirkung ist jedoch nicht klinisch erwiesen. Der Zusatz von Dexpanthenol zeigt in kleineren klinischen Untersuchungen im Vergleich zu Placebo keinen Vorteil. Die Anwendung von Salben oder lipophilen Cremes ist zu vermeiden, da sie Wärmeabgabe der Haut behindern. Verstärktes Trinken von Wasser lindert die oft zusätzlich bestehende Dehydratation. Das direkte Auflegen von Eispads sollte wegen möglicher zusätzlicher Schädigung der Haut vermieden werden.

Zur Selbstmedikation von leichtem bis mittelschwerem Sonnenbrand können topische Glucocorticoide und Oberflächenanästhetika oder topische oder systemische H_1-Antihistaminika zur symptomatischen Behandlung angewendet werden. Bei Schmerzen und leicht erhöhter Temperatur ist auch die systemische Gabe von Analgetika bzw. Antipyretika möglich. Allerdings muss betont werden, dass zur medikamentösen Behandlung von Sonnenbrand im Rahmen der Selbstmedikation kaum aussagekräftige Untersuchungen vorliegen, die eine Einschätzung des therapeutischen Stellenwerts der verfügbaren Substanzen ermöglichen würden. An dieser Stelle daher nur ein kurzer Überblick über die Behandlungsmöglichkeiten. Eine Charakterisierung der im Folgenden genannten Substanzen sowie die geeignete Dosierung kann ▸ Kap. 17 bzw. ▸ Kap. 34 entnommen werden.

Therapiemöglichkeiten

Sonnenbrand

- Die rezeptfrei erhältlichen topischen Glucocorticoide Hydrocortison und das entsprechende Acetat wirken entzündungshemmend, antiexsudativ, antiallergisch und antipruriginös. Sie führen somit zu einer leichten Beruhigung der von Sonnenbrand betroffenen Hautflächen. Die Substanzen sind möglicherweise bei zusätzlicher Sonnenallergie hilfreich. Eine klinisch relevante Verkürzung der Rekonvaleszenz konnte dagegen bislang nicht nachgewiesen werden.
- Topisch applizierte H_1-Antihistaminika wie Dimetinden wirken schwach abschwellend, kühlend und antipruriginös. Der kühlende Effekt ist allerdings größtenteils auf die häufig verwendete Gelgrundlage zurückzuführen. Aufgrund ihrer geringen Eindringtiefe sind topische H_1-Antihistaminika bei Sonnenbrand nur begrenzt wirksam. Zudem ist eine Photosensibilisierung möglich.
- Das Oberflächenanästhetikum Polidocanol lindert bei einem Sonnenbrand die Schmerzen und den Juckreiz. Der Einsatz von Polidocanol kann erfolgen, wenn eine systemische Analgesie nicht infrage kommt. Die Substanz besitzt jedoch keinerlei Einfluss auf die begleitende entzündliche Reaktion. Ebenso besteht auch hier die Gefahr einer Photosensibilisierung.
- Systemisch applizierte H_1-Antagonisten der zweiten Generation wie Loratadin oder Cetirizin können bei Sonnenbrand zur Linderung von Rötungen, Schwellungen und Juckreiz beitragen. Eine signifikante Verkürzung der Rekonvaleszenz konnte jedoch bislang nicht nachgewiesen werden.

- Systemisch applizierte H_1-Antihistaminika der ersten Generation wie Dimetinden oder Clemastin bewirken bei Sonnenbrand zwar eine Linderung von Rötungen, Schwellungen und Juckreiz, aufgrund einer ungünstigen Nutzen-Risiko-Relation bei Sonnenbrand mit ausgeprägten Nebenwirkungen und Beeinträchtigungen der Lern- und Leistungsfähigkeit sollte die Anwendung dieser Substanzgruppe jedoch unterbleiben.
- *Aloe-vera*-Gele wirken kühlend und leicht entzündungshemmend. Zur Verbesserung der Symptome bei Sonnenbrand liegen keine ausreichenden kontrollierten Studien vor. Die Zusammensetzung der Präparate schwankt zudem stark und Kontaktsensibilisierungen sind möglich.
- Zum Nutzen von Zubereitungen mit Silberionen sind keine zuverlässigen kontrollierten Studien hinsichtlich der Behandlung von Sonnenbrand vorhanden.
- Wenn ein Sonnenbrand mit starken Schmerzen oder Fieber einhergeht, können nichtopioide Analgetika oder NSAID angewendet werden. Paracetamol ist bei kleineren Kindern oder Fieber geeignet, Ibuprofen wirkt gut entzündungshemmend, Acetylsalicylsäure sollte nur bei Erwachsenen eingesetzt werden.

Anmerkungen

- Die DNA-Reparaturenzyme Photolyase und T4N5-Endonuklease spalten durch UVB-Strahlung entstandene Thymidin- bzw. Pyrimidindimere. Bei topischer Applikation kommt es zu einer Regeneration der geschädigten DNA, eine ausreichende Penetration in die Haut vorausgesetzt.
- Die Wirkung von T4N5-Endonuklease als Substitutionstherapie wurde bei Patienten mit Xeroderma pigmentosum (einem genetischen Defekt) nachgewiesen. Hochwertige Studien, die eine Verbesserung von UV-induzierten Langzeitschäden nachweisen, sind wünschenswert.

31.1 Abgrenzung zu verschreibungspflichtigen Arzneimitteln und anderen ärztlichen Therapieverfahren

Bei Sonnenbrand sollte immer dann ein Arzt aufgesucht werden, wenn die Rötung einen großen Bereich umfasst, mit starken Schmerzen, Fieber oder Schüttelfrost einhergeht, es zu Blasenbildung kommt oder Babys bzw. Kleinkinder betroffen sind. Bei schweren Entzündungen oder Schmerzen können peroral NSAID oder opioide Analgetika gegeben werden. Der Einsatz von verschreibungspflichtigen Glucocorticoiden ist umstritten. Eine Superinfektion entstandener Blasen kann mittels topischer oder systemischer Antibiotika behandelt werden. Bei starker Dehydratation ist u. U. eine intravenöse Versorgung mit Flüssigkeit und Elektrolyten angeraten.

Ein Sonnenbrand kann Rezidive von Herpesinfektionen hervorrufen, die ggf. mit Virustatika wie Aciclovir behandelt werden müssen. Zusätzliche Symptome wie Kopfschmerzen, Nackensteifigkeit, Übelkeit oder Erbrechen können Anzeichen für einen sogenannten Sonnenstich sein. Der Patient sollte sofort in den Schatten gebracht werden. Der Kopf muss hochgelagert und in feuchte, kalte Tücher gehüllt werden. Bei schweren

Symptomen wie einer Schocksymptomatik sind entsprechende Maßnahmen einzuleiten. Wiederholtes Auftreten von Sonnenbränden, insbesondere im Kindesalter, erhöht das Risiko für aktinische Keratosen und Hauttumoren wie Melanome oder Basaliome.

31.2 Handelspräparate (Auswahl)

Wirkstoff	Präparatebeispiele®
Cetirizin (peroral)	Cetidex, Reactine, Zyrtec, Cetirizin AL, Cetirizin HEXAL
Clemastin (peroral)	Tavegil
Dimetinden (peroral)	Fenistil
Dimetinden (topisch)	Fenistil Gel
Hydrocortison	Ebenol, FeniHydrocort, Hydrocutan Creme, Linola akut, Soventol HydroCort
Loratadin (peroral)	Lorano akut, Loratadin STADA
Polidocanol	Balneum Hermal plus, Linola Fett N Ölbad

Literatur

Ammon H, Mutschler E, Scholz H (Hrsg.). Arzneimittel Information und Beratung. 27. Akt.lfg., Wissenschaftliche Verlagsgesellschaft Stuttgart, 2023

Cafardi JA, Elmets CA. T4 endonuclease V: review and application to dermatology. Expert Opin Biol Ther 8(6): 829–838, 2008

Dowsett C. The assessment and management of burns. Br J Community Nurs 7(5): 230–9, 2002

Drugdex® System. Thomson Healthcare, Zugriff 04/2023

Duteil L, Queille-Roussel C, Lorenz B et al. A randomized, controlled study of the safety and efficacy of topical corticosteroid treatments of sunburn in healthy volunteers. Clin Exp Dermatol 27(4): 314–318, 2002

Fachinformation Balneum Hermal Plus, Stand 04/2022

Fachinformation Cetirizindihydrochlorid elac, Stand 02/2023

Fachinformation Fenistil, Stand 10/2021

Fachinformation Lora ADGC, Stand 10/2022

Fachinformation Soventol HydroCort, Stand 05/2021

Fachinformation Tavegil, Stand 01/2021

Guideline Summary NGC-5675, Evaluation, management and treatment of sunburns in adults, University of Austin/Texas, School of Nursing, Family Nurse Practitioner Program, 2007

Hamacher H, Wahl MA. Selbstmedikation, 2. Aufl., Wissenschaftliche Verlagsgesellschaft Stuttgart, 2022

Han A, Maibach HI. Management of acute sunburn. Am J Clin Dermatol 5(1): 39–47, 2004

Henrikson NB, Morrison CC, Blasi PR. Et al. Behavioral counseling for skin cancer prevention: evidence report and systematic review for the US preventive services task force. JAMA 319(11): 1143–1157, 2018

Hudspith J, Rayatt S. First aid and treatment of minor burns. BMJ 19/328(7454): 1487–9, 2004
Leitlinien der Fachgruppe Dermokosmetik. „Dermokosmetischer Sonnenschutz“. 2007
Prävention von Hautkrebs (S3-Leitlinie). AWMF-Register-Nr. 032/052OL, Stand 02.03.2021, gültig bis 01.03.2026 (in Überarbeitung)
Simons FER. Advances in H_1-Antihistamines. N Engl J Med 351: 2203–2217, 2004

32 Übelkeit und Erbrechen

Die Ursachen für Übelkeit und Erbrechen sind sehr vielfältig. Sie können u. a. Symptome eines „verdorbenen Magens“ sein oder bei Reisen auftreten. Sie kommen bei den meisten Frauen in der frühen Schwangerschaft vor und können eine Reaktion auf großen psychischen Stress, bestimmte Nahrungsmittel bzw. die Behandlung mit Medikamenten sein. Offenbar liegt in vielen Fällen auch eine genetische Prädisposition vor. Von wesentlicher Bedeutung bei der Auslösung von Erbrechen sind Serotoninrezeptoren im Hirnstamm. Die agierenden Organe sind letztlich der Magen und die Speiseröhre. Bei wiederholtem Erbrechen kann es zu Flüssigkeits- und Elektrolytverlusten, Stoffwechselentgleisungen, Gewichtsabnahmen und Zahnschäden kommen. Die Wirkung zuvor eingenommener Medikamente ist möglicherweise eingeschränkt oder wird aufgehoben. Eine Behandlung von Erbrechen und Übelkeit richtet sich grundsätzlich nach der Ursache. Bei verdorbenem Magen, z. B. nach Alkoholgenuss, ist das Erbrechen als Schutzreflex prinzipiell erwünscht, da Schädliches somit sehr schnell aus dem Organismus entfernt werden kann.

Eine Reise- oder Seekrankheit (Kinetose) ist normalerweise eine zeitlich begrenzte Störung. Sie beruht auf einem Datenkonflikt zwischen dem Gleichgewichtsorgan und den Wahrnehmungen der Augen. Maßnahmen wie vor der Fahrt etwas Leichtes zu essen, Kaugummi zu kauen, sich in den Mittelpunkt des Fahrzeugs in Fahrtrichtung zu setzen und einen Punkt am Horizont zu fixieren, können gegebenenfalls hilfreich sein. Auch sollte während der Reise nicht gelesen oder etwa am Computer/Smartphone gespielt, dafür aber für ausreichend Frischluft gesorgt werden.

Während der Schwangerschaft leiden vor allem im 1. Trimenon 50–80 % aller Frauen an Übelkeit. Als Ursachen werden neben einer genetischen Disposition, dem Alter der Mutter und dem Vorliegen einer Mehrlingsschwangerschaft erhöhte Estrogen-, Prostaglandin- oder β-hCG-Spiegel, ein erschlaffter Ösophagussphinkter, eine *Helicobacter-pylori*-Infektion und ein Vitamin-B_6-Mangel diskutiert. Schwere Formen, wie die mit einer Inzidenz von etwa 1 % auftretende Hyperemesis gravidarum, können einen stationären Aufenthalt mit intravenöser Rehydratation und parenteraler Ernährung notwendig machen.

Leitlinien empfehlen bei Patienten mit Übelkeit Maßnahmen wie

- eine ruhige und entspannte Atmosphäre herbeizuführen,
- progressive Muskelrelaxation,

- Musiktherapie,
- Hypnose,
- gelenkte Imagination bzw. Ablenkung,
- Eindämmung von Düften und Gerüchen,
- Zufuhr von Frischluft und erwünschten Raumdüften.

Akupressur zeigte in verschiedenen Untersuchungen zur Behandlung von Schwangerschaftserbrechen in der Frühschwangerschaft einen Nutzen. Für den Einsatz von Akupunktur und Hypnose liegen derzeit keine eindeutigen Wirksamkeitsnachweise vor. Ob die häufig geratene Umstellung der Ernährungsgewohnheiten, wie vor dem Aufstehen eine Kleinigkeit zu essen oder die Verteilung der Mahlzeiten auf viele kleine Portionen, einen Nutzen bringt, ist umstritten.

Im Rahmen einer Krebserkrankung kommt es häufig durch die Erkrankung selbst oder durch die notwendige Behandlung zu Übelkeit und Erbrechen. Prophylaxe oder Behandlung im Rahmen einer Chemotherapie richten sich u. a. nach dem emetischen Potenzial der eingesetzten Substanzen. Da die Beschwerden sehr stark sein können, ist in der Regel der Einsatz verschreibungspflichtiger Antiemetika (▸Kap. 32.2) erforderlich. Aber auch hier wird die Akupressur als erprobenswerter Therapieansatz angesehen.

Unabhängig von der Ursache für Übelkeit und Erbrechen können im Rahmen der Selbstmedikation zur Linderung H_1-Antihistaminika der ersten Generation, Ingwerpräparate oder Vitamin B_6 (Pyridoxin) angewendet werden.

32.1 Antiemetika

32.1.1 H_1-Antihistaminika der ersten Generation

Wirkung

Die H_1-Antihistaminika der ersten Generation, wie Dimenhydrinat, Diphenhydramin und Doxylamin, wirken anticholinerg, zentral sedierend, antiemetisch und lokalanästhetisch. Die antiemetische Wirkung wird auf eine Beeinflussung aufsteigender Nervenbahnen zum Brechzentrum zurückgeführt.

Dosierung

Dimenhydrinat

- Erwachsene und Jugendliche ab 14 Jahren: 50–100 mg 1–4-mal/d
- Kinder von 6–13 Jahren: 25–50 mg 1–3-mal/d
- Kleinkinder ab 6 kg KG: 1,25 mg/kg KG 3–4-mal/d
  Tagesmaximaldosis: 5 mg/kg KG × d

Diphenhydramin

- Erwachsene und Jugendliche ab 12 Jahren: 25–50 mg 1–3-mal/d
- Kinder von 6–11 Jahren: 20 mg 1–3-mal/d
- Kinder von 1–5 Jahren: 20 mg 1–2-mal/d
- Säuglinge bis zu einem Jahr: 10 mg 1–2-mal/d
  Tagesmaximaldosis: 3 mg/kg KG × d

Bei starken Beschwerden kann die rektale Applikation von Vorteil sein. Die Dosierungen liegen etwa im Bereich der peroralen Gabe.

Zur prophylaktischen Anwendung bei Kinetosen sollte die Einnahme etwa 30 Minuten vor Reisebeginn erfolgen.

Doxylamin bei Schwangerschaftserbrechen

- 20 mg vor dem Schlafengehen, bei Bedarf zusätzlich jeweils 10 mg morgens und nachmittags

Pharmakokinetische Eigenschaften

Wirkungseintritt und -dauer

Die Wirkung tritt innerhalb von etwa 30 Minuten ein, die Wirkungsdauer liegt bei 3–6 Stunden.

Metabolismus und Ausscheidung

Dimenhydrinat dissoziiert im Blut in Diphenhydramin und 8-Chlortheophyllin. Diphenhydrinat überwindet die Blut-Hirn- und die Plazentaschranke und geht in die Muttermilch über. Die Substanz unterliegt einer ausgeprägten hepatischen Biotransformation. Die Ausscheidung erfolgt hauptsächlich renal und praktisch ausschließlich in Form von Metaboliten. 8-Chlortheophyllin trägt nicht relevant zur Wirkung bei.

Doxylamin überwindet ebenfalls die Blut-Hirn- und die Plazentaschranke und geht in die Muttermilch über. Die Substanz unterliegt einer ausgeprägten hepatischen Biotransformation. Sie wird *N*-desalkyliert und mit Essigsäure konjugiert. Die Ausscheidung erfolgt hauptsächlich renal.

Besondere Hinweise

H_1-Antihistaminika der ersten Generation zeigen bei Übelkeit und Erbrechen gute Wirksamkeit, sie können jedoch Schläfrigkeit und Schwindel verursachen. Bei Engwinkelglaukom, Prostatahyperplasie, Asthma bronchiale oder Epilepsie dürfen die Substanzen nicht eingenommen werden. Die Wirkung zentral dämpfender Pharmaka kann verstärkt werden. Insbesondere bei der Behandlung von Kindern bis zu 3 Jahren muss streng auf die Einhaltung der Tagesmaximaldosis geachtet werden, da es anderenfalls zu lebensbedrohlichen Intoxikationen kommen kann.

Doxylamin gilt zumindest in den USA und Kanada als Mittel der Wahl zur Behandlung von Schwangerschaftserbrechen. In Deutschland ist die Substanz im verschreibungspflichtigen Handelspräparat Cariban® in Kombination mit Vitamin B_6 (Pyridoxin) auf dem Markt verfügbar. Genau wie Dimenhydrinat darf es während der Schwangerschaft nur eingenommen werden, wenn nicht medikamentöse Maßnahmen keinen Erfolg gezeigt haben und wenn kein erhöhtes Risiko für vorzeitige Wehen besteht. In umfangreichen Untersuchungen konnte kein Anhalt für ein erhöhtes Fehlbildungspotenzial gefunden werden. Von einem Einsatz in den letzten Wochen der Schwangerschaft wird in den Fachinformationen abgeraten. Dies gilt zwar prinzipiell auch für Diphenhydramin, die Substanz ist jedoch in Deutschland nicht zur Behandlung von Schwangeren vorgesehen.

Dimenhydrinat und Diphenhydramin sind während der Stillzeit kontraindiziert. Beim Einsatz von Doxylamin ist wegen des Risikos für paradoxe Erregungen beim gestillten Säugling Vorsicht geboten.

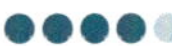

Zusammenfassende Bewertung

●●●●○

H_1-Antihistaminika der ersten Generation wie Dimenhydrinat oder Diphenhydramin können zur Behandlung und Prophylaxe von Übelkeit und Erbrechen empfohlen werden. Bei Erbrechen im Rahmen einer Gastroenteritis bei Kindern konnte eine geringe Verkürzung der Krankheitsdauer nachgewiesen werden.

Obwohl robuste Daten fehlen, besteht unter Experten Konsens, dass H_1-Antihistaminika bei Reisekrankheit sinnvoll eingesetzt werden können. Die Substanzen sollten während der Schwangerschaft mit Vorsicht angewendet werden, sie wirken jedoch stark sedierend. Kontraindikationen und Nebenwirkungen sind zu beachten.

32.1.2 Ingwer (Zingiber officinalis)

Wirkung

Die antiemetische Wirkung von Ingwer beruht auf einem Antagonismus an zentralen 5-HT_3-Rezeptoren. Sie wird auf die enthaltenen Gingerole und Shogaole zurückgeführt. Daneben kommt es u. a. zu einer Förderung der gastrointestinalen Motilität, des Gallenflusses, der Speichel- und der Magensaftsekretion.

Dosierung

- Erwachsene und Kinder ab 6 Jahren: bei Bedarf 1–2 g Droge/d, verteilt auf mehrere Einzelgaben
  Tagesmaximaldosis während der Schwangerschaft: 1 g/d

Für die prophylaktische Anwendung bei Kinetosen sollte die Einnahme etwa 30 Minuten vor Reisebeginn erfolgen. Erwachsene können hier einmalig 750 mg, Kinder und Jugendliche 250 bis 500 mg applizieren. Zur Anwendung bei Kindern unter 6 Jahren liegen keine ausreichenden Erfahrungen vor.

Pharmakokinetische Eigenschaften

Wirkungseintritt

Die Wirkung tritt innerhalb von 15–30 Minuten ein.

Metabolismus und Ausscheidung

Erkenntnisse zur Pharmakokinetik von Inhaltsstoffen des Ingwers liegen nicht vor.

Besondere Hinweise

Ingwer zeigte in klinischen Studien gute Wirksamkeit zur Linderung und Prophylaxe von Übelkeit und Erbrechen. In Untersuchungen wurde ein Nutzen bei Schwangerschaftserbrechen, Chemotherapie und insbesondere bei Kinetosen nachgewiesen. Die Droge darf bei Gallensteinleiden nicht angewendet werden und kann Sodbrennen auslösen. Die Anwendung von Ingwer während der Schwangerschaft ist nach strenger Indikationsstellung vertretbar. Eine ärztliche Rücksprache wird sicherheitshalber empfohlen. Zur Anwendung während der Stillzeit liegen keine Erfahrungen vor.

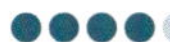

Zusammenfassende Bewertung

●●●●○

Ingwer kann sowohl zur Behandlung und Prophylaxe von Reiseübelkeit als auch bei Schwangerschaftsübelkeit und -erbrechen eingesetzt werden, es liegen Empfehlungen aus verschiedenen Leitlinien vor. Allerdings sollte die gepulverte Droge und nicht der Pflanzenextrakt zum Einsatz kommen. Zur Sicherheit bei der Anwendung während der Schwangerschaft wären weitere kontrollierte Studien an größeren Patientenkollektiven wünschenswert.

32.1.3 Vitamin B_6 (Pyridoxin)

Wirkung

Phosphoryliertes Vitamin B_6 (Pyridoxal-5′-phosphat) ist ein Coenzym vieler Enzyme des nichtoxidativen Stoffwechsels von Aminosäuren. Sie bewirken Reaktionen wie Decarboxylierungen, Transaminierungen, Spaltungen und Synthesen. U. a. beeinflusst Vitamin B_6 an vier Stellen den Tryptophanstoffwechsel.

Dosierung

- Erwachsene und Kinder ab 8 Jahren: 5–25 mg 3-mal/d

Pharmakokinetische Eigenschaften

Erforderliche Behandlungsdauer

Zum Wirkungseintritt liegen keine Angaben vor.

Metabolismus und Ausscheidung

Vitamin B_6 wird hauptsächlich in der Leber und in den Erythrozyten biotransformiert. Es entstehen pharmakologisch aktives Pyridoxalphosphat und Pyridoxaminphosphat sowie inaktive 4-Pyridoxinsäure. Die Ausscheidung erfolgt zu 35–60 % renal.

Besondere Hinweise

In kleineren Studien zeigte Vitamin B_6 einen Nutzen bei der Behandlung und Prophylaxe von Übelkeit und Erbrechen, insbesondere in der frühen Schwangerschaft. Bei langfristiger Einnahme von Tagesdosen über 50 mg kann es zu peripheren sensorischen Neuropathien kommen. Aus Sicherheitsgründen sollte bei nicht nachgewiesenem Vitamin-B_6-Mangel während der Schwangerschaft vorsichtig dosiert werden. Hohe Dosierungen können während der Stillzeit die Milchbildung hemmen.

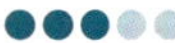

Zusammenfassende Bewertung

●●●○○

Vitamin B_6 kann bei Schwangerschaftsübelkeit und Erbrechen eingesetzt werden, es liegen Empfehlungen aus verschiedenen Leitlinien vor. Insbesondere eine Reduktion der Übelkeit wurde in klinischen Untersuchungen belegt. Eine abschließende Beurteilung zum Nutzen bei Erbrechen ist derzeit noch nicht möglich. Ebenso sind zur Sicherheit bei der Anwendung während der Schwangerschaft weitere kontrollierte Studien an größeren Patientenkollektiven wünschenswert.

Anmerkungen

- Das H_1-Antihistaminikum Doxylamin ist ebenso gut zur Behandlung von Übelkeit geeignet wie die oben erwähnten Diphenhydramin und Dimenhydrinat. In den USA und Kanada gilt Doxylamin als Mittel der Wahl, insbesondere zur Behandlung von Schwangerschaftserbrechen.
- In Deutschland ist die Substanz allerdings nur bei Schlafstörungen zugelassen. Nach Absprache mit dem behandelnden Gynäkologen kann Doxylamin jedoch auch in der Schwangerschaft abgegeben werden. Die amerikanischen Leitlinien empfehlen 12,5 mg bei Bedarf jeweils am Morgen und am Nachmittag sowie 25 mg zur Nacht.

32.2 Abgrenzung zu verschreibungspflichtigen Arzneimitteln und anderen ärztlichen Therapieverfahren

Bei Übelkeit und Erbrechen, die länger als 3 Tage anhalten oder mit hohem Fieber, Krämpfen, kolikartigen Schmerzen, Blutungen oder schlechtem Allgemeinzustand einhergehen, sollte ein Arzt aufgesucht werden. Eine Vielzahl möglicher, auch schwerwiegender Ursachen wie Migräne, Gehirnerschütterungen, Hirnhautentzündungen, Nierenversagen, Vergiftungen, Blinddarmentzündungen, Magen- oder Zwölffingerdarmgeschwüre, Gallenwegsverschlüsse, Hepatitis, gut- oder bösartige Verengungen des Gastrointestinaltrakts, Herzinfarkt oder auch Störungen des Gleichgewichtsorgans, wie die Menière-Krankheit, stehen zur Auswahl, um nur einige zu nennen. Diese Ursachen müssen ausgeschlossen oder entsprechend therapiert werden.

Wenn es durch Übelkeit und Erbrechen zu starken Flüssigkeits- oder Elektrolytverlusten kommt, ist zunächst eine entsprechende, ggf. intravenöse Versorgung zu gewährleisten. In schweren Fällen, z. B. bei Hyperemesis gravidarum, kann eine parenterale Ernährung indiziert sein. Zur antiemetischen Behandlung stehen dem Arzt Phenothiazine wie Chlorpromazin oder Promethazin sowie als Prokinetika Dopamin-Antagonisten wie Metoclopramid zur Verfügung. Wenn diese Substanzen nicht ausreichend wirksam sind, sollte auf Serotoninantagonisten wie Ondansetron oder das Neuroleptikum Haloperidol zurückgegriffen werden.

Bei stark emetogenen Chemotherapien werden zusätzlich zu Serotoninantagonisten NK_1-Antagonisten, z. B. Aprepitant, Netupitant oder Rolapitant, Glucocorticoide sowie das vollsynthetische Δ9-Tetrahydrocannabinol-(Δ9-THC-)Derivat Nabilon eingesetzt. Letzteres zeigt allerdings bereits in therapeutischen Dosen ein gewisses Suchtpotenzial und fällt daher unter das Betäubungsmittelgesetz. Therapeutische Optionen beim sogenannten „konditionierten (antizipatorischen) Erbrechen“ sind weiterhin Benzodiazepine wie Diazepam oder Lorazepam.

Scopolamin kann sowohl prophylaktisch als auch therapeutisch bei schweren Kinetosen eingesetzt werden.

32.3 Handelspräparate (Auswahl)

Wirkstoff	Bewertung	Präparatebeispiele®
Dimenhydrinat	●●●●○	Reisefit Hennig, Superpep, Vomacur, Vomex A
Diphenhydramin	●●●●○	Emesan Tabletten
Ingwer	●●●●○	Zintona
Vitamin B_6 (Pyridoxin)	●●●○○	B_6-Vicotrat, Vitamin B_6 20 mg JENAPHARM

Literatur

Ammon H, Mutschler E, Scholz H (Hrsg.). Arzneimittel Information und Beratung. 27. Akt.lfg., Wissenschaftliche Verlagsgesellschaft Stuttgart, 2023

Anh NH, Kim SJ, Long NP et al. Ginger on human health: a comprehensive systematic review of 109 randomized controlled trials. Nutrients 12(1): 157, 2020

Bahji A, Kasurak E, Sterling M, Good L. Misuse and dependence of dimenhydrinate: A mixed studies systematic review. J Psychiatr Res 136: 581–588, 2021

Blaschek W et al. Wichtl Teedrogen und Phytopharmaka. 6. Aufl., Wissenschaftliche Verlagsgesellschaft Stuttgart, 2016

Boelig RC, Barton SJ, Saccone G et al. Interventions for treating hyperemesis gravidarum: a Cochrane systematic review and meta-analysis. J Matern Fetal Neonatal Med 31(18): 2492–2505, 2018

Chen L, Cai Z. The efficacy of ginger for the treatment of migraine: A meta-analysis of randomized controlled studies. Am J Emerg Med 46: 567–571, 2021

Choi J, Lee J, Kim K et al. Effects of Ginger Intake on Chemotherapy-Induced Nausea and Vomiting: A Systematic Review of Randomized Clinical Trials. Nutrients 14(23): 4982, 2022

Crichton M, Marshall S, Marx W et al. Efficacy of Ginger (Zingiber officinale) in Ameliorating Chemotherapy Induced Nausea and Vomiting and Chemotherapy-Related Outcomes: A Systematic Review Update and Meta-Analysis. J Acad Nutr Diet 119(12): 2055–2068, 2019

Drugdex® System. Thomson Healthcare, Zugriff 04/2023

Etwel F, Faught LH, Rieder MJ, Koren G. The risk of adverse pregnancy outcome after first trimester exposure to H1 antihistamines: a systematic review and meta-analysis. Drug Saf 40(2): 121–132, 2017

Fachinformation Emesan, Stand Mai 2017

Fachinformation Vitamin B_6 Jenapharm, Stand 07/2021

Fachinformation Vomex A, Stand 04/2020

Fedorowicz Z, Jagannath VA, Carter B. Antiemetics for reducing vomiting related to acute gastroenteritis in children and adolescents. Cochrane Database Syst Rev 2011(9): CD005506, 2011

Haji Seid Javadi E, Salehi F, Mashrabi O. Comparing the effectiveness of vitamin b_6 and ginger in treatment of pregnancy-induced nausea and vomiting. Obstet Gynecol Int 927834, 2013

Hamacher H, Wahl MA. Selbstmedikation, 2. Aufl., Wissenschaftliche Verlagsgesellschaft Stuttgart, 2022

Hines S, Steels E, Chang A, Gibbons K. Aromatherapy for treatment of postoperative nausea and vomiting. Cochrane Database Syst Rev 3(3): CD007598, 2018

Jayawardena R, Majeed S, Sooriyaarachchi P et al. The effects of pyridoxine (vitamin B6) supplementation in nausea and vomiting during pregnancy: a systematic review and meta-analysis. Arch Gynecol Obstet doi: 10.1007/s00404-023-06925-w, 2023

Karrim N, Byrne R, Magula N, Saman Y. Antihistamines for motion sickness. Cochrane Database Syst Rev 10(10): CD012715, 2022

Khorasani F, Aryan H, Sobhi A et al. A systematic review of the efficacy of alternative medicine in the treatment of nausea and vomiting of pregnancy. J Obstet Gynaecol 40(1): 10–19, 2020

Lee J, Oh H. Ginger as an antiemetic modality for chemotherapy-induced nausea and vomiting: a systematic review and meta-analysis. Oncol Nurs Forum 40(2): 163–170, 2013

Leitlinie der Fachgesellschaft zur Diagnostik und Therapie hämatologischer und onkologischer Erkrankungen: Antiemese bei medikamentöser Tumortherapie, 2017

Leitlinien der Deutschen Gesellschaft für Palliativmedizin DGP Sektion Pflege: Übelkeit und Erbrechen, 2014

Lu H, Zheng C, Zhong Y et al. Effectiveness of Acupuncture in the Treatment of Hyperemesis Gravidarum: A Systematic Review and Meta-Analysis. Evid Based Complement Alternat Med 2021: 2731446, 2021

Matthews A, Haas DM, O'Mathúna DP et al. Interventions for nausea and vomiting in early pregnancy. Cochrane Database Syst Rev (9): CD007575, 2015

Murdin L, Golding J, Bronstein A. Managing motion sickness (Clinical review). BMJ 343: d7430, 2011

Murray-Brown F, Dorman S. Haloperidol for the treatment of nausea and vomiting in palliative care patients. Cochrane Database Syst Rev 2015(11): CD006271, 2015

O'Donnell A, McParlin C, Robson SC et al. Treatments for hyperemesis gravidarum and nausea and vomiting in pregnancy: a systematic review and economic assessment. Health Technol Assess 20(74): 1–268, 2016

Ozgoli G, Saei Ghare Naz M. Effects of Complementary Medicine on Nausea and Vomiting in Pregnancy: A Systematic Review. Int J Prev Med 9: 75, 2018

Palliativmedizin für Patienten mit einer nicht heilbaren Krebserkrankung (S3-Leitlinie). AWMF-Register-Nr. 128–001OL, Stand 27.08.2019, gültig bis 26.08.2024 (in Überarbeitung)

Perkins P, Dorman S. Haloperidol for the treatment of nausea and vomiting in palliative care patients. Cochrane Database Syst Rev 2015(11): CD006271, 2015

Schmitt T, Mikus G, Egerer G. Leitliniengerechte Therapie von Übelkeit und Erbrechen. J Gastroenterol Hepatol Erkr 9(1): 18–24, 2011

Smith LA, Azariah F, Lavender VTC et al. Cannabinoids for nausea and vomiting in adults with cancer receiving chemotherapy. Cochrane Database Syst Rev 2015(11): CD009464, 2015

Spinks A, Wasiak J. Scopolamine (hyoscine) for preventing and treating motion sickness. Cochrane Database Syst Rev 2011(6): CD002851, 2011

Sridharan K, Sivaramakrishnan G. Interventions for treating nausea and vomiting in pregnancy: a network meta-analysis and trial sequential analysis of randomized clinical trials. Expert Rev Clin Pharmacol 11(11): 1143–1150, 2018

Stanisiere J, Mousset PY, Lafay S. How safe is ginger rhizome for decreasing nausea and vomiting in women during early pregnancy? Foods 7(4): 50, 2018

Supportive Therapie bei onkologischen PatientInnen – interdisziplinäre Querschnittslinie (S3-Leitlinie). AWMF-Register-Nr. 032–054OL, Stand 11.11.2016, gültig bis 10.11.2021 (in Überarbeitung)

Thomson M, Corbin R, Leung L. Effects of ginger for nausea and vomiting in early pregnancy: a meta-analysis. J Am Board Fam Med 27(1): 115–122, 2014

Viljoen E, Visser J, Koen N et al. A systematic review and meta-analysis of the effect and safety of ginger in the treatment of pregnancy-associated nausea and vomiting. Nutr J 13: 20, 2014

Zheng XZ, Xiong QJ, Liu D et al. Effectiveness of Acupuncture Therapy on Postoperative Nausea and Vomiting After Gynecologic Surgery: A Meta-Analysis and Systematic Review. J Perianesth Nurs 36(5): 564–572, 2021

33 Übergewicht

In Deutschland sind etwa 60 % der Erwachsenen und 10–20 % der Schulkinder übergewichtig bzw. adipös. Die Einschätzung des Körpergewichts erfolgt üblicherweise anhand des Body-Mass-Index (BMI), dem Quotienten aus Körpergewicht (kg) und Quadrat der Körperlänge (m^2). Ein BMI von 25–30 gilt bei Erwachsenen als Übergewicht, bei über 30 spricht man von Adipositas. Der BMI ist allerdings lediglich ein grober Richtwert, da er die individuelle Zusammensetzung des Körpers wie die Muskelmasse nicht berücksichtigt.

Beträgt der Taillenumfang bei Frauen mehr als 80 cm und bei Männern mehr als 94 cm, muss von einem erhöhten Risiko für Stoffwechselstörungen und kardiovaskuläre Erkrankungen ausgegangen werden. Zur Einschätzung von Kindern sind Tabellen mit entsprechenden Altersrichtlinien heranzuziehen. Die Entwicklung von Übergewicht und Adipositas sollte verhindert werden, weil die Folgen durch Gewichtsabnahme häufig nicht reversibel sind. Übergewicht wird neben einer verringerten Lebensqualität und psychosozialen Problemen mit einem erhöhten Risiko für z. B. Arteriosklerose, Gelenkerkrankungen, Ateminsuffizienz, metabolisches Syndrom, Diabetes mellitus Typ II, Hypertriglyceridämie, Hypertonie, Hyperurikämie, KHK, Karzinome sowie mit reduzierter Fruchtbarkeit und Lebenserwartung in Verbindung gebracht.

Abgesehen von einer genetischen Disposition gelten Bewegungsmangel und Fehlernährung als hauptsächliche Ursachen. Eine Gewichtszunahme kann auch durch die Einnahme von Medikamenten wie oralen Kontrazeptiva, Antidepressiva oder Gluco- bzw. Mineralocorticoiden sowie durch die Aufgabe des Zigarettenrauchens begünstigt werden.

Die effektive und anhaltende Herbeiführung einer relevanten Gewichtsreduktion gestaltet sich bekanntermaßen schwierig, ist doch die lebenswichtige Nahrungsaufnahme einer der stärksten Instinkte des Menschen. Im Rahmen einer effektiven Gewichtsreduktion sollte der angestrebte Gewichtsverlust bei etwa 2 kg pro Monat (höchstens) liegen, da so ein nachhaltigerer Erfolg erzielt werden kann. Sogenannte Crashdiäten sind prinzipiell abzulehnen. Eingeschränkt erfolgversprechend ist die Aufstellung eines Diätplans mit reduzierter Kalorienzufuhr (angestrebtes Energiedefizit: 600 kcal/d), kohlenhydratreicher und fettarmer Ernährung, Bevorzugung von Obst und Gemüse mit niedriger Energiedichte sowie der Verzicht auf Zucker und Alkohol. Besonders wichtig ist die Aufklärung über Inhaltstoffe von Nahrungsmitteln und Getränken, insbesondere über versteckten Zucker in Softdrinks. Erwiesenermaßen sind der Gewichtsverlust sowie die Verbesserung des Lipidprofils bei übergewichtigen Personen am besten, wenn sie eine Diät mit niedrigem glykämischen Index (low glycaemic index; LGI) einhalten. Bei ad libitum LGI-Diäten kommt es zu einer signifikant stärkeren Reduktion von Körpermasse, BMI, Gesamtcholesterol und LDL-Cholesterol als bei herkömmlichen Reduktionsdiäten. Untersuchungen über längere Beobachtungszeiträume stehen jedoch noch aus.

Als hilfreich haben sich weiterhin das Führen eines Ernährungstagebuchs zur Selbstkontrolle, Verhaltenstherapien oder der Besuch von Selbsthilfegruppen erwiesen. Weiterhin kann zu sportlicher Betätigung, z. B. zu gelenkschonendem Ausdauersport, geraten werden. Insbesondere Kinder sollten weniger Zeit vor dem Fernseher oder dem Computer verbringen. Formuladiäten, bei denen eine oder mehrere Mahlzeiten durch vorgefertigte Pulverzubereitungen ersetzt werden, können zwar initial zu einer kurzfristigen Gewichtsabnahme führen, gelten aber langfristig als nicht erfolgversprechend. Die Abbruchquote ist wegen der Eintönigkeit der Ernährung groß und es kommt zu keiner Umstellung der Ernährungsgewohnheiten. Für eine alleinige Umstellung auf ballaststoffreiche Ernährung konnte bislang kein eindeutiger Nutzen festgestellt werden.

Das Intervallfasten unterscheidet sich von einer Heilfastenkur dadurch, dass es auch langfristig angewendet werden kann. Die Auswertung der bisher nur in geringer Anzahl vorhandenen klinischen Humanstudien wird jedoch durch die vielen unterschiedlichen Formen des intermittierenden Fastens (alternierendes Fasten, 5:2-Fasten u. a.) und die geringen und heterogenen Studienpopulationen erschwert. Die bisherigen Daten lassen jedoch auf positive Auswirkungen auf die Gesundheit und die Gewichtsabnahme schließen. Insbesondere wird ein geringerer Abbau von fettfreier Masse beobachtet. Offenbar ist das Intervallfasten einer kontinuierlichen Energierestriktion ebenbürtig. Inwiefern es Parameter wie Stimmung, körperliche Belastbarkeit, kognitive Leistungsfähigkeit oder das Risiko für Essstörungen beeinflusst, kann derzeit nicht beurteilt werden.

Im Rahmen der Selbstmedikation liegen nur wenige evidenzbasierte Empfehlungen vor. Der Lipasehemmer Orlistat kann zur Unterstützung der Gewichtsabnahme eingesetzt werden.

33.1 Lipasehemmer

33.1.1 Orlistat

Wirkung

Orlistat verhindert im Gastrointestinaltrakt durch kovalente Bindung an Lipasen die Spaltung von Triglyceriden zu resorbierbaren freien Fettsäuren und Monoglyceriden. Als Folge kommt es zu einer bis zu 25 %igen Hemmung der Fettresorption im Dünndarm.

Dosierung

- Erwachsene: 60 mg 3-mal/d (zu den Hauptmahlzeiten)

Höhere Dosierungen unterliegen der Verschreibungspflicht. Die Einnahme sollte nur zusammen mit fetthaltigen Mahlzeiten erfolgen. Zur Anwendung bei Personen unter 18 Jahren liegen keine ausreichenden Erkenntnisse zur Sicherheit und Wirksamkeit vor. Die Behandlung im Rahmen der Selbstmedikation ist auf 6 Monate zu begrenzen. Wenn innerhalb von 3 Monaten kein Erfolg im Sinne einer 5 %igen Reduktion des Ausgangsgewichts eintritt, sollte Orlistat abgesetzt werden.

Pharmakokinetische Eigenschaften

Wirkungseintritt

Innerhalb von 24 bis 48 Stunden ist ein erhöhter Fettanteil im Stuhl feststellbar. Die Wirkung hält etwa 72 Stunden an.

Metabolismus und Ausscheidung

95–97 % der applizierten Dosis werden hauptsächlich in unveränderter Form mit den Fäzes ausgeschieden. Nach teilweiser Biotransformation in der Darmwand erfolgt die Ausscheidung des (geringen) resorbierten Anteils renal.

Besondere Hinweise

Lipasehemmer wie Orlistat sollten nur in Kombination mit einer kalorien- und fettreduzierten Ernährung sowie vermehrter sportlicher Betätigung angewendet werden. Die Substanz kann einen mäßigen Gewichtsverlust herbeiführen. In Studien an Personen mit einem BMI von mehr als 28 kam es zusätzlich zu einer wesentlichen Verbesserung von Komorbiditäten und Lebensqualität. Langzeituntersuchungen bestätigen die Nachhaltigkeit in der Wirkung über 4 Jahre. Erkenntnisse zur langfristigen Auswirkung auf die Mortalität, insbesondere die kardiovaskuläre Mortalität, liegen noch nicht vor. Unter der Einnahme von Orlistat kann es bei Zufuhr größerer Mengen an Nahrungsfetten zu Meteorismus, fettigen Stühlen und Stuhlinkontinenz kommen, ein erzieherischer Effekt ist somit denkbar.

Gleichzeitig eingenommene lipophile Arzneimittel (z. B. Amiodaron, Ciclosporin, orale Kontrazeptiva) oder fettlösliche Vitamine werden zum Teil wesentlich schlechter resorbiert. Wegen einer Wirkungsverstärkung oraler Antikoagulanzien durch Orlistat besteht zur Vermeidung von Blutungen eine Kontraindikation für die gleichzeitige Anwendung. Orlistat darf nicht während der Schwangerschaft oder der Stillzeit eingenommen werden. Die europäische Arzneimittelbehörde EMA hat dem Wirkstoff ein positives Nutzen-Risiko-Verhältnis bestätigt. Ein Zusammenhang zwischen der Einnahme von Orlistat und aufgetretenen ernsten Leberschäden ist nicht bewiesen. Die Zahl der berichteten Fälle ist im Vergleich zur Anwenderzahl sehr gering.

Zusammenfassende Bewertung

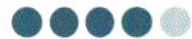

Orlistat kann bei Erwachsenen in Kombination mit einer effektiven Ernährungsumstellung zur Unterstützung der Gewichtsreduktion eingesetzt werden. Der erzielbare moderate Effekt besitzt offenbar eine gewisse Nachhaltigkeit. Eine mögliche verminderte Reduktion gleichzeitig applizierter lipophiler Substanzen einschließlich fettlöslicher Vitamine muss bedacht werden. Die Behandlung von Kindern wird in entsprechenden Leitlinien nicht empfohlen.

Anmerkungen

- Zum Wirksamkeitsnachweis von Quellmitteln wie Alginat, Alginsäure, Carmellose, Flohsamenschalen oder Konjakwurzel liegen keine kontrollierten Untersuchungen vor. Die unverdaulichen Substanzen bewirken eine Verstärkung des Sättigungsgefühls, eine mittelfristige Veränderung des Essverhaltens wird jedoch nicht erreicht. Gegen eine unterstützende Anwendung im Rahmen einer Diät bestehen keine Bedenken, wenn gleichzeitig ausreichend Flüssigkeit zugeführt wird.
- Zur Anwendung von Matetee oder grünem Tee liegen keine Wirksamkeitsnachweise vor. Es besteht die Gefahr von Unruhezuständen.
- Für einzelne Nahrungsergänzungsmittel wie MCT-Fette, Calciumionen oder Nüsse konnte in einigen Studien ein schwacher bzw. transienter Effekt auf das Körpergewicht beobachtet werden, der klinisch nicht signifikant war, während andere Studien keinerlei gewichtssenkende Wirkung zeigten. Keines der genannten Nahrungsergänzungsmittel kann derzeit zur Unterstützung einer Gewichtsabnahme empfohlen werden.
- Die Wirksamkeit von Produkten aus Schalentierpanzern (Chitosan), die neben einem quellenden Effekt die gastrointestinale Resorption von Fetten verringern sollen, konnte in kontrollierten Untersuchungen nicht bestätigt werden.
- Sogenannte Blutreinigungs- oder Entschlackungstees, die z. B. Birkenblätter, Brennnesselkraut oder Hauhechelwurzel enthalten, sind nicht zur Gewichtsreduktion geeignet. Sie bewirken allenfalls eine vorübergehende leichte Gewichtsreduktion durch geringfügige Wasserdiurese.

33.2 Abgrenzung zu verschreibungspflichtigen Arzneimitteln und anderen ärztlichen Therapieverfahren

Wenn eine Gewichtszunahme plötzlich innerhalb kurzer Zeit auftritt, oder wenn trotz intensiver Versuche zur Gewichtsreduktion keine Erfolge zu verzeichnen sind, muss ein Arzt aufgesucht werden. Auch übergewichtige Kinder sollten ärztlich betreut werden. Der Arzt muss zunächst ausschließen, ob eine Zunahme des Gewichts auf andere Ursachen wie eine Schwangerschaft, Ödembildung, Cushingsyndrom oder Schilddrüsenunterfunktion zurückzuführen ist. Bei ausbleibendem Diäterfolg können bereits getroffene Maßnahmen zur Gewichtsreduktion überprüft und ggf. durch Gabe von Medikamenten unterstützt werden.

Amphetaminderivate wie Cathin (D-Norpseudoephedrin), Phenylpropanolamin oder Amfepramon sind umstritten, da sie aufgrund ihres Wirkungsmechanismus verstärkt kardiovaskuläre Nebenwirkungen verursachen. Auch der Nutzen des seit Anfang 2018 im Handel befindlichen Kombinationspräparats aus dem Amphetaminderivat Bupropion und dem Opioidrezeptor-Antagonisten Naltrexon wird bezweifelt. Die Substanz Sibutramin wurde wegen starker, unerwünschter Wirkungen durch Stimulation des vegetativen Nervensystems vom Markt genommen. Die Zulassung des eigentlich für die Raucherentwöhnung entwickelten Rimonabant ruht ebenfalls. Der Lipasehemmer Orlistat

(▸ Kap. 33.1) stellt einen alternativen und besser verträglichen Behandlungsansatz dar. Die verschreibungspflichtige Dosierung von 120 mg ist zur Behandlung von Personen mit einem BMI von mehr als 28 zugelassen. Am besten bewertet wird derzeit der Glucagon-like Peptide-1-(GLP-1)-Rezeptor-Antagonist Semaglutid. Der Wirkstoff wurde für die Behandlung von Typ-2-Diabetes entwickelt und wird bei dieser Indikation bereits seit einigen Jahren erfolgreich eingesetzt. Mittlerweile muss Semaglutid nicht mehr subkutan appliziert werden, sondern steht in peroraler Applikationsform zur Verfügung.

Bei einem BMI über 35 und dem Vorliegen von mindestens einer schwerwiegenden Begleiterkrankung kann eine Indikation zur operativen Verkleinerung des Magens oder Verkürzung des Dünndarms bestehen. Mit diesen Methoden sind nachgewiesenermaßen signifikante Gewichtsreduktionen erzielbar. Als Folge kommt es zur Reduktion für die Inzidenz von Folgeerkrankungen wie Diabetes mellitus, Hypertonie oder Hyperlipoproteinämie.

33.3 Handelspräparate (Auswahl)

Wirkstoff	Bewertung	Präparatebeispiele®
Orlistat	●●●●○	Orlistat HEXAL, Orlistat-ratiopharm

Literatur

Ahmad NN, Robinson S, Kennedy-Martin T et al. Clinical outcomes associated with anti-obesity medications in real-world practice: A systematic literature review. Obes Rev 22(11): e13326, 2021

Al-Khudairy L, Loveman E, Colquitt JL et al. Diet, physical activity and behavioural interventions for the treatment of overweight or obese adolescents aged 12 to 17 years. Cochrane Database Syst Rev 6(6): CD012691, 2017

Ammon H, Mutschler E, Scholz H (Hrsg.). Arzneimittel Information und Beratung. 27. Akt.lfg., Wissenschaftliche Verlagsgesellschaft Stuttgart, 2023

Axon E, Atkinson G, Richter B et al. Drug interventions for the treatment of obesity in children and adolescents. Cochrane Database Syst Rev 11(11): CD012436, 2016

Brown T, Moore THM, Hooper L et al. Interventions for preventing obesity in children. Cochrane Database Syst Rev 7(7): CD001871, 2019

Canoy D, Yang TYO. Obesity in children. BMJ Clin Evid 10: 325, 2015

Deutsche Adipositas Gesellschaft. Interdisziplinäre Leitlinie der Qualität S3 zur „Prävention und Therapie der Adipositas“, Stand 2014 (Therapie und Prävention der Adipositas im Kindes- und Jugendalter [S3-Leitlinie], AWMF-Register-Nr. 050/001, Stand 31.08.2019, gültig bis 30.08.2024)

Deutsche Gesellschaft für Ernährung, Intervallfasten, Zugriff 04/2023

Diagnostik, Therapie und Prävention der Adipositas im Kindes- und Jugendalter, Deutsche Adipositas Gesellschaft. AWMF-Register-Nr. 050/002, Stand 31.08.2019, gültig bis 30.08.2024

Dias S, Paredes S, Ribeiro L et al. Drugs involved in dyslipidemia and obesity treatment: focus on adipose tissue, Int J Endocrinol 17, 2637418, 2018

Drugdex® System. Thomson Healthcare, Zugriff 04/2023

Fachinformation Orlistat-ratiopharm, Stand 06/2020

Hamacher H, Wahl MA. Selbstmedikation, 2. Aufl., Wissenschaftliche Verlagsgesellschaft Stuttgart, 2022

Hooper L, Abdelhamid A, Bunn D et al. Effects of total fat intake on body weight. Cochrane Database Syst Rev (8): CD011834, 2015

Martin A, Booth JN, Laird Y et al. Physical activity, diet and other behavioural interventions for improving cognition and school achievement in children and adolescents with obesity or overweight. Cochrane Database Syst Rev 1(1): CD009728, 2018

McDowell K, Petrie MC, Raihan NA, Logue J. Effects of intentional weight loss in patients with obesity and heart failure: a systematic review. Obes Rev 19(9): 1189–1204, 2018

Mead E, Atkinson G, Richter B et al. Drug interventions for the treatment of obesity in children and adolescents. Cochrane Database Syst Rev 11(11): CD012436, 2016

Mead E, Brown T, Rees K et al. Diet, physical activity and behavioural interventions for the treatment of overweight or obese children from the age of 6 to 11 years. Cochrane Database Syst Rev 6(6): CD012651, 2017

Patel DK, Stanford FC. Safety and tolerability of new-generation anti-obesity medications: a narrative review. Postgrad Med 130(2): 173–182, 2018

Pfinder M, Heise TL, Hilton Boon M et al. Taxation of unprocessed sugar or sugar – added foods for reducing their consumption and preventing obesity or other adverse health outcomes. Cochrane Database Syst Rev 4(4): CD012333, 2020

Price HC, Simmons RK. Primary prevention of CVD: diet. BMJ Clin Evid 02: 219, 2011

Sahebkar A, Simental-Mendía LE, Reiner Ž et al. Effect of orlistat on plasma lipids and body weight: A systematic review and meta-analysis of 33 randomized controlled trials. Pharmacol Res 122: 53–65, 2017

Schienkiewitz A, Kuhnert R, Blume M, Mensink GBM (Robert Koch-Institut). Übergewicht und Adipositas bei Erwachsenen in Deutschland – Ergebnisse der Studie GEDA 2019/2020-EHIS. Journal of Health Monitoring, 2022

Shi Q, Wang Y, Hao Q et al. Pharmacotherapy for adults with overweight and obesity: a systematic review and network meta-analysis of randomised controlled trials. Lancet 399(10321): 259–269, 2022

Siebenhofer A, Jeitler K, Horvath K et al. Long-term effects of weight-reducing drugs in people with hypertension. Cochrane Database Syst Rev 3: CD007654, 2016

Singh AK, Singh R. Pharmacotherapy in obesity: a systematic review and meta-analysis of randomized controlled trials of anti-obesity drugs. Expert Rev Clin Pharmacol 13(1): 53–64, 2020

Spahlholz J, Baer N, König HH et al. Obesity and discrimination – a systematic review and meta-analysis of observational studies. Obes Rev 17(1): 43–55, 2016

Summerbell CD, Moore HJ, Vögele C et al. Evidence-based recommendations for the development of obesity prevention programs targeted at preschool children. Obes Rev 13 Suppl 1: 129–32, 2012

Villareal DT, Chode S, Parimi N et al. Weight Loss, Exercise, or Both and Physical Function in Obese Older Adults. N Engl J Med 364: 1218–1229, 2011

Yanovski SZ, Yanovski JA. Long-term drug treatment for obesity: a systematic and clinical review. JAMA 1/311 (1): 74–86, 2014

34 Urtikaria

Urtikaria ist eine Überempfindlichkeitsreaktion, die meist mit Juckreiz, Rötung und Quaddelbildung einhergeht. Die Symptome können akut auftreten und innerhalb weniger Stunden verschwinden, sie können jedoch auch chronisch oder chronisch rezidivierend bestehen bleiben. Bei 50 % aller diagnostizierten Fälle ist keine direkte Ursache bekannt. Begünstigend auf diesen Prozess wirken jedoch eine genetische Disposition sowie Umweltfaktoren.

Die Urtikaria ist eine heterogene Gruppe von Erkrankungen. Die verschiedenen Formen gehen mit charakteristischen Hautreaktionen einher, nämlich der Entwicklung von Quaddeln. In seltenen Fällen muss mit der Entwicklung eines Angioödems gerechnet werden. Dem Krankheitsbild kann eine IgE-vermittelte Reaktion zugrunde liegen, die auf eine vorherige Sensibilisierung zurückzuführen ist. Typische Auslöser sind exogene Allergene wie Nahrungsmittel, Metalle, Insektengifte, Medikamente oder Tierhaare. Zu den endogenen Allergenen gehören u. a. Stoffwechselprodukte von Hefen oder Bakterien oder Tumorzerfallsprodukte. Bei Beendigung des Allergenkontakts oder des Reizes tritt meist innerhalb von 1–2 Wochen eine Abheilung ein. Als Ursache für eine chronisch spontane Urtikaria werden z. B. chronische Infektionen, u. a. durch *Helicobacter pylori*, oder nicht allergische Hypersensitivitätsreaktionen (Pseudoallergien) auf Lebensmittel und Medikamente genannt. Eine Urtikaria kann auch ohne IgE-Vermittlung, z. B. durch direkten Kontakt mit Brennnesseln oder Quallen, oder durch physikalische Faktoren wie Wärme, Kälte, Druck und Licht ausgelöst werden, oder Zeichen einer Autoimmunreaktion bedingt durch Autoantikörper sein. Als Folge kommt es direkt oder indirekt zur verstärkten Freisetzung von Mediatoren wie Histamin, Serotonin, Bradykinin, Leukotrienen oder Prostaglandinen. Die Symptome einer akuten Urtikaria erreichen nach 8–12 Stunden ihr Maximum und verschwinden meist bereits nach etwa 24 Stunden wieder. Von einer chronisch-spontanen Urtikaria spricht man, wenn die Symptome über 6 Wochen andauern.

Ist der Kontakt mit dem Auslöser nicht vermeidbar, oder wird die Ursache nicht gefunden, können sich die Symptome verstärken. Der chronische Reiz bewirkt eine Verdickung und Schuppung der Haut mit Verstärkung des Juckreizes. Durch Kratzen wird über eine verstärkte Degranulierung von Mastzellen nicht nur die Reaktion weiter unterhalten, sondern es können auch Bakterien eindringen und zu schweren Superinfektionen führen.

Die nichtmedikamentöse Therapie sollte sich auf folgende Maßnahmen stützen:
- Identifikation der Ursache und Karenz (soweit möglich),
- Behandlung infektiöser Ursachen (soweit zutreffend),
- Vermeidung von Kratzen,
- Kühlung durch wirkstofffreie Lotionen (z. B. Lotio alba) oder feuchte Umschläge.

Die Behandlung im Rahmen der Selbstmedikation kann mit Hydrocortison, topischen und peroralen H_1-Antihistaminika, Lokalanästhetika (Polidocanol) oder Cromoglicinsäure erfolgen.

34.1 Perorale Therapeutika

34.1.1 Loratadin

Wirkung

Loratadin wird als selektiver peripherer H_1-Antagonist der zweiten Generation zur Linderung von Rötungen, Schwellungen und Juckreiz bei Urtikaria eingesetzt.

Dosierung

- Erwachsene und Kinder ab 30 kg Körpergewicht: 10 mg 1-mal/d
- Kinder von 2–6 Jahren und unter 30 kg Körpergewicht: 5 mg 1-mal/d

Pharmakokinetische Eigenschaften

Wirkungseintritt und -dauer

Die antihistaminerge Wirkung tritt nach 1–4 Stunden ein und erreicht nach 8–12 Stunden ihr Maximum. Die Wirkungsdauer liegt bei 24 bis 48 Stunden.

Metabolismus und Ausscheidung

Loratadin unterliegt einem ausgeprägten First-Pass-Metabolismus durch CYP3A4 und CYP2D6, wobei der Hauptmetabolit Desloratadin für die klinische Wirkung verantwortlich ist. Die Exkretion erfolgt renal und über die Fäzes. Loratadin kann den Metabolismus anderer Arzneistoffe wie Amiodaron hemmen.

Besondere Hinweise

Loratadin soll bei Patienten mit schweren Leberfunktionsstörungen nur unter Reduktion der Initialdosis angewendet werden. Bei geriatrischen Patienten und Patienten mit Nierenfunktionsstörungen ist keine Dosisanpassung notwendig.

34

Zusammenfassende Bewertung

●●●●●

Loratadin gehört nach Empfehlung internationaler Leitlinien für Urtikaria bei Erwachsenen und Kindern zu den Mitteln der ersten Wahl. Es hat bei der Mehrzahl der Patienten und bei Anwendung in therapeutischen Dosen keine klinisch relevanten sedierenden oder anticholinergen Effekte.

34.1.2 Desloratadin

Wirkung

Desloratadin wird als selektiver peripherer H_1-Antagonist der dritten Generation zur symptomatischen Behandlung der Urtikaria eingesetzt.

Dosierung

- Erwachsene und Kinder ab 12 Jahren: 5 mg 1-mal/d
- Kinder von 6–11 Jahren: 2,5 mg 1-mal/d
- Kinder von 2–5 Jahren: 1,25 mg 1-mal/d

Die Behandlung von Kindern unter 12 Jahren sollte allerdings unter ärztlicher Aufsicht erfolgen.

Pharmakokinetische Eigenschaften

Wirkungseintritt und -dauer

Die Wirkung tritt nach einer Stunde ein. Die Wirkungsdauer liegt bei 24 Stunden.

Metabolismus und Ausscheidung

Desloratadin ist der pharmakologisch aktive Hauptmetabolit von Loratadin und muss daher im Körper nicht mehr bioaktiviert werden. Die Substanz wird durch CYP2C8 oxidativ biotransformiert und mit Glucuronsäure konjugiert. Die Exkretion erfolgt renal und über die Fäzes.

Besondere Hinweise

Die Substanz soll bei Patienten mit Neigung zu Krampfanfällen oder mit Nierenfunktionsstörungen nur unter Vorsicht angewendet werden. Vor einer Anwendung während der Schwangerschaft ist ärztlicher Rat einzuholen.

Zusammenfassende Bewertung

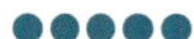

Desloratadin gehört für Erwachsene und Kinder mit Urtikaria zu den Mitteln der ersten Wahl. In randomisierten kontrollierten Studien zeigte es eine überlegene Wirksamkeit im Vergleich zu Placebo. Bei der Mehrzahl der Patienten und bei Anwendung in therapeutischen Dosen treten keine klinisch relevanten sedierenden oder anticholinergen Effekte auf. Eventuelle Einschränkungen des Reaktionsvermögens gilt es zu beachten. Der Wirkungseintritt ist etwas schneller als bei Loratadin, das Interaktionspotenzial mit Enzyminhibitoren und -induktoren geringer.

34.1.3 Bilastin

Wirkung

Bilastin wird als selektiver peripherer H_1-Antagonist der zweiten Generation zur symptomatischen Behandlung der Urtikaria eingesetzt.

Dosierung

- Erwachsene und Kinder ab 12 Jahren: 20 mg 1-mal/d
- Die Behandlung von jüngeren Kindern unterliegt der ärztlichen Aufsicht.

Pharmakokinetische Eigenschaften

Wirkungseintritt und -dauer

Die antihistaminerge Wirkung tritt bereits nach etwa einer Stunde ein. Die Wirkungsdauer liegt bei 24 Stunden.

Metabolismus und Ausscheidung

Bilastin wird nicht metabolisiert und unverändert über Urin und Fäzes eliminiert.

Besondere Hinweise

Bei geriatrischen Patienten und Patienten mit Leber- oder Nierenfunktionsstörungen ist keine Dosisanpassung notwendig. Allerdings ist die gleichzeitige Gabe von Bilastin und P-Glykoprotein-Inhibitoren wie Azol-Antimykotika oder Makrolid-Antibiotika bei Patienten mit einer moderaten oder schweren Niereninsuffizienz zu vermeiden. Für den Einsatz von Bilastin während der Schwangerschaft und Stillzeit liegen keine auseichenden Erfahrungen vor.

Zusammenfassende Bewertung

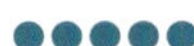

Bilastin gehört für die Behandlung von Erwachsenen und Jugendlichen mit Urtikaria zu den Mitteln der ersten Wahl. In randomisierten kontrollierten Studien zeigte es überlegene Wirksamkeit im Vergleich zu Placebo. Bei der Mehrzahl der Patienten und bei Anwendung in therapeutischen Dosen treten keine klinisch relevanten sedierenden oder anticholinergen Effekte auf. Eventuelle Einschränkungen des Reaktionsvermögens gilt es zu beachten. Ähnlich wie Loratadin wirkt Bilastin etwas weniger sedierend als Cetirizin.

34.1.4 Cetirizin

Wirkung

Cetirizin ist ein selektiv peripher wirksamer H_1-Antagonist der zweiten Generation und wird zur Linderung von Rötungen, Schwellungen und Juckreiz bei Urtikaria eingesetzt.

Dosierung

- Erwachsene und Jugendliche ab 12 Jahren: 10 mg 1-mal/d
- Kinder von 2–11 Jahren: 5 mg 2-mal/d
- Kinder mit einem Körpergewicht unter 30 kg: 2,5 mg 2-mal/d

Pharmakokinetische Eigenschaften

Wirkungseintritt und -dauer

Die antihistaminerge Wirkung tritt innerhalb von 20 Minuten ein und erreicht nach einer Stunde ihr Maximum. Die Wirkungsdauer liegt bei mindestens 24 Stunden.

Metabolismus und Ausscheidung

Cetirizin wird nur zu einem geringen Teil metabolisiert, etwa zwei Drittel der Dosis werden unverändert renal ausgeschieden.

Besondere Hinweise

Bei älteren Menschen muss, soweit die Nierenfunktion unauffällig ist, die Dosis nicht reduziert werden. Bei schweren Nierenfunktionsstörungen ist Cetirizin kontraindiziert, bei leichteren Formen muss die Dosis reduziert werden. Bei Patienten mit eingeschränkter Leberfunktion ist keine Dosisanpassung erforderlich.

Zusammenfassende Bewertung

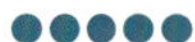

Cetirizin gehört nach Empfehlung internationaler Leitlinien für die Behandlung von Urtikaria bei Erwachsenen und Kindern zu den Mitteln der ersten Wahl. Das Interaktionspotenzial wird als gering eingeschätzt. Cetirizin zeigt nur geringe Nebenwirkungen auf das ZNS (z. B. Schläfrigkeit) und ist praktisch frei von anticholinergen Wirkungen.

34.1.5 Levocetirizin

Wirkung

Levocetirizin ist ein selektiv peripher wirksamer H_1-Antagonist der dritten Generation und wird zur Linderung von Symptomen einer Urtikaria eingesetzt.

Dosierung

- Erwachsene und Jugendliche ab 12 Jahren: 5 mg 1-mal/d
- Kinder von 6–11 Jahren: 2,5 mg 1-mal/d

Die Behandlung von Kindern unter 6 Jahren sollte unter ärztlicher Aufsicht erfolgen.

Pharmakokinetische Eigenschaften

Wirkungseintritt und -dauer

Die Wirkung tritt innerhalb von einer Stunde ein und erreicht nach 4 Stunden ihr Maximum. Die Wirkungsdauer liegt bei mindestens 32 Stunden.

Metabolismus und Ausscheidung

Levocetirizin wird nur zu einem geringen Teil metabolisiert, etwa zwei Drittel der Dosis erscheinen unverändert im Urin.

Besondere Hinweise

Levocetirizin ist das pharmakologisch aktive Enantiomer von Cetirizin, sodass lediglich die Hälfte der Racematdosis eingesetzt wird. Bei älteren Menschen muss, soweit die Nierenfunktion unauffällig ist, die Dosis nicht reduziert werden. Bei schweren Nierenfunktionsstörungen ist Levocetirizin kontraindiziert, bei leichteren Formen muss die Dosis angepasst werden. Für Patienten mit eingeschränkter Leberfunktion ist keine Dosisreduktion erforderlich.

Zusammenfassende Bewertung

●●●●●

Levocetirizin gehört zu den Mitteln der ersten Wahl für die Behandlung der leichten Urtikaria bei Erwachsenen und Kindern. In randomisierten kontrollierten Studien zeigte es überlegene Wirksamkeit im Vergleich zu Placebo. Aufgrund der pharmakokinetischen und pharmakodynamischen Eigenschaften wird das Interaktionspotenzial als gering eingeschätzt. Das pharmakologisch aktive Enantiomer von Cetirizin zeigt nur geringe Nebenwirkungen auf das ZNS (z. B. Schläfrigkeit) und ist praktisch frei von anticholinergen Wirkungen. Das Reaktionsvermögen kann durch die Einnahme von Levocetirizin verringert sein, was für das Autofahren und das Bedienen von Maschinen möglicherweise relevant ist. Vorsicht ist besonders im Zusammenhang mit Alkohol angezeigt.

34.1.6 Dimetinden

Wirkung

Dimetinden ist ein H_1-Antihistaminikum der ersten Generation und kann zur symptomatischen Akutbehandlung bei Urtikaria eingesetzt werden, wenn gleichzeitig eine Sedierung erwünscht ist.

Dosierung

- Erwachsene (peroral): 1–2 mg 3-mal/d
- Kinder und Jugendliche ab 6 Jahren (peroral): 1 mg 3-mal/d

Der Wirkstoff ist bei dieser Indikation erst für Kinder ab 6 Jahren zugelassen.

Pharmakokinetische Eigenschaften

Wirkungseintritt und -dauer

Die antihistaminerge Wirkung tritt innerhalb von 30 Minuten ein und erreicht nach 2–5 Stunden ihr Maximum. Die Wirkungsdauer liegt bei 8 bis 10 Stunden.

Metabolismus und Ausscheidung

Dimetinden wird in der Leber metabolisiert. Die Ausscheidung von Wirkstoff und Metaboliten erfolgt sowohl biliär als auch renal.

Besondere Hinweise

H_1-Antihistaminika der ersten Generation, wie Dimetinden, weisen ausgeprägte anticholinerge und sedierende Wirkungen sowie ein erhebliches Interaktionspotenzial mit Antidepressiva und zentral dämpfenden Wirkstoffen wie opioiden Analgetika, Hypnotika, Sedativa sowie Alkohol auf. Sie können die Rapid-Eye-Movement-(REM)-Schlafphase beeinträchtigen und sich auf die Lern- und Leistungsfähigkeit auswirken. Die Beeinträchtigung ist besonders beim Multitasking und bei der Ausführung komplexer sensomotorischer Aufgaben wie dem Autofahren ausgeprägt. Daher wird von den aktuellen Leitlinien zur Therapie einer Urtikaria dringend empfohlen, Substanzen wie Dimetinden sowohl bei Erwachsenen als auch insbesondere bei Kindern nicht mehr einzusetzen.

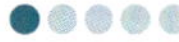

Zusammenfassende Bewertung

●○○○○

Die Anwendung von H_1-Antihistaminika der ersten Generation wie Dimetinden wird aufgrund einer ungünstigen Nutzen-Risiko-Relation bei Urtikaria von den Leitlinien ausdrücklich nicht mehr empfohlen. Es muss mit ausgeprägten Nebenwirkungen und Beeinträchtigungen der Lern- und Leistungsfähigkeit gerechnet werden.

34.1.7 Clemastin

Wirkung

Clemastin ist ein H_1-Antihistaminikum der ersten Generation und kann zur symptomatischen Behandlung von Urtikaria eingesetzt werden, wenn gleichzeitig eine Sedierung indiziert ist.

Dosierung

- Erwachsene und Jugendliche ab 12 Jahren: 1 mg 2-mal/d
- Kinder ab 6 Jahren: 0,5–1 mg 2-mal/d
- Kinder von 5 Jahren: 0,5 mg 2-mal/d
- Kinder von 2–4 Jahren: 0,25 mg 2-mal/d

Pharmakokinetische Eigenschaften

Wirkungseintritt und -dauer

Die antihistaminerge Wirkung von Clemastin setzt innerhalb von 2 Stunden ein und erreicht nach 5–7 Stunden ihr Maximum. Die Wirkungsdauer beträgt 10–12 Stunden.

Metabolismus und Ausscheidung

Clemastin wird intensiv in der Leber metabolisiert. Die Metabolite werden hauptsächlich über die Nieren ausgeschieden.

Besondere Hinweise

H_1-Antihistaminika der ersten Generation, wie Clemastin, weisen ausgeprägte anticholinerge und sedierende Wirkungen sowie ein erhebliches Interaktionspotenzial mit Antidepressiva und zentral dämpfenden Wirkstoffen wie opioiden Analgetika, Hypnotika, Sedativa sowie Alkohol auf. Sie können die Rapid-Eye-Movement-(REM)-Schlafphase beeinträchtigen und sich auf die Lern- und Leistungsfähigkeit auswirken. Die Beeinträchtigung ist besonders beim Multitasking und bei der Ausführung komplexer sensomotorischer Aufgaben wie dem Autofahren ausgeprägt. Daher wird von den aktuellen Leitlinien zur Therapie einer Urtikaria dringend empfohlen, Substanzen wie Clemastin sowohl bei Erwachsenen als auch insbesondere bei Kindern nicht mehr einzusetzen.

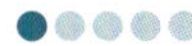

Zusammenfassende Bewertung

●●●●●

Die Anwendung von H_1-Antihistaminika der ersten Generation wie Clemastin wird aufgrund einer ungünstigen Nutzen-Risiko-Relation bei Urtikaria von den Leitlinien ausdrücklich nicht mehr empfohlen. Es muss mit ausgeprägten Nebenwirkungen und Beeinträchtigungen der Lern- und Leistungsfähigkeit gerechnet werden.

34.1.8 Natriumcromoglicat

Wirkung

Natriumcromoglicat blockiert den mit dem IgE-Rezeptor gekoppelten Calciumkanal und hemmt dadurch den Einstrom von Calcium in die Mastzellen. Die Degranulation der Mastzellen wird gehemmt und somit die Freisetzung von Entzündungsmediatoren.

Dosierung

- Erwachsene (peroral): 200–500 mg 4-mal/d
- Kinder von 2–14 Jahren (peroral): 100–200 mg 4-mal/d
- Säuglinge und Kleinkinder ab 2 Monaten (peroral): 20–40 mg/kg KG × d, verteilt auf 4 Einzelgaben

Die Einnahme erfolgt 15–30 Minuten vor einer Mahlzeit.

Pharmakokinetische Eigenschaften

Wirkungseintritt

Ein Effekt tritt nur bei Anwendung vor einem Allergenkontakt ein.

Metabolismus und Ausscheidung

Nach oraler Applikation werden bis zu 2 % des Wirkstoffs resorbiert und in unmetabolisierter Form zu gleichen Teilen renal und biliär eliminiert.

Besondere Hinweise

Zur Anwendung während der Schwangerschaft und der Stillzeit liegen keine ausreichenden Erfahrungen vor. Insbesondere im 1. Trimenon ist besondere Vorsicht geboten. Für Kinder unter 2 Jahren besteht eine Kontraindikation.

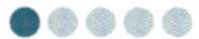

Zusammenfassende Bewertung

●●●●●

Natriumcromoglicat wird bei Urtikaria als nicht wirksam eingeschätzt und deshalb in aktuellen Leitlinien ausdrücklich nicht zur Behandlung empfohlen.

34.2 Topische Therapeutika

34.2.1 Hydrocortison bzw. Hydrocortisonacetat

Wirkung

Hydrocortison und das entsprechende Acetat sind schwach wirksame Glucocorticoide. Sie wirken entzündungshemmend, antiexsudativ, antiallergisch und antipruriginös und führen somit zu einem Abheilen einer Urtikaria.

Dosierung

- Schulkinder, Jugendliche und Erwachsene: 0,25–0,5 %ige Zubereitungen dünn auf die Hautregion auftragen, im akuten Zustand bis zu 2-mal/d

Vor allem bei Behandlung größerer Hautareale sollte nach spätestens 2 Wochen ärztlicher Rat eingeholt werden.

Pharmakokinetische Eigenschaften

Wirkungseintritt

Die Wirkung tritt innerhalb von 2–7 Tagen ein.

Metabolismus und Ausscheidung

Nach topischer Applikation ist das Penetrationsvermögen von Hydrocortison u. a. vom Hautzustand und Applikationsort sowie vom verwendeten Vehikel abhängig. Im Stratum corneum als der stärksten Permeationsbarriere bildet sich ein epidermales Depot, aus dem der Wirkstoff langsam an das darunterliegende Gewebe abgegeben wird. Dort setzt die Metabolisierung ein. Hydrocortison wird bis zu 95 % an Transcortin und Albumine gebunden. Die systemische Biotransformation erfolgt hauptsächlich hepatisch, die Ausscheidung vorwiegend renal.

Besondere Hinweise

Als Nebenwirkungen können Hautatrophien, Teleangiektasien, Hautinfektionen, periorale Dermatitis, steroidinduzierte Rosacea und Striae distensae auftreten. Diese sind bei Hydrocortison geringer als bei den meisten verschreibungspflichtigen Glucocorticoiden. Kinder reagieren jedoch besonders empfindlich, daher dürfen Kinder unter 6 Jahren nur unter ärztlicher Aufsicht behandelt werden. Topische Glucocorticoide sollten nicht bei bakteriellen, viralen oder mykotischen Superinfektionen eingesetzt werden. Die Anwendung auf den Schleimhäuten oder im Gesicht ist zu vermeiden. Während des 1. Trimenons der Schwangerschaft besteht eine Kontraindikation. Im weiteren Verlauf der Schwangerschaft sowie während der Stillzeit sollte die Behandlung auf kleinere Areale begrenzt bleiben. Während der Stillzeit darf die Zubereitung nicht auf die Brust aufgebracht werden, um einen Kontakt zum Säugling zu vermeiden.

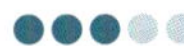

Zusammenfassende Bewertung

●●●○○

Topische Glucocorticoide sind zur Behandlung einer leichten Urtikaria prinzipiell geeignet. Das rezeptfrei erhältliche Hydrocortison zeigt eine gute Wirkung gegen Hautsymptome bei überschaubarem Nebenwirkungsprofil. Laut einer amerikanischen Leitlinie sollten sie jedoch nicht routinemäßig eingesetzt werden.

34.3 Exkurs: Calciumsalze bei Allergien

34.3.1 Calciumsalze

Wirkung

Für Calciumionen wird zum einen ein zellwandstabilisierender Effekt postuliert, wodurch die Zellen gegen exogene Reize unempfindlicher werden sollen. Zum anderen soll es durch eine erhöhte intrazelluläre Calciumkonzentration zu einer Abbauhemmung von cAMP und somit zu einer reduzierten Histaminliberation kommen.

Dosierung

- Erwachsene: 500–1500 mg/d
- Kinder: 500–1000 mg/d (in Abhängigkeit vom Körpergewicht)

Pharmakokinetische Eigenschaften

Wirkungseintritt

Der Wirkungseintritt ist nicht feststellbar.

Metabolismus und Ausscheidung

Die Resorption von Calciumionen wie auch der Blutspiegel werden homöostatisch reguliert, besonders durch Parathormon. Nahrungsbestandteile wie Phytate, Oxalate und langkettige Fettsäuren können die Resorption von Calcium behindern, Vitamin D und Säuren wirken resorptionssteigernd. Etwa die Hälfte des Calciums im Serum ist ionisiert, eine pH-Verschiebung durch z. B. Hyperventilation kann zu akuter Verminderung des ionisierten Anteils führen. Die Ausscheidung von Calciumionen erfolgt überwiegend renal.

Besondere Hinweise

Calciumsalze wurden insbesondere zur Vorbeugung einer Sonnenallergie empfohlen. Aus Recherchen bei der Datenbank „Medline“ über den Zeitraum der letzten 30 Jahre konnten keine Erkenntnisse zu einer Behandlung bei Urtikaria bzw. (Sonnen-)Allergie gefunden werden. Eine Empfehlung für die Einnahme bei dieser Indikation kann daher nicht erfolgen. Bei bereits bestehender Hypercalcämie, Hypophosphatämie, Nephrocalcinose und Niereninsuffizienz ist Vorsicht geboten. Während der Schwangerschaft sollte eine Hypercalcämie unbedingt vermieden werden.

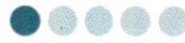

Zusammenfassende Bewertung

●○○○○

Die Einnahme von Calciumsalzen bei (pseudo-)allergischen Hautreaktionen kann wegen fehlender Wirksamkeitsnachweise nicht empfohlen werden.

Anmerkungen

- Dimetinden ist ein H_1-Antihistaminikum der ersten Generation. Bei topischer Applikation wirkt es zwar abschwellend, kühlend und juckreizstillend, zum Nutzen bei Urtikaria liegen jedoch keine Erkenntnisse aus kontrollierten klinischen Untersuchungen vor. Die Eindringtiefe ist geringer als die von Glucocorticoiden. Zudem kann es zu phototoxischen oder allergischen Reaktionen kommen.
- Polidocanol ist ein Oberflächenanästhetikum und kann bei einer Urtikaria den Juckreiz lindern. Die Substanz hat jedoch keinen Einfluss auf das eigentliche Krankheitsgeschehen. Eine Beurteilung aufgrund kontrollierter klinischer Studien ist derzeit nicht möglich. Polidocanol kann allergische Reaktionen verursachen. Zudem ist eine Photosensibilisierung möglich.

34.4 Abgrenzung zu verschreibungspflichtigen Arzneimitteln und anderen ärztlichen Therapieverfahren

Ärztliche Hilfe sollte bei Urtikaria in Anspruch genommen werden, wenn größere Hautareale oder die Haut direkt am Auge betroffen sind, der Ausschlag länger als eine Woche anhält oder immer wieder auftritt. Ein Angioödem gilt als ärztlicher Notfall.

Leukotrien-Rezeptor-Antagonisten wie Montelukast und H_2-Antihistaminika können zusätzlich eingesetzt werden, wenn allergische Reaktionen nicht auf hohe Dosierungen von H_1-Antihistaminika ansprechen. Klinische Studien beweisen die bessere Effektivität dieser Kombinationstherapien. Bei Auftreten einer bakteriellen Superinfektion muss zusätzlich antibiotisch behandelt werden.

Schwere Reaktionen, die eventuell auch mit Angioödemen einhergehen können, sollten über einen kurzen Zeitraum mit peroralen Glucocorticoiden behandelt werden. Begleitende Symptome wie Atemnot, Tachykardie oder Blutdruckabfall können eine stärkere anaphylaktische Reaktion ankündigen. Diese sollte mit hoch dosierten Antihistaminika (i.v. oder i.m.) bzw. mit Adrenalin (s.c.) therapiert werden.

Sehr selten kommt es bei Urtikaria zusätzlich zu Angioödemen, Blutdruckabfällen und Bronchospasmen, die nicht auf eine Therapie mit den vorgenannten Substanzen ansprechen. In diesen Fällen handelt es sich meist um eine Autoimmunerkrankung, die mit Ciclosporin oder Omalizumab erfolgreich behandelt werden kann.

34.5 Handelspräparate (Auswahl)

Wirkstoff	Bewertung	Präparatebeispiele®
Bilastin (peroral)	●●●●●	Allegra
Calciumionen	●○○○○	frubiase calcium, Calcium Sandoz, Ossofortin forte
Cetirizin (peroral)	●●●●●	Cetidex, Reactine, Zyrtec, Cetirizin AL, Cetirizin HEXAL
Clemastin (peroral)	●○○○○	Tavegil
Desloratadin (peroral)	●●●●●	Deslora 1A-Pharma, Desloratadin TAD, LoranoPro
Dimetinden (peroral)	●○○○○	Fenistil
Hydrocortison	●●●○○	Ebenol, FeniHydrocort, Hydrocutan Creme, Linola akut, Soventol HydroCort
Levocetirizin (peroral)	●●●●●	Levocetirizin Hexal, Levocetirizin-ratiopharm
Loratadin (peroral)	●●●●●	Lorano akut, Loratadin STADA
Natriumcromoglicat (peroral)	●○○○○	Allergoval, Colimune S 200 Sachets, PENTATOP

Literatur

Abdelshafy AM, Abdallah SY, Hassan AF, The Impact of Bilastine on Symptoms of Allergic Rhinitis and Chronic Urticaria: A Systematic Review and Meta-Analysis of Randomized Controlled Trials. Am J Rhinol Allergy 36(5): 684–694, 2022

Allergieprävention (S3-Leitlinie). AWMF-Register-Nr. 061/016, Stand 07.12.2021, gültig bis 01.01.2026 (in Überarbeitung)

Ammon H, Mutschler E, Scholz H (Hrsg.). Arzneimittel Information und Beratung. 27. Akt.lfg., Wissenschaftliche Verlagsgesellschaft Stuttgart, 2023

Beard N, Frese M, Smertina E et al. Interventions for the long-term prevention of hereditary angioedema attacks. Cochrane Database Syst Rev 11(11): CD013403, 2022

Ben-Shoshan M, Grattan CE. Management of pediatric urticaria with review of the literature on chronic spontaneous urticaria in children. J Allergy Clin Immunol Pract 6(4): 1152–1161, 2018

Dantzer JA, Wood RA. The use of omalizumab in allergen immunotherapy. Clin Exp Allergy 48(3): 232–240, 2018

de Silva NL, Damayanthi H, Rajapakse AC et al. Leukotriene receptor antagonists for chronic urticaria: a systematic review. Allergy Asthma Clin Immunol 10(1): 24, 2014

Deacock SJ. An approach to the patient with urticaria. Clin Exp Immunol 153(2): 151–61, 2008

Diakow MN, Jakus JR. Chronic Urticaria Guidelines, Medscape May, 2017

Drugdex® System. Thomson Healthcare, Zugriff 04/2023

Fachinformation Allegra Allergietabletten, Stand 12/2015

Fachinformation Allergoval, Stand 04/2016

Fachinformation Cetirizindihydrochlorid elac, Stand 02/2023

Fachinformation Desloranio, Stand 06/2022

Fachinformation Fenistil, Stand 10/2021

Fachinformation frubiase calcium, Stand 12/2022

Fachinformation Levoceti-AbZ, Stand 11/2022

Fachinformation Lora ADGC, Stand 10/2022

Fachinformation Soventol HydroCort, Stand 05/2021

Fachinformation Tavegil, Stand 01/2021

Godse K, De A, Zawar V et al. Consensus Statement for the Diagnosis and Treatment of Urticaria: A 2017 Update. Indian J Dermatol 63(1): 2–15, 2018

Greaves MW, Sabroe RA. Allergy and the skin, I – Urticaria. BMJ 316: 1147–1150, 1998

Hamacher H, Wahl MA. Selbstmedikation, 2. Aufl., Wissenschaftliche Verlagsgesellschaft Stuttgart, 2022

Iriarte Sotés P, Armisén M, Usero-Bárcena T et al. Efficacy and Safety of Up-dosing Antihistamines in Chronic Spontaneous Urticaria: A Systematic Review of the Literature. J Investig Allergol Clin Immunol 31(4): 282–291, 2021

Jáuregui I, Ferrer M, Montoro J et al. Antihistamines in the treatment of chronic urticaria. J Investig Allergol Clin Immunol 17 Suppl 2: 41–52, 2007

Jia HX, He YL. Efficacy and safety of omalizumab for chronic spontaneous urticaria: a systematic review and meta-analysis of randomized controlled trials. Am J Ther 27(5): e455–e467, 2020

Klassifikation, Diagnostik und Therapie der Urtikaria (S3-Leitlinie). AWMF-Register-Nr. 013/028, Stand 01.02.2022, gültig bis 31.01.2025

Kontaktekzem (S1-Leitlinie). AWMF-Register-Nr. 013/055, Stand 10.09.2021, gültig bis 31.08.2026

Kulthanan K, Rujitharanawong C, Munprom K et al. Prevalence, Clinical Manifestations, Treatment, and Clinical Course of Chronic Urticaria in Elderly: A Systematic Review. J Asthma Allergy 15: 1455–1490, 2022

Makris M, Maurer M, Zuberbier T. Pharmacotherapy of chronic spontaneous urticarial, Expert Opin Pharmacother 14(18): 2511–2519, 2013

Patriarca G, Schiavino D, Pecora V et al. Food allergy and food intolerance: diagnosis and treatment. Intern Emerg Med 4(1): 11–24, 2009

Sharma M, Bennett C, Carter B et al. H_1-antihistamines for chronic spontaneous urticaria: an abridged Cochrane Syst Rev. J Am Acad Dermatol 73(4): 710–716, 2015

Singh Randhawa A, Mohd Noor N, Md Daud MK, Abdullah B. Efficacy and Safety of Bilastine in the Treatment of Allergic Rhinitis: A Systematic Review and Meta-analysis. Front Pharmacol 12: 731201, 2022

Snidvongs K, Seresirikachorn K, Khattiyawittayakun L, Chitsuthipakorn W. Sedative effects of levocetirizine: a systematic review and meta-analysis of randomized controlled studies. Drugs 77(2): 175–186, 2017

Xue X, Wang Q, Yang X et al. Effect of Bilastine on Chronic Urticaria: A Systematic Review and Meta-Analysis. Int Arch Allergy Immunol 184(2): 176–185, 2023

35 Vaginalmykosen

Die Vaginalmykose gehört neben der bakteriellen Vaginose zu den häufigsten vaginalen Infektionen der Frau. Drei von vier Frauen erkranken wenigstens einmal im Leben daran. Etwa 5 % leiden an einer chronisch-rezidivierenden Form mit mindestens vier Rückfällen pro Jahr. Typische Symptome sind zunächst Juckreiz sowie vermehrter dünner Fluor, später abwischbare weißliche Beläge, käsiger Ausfluss mit Rötung und Brennen.

Im Gegensatz zu bakteriell verursachten Infektionen, die oft mit unangenehmem Geruch einhergehen, ist ein solcher bei einer Pilzinfektion meist nicht feststellbar. Auslöser ist in 80–90 % der Fälle *Candida albicans*. Die vaginale Hefepilzkolonisation ist abhängig vom Glucoseangebot in der Vagina, das unter dem Einfluss der Sexualsteroide zyklisch unterschiedlich ausgebildet ist. Sie liegt beispielsweise bei 5 % für postmenopausale Frauen und bei 30–40 % für unbehandelte Schwangere. Demnach ist eine Schwangerschaft ein Risikofaktor für das Auftreten einer Vaginalmykose. Die Infektion mit *Candida albicans* erfolgt zumeist endogen über den eigenen Intestinaltrakt oder den des Sexualpartners, der auch im Sperma mit dem gleichen Hefepilzstamm kolonisiert sein kann. Eine genetische Disposition, Diabetes mellitus, kleine Verletzungen im Genitalbereich sowie die Einnahme von Antibiotika, Immunsuppressiva und Glucocorticoiden wirken ebenfalls begünstigend. Die Inzidenz steigt mit Aufnahme der sexuellen Aktivität. Der Einfluss hormonhaltiger Kontrazeptiva ist nicht geklärt.

Folgende Maßnahmen können eine (Re-)Infektion verhindern oder eine Heilung begünstigen:

- Verzicht auf enganliegende, synthetische Kleidung im Intimbereich,
- Verzicht auf kunststoffbeschichtete Slipeinlagen oder Binden,
- Waschen des Intimbereichs mit pH neutralen Produkten und Einmalwaschlappen bzw. -handtüchern,
- Beachtung der Toilettenhygiene (von vorne nach hinten wischen!),
- Beachtung der Sexualhygiene (kein Vaginalverkehr nach Analverkehr).

Vaginalspülungen haben sich nicht als hilfreich erwiesen. Im Gegenteil können sie zu Komplikationen wie bakteriellen Infektionen, Endometritis und ektopischer Schwangerschaft führen. Eine Ernährungsumstellung mit Verzicht auf zuckerhaltige Nahrungsmittel wird nicht empfohlen. Die Wirksamkeit ist wissenschaftlich weder belegt noch begründet.

Eine akute Vaginalmykose ist zwar relativ harmlos, heilt jedoch in der Regel nicht spontan aus. Bei immungeschwächten Patientinnen besteht bereits bei asymptomatischen Formen die Gefahr der weiteren Ausbreitung. Schwangere sollten ebenfalls bei Beschwerdefreiheit behandelt werden, da das Risiko einer Übertragung auf das Kind bei vaginaler Geburt besteht. *Candida albicans* ist in den ersten Lebenstagen und -wochen für das Neugeborene praktisch obligat pathogen. Im Fall einer Kolonisation mit Hefepilzen vor Ende der ersten Lebenswoche entwickelt sich in mindestens 90 % der Fälle im 1. Lebensjahr eine Mykose, wobei Mund- und Anogenital-Candidosen etwa gleich häufig auftreten.

Die Therapie einer Vaginalmykose soll nach Einschätzung der aktuellen Leitlinien vorzugsweise nach einer ärztlich gesicherten Diagnose durchgeführt werden. Laut einer Studie litten lediglich ein Drittel der Frauen, die vaginale Antimykotika zur Selbsttherapie gekauft hatten, tatsächlich an einer Vulvovaginal-Candidose.

Zur Behandlung von Vaginalmykosen in der Selbstmedikation stehen topische Zubereitungen mit Clotrimazol, Nystatin, Teebaumöl, *Lactobacillus acidophilus* oder Milchsäure zur Verfügung. Die Substanzen werden in Form von Cremes, Ovula oder Vaginaltabletten appliziert.

35.1 Topische Therapeutika

35.1.1 Clotrimazol

Wirkung

Hauptangriffspunkt des Imidazols Clotrimazol ist die Hemmung der Ergosterolbiosynthese in der Pilzzellmembran. Durch Einlagerung falscher Sterole werden die Membranfunktion und -permeabilität gestört. In fungistatischer Konzentration kommt es zu einer Verdickung der Zytoplasmamembran und zu Änderungen in der Membranpermeabilität, die zu einer selektiven Hemmung der Aufnahme von essenziellen nutritiven Substanzen führen können. In fungizider Konzentration treten eine Nekrotisierung des Zellinneren und eine Destruktion der Zellwand auf. Die Wirkung betrifft überwiegend proliferierende Pilzzellen. Eine Resistenzbildung wird nur vereinzelt beobachtet.

Dosierung

- Erwachsene: 500–600 mg als Vaginalovula oder -tabletten verteilt auf 1–3 Behandlungstage

Da meist Vagina und Vulva betroffen sind, ist eine Kombinationsbehandlung mit einer meist 1 %igen Salbe sinnvoll. Die Anwendung höherer Dosierungen oder die Behandlung über mehr als 3 Tage sollte unter ärztlicher Aufsicht erfolgen.

Pharmakokinetische Eigenschaften

Erforderliche Behandlungsdauer

Die Behandlungsdauer in der Selbstmedikation liegt bei 1–3 Tagen. Die Wirksamkeit von Zubereitungen für die Behandlung über 1, 3, 6 oder 15 Tage unterscheidet sich nicht wesentlich. Die Heilungsraten liegen bei bis zu 80 %. Die Zubereitung zur einmaligen Behandlung erreicht bei guter Compliance initial sogar einen deutlicheren Symptomrückgang. In 50 % der Fälle tritt jedoch innerhalb von 6 Monaten ein Rezidiv auf. Der

Nutzen einer prophylaktischen Gabe einmal pro Monat konnte bislang nicht nachgewiesen werden.

Metabolismus und Ausscheidung

Nach vaginaler Applikation ist die systemische Verfügbarkeit mit 3–10 % gering. Resorbiertes Clotrimazol wird in der Leber durch Oxidation und Abbau des Imidazolrings zu unwirksamen Hydroxyderivaten biotransformiert und hauptsächlich mit dem Urin ausgeschieden.

Besondere Hinweise

Bei schweren entzündlichen Infektionen kann es nach intravaginaler Applikation zu Rötungen und Brennen kommen. Eine Anwendung während der Menstruation sollte möglichst vermieden werden. Eine Partnerbehandlung hat sich nicht als erfolgreich erwiesen und wird in aktuellen Leitlinien nicht empfohlen.

Es besteht ein Verdacht auf ein erhöhtes Risiko für einen Spontanabort im 1. Trimenon der Schwangerschaft nach vaginaler Applikation von Clotrimazol. Aus Gründen der Vorsicht darf die Substanz während der gesamten Schwangerschaft nur nach entsprechender Nutzen-Risiko-Abwägung angewendet werden. Wegen der geringen Resorption bei topischer Anwendung ist mit dem Stillen für den Säugling vermutlich kein Risiko verbunden.

Andere Imidazol-Antimykotika wie Butoconazol, Miconazol, Ketoconazol und Sertaconazol stehen in Deutschland nicht bzw. nur im Rahmen der Verschreibungspflicht zur vaginalen Behandlung zur Verfügung, sie werden jedoch analog zu Clotrimazol beurteilt.

Zusammenfassende Bewertung

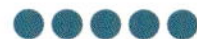

Clotrimazol kann zur topischen Anwendung bei Vaginalmykosen empfohlen werden. Die Wirksamkeit wurde in randomisierten kontrollierten Studien nachgewiesen. Es ist bei akuten Krankheitszuständen ebenso effektiv wie systemisches Fluconazol oder Itraconazol. Lediglich bei Nachbeobachtung über 6 Monate ist es bezüglich der Rezidiv-Verhinderung leicht unterlegen. Clotrimazol unterscheidet sich bezüglich seiner Effektivität gegen *Candida albicans* nicht von anderen Imidazolen.

35.1.2 Nystatin

Wirkung

Das Polyen-Antimykotikum Nystatin bindet irreversibel an Sterole der Pilzmembran und bewirkt so einen Austritt essenzieller Zytoplasmabestandteile, z. B. von Kalium. Nach längerer Kontaktzeit oder bei hohen Wirkstoffkonzentrationen betrifft der Verlust auch höhermolekulare Zytoplasmabestandteile, sodass unterschiedlichste Stoffwechselvorgänge gestört werden. Die Affinität zu dem in Pilzen vorkommenden Ergosterol ist größer als zu Cholesterol, was die hohe Spezifität von Nystatin erklärt. Das Wirkungsspektrum umfasst vor allem pathogene Hefen wie Candidaarten. Eine Resistenzbildung wird nur vereinzelt beobachtet.

35

Dosierung

- Erwachsene: 100 000–200 000 IE als Vaginalovula oder -tabletten verteilt auf 3–6 Behandlungstage

Da meist Vagina und Vulva betroffen sind, ist eine Kombinationsbehandlung mit einer 100 000 IE/g enthaltenden Salbe sinnvoll.

Pharmakokinetische Eigenschaften

Erforderliche Behandlungsdauer

Die Behandlungsdauer im Rahmen der Selbstmedikation liegt bei 3–6 Tagen.

Metabolismus und Ausscheidung

Nystatin wird nicht in relevantem Ausmaß systemisch aufgenommen.

Besondere Hinweise

Eine Partnerbehandlung hat sich nicht als erfolgreich erwiesen. Topisches Nystatin kann während der Schwangerschaft und der Stillzeit angewendet werden.

Zusammenfassende Bewertung

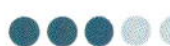

Nystatin kann zur topischen Behandlung von Vaginalmykosen prinzipiell empfohlen werden. Die Wirksamkeit wurde in einer randomisierten kontrollierten Studie nachgewiesen. Jedoch wurde hier eine 14-tägige Therapiedauer geprüft, wie sich die kürzere Therapiedauer in der Selbstmedikation auf die Heilungserfolge auswirkt, kann nicht sicher gesagt werden.

35.1.3 Lactobacillus acidophilus, L. gasseri oder L. rhamnosus bzw. Milchsäure

Wirkung

Bakterien der Gattung *Lactobacillus* gehören zur natürlichen Besiedlung des Darms und der Vagina. Alle Lactobazillen bilden Milchsäure, die das umgebende Milieu ansäuert. Durch diese Säurewirkung können sie bei Frauen vor der Menopause zur Bildung eines normalen pH-Milieus von 4–4,5 in der Scheide beitragen. Bei Frauen in und nach der Menopause liegt der Scheiden-pH-Wert jedoch im Bereich von 7. Über eine Hemmung des Wachstums pathogener Keime in der Vagina durch *Lactobacillus-acidophilus-*, *L.-gasseri-* oder *L.-rhamnosus-* sowie Milchsäurepräparate liegen widersprüchliche Erkenntnisse vor.

Dosierung

Erwachsene:

- 1-mal/d 1 g *Lactobacillus acidophilus*
  oder
- 1-mal/d 10^8 koloniebildende Einheiten *Lactobacillus gasseri* plus 10^8 koloniebildende Einheiten *Lactobacillus rhamnosus*

oder
- 1-mal/d 50 mg Milchsäure

Die Zubereitungen werden jeweils als Vaginalovulum oder -tablette eingeführt.

Pharmakokinetische Eigenschaften

Erforderliche Behandlungsdauer

Die Behandlung wird normalerweise über 6–12 Tage durchgeführt.

Metabolismus und Ausscheidung

Über eine systemische Resorption von Lactobazillen nach vaginaler Applikation liegen keine Erkenntnisse vor.

Besondere Hinweise

Positive Befunde liegen insbesondere aus Untersuchungen mit *Lactobacillus acidophilus*, *Lactobacillus rhamnosus* GR-1 und *Lactobacillus fermentum* RC-14 vor. Bei Anwendung in der Vagina können vereinzelt Brennen, Juckreiz und allergische Reaktion auftreten. Patienten mit geschwächtem Immunsystem sollten die Applikation von Lactobazillen wegen des bisher nicht einschätzbaren Risikos einer Bakteriämie vermeiden. Die Anwendung während der Schwangerschaft und der Stillzeit ist möglich.

Zusammenfassende Bewertung

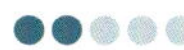

Bislang waren keine klinisch relevanten Effekte für die intravaginale Anwendung von *Lactobacillus acidophilus* oder Milchsäure im Rahmen randomisierter kontrollierter klinischer Studien zur Therapie eines Vaginalpilzes nachweisbar. Unter Umständen kann eine vorbeugende Applikation bei gehäuften Infektionen oder im Anschluss an eine Behandlung mit spezifischen Antimykotika erwogen werden. Daten aus klinischen Untersuchungen deuten auf eine mögliche geringe prophylaktische Wirkung hin. Die Übertragbarkeit der Erkenntnisse auf andere Stämme ist wegen möglicher unterschiedlicher Wirksamkeit nicht gegeben.

Anmerkungen

- Zur vaginalen Anwendung von Antiseptika wie Povidon-Iod, Policresulen, Octenidin oder Hexetidin liegen keine ausreichenden Studien zur klinischen Wirksamkeit vor. Die Wirkung ist durchgehend unspezifisch. Povidon-Iod führt zu einer relevanten systemischen Iodaufnahme, die insbesondere während einer Schwangerschaft gefährlich sein kann.
- In Naturjoghurt getränkte Tampons sind bei Vaginalmykosen wirkungslos. Möglicherweise enthaltene Konservierungsmittel und andere chemische Zusätze können zudem die Scheidenflora zusätzlich schädigen.

- Die Wirksamkeit von Teebaumöl bei Vaginalmykosen wurde bislang nicht in kontrollierten klinischen Studien nachgewiesen, die eine abschließende Einschätzung ermöglichen. Es besteht zudem die Gefahr einer Allergisierung.
- Durch eine zusätzliche Behandlung mit Probiotika kann allenfalls ein sehr kurzfristiger Effekt bezüglich einer Heilung von Vaginalmykosen erreicht werden. In einer Cochrane Review wurden verschiedene Stämme sowie Applikationsformen und -wege berücksichtigt. Ein Langzeitnutzen im Sinne einer reduzierten Rezidivrate konnte bei keinem der Präparate gezeigt werden. Zum alleinigen Einsatz von Probiotika bei dieser Indikation liegen widersprüchliche Daten vor, sodass an dieser Stelle keine Bewertung möglich ist.
- Zubereitungen auf Basis von Salbeiblätterextrakten oder des ätherischen Öls wirken aufgrund ihres Gehalts an Campher und Borneol antimykotisch. Die Aussagekraft klinischer Studien zum Einsatz bei Vaginalmykosen ist allerdings begrenzt.
- Zur peroralen oder vaginalen Anwendung von Knoblauchöl liegen derzeit keine tragfähigen klinischen Studien vor, die eine Einschätzung erlauben.
- Von der Durchführung sogenannter Antipilz-Diäten ist ebenfalls abzuraten. Eine „Darmsanierung" ist nicht möglich und auch nicht nötig. Eine *Candida-albicans*-Kolonisation der Fäzes ist in geringer Keimzahl und bei immunkompetenten Menschen normal.

35.2 Abgrenzung zu verschreibungspflichtigen Arzneimitteln und anderen ärztlichen Therapieverfahren

Wenn eine Vaginalmykose erstmalig auftritt, eine topische Behandlung in der Selbstmedikation nicht erfolgreich verläuft, immer wieder Rezidive auftreten oder eine Schwangerschaft vorliegt, sollte ein Arzt konsultiert werden. Wenn weiterhin Fieber, Schmerzen und/oder blutiger Ausfluss auftreten, ist ebenfalls keine Selbstmedikation indiziert.

Nach Diagnose einer Mykose kann eine verlängerte topische Behandlung mit Clotrimazol oder verschreibungspflichtigem Miconazol erfolgen. Oft ist jedoch eine systemische Therapie mit Triazolen wie Fluconazol oder Itraconazol erforderlich. Beide Substanzen sind ähnlich gut wirksam und erreichen bei Infektionen mit *Candida albicans* Heilungsraten von bis zu 90 %. Die Behandlung dauert meist nur wenige Tage. Oft genügt sogar die einmalige Einnahme eines peroralen Antimykotikums. Eine Partnerbehandlung hat sich auch für die systemische Gabe nicht als erfolgreich erwiesen. Innerhalb von 6 Monaten kommt es allerdings bei mehr als 35 % der Patienten zu Rückfällen. Daher wird bei chronisch-rezidivierender *Candida-albicans*-Vaginitis nach einer hochdosierten Initialtherapie mit Fluconazol oder Itraconazol eine intermittierende Erhaltungstherapie über mehrere Monate hinweg durchgeführt.

Die chronisch rezidivierenden Vulvovaginalcandidosen werden mit einer oralen Fluconazoltherapie behandelt.

35.3 Handelspräparate (Auswahl)

Wirkstoff	Bewertung	Präparatebeispiele®
Clotrimazol (vaginale Anwendung)	●●●●●	Canesten GYN, KadeFungin, Vagisan Myko Kombi
Lactobacillus acidophilus, *L. gasseri* oder *L. rhamnosus*, Milchsäure	●●○○○	Vagiflor, Vagisan Milchsäure, Vagisan ProbioFlora
Nystatin (vaginale Anwendung)	●●●○○	Biofanal Vaginaltabletten

Literatur

Ahangari F, Farshbaf-Khalili A, Javadzadeh Y et al. Comparing the effectiveness of Salvia officinalis, clotrimazole and their combination on vulvovaginal candidiasis: A randomized, controlled clinical trial. J Obstet Gynaecol Res 45(4): 897–907, 2019

Ammon H, Mutschler E, Scholz H (Hrsg.). Arzneimittel Information und Beratung. 27. Akt.lfg., Wissenschaftliche Verlagsgesellschaft Stuttgart, 2023

Blaschek W et al. Wichtl Teedrogen und Phytopharmaka. 6. Aufl., Wissenschaftliche Verlagsgesellschaft Stuttgart, 2016

Bond CM, Watson MC. The development of evidence-based guidelines for over-the-counter treatment of vulvovaginal candidiasis. Pharm World Sci 25(4): 177–181, 2003

Carson CF, Hammer KA, Riley TV. Melaleuca alternifolia (Tea Tree) oil: a Review of Antimicrobial and other Medicinal Properties. Clin Microbiol Rev 19/1: 50–62, 2006

Denison HJ, Worswick J, Bond CM et al. Oral versus intravaginal imidazole and triazole antifungal treatment of uncomplicated vulvovaginal candidiasis (thrush). Cochrane Database Syst Rev 8(8): CD002845, 2020

Denning DW, Kneale M, Sobel JD, Rautemaa-Richardson R. Global burden of recurrent vulvovaginal candidiasis: a systematic review. Lancet Infect Dis 18(11): e339–e347, 2018

Drugdex® System. Thomson Healthcare, Zugriff 04/2023

Fachinformation Biofanal, Stand 07/2020

Fachinformation Mykofungin, Stand 03/2022

Fachinformation Vagisan ProbioFlora, Stand 03/2022

Falagas ME, Betsi GI, Athanasiou S. Probiotics for prevention of recurrent vulvovaginal candidiasis: a review. J. Antimicrob. Chemother 58(2): 266–272, 2006

Ferris DG, Nyirjesy P, Sobel JD et al. Over-the-counter antifungal drug misuse associated with patient-diagnosed vulvovaginal candidiasis. Obstetrics and gynecology 99: 419–425, 2002

Hainer BL, Gibson MV. Vaginitis, Am Fam Physician 1/83(7): 807–815, 2011

Jensen JS, Sherrard J, Donders GD. European (IUSTI/WHO) Guideline on the Management of Vaginal Discharge, 2011

Kim JM, Park YJ. Probiotics in the Prevention and Treatment of Postmenopausal Vaginal Infections: Review Article. J Menopausal Med 23(3): 139–145, 2017

Lírio J, Giraldo PC, Amaral RL et al. Antifungal (oral and vaginal) therapy for recurrent vulvovaginal candidiasis: a systematic review protocol. BMJ Open 9(5): e027489, 2019

Martin-Lopez JE. Candidiasis (vulvovaginal). BMJ Clin Evid 03: 815, 2015

Martins HP, da Silva MC, Cássia L et al. Efficacy of Fluconazole and Nystatin in the Treatment of Vaginal Candida Species. Acta Derm Venereol 10: 1194, 2011

Mendling W, Brasch J. Guideline vulvovaginal candidosis (2010) of the German Society for Gynecology and Obstetrics, the Working Group for Infections and Infectimmunology in Gynecology and Obstetrics, the German Society of Dermatology, the Board of German Dermatologists and the German Speaking Mycological Society. Mycoses 55 Suppl 3: 1–13, 2012

Mirzaeei S, Zangeneh M, Veisi F et al. Chlorhexidine, clotrimazole, metronidazole and combination therapy in the treatment of vaginal infections. J Med Life 14(2): 250–256, 2021

Mondello F, De Bernardis F, Girolamo A et al. In vitro and in vivo activity of tea tree oil against azole-susceptible and -resistant human pathogenic yeasts. J Antimicrob Chemother 51(5): 1223–1229, 2003

Mondello F, De Bernardis F, Girolamo A et al. In vivo activity of terpinen-4-ol, the main bioactive component of Melaleuca alternifolia Cheel (tea tree) oil against azole-susceptible and -resistant human pathogenic Candida species. BMC Infect Dis 3/6: 158, 2006

Pappas PG, Rex JH, Sobel JD et al. Clinical Practice Guidelines for the Management of Candidiasis: 2009 Update by the Infectious Diseases Society of America. Clin Infect Dis 48(6): 503–535, 2009

Ray A, Ray S, George AT et al. Interventions for prevention and treatment of vulvovaginal candidiasis in women with HIV infection. Cochrane Database Syst Rev (8): CD008739, 2011

Russo R, Superti F, Karadja E, De Seta F. Randomised clinical trial in women with Recurrent Vulvovaginal Candidiasis: Efficacy of probiotics and lactoferrin as maintenance treatment. Mycoses 62(4): 328–335, 2019

Sangkomkamhang US, Lumbiganon P, Prasertcharoensuk W et al. Antenatal lower genital tract infection screening and treatment programs for preventing preterm delivery. Cochrane Database Syst Rev 2015(2): CD006178, 2015

Sobel JD. Factors involved in patient choice of oral or vaginal treatment for vulvovaginal candidiasis. Patient Prefer Adherence 8: 31–34, 2013

Spence D. Candidiasis (vulvovaginal), BMJ Clin Evid, 2010: 0815, 2010

Van Kessel K, Assefi N, Marrazzo J, Eckert L. Common complementary and alternative therapies for yeast vaginitis and bacterial vaginosis: a systematic review. Obstet Gynecol Surv 58(5): 351–358, 2003

Vulvovaginalkandidose (S2k-Leitlinie). AWMF-Register-Nr. 015/072, Stand 01.09.2020, gültig bis 31.08.2025

Watson MC, Bond CM (Members of the Grampian Evidence Based Community Pharmacy Guidelines Group). Evidence-based guidelines for non-prescription treatment of vulvovaginal Candidiasis. Pharm World Sci 25(4): 129–134, 2003

Xi HY, Feng D, Wei DM et al. Probiotics for vulvovaginal candidiasis in non-pregnant women. Cochrane Database Syst Rev 11(11): CD010496, 2017

36 Venenleiden

Ein Krampfaderleiden ist eine fortschreitende degenerative Erkrankung der Venenwand im oberflächlichen venösen System der Beine. Es kommt zur Bildung bläulicher, knotenförmig erweiterter und oft geschlängelter Venen. In diesen sogenannten Krampfadern fließt das Blut langsamer und es kommt zu einem Rückstau. Die betroffenen Gefäße sind gut zu erkennen, weil sie meist oberflächlich unter der Haut liegen. Krampfadern stellen somit zunächst ein kosmetisches Problem dar. Eine dauerhafte Überlastung auch des tief gelegenen Venensystems kann jedoch zu einer Krampfaderbildung der sogenannten Leitvenen führen.

90 % der deutschen Bevölkerung sind von Venenleiden betroffen, 30 % in Form schwerwiegenderer Veränderungen, die mit Ödembildung einhergehen. Symptome eines Venenleidens sind Schwere-, Wärme- und Druckgefühl in den Beinen, Juckreiz und Wadenkrämpfe. Langes Stehen oder Sitzen, Hitze sowie das Eintreten der Monatsblutung bei der Frau kann zur Verstärkung der Beschwerden führen. Eine Schwangerschaft erhöht das Risiko, vermutlich durch die hormonellen Umstellungen des Organismus.

Primäre Krampfadern sind auf eine Bindegewebsschwäche mit einer gestörten Venenklappenfunktion zurückzuführen. Sekundäre Krampfaderleiden werden durch eine Abflussbehinderung, z. B. durch Thromben oder Tumoren, verursacht. Als Folge kehrt sich die Strömungsrichtung um, das Blut staut sich und die Gefäße dehnen sich aus. Der erhöhte Druck presst die Flüssigkeit in die umliegenden Gewebe und verursacht so Ödeme. Ohne geeignete Gegenmaßnahmen kann das Venenleiden fortschreiten und es kommt zu Verfärbungen und Verhärtungen. Als Folge sind Venenentzündungen, Ulcus cruris (offenes Bein), Thrombosen oder mitunter tödliche Lungenembolien möglich.

Als nichtmedikamentöse Maßnahmen empfehlen die Leitlinien manuelle Lymphdrainagen, Balneotherapie und Gefäßsport. Bislang konnte nicht eindeutig nachgewiesen werden, dass regelmäßiges Hochlagern der Beine, kalte Wassergüsse an Knien und Schenkeln, Gewichtsreduktion oder der Verzicht auf Nicotin die Heilung unterstützen bzw. einem Venenleiden vorbeugen. Das Tragen von Kompressionsstrümpfen oder Verbänden wirkt sich meist positiv aus, das Auftreten von Rezidiven soll hier nach Erkenntnissen eines Teils der klinischen Studien reduziert sein. Mehrschichtige elastische Systeme sind besser geeignet als einschichtige bzw. nicht elastische.

Eine Behandlung im Rahmen der Selbstmedikation kann neben dem Tragen von Kompressionsstrümpfen durch systemische oder topische Venenmittel erfolgen.

36.1 Systemische Venenmittel

36.1.1 Flavonoide (Rutoside, Troxerutin, Weinlaubextrakt)

Wirkung

Flavonoide bewirken eine Verminderung der venösen Kapazität und Dehnbarkeit sowie eine Verringerung einer pathologisch erhöhten Kapillarpermeabilität. Die Wirkung wird auf Wechselwirkungen mit Phospholipiden in den Zellmembranen zurückgeführt, auch eine gehemmte Freisetzung von Prostaglandinen wird als Wirkmechanismus diskutiert. Bei Venenschwäche sollen Flavonoide eine Besserung der Symptome wie Ödembildung und Schmerzen bewirken.

Dosierung

Oxerutin

- Erwachsene: 500 mg 2-mal/d oder 300 mg 3-mal/d

Rutosid

- Erwachsene: 50–100 mg 1–2-mal/d

Troxerutin

- Erwachsene: 300 mg 1–3-mal/d

Weinlaubextrakt

- Erwachsene: 180 mg 1–4-mal/d

Pharmakokinetische Eigenschaften

Behandlungsdauer

Die Behandlung kann über einen längeren Zeitraum erfolgen. Mit einem Wirkungseintritt ist frühestens 2–4 Wochen nach Beginn einer kontinuierlichen Einnahme zu rechnen.

Metabolismus und Ausscheidung

Natürliche Flavonoide werden gut aus dem Gastrointestinaltrakt resorbiert. Die Ausscheidung erfolgt hauptsächlich über die Galle mit den Fäzes.

Besondere Hinweise

Für standardisierte Zubereitungen aus Rotem Weinlaubextrakt, Rosskastaniensamenextrakt und Oxerutin konnte in kontrollierten klinischen Studien eine signifikante Reduktion von Ödemen gezeigt werden. Für den Roten Weinlaubextrakt und Oxerutin war zudem eine signifikante Symptomverbesserung nachweisbar. Häufige Nebenwirkungen sind Diarrhö, Dyspepsie, Übelkeit und Erbrechen. Die Unbedenklichkeit und Wirksamkeit bei Kindern unter 12 Jahren ist nicht ausreichend nachgewiesen. Auch bei einer Anwendung während der Schwangerschaft ist wegen begrenzter Erfahrung, insbesondere im 1. Trimenon, Vorsicht geboten. Es ist nicht bekannt, ob Flavonoide in die Muttermilch übergehen, daher sollte auch hier eine strenge Nutzen-Risiko-Abwägung erfolgen. Für Troxerutin wurden im Tierversuch Störungen der Fertilität nachgewiesen. Die Anwendung dieses Flavonoidderivats sollte daher bei Kinderwunsch ganz unterbleiben.

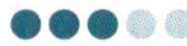

Zusammenfassende Bewertung

●●●○○

Perorale Flavonoide können zur Behandlung leichterer Venenbeschwerden eingesetzt werden. Eine Reduktion der Beschwerden wie Ödembildung und Schmerzen wurde in klinischen Studien gezeigt. Die sichere Anwendung während der Schwangerschaft ist bislang nicht belegt.

36.1.2 Aescin

Wirkung

Das Triterpenglykosid Aescin bewirkt bei einer pathologisch gesteigerten Permeabilität der Gefäßwand eine Hemmung der Exsudation. Der Effekt wird auf eine veränderte Durchlässigkeit der beteiligten Kapillarwandöffnungen zurückgeführt. Darüber hinaus steigert Aescin die Kapillarresistenz und hemmt entzündliche Prozesse. Bei Venenschwäche soll es zu einer Verminderung der Ödembildung und der Schmerzen kommen.

Dosierung

- Erwachsene: initial 3-mal/d 40 mg Aescin als Erhaltungsdosis oder in leichteren Fällen 2-mal/d

Pharmakokinetische Eigenschaften

Behandlungsdauer

Die Behandlung sollte mindestens über 4 Wochen erfolgen. Es besteht keine Beschränkung der Anwendungsdauer.

Metabolismus und Ausscheidung

Im Tierversuch wird Aescin nach peroraler Gabe zu 12–16 % resorbiert. Die Ausscheidung erfolgt sowohl renal als auch biliär. Untersuchungen zu Pharmakokinetik am Menschen liegen nicht vor.

Besondere Hinweise

Aescin kann die Wirkung von Antikoagulanzien verstärken. Es können leichtere gastrointestinale Beschwerden auftreten. Nach hohen Dosierungen ist Atemstillstand möglich. Aufgrund fehlender Erfahrung sollte die Substanz während der Schwangerschaft und der Stillzeit nicht angewendet werden.

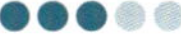

Zusammenfassende Bewertung

●●●○○

Verschiedene Studien deuten auf eine Wirksamkeit von peroralem Aescin bei leichten Venenleiden hin. Zu einer endgültigen Beurteilung müssen randomisierte kontrollierte Untersuchungen an größeren Patientenkollektiven und über längere Zeiträume durchgeführt werden.

36.2 Kompression

36.2.1 Kompressionsstrümpfe

Wirkung

Kompressionsstrümpfe oder -verbände können eine Verbesserung des venösen Rücktransports bewirken. Sie stellen ein Widerlager für die Muskelbewegung dar und erzeugen einen äußeren Druck auf das Gewebe. Venen- und Lymphsystem werden entlastet und es kommt zur Linderung von Beschwerden wie Schwellungen oder Schmerzen. Langfristig sollen schwerwiegende Veränderungen wie Ulzera vermieden werden. Die Produkte bestehen meist aus Zweizugmaterial verschiedener Kompressionsklassen mit Längs- und Querdehnung und werden im Rund- oder Flachstrickverfahren hergestellt. Ggf. kann eine Maßanfertigung sinnvoll sein.

Besondere Hinweise

Die S3-Leitlinie „Prophylaxe der Venösen Thromboembolie" geht von einer nachgewiesenen Wirksamkeit von Kompressionsstrümpfen bezüglich der Therapie und der Rezidivprophylaxe venöser Ulzera aus. Eine aktuelle Cochrane Review äußert allerdings Zweifel an der Eindeutigkeit dieser Befunde. Elastische Multikomponentsysteme sind effektiver als einfache unelastische Binden. In den meisten der vorliegenden Studien wurde die Anwendung von Kompressionsstrümpfen in Kombination mit anderen Ventherapeutika untersucht. Es liegen keine eindeutigen Erkenntnisse vor, welche Strumpflänge den bestmöglichen Effekt erzielt. Wegen der fehlenden Muskelarbeit wirken Kompressionsstümpfe bei immobilen Patienten nur sehr eingeschränkt.

Zusammenfassende Bewertung

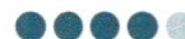

Kompressionsstrümpfe können zur Linderung von Venenbeschwerden hilfreich sein. In einigen kontrollierten Untersuchungen wurden positive Effekte, insbesondere durch elastische Zweizugmaterialien nachgewiesen. Zur endgültigen Beurteilung sollten weitere Studien zur alleinigen Anwendung von Kompressionsstrümpfen durchgeführt werden.

Anmerkungen

- Mäusedornwurzelstock-(*Rusci-aculeati*-rhizoma-)Extrakt reduziert dosisabhängig den Venendurchmesser, an Arterien wird dagegen eine Vasodilatation durch Freisetzung von EDRF erreicht. Trotz vielversprechender Wirkungen in verschiedenen klinischen Studien sind zur abschließenden Beurteilung randomisierte Untersuchungen an größeren Patientenkollektiven erforderlich.

- Topische Zubereitungen mit Aescin oder Flavonoiden bewirken möglicherweise eine Linderung der Symptome bei leichten Venenbeschwerden. Zu einer Bewertung liegen jedoch keine ausreichenden klinischen Untersuchungen vor. Die Wirkung ist aufgrund der geringen Eindringtiefe begrenzt.
- Resultate einer Cochrane Reviews deuten auf eine gewisse Schmerzlinderung durch das Auftragen von ibuprofenhaltigen Salben oder Gels auf die betroffenen Beinregionen hin.
- Belege zu einem Nutzen von peroral applizierter Acetylsalicylsäure bei Venenbeschwerden fehlen bislang.
- Zur Wirksamkeit topischer Heparin- oder Chondroitinpolysulfatzubereitungen liegen bislang keine ausreichenden klinischen Untersuchungen vor.
- Zur Beurteilung des Nutzens ätherischer Öle aus Rosmarin, Latschenkiefern, Salbei oder Arnikablüten ist keine ausreichende Anzahl tragfähiger klinischer Studien verfügbar.

36.3 Abgrenzung zu verschreibungspflichtigen Arzneimitteln und anderen ärztlichen Therapieverfahren

Patienten mit Herzinsuffizienz, Leber- oder Nierenfunktionsstörungen sowie Diabetiker und Schwangere sollten auch bei leichteren Beschwerden, insbesondere bei erstmaligem Auftreten von Venenbeschwerden, einen Arzt aufsuchen. Für kleinere Krampfadern, sogenannte Seitenäste, und Besenreiser eignet sich eine Verödungstherapie. Hierbei spritzt der Arzt in die betroffenen Venen mit einer feinen Nadel ein entsprechendes Mittel, z. B. Aethoxysklerol. Bei Krampfadern größeren Durchmessers wird dieses Präparat zusätzlich aufgeschäumt, um die Venenwände besser zu erreichen. Im Anschluss wird ein Kompressionsverband angelegt, um die Venen vollständig zu verkleben. Ein Veröden ist ebenfalls durch endoluminale Laser- oder Radiowellentherapie möglich.

Bei weiter fortgeschrittenem Krankheitsbild ist häufig ein operativer Eingriff erforderlich. Dabei werden die betroffenen Venenabschnitte entfernt oder modifiziert. Es stehen unterschiedliche Operationsmethoden wie Venenstripping oder Venenklappenmodelling zur Verfügung. Bei der CHIVA-Methode wird versucht, gezielt Seitenvenen mit Funktionsverlust abzutrennen und dabei die Stammvene zu erhalten. Bei zusätzlicher Kompressionsbehandlung wurde eine deutlich verbesserte Heilung von Ulcus cruris nachgewiesen. Eine unterstützende Ödemausschwemmung mit Diuretika sollte gegebenenfalls nur kurzfristig erfolgen. Bei bestehender Thrombosegefahr kann eine Behandlung mit Antikoagulanzien erwogen werden. Bei Verdacht auf eine Embolie sind die entsprechenden Notfallmaßnahmen einzuleiten.

36.4 Handelspräparate (Auswahl)

Wirkstoff	Bewertung	Präparatebeispiele®
Aescin (peroral)	●●●○○	Reparil-Dragees, Venostasin
Rutoside	●●●○○	Venoruton
Troxerutin	●●●○○	Troxerutin-ratiopharm, Troxeven, Veno-SL
Weinlaubextrakt (peroral)	●●●○○	Antistax

Literatur

Araujo DN, Ribeiro CTD, Maciel ACC, Bruno SS. Physical exercise for the treatment of non-ulcerated chronic venous insufficiency. Cochrane Database Syst Rev 12(12): CD010637, 2016

Azhdari M, Zilaee M, Karandish M et al. Red vine leaf extract (AS 195) can improve some signs and symptoms of chronic venous insufficiency, a systematic review. Phytother Res 34(10): 2577–2585, 2020

Azirar S, Appelen D, Prins MH et al. Compression therapy for treating post-thrombotic syndrome. Cochrane Database Syst Rev 9(9): CD004177, 2019

Aziz Z, Tang WL, Chong NJ et al. A systematic review of the efficacy and tolerability of hydroxyethylrutosides for improvement of the signs and symptoms of chronic venous insufficiency. J Clin Pharm Ther 40(2): 177–185, 2015

Bain E, Wilson A, Tooher R et al. Prophylaxis for venous thromboembolic disease in pregnancy and the early postnatal period. Cochrane Database Syst Rev (2): CD001689, 2014

Blaschek W et al. Wichtl Teedrogen und Phytopharmaka. 6. Aufl., Wissenschaftliche Verlagsgesellschaft Stuttgart, 2016

Briggs M, Nelson EA, Martyn-St James M. Topical agents or dressings for pain in venous leg ulcers. Cochrane Database Syst Rev 11(11): CD001177, 2012

Dahm KT, Myrhaug HT, StrØmme H et al. Effects of preventive use of compression stockings for elderly with chronic venous insufficiency and swollen legs: a systematic review and meta-analysis. BMC Geriatr 19(1): 76, 2019

De Moraes Silva MA, Nakano LCU, Cisneros LL, Miranda Jr F. Balneotherapy for chronic venous insufficiency. Cochrane Database Syst Rev 1(1): CD013085, 2023

De Oliveira Carvalho PE, Magolbo NG, De Aquino RF, Weller CD. Oral aspirin for treating venous leg ulcers. Cochrane Database Syst Rev 2(2): CD009432, 2016

Diagnostik und Therapie der Varikose (S2k-Leitlinie). AWMF-Register-Nr. 037/018, Stand 31.03.2019, gültig bis 30.03.2024

Drugdex® System. Thomson Healthcare, Zugriff 04/2023

Fachinformation Antistax, Stand Juli 2022

Fachinformation Reparil Madaus, Stand 07/2022

Fachinformation Veno SL, Stand 11/2021

Fachinformation Venoruton intens, Stand 10/2016

Kakkos SK, Bouskela E, Jawien A, Nicolaides AN. New data on chronic venous disease: a new place for Cyclo 3® Fort, Int Angiol 37(1): 85–92, 2018

Kakkos SK, Nicolaides AN. Efficacy of micronized purified flavonoid fraction (Daflon®) on improving individual symptoms, signs and quality of life in patients with chronic venous disease: a systematic review and meta-analysis of randomized double-blind placebo-controlled trials. Int Angiol 37(2): 143–154, 2018

Knight SL, Robertson L, Stewart M. Graduated compression stockings for the initial treatment of varicose veins in people without venous ulceration. Cochrane Database Syst Rev 7(7): CD008819, 2021

Martinez-Zapata MJ, Vernooij RWM, Tuma SMU et al. Phlebotonics for venous insufficiency. Cochrane Database Syst Rev 11(11): CD003229, 2020

Menegatti E, Mandini S, Pagani A et al. The Effect of Active Stretching Training in Patients with Chronic Venous Insufficiency Monitored by Raster-Stereography. Sensors (Basel) 22(21): 8509, 2022

Morling JR, Broderick C, Yeoh SE, Kolbach DN. Rutosides for prevention of post-thrombotic syndrome. Cochrane Database Syst Rev 11(11): CD005626, 2018

Nelson EA. Venous leg ulcers. BMJ Clin Evid 01: 1902, 2016

Noppeney T, Nüllen H. Therapie der primären Varikosis. Internist 51(3): 344–50, 2010

Pittler MH, Ernst E. Horse chestnut seed extract for chronic venous insufficiency. Cochrane Database Syst Rev 11(11): CD003230, 2012

Prophylaxe der Venösen Thromboembolie (VTE S3-Leitlinie). AWMF-Register-Nr. 003/001, Stand 15.10.2015, gültig bis 14.10.2020 (in Überarbeitung)

Rabe E, Partsch H, Hafner J et al. Indications for medical compression stockings in venous and lymphatic disorders: An evidence-based consensus statement. Phlebology 33(3): 163–184, 2018

Scallon C, Bell-Syer SEM, Aziz Z. Flavonoids for treating venous leg ulcers. Cochrane Database Syst Rev (5): CD006477, 2013

Smyth R, Aflaifel N, Bamigboye AA. Interventions for varicose veins and leg oedema in pregnancy. Cochrane Database Syst Rev (5): CD006477, 2015

37 Verstopfung

Verstopfung ist eine weit verbreitete Verdauungsstörung, von der insbesondere Frauen und ältere Menschen betroffen sind. Sie ist durch eine verlangsamte Darmpassage oder eine verzögerte Entleerung des Darms gekennzeichnet. Häufige Ursachen sind eine hektische Lebensweise, Reisen, kurzfristige Bettlägerigkeit, unzureichende Flüssigkeitszufuhr oder Missbrauch von Arzneimitteln. Dazu kommen unerwünschte Arzneimittelwirkungen, z. B. von Anticholinergika, Diuretika oder Opiaten. Die Betroffenen haben meist einen hohen Leidensdruck, insbesondere, wenn sich trotz Umstellung der Ess- und Lebensgewohnheiten keine deutliche Besserung einstellt.

Die Notwendigkeit einer Behandlung ist stark vom Einzelfall abhängig. Die normale Kotmenge liegt bei etwa 150–200 g/d. Während manche Menschen ihren Darm normalerweise täglich entleeren, findet bei anderen der Stuhlgang nur alle 2 oder 3 Tage statt. Das Gefühl der Verstopfung tritt bei diesen Personen entsprechend später auf.

Folgende Maßnahmen sind nach aktueller Datenlage zur Vermeidung einer Verstopfung hilfreich:

- Schulung der Patienten hinsichtlich körperlicher Wahrnehmung,
- Einplanung des Toilettengangs in den Tagesablauf,
- ausreichende Flüssigkeitszufuhr (1,5–2 Liter/d),
- Ballaststoffzufuhr (ca. 30 g/d),
- Einnahme von Quellmitteln (z. B. Flohsamenschalen, Weizenkleie oder Leinsamen),
- Einnahme von Probiotika, Präbiotika und Synbiotika als Therapieversuch bei funktioneller chronischer Obstipation.

Schwangeren mit Verstopfungsproblemen kann als Maßnahme der ersten Wahl eine Erhöhung der Ballaststoffzufuhr empfohlen werden, dadurch wird die Stuhlfrequenz erhöht und die Stühle werden weicher. Eine erhöhte Flüssigkeitszufuhr wird zwar aus verschiedenen anderen medizinischen Gründen empfohlen, eine positive Auswirkung auf eine bestehende Verstopfung ist nicht belegt. Lediglich dehydratisierte Patienten profitieren von einer Steigerung der Trinkmenge. Auch der Nutzen von verstärkter körperlicher Aktivität ist fraglich.

Eine Pharmakotherapie ist dann indiziert, wenn trotz Ernährungsumstellung oder zusätzlicher Gabe von Quellmitteln keine Besserung eintritt. Dies wird im Allgemeinen angenommen, wenn in Abständen von 3 Tagen oder länger eine verzögerte, schmerzhafte Entleerung von hartem Stuhl erfolgt. Bei Verdacht auf eine akute Obstipation mit zusätzlichen Symptomen wie starkem Druckgefühl, Blähungen, abdominellen Schmerzen oder Übelkeit sollte an einen Arzt verwiesen werden. Eine chronische Verstopfung liegt vor, wenn über einen Zeitraum von mindestens 3 Monaten 3 oder weniger Stuhlgänge pro Woche die Regel sind und heftiges Pressen erforderlich ist, was wiederum zur Auslösung von Hämorrhoiden führen kann. Zur Selbstmedikation stehen osmotisch wirkende Substanzen, antiresorptiv oder hydragog wirkende Pharmaka, Gleitmittel sowie Defäkationsauslöser zur Verfügung.

Mehrfach wurden bereits Zusammenhänge zwischen Darmflora und Hirngesundheit beschrieben. Nun wies die Deutsche Gesellschaft für Neurologie auf eine mögliche Assoziation zwischen einem regelmäßigen Gebrauch von Abführmitteln und einem erhöhten Demenzrisiko hin. Als Ursache wird eine Störung der Epithelbarrieren des Darms postuliert, die zu einem verstärkten Übergang von aus dem Darmmikrobiom stammenden neurotoxischen und proinflammatorischen Stoffwechselprodukten führen soll. Weitere Studien zur Beleuchtung dieser Hypothese werden mit Spannung erwartet.

37.1 Osmotisch wirkende Laxanzien

37.1.1 Lactose

Wirkung

Ungespaltene Lactose ist aus dem Gastrointestinaltrakt schwer resorbierbar. Bei Einnahme zusammen mit Wasser bindet sie dieses entsprechend dem osmotischen Druck im Darmlumen. Es entstehen große Kotmengen mit weicher Konsistenz, die eine Defäkation erleichtern. Weiterhin wird Lactose von Bakterien im Dickdarm zu Säuren umgewandelt. Diese sind ebenfalls osmotisch aktiv und bewirken durch die Absenkung des Darm-pH-Werts eine Anregung der Peristaltik. Durch die Absenkung des pH-Werts im Kolon kommt es zu einer Veränderung der Bakterienzusammensetzung. Lactose kann daher auch bei der Behandlung von Salmonellendauerausscheidern hilfreich sein.

Dosierung

- Erwachsene: 40 g/d
- Kinder: 10–20 g/d

Pharmakokinetische Eigenschaften

Wirkungsbeginn

Die Wirkung setzt zwischen 5 und 48 Stunden nach Einnahme ein.

Metabolismus und Ausscheidung

Lactose wird durch die β-Galactosidase (Lactase) im Dünndarm zu Glucose und Galactose hydrolysiert, welche resorbiert und im Intermediärstoffwechsel metabolisiert werden. Der nicht resorbierte Anteil wird z. T. durch Dickdarmbakterien in Säuren umgewandelt.

Besondere Hinweise

Die Wirksamkeit von Lactose ist im Vergleich zu Lactulose schlechter erprobt. Im Säuglings- und Kleinkindalter wird das lactosespaltende Enzym Lactase (β-Galactosidase) im Allgemeinen in ausreichendem Ausmaß synthetisiert, sodass die Lactose überwiegend als Kalorienträger wirkt. Bei Erwachsenen ist das Enzym jedoch häufig nur noch in geringer Menge vorhanden oder es fehlt ganz (Lactoseintoleranz). Somit können abdominale Beschwerden wie Flatulenz oder Diarrhö auftreten. Bei Patienten mit Diabetes mellitus sollten vermehrt die Blutzuckerspiegel kontrolliert werden.

Zusammenfassende Bewertung

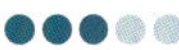

Lactose kann zur Behandlung der Obstipation eingesetzt werden. Vor der Anwendung bei Erwachsenen sollte eine häufig vorkommende Lactoseintoleranz ausgeschlossen werden. Bei längerfristiger Anwendung besteht die Gefahr der Gewichtszunahme.

37.1.2 Lactulose

Wirkung

Lactulose ist aus dem Gastrointestinaltrakt schwer resorbierbar. Bei Einnahme zusammen mit Wasser bindet sie dieses entsprechend dem osmotischen Druck im Darmlumen. Es entstehen große Kotmengen mit weicher Konsistenz, die eine Defäkation erleichtern. Weiterhin wird Lactulose von Darmbakterien zu Säuren wie Essig-, Propion-, Butter- oder Milchsäure umgewandelt. Diese sind ebenfalls osmotisch aktiv und bewirken durch die Absenkung des Darm-pH-Werts eine Anregung der Peristaltik.

Dosierung

- Erwachsene (peroral): 5–10 g 1–2-mal/d
- Kinder (peroral): 3–6 g 1–2-mal/d
- Säuglinge und Kleinkinder (peroral): 1–4 g 3-mal/d

Pharmakokinetische Eigenschaften

Wirkungsbeginn

Die Wirkung setzt innerhalb von 2 bis 48 Stunden ein.

Metabolismus und Ausscheidung

Die Resorptionsquote von unveränderter Lactulose liegt bei 0,4–2 %. Im Dickdarm wird das Disaccharid bakteriell zu organischen Säuren, hauptsächlich Milchsäure, aber auch Essig- und Ameisensäure biotransformiert.

Besondere Hinweise

Unter der Behandlung mit Lactulose kann es zu Blähungen kommen. Bei Patienten mit Diabetes mellitus sollten vermehrt die Blutzuckerspiegel kontrolliert werden. Die Fachinformation empfiehlt bei Säuglingen und Kleinkindern vor der Anwendung ein Fructoseintoleranzsyndrom auszuschließen.

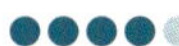

Zusammenfassende Bewertung

●●●●○

Lactulose ist wegen ihrer guten Verträglichkeit für die Obstipationsbehandlung von Kindern und Erwachsenen zu empfehlen. Die Substanz wird insbesondere zur Therapie der opioidinduzierten Obstipation empfohlen. Wirksamkeit und Verträglichkeit sind auch bei Einnahme über längere Zeiträume gewährleistet. Nebenwirkungen wie Flatulenz treten häufiger auf als bei Polyethylenglykol.

37.1.3 Polyethylenglykol (Macrogol 3350–4000)

Wirkung

Polyethylenglykol (Macrogol) bindet das Wasser, mit dem es eingenommen wird, und transportiert es bis in den Dickdarm. Es entstehen große Kotmengen mit weicher Konsistenz. Infolge des erhöhten Drucks auf die Darmwand kommt es weiterhin zu einer Verstärkung der Peristaltik.

Dosierung

- Erwachsene und Jugendliche: 15 g in Wasser gelöst 1–3-mal/d
- Kinder von 2–11 Jahren: 0,2–0,8 g/kg KG in Wasser gelöst 1-mal/d

Pharmakokinetische Eigenschaften

Wirkungsbeginn

Die Wirkung tritt innerhalb von 2 bis 48 Stunden ein.

Metabolismus und Ausscheidung

Polyethylenglykol wird weder resorbiert noch biotransformiert. Die Ausscheidung erfolgt unverändert mit den Fäzes.

Besondere Hinweise

Polyethylenglykol ist bei akuter funktioneller und bei chronischer Obstipation wirksam und sicher und gehört zu den Mitteln der ersten Wahl. Bei Patienten mit Stauung und Verhärtung von Kot im Dickdarm (Koprostase) sollte die Behandlung aus Sicherheitsgründen unter ärztlicher Aufsicht erfolgen. Polyethylenglykol kann auch während der Schwangerschaft eingesetzt werden. Eine Begrenzung des Einnahmezeitraums ist nicht erforderlich.

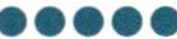

Zusammenfassende Bewertung

●●●●●

Die Anwendung von Polyethylenglykol zur Obstipationsbehandlung kann uneingeschränkt empfohlen werden. Die Wirkung ist rein physikalisch, daher tritt kein Gewöhnungseffekt auf. Polyethylenglykol gilt als sicher, die Wirksamkeit wurde in randomisierten kontrollierten Studien bestätigt. Im direkten Vergleich mit Lactulose ist Polyethylenglykol wirksamer im Hinblick auf Stuhlfrequenz und Stuhlhärte. Die Substanz wird insbesondere zur Therapie der opioidinduzierten Obstipation empfohlen.

37.1.4 Magnesium- oder Natriumsulfat

Wirkung

Die laxierende Wirkung von Magnesium- oder Natriumsulfat (Bitter oder Glaubersalz) beruht überwiegend auf der schweren Resorbierbarkeit des Sulfations aus dem Gastrointestinaltrakt. Bei Einnahme zusammen mit Wasser bindet das Anion die Flüssigkeit entsprechend des osmotischen Drucks im Darm. Bei Anwendung hypertoner Lösungen kommt es zusätzlich zur Abgabe von Wasser in das Darmlumen. Es entstehen große Kotmengen mit weicher Konsistenz, die eine Defäkation erleichtern.

Dosierung

- Jugendliche und Erwachsene: Aus 10–20 g Salz werden möglichst isotone Lösungen hergestellt (Magnesiumsulfat 3,3 %ig, Natriumsulfat 4,2 %ig) und peroral eingenommen.

Pharmakokinetische Eigenschaften

Wirkungsbeginn

Die Wirkung setzt nach 0,5–2 Stunden ein.

Verteilung und Ausscheidung

Nach peroraler Gabe werden Natrium- oder Magnesiumionen in bedeutendem Umfang resorbiert, Sulfat nur geringfügig. Die Ausscheidung der resorbierten Ionen erfolgt über die Nieren.

Besondere Hinweise

Insbesondere bei schlecht hydratisierten Patienten kann es durch Einnahme hypertoner Salzlösungen zu einer Dehydratation kommen. Es besteht erhöhte Thrombosegefahr. Bei Hypertonikern sind bei längerer Anwendung von Natriumsalzen eine Verschlimmerung des Krankheitsbilds sowie eine Flüssigkeitsretention möglich. Bei niereninsuffizienten Patienten kann es durch Einnahme von Magnesiumionen enthaltenden Laxanzien zu einer Hypermagnesiämie kommen, die mit Muskelschwäche, Reflexausfällen und Blutdruckabfall einhergeht.

Zusammenfassende Bewertung

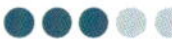

Salinische Abführmittel waren seit Jahrzehnten Standard bei der Darmreinigung vor diagnostischen und therapeutischen Eingriffen. Magnesium- oder Natriumsulfat sind wegen der Gefahr der massiven Störung von Elektrolyt- und Flüssigkeitshaushalt und deren Folgen nicht zu empfehlen. Fallberichte weisen darauf hin, dass besonders Patienten mit renalen und kardialen Problemen gefährdet sind. Salinische Abführmittel sollten allenfalls eingesetzt werden, wenn eine schnelle und vollständige Darmentleerung erwünscht ist und keine Risikofaktoren bestehen.

37.2 Antiresorptiv oder hydragog wirkende Laxanzien

37.2.1 Bisacodyl

Wirkung

Bisacodyl stimuliert die propulsive Motilität des Kolons, es hemmt die Wasserresorption und stimuliert die Sekretion. Es entstehen große Kotmengen mit weicher Konsistenz. Infolge des erhöhten Drucks auf die Darmwand kommt es weiterhin zu einer Verstärkung der Peristaltik. Elektrolytverschiebungen im Serum wurden, entgegen früheren Annahmen, bei bis zu jahrzehntelanger Einnahme nicht beobachtet.

Dosierung

- Erwachsene und Jugendliche: 5–10 mg/d peroral oder 10 mg/d rektal
- Kinder von 2–11 Jahren: 5 mg/d peroral oder 5 mg/d rektal

Pharmakokinetische Eigenschaften

Wirkungsbeginn

Die Dauer bis zum Einsetzen der Wirkung ist von der jeweiligen Applikationsform abhängig. Rektale Zubereitungen wirken bereits nach einer viertel bis ganzen Stunde, perorale nach 6 bis 8 Stunden.

Metabolismus und Ausscheidung

Bisacodyl wird nur zu einem sehr geringen Anteil aus dem Gastrointestinaltrakt resorbiert und nach Glucuronidierung wieder in den Darm ausgeschieden. Die Substanz geht nicht in die Muttermilch über.

Besondere Hinweise

Bisacodyl ist bei akuter funktioneller und bei chronischer Obstipation wirksam und sicher, und gehört zu den Mitteln der ersten Wahl. Für Kinder unter 2 Jahren besteht eine Kontraindikation. Bei älteren Kindern sollte die Anwendung nur unter ärztlicher Aufsicht erfolgen. Krampfartige Bauchschmerzen können als Ausdruck der motorischen Wirkung auftreten. Ansonsten sind die Substanzen gut verträglich und auch in der Schwangerschaft und Stillzeit unbedenklich.

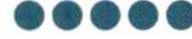

Zusammenfassende Bewertung

●●●●●

Bisacodyl kann zur Behandlung einer Obstipation empfohlen werden. Die Wirksamkeit bei kurzfristiger und mehrwöchiger Gabe wurde in kontrollierten Studien nachgewiesen. Die Wirkung betrifft auch Patienten, die auf Macrogol nicht ansprachen. Eine Begrenzung des Einnahmezeitraums ist neueren Erkenntnissen zufolge nicht erforderlich.

37.2.2 Natriumpicosulfat

Wirkung

Natriumpicosulfat stimuliert die propulsive Motilität des Kolons und hemmt die Wasserresorption bzw. stimuliert die Sekretion. Es entstehen große Kotmengen mit weicher Konsistenz. Infolge des erhöhten Drucks auf die Darmwand kommt es weiterhin zu einer

Verstärkung der Peristaltik. Elektrolytverschiebungen im Serum wurden, entgegen früheren Annahmen, bei bis zu jahrzehntelanger Einnahme nicht beobachtet.

Dosierung

- Erwachsene und Jugendliche: 5–10 mg mit ausreichend Flüssigkeit
- Kinder von 4–11 Jahren: 2,5–5 mg mit ausreichend Flüssigkeit

Pharmakokinetische Eigenschaften

Wirkungsbeginn

Die Wirkung tritt innerhalb von 8–12 Stunden ein.

Metabolismus und Ausscheidung

Natriumpicosulfat wird nur in geringem Umfang aus dem Dünndarm resorbiert. Das nach Spaltung des Schwefelsäureesters entstehende pharmakologisch aktive Diphenol wird teilweise resorbiert und nach Konjugation hauptsächlich biliär ausgeschieden. Die Substanz geht nicht in die Muttermilch über.

Besondere Hinweise

Natriumpicosulfat ist bei akuter funktioneller und bei chronischer Obstipation wirksam und sicher und gehört zu den Mitteln der ersten Wahl. Für Kinder unter 4 Jahren besteht eine Kontraindikation. Bei älteren Kindern sollte die Anwendung nur unter ärztlicher Aufsicht erfolgen. Krampfartige Bauchschmerzen können als Ausdruck der motorischen Wirkung auftreten. Ansonsten sind die Substanzen gut verträglich und auch in der Schwangerschaft und Stillzeit unbedenklich.

Zusammenfassende Bewertung

●●●●●

Natriumpicosulfat kann zur Behandlung einer Obstipation empfohlen werden. Die Wirksamkeit bei kurzfristiger und mehrwöchiger Gabe wurde in kontrollierten Studien nachgewiesen. Die Wirkung betrifft auch Patienten, die auf Macrogol nicht ansprachen. Eine Begrenzung des Einnahmezeitraums ist neueren Erkenntnissen zufolge nicht erforderlich.

37.2.3 Anthraglykoside

Wirkung

Anthraglykoside, z. B. aus Aloe, Faulbaumrinde, Kreuzdornbeeren, Sennesblättern oder Rhabarber, wirken prokinetisch und sekretagog. Sie werden im Darm nach Spaltung der Glykosidbindung von Coli-Bakterien zu Anthronen oder Anthranolen reduziert. Diese hemmen im Dickdarm die Natriumionen- und Wasserresorption aus dem Darmlumen durch Blockade der Na^+/K^+-ATPase (antiresorptive Wirkung). Es kommt zu einer Erhöhung der Durchlässigkeit von Kittleisten in der Darmwand und zu einem verstärkten Einstrom von Wasser und Elektrolyten in das Lumen. Die Peristaltik wird sowohl durch die Volumenzunahme als auch durch einen direkten Angriff an der glatten Muskulatur des Darms verstärkt.

Dosierung

- Erwachsene und Kinder ab 12 Jahren: 15–30 mg Hydroxyanthracenderivate 1-mal/d

Pharmakokinetische Eigenschaften

Wirkungsbeginn

Die Wirkung tritt nach 8–10 Stunden ein.

Metabolismus und Ausscheidung

Anthrachinonderivate werden hauptsächlich mit den Fäzes ausgeschieden, zuvor kommt es zur teilweisen Hydrolyse bzw. Reduktion durch Darmbakterien. Ein kleinerer Anteil wird nach gastrointestinaler Resorption über die Niere ausgeschieden, meist in Form von Glucuronid- und Sulfatkonjugaten. Der Harn ist hierdurch dunkel gefärbt. Resorbierter Wirkstoff gelangt auch in die Muttermilch.

Besondere Hinweise

Unter der Behandlung mit Anthraglykosiden können krampfartige Bauchschmerzen als Ausdruck der motorischen Wirkung auftreten. In-vitro-Untersuchungen gaben Hinweise auf ein mutagenes Potenzial, In-vivo-Untersuchungen konnten dies jedoch nicht bestätigen. Anthraglykoside sollten bei entzündlichen Darmerkrankungen nicht eingesetzt werden. Aus Sicherheitsgründen ist die Anwendung bei Schwangeren, Stillenden und Kindern unter zwölf Jahren kontraindiziert. Die oft behauptete Gewöhnung an Sennoside scheint sehr selten zu sein, systematische Untersuchungen hierzu fehlen jedoch.

Zusammenfassende Bewertung

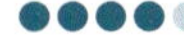

Anthraglykoside können zur Behandlung von Verstopfungen bei Erwachsenen und Kindern ab zwölf Jahren angewendet werden. Ihre Wirksamkeit bei kurzfristiger und mehrwöchiger Gabe sowie ihre Überlegenheit gegenüber Lactulose wurden in kontrollierten Studien nachgewiesen. Elektrolytverschiebungen im Serum wurden dabei nicht beobachtet. Langfristige systematische Beobachtungen fehlen allerdings.

37.3 Gleitmittel

37.3.1 Paraffinum subliquidum

Wirkung

Das Mineralöl macht die Fäzes weicher und gleitfähiger und erleichtert somit die Defäkation.

Dosierung

- Erwachsene und Jugendliche (peroral): 10–45 mg 1-mal/d
- Kinder von 2–11 Jahren (peroral): 10–30 mg 1-mal/d

Die Einnahme sollte wegen der Aspirationsgefahr in aufrechter Haltung erfolgen.

Pharmakokinetische Eigenschaften

Wirkungsbeginn

Die Wirkung tritt nach 6–12 Stunden ein.

Metabolismus und Ausscheidung

Das Mineralöl Paraffinum subliquidum ist unverdaulich und wird praktisch nicht resorbiert. Eine Einnahme in emulgierter Form erhöht die Resorptionsquote. Die Substanz kann unter Granulombildung im Gewebe abgelagert werden.

Besondere Hinweise

Bei Kindern unter 2 Jahren ist die perorale Gabe u. a. wegen Aspirationsgefahr kontraindiziert, bei Kindern unter 6 Jahren ist erhöhte Vorsicht geboten.

Bei längerer Anwendung besteht die Gefahr einer Hypovitaminose fettlöslicher Vitamine, die Resorption von lipophilen Arzneimitteln, z. B. oralen Antikoagulanzien und oralen Kontrazeptiva, kann vermindert sein. Weiterhin sind Verdauungsstörungen oder Fremdkörperreaktionen durch resorbierte Öltröpfchen möglich. Eine versehentliche Aspiration führt mitunter zu Mineralöl- oder Lipidpneumonie. Allgemein sollte Paraffin bei Patienten, bei denen Aspirationsgefahr besteht, z. B. geriatrischen oder behinderten Patienten, nicht eingesetzt werden. Unangenehm ist weiterhin eine mögliche Undichtigkeit des Anus.

> **Zusammenfassende Bewertung**
>
> ●○○○○
>
> Randomisierte kontrollierte Studien zu Wirksamkeit und unerwünschten Wirkungen liegen nicht vor. Mineralöle wie Paraffinum subliquidum gelten heute für die Obstipationsbehandlung als obsolet. Bei versehentlicher Einatmung besteht die Gefahr einer Aspirationspneumonie. Die 2k-Leitlinie empfiehlt die Anwendung ausdrücklich nicht.

37.4 Defäkationsauslöser

37.4.1 Glycerol

Wirkung

Glycerol kann rektal in Form von Suppositorien oder Mikroklysmen zur Auslösung der Defäkation angewendet werden. Durch den osmotischen Effekt kommt es zu einer Volumenzunahme und somit zur Anregung der Darmmotilität. Weiterhin wirkt Glycerol als Gleitmittel und weicht die Fäzes auf.

Dosierung

- Erwachsene: bis zu 2 g rektal (Glycerol 85 %)
- Kinder: 0,75–1,5 g rektal (Glycerol 85 %)

Nach Möglichkeit sollte das Medikament etwa 15 Minuten am Wirkort verbleiben.

Pharmakokinetische Eigenschaften

Wirkungsbeginn

Die Wirkung tritt in der Regel innerhalb von 90 Minuten ein.

Metabolismus und Ausscheidung

Rektal verabreichtes Glycerol ist kaum systemisch verfügbar. Resorbiertes Glycerol wird metabolisiert und geht in den Intermediärstoffwechsel ein.

Besondere Hinweise

Glycerol kann bereits bei Säuglingen und Kleinkindern angewendet werden. Allerdings ist zu beachten, dass der Stuhlgang beim gestillten Säugling physiologischerweise u. U. in bis zu 14-tägigen Abständen erfolgen kann.

Zusammenfassende Bewertung

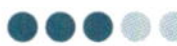

Es liegen keine relevanten randomisierten kontrollierten Studien zu Wirksamkeit und Verträglichkeit von Glycerolzäpfchen vor. Jedoch wird rektal verabreichtes Glycerol in einer S1-Leitlinie für Kinder als eine Möglichkeit zur kurzzeitigen Behandlung einer akuten Obstipation empfohlen.

37.4.2 Sorbitol

Wirkung

Sorbitol kann rektal in Form von (Mikro-)Klysmen zur Auslösung der Defäkation angewendet werden. Durch den osmotischen Effekt erfolgt eine Anregung der Darmmotilität. Weiterhin wirkt Sorbitol als Gleitmittel und weicht die Fäzes auf.

Dosierung

- Erwachsene (rektal): 20–50 g
- Kinder (rektal): 8–16 g

Nach Möglichkeit sollte das Medikament etwa 15 Minuten am Wirkort verbleiben.

Pharmakokinetische Eigenschaften

Wirkungsbeginn

Die Wirkung tritt in der Regel direkt nach Applikation ein.

Metabolismus und Ausscheidung

Rektal verabreichtes Sorbitol ist praktisch nicht systemisch verfügbar.

Besondere Hinweise

Sorbitol kann bereits bei Säuglingen und Kleinkindern angewendet werden. Allerdings ist zu beachten, dass der Stuhlgang beim gestillten Säugling physiologischerweise u. U. in bis zu 14-tägigen Abständen erfolgen kann.

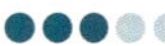

Zusammenfassende Bewertung

●●●○○

Sorbitol kann bei rektaler Gabe zur Behandlung der Obstipation eingesetzt werden. Die Wirksamkeit wurde nicht in randomisierten kontrollierten Studien untersucht. Zusammenfassend kann festgestellt werden, dass zur Behandlung der Obstipation besser untersuchte wirksame Substanzen zur Verfügung stehen. Aktuelle Therapieempfehlungen sehen jedoch einen Stellenwert in Fällen, in denen andere medikamentöse Maßnahmen versagt haben und zur initialen Behandlung der akuten Obstipation bei Kindern.

37.4.3 Natriumdihydrogenphosphat mit Natriumhydrogencarbonat

Wirkung

Natriumdihydrogenphosphat und Natriumhydrogencarbonat (CO_2-freisetzend) können rektal in Form von Suppositorien oder Mikroklysmen zur Auslösung der Defäkation angewendet werden. Durch den osmotischen Effekt und die Freisetzung von CO_2 kommt es zu einer Volumenzunahme und somit zur Anregung der Darmmotilität.

Dosierung

- Erwachsene (rektal): 680 mg Natriumdihydrogenphosphat/500 mg Natriumhydrogencarbonat
- Kinder (rektal): 340 mg Natriumdihydrogenphosphat/250 mg Natriumhydrogencarbonat
- Säuglinge (rektal): 170 mg Natriumdihydrogenphosphat/125 mg Natriumhydrogencarbonat

Nach Möglichkeit sollte das Medikament etwa 15 Minuten am Wirkort verbleiben.

Pharmakokinetische Eigenschaften

Wirkungsbeginn

Die Wirkung tritt etwa 30 Minuten nach Applikation ein.

Metabolismus und Ausscheidung

Bei rektaler Verabreichung sind die Substanzen nur wenig systemisch verfügbar.

Besondere Hinweise

Natriumdihydrogenphosphat und Natriumhydrogencarbonat können bereits bei Säuglingen und Kleinkindern angewendet werden. Allerdings ist zu beachten, dass der Stuhlgang beim gestillten Säugling physiologischerweise u. U. in bis zu 14-tägigen Abständen erfolgen kann.

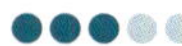

Zusammenfassende Bewertung

●●●○○

Natriumdihydrogenphosphat und Natriumhydrogencarbonat können bei rektaler Gabe zur Behandlung der Obstipation eingesetzt werden. Bei Kindern werden sie in einer aktuellen S1-Leitlinie besonders zur Stuhlkonditionierung empfohlen. Zusammenfassend kann festgestellt werden, dass zur Behandlung der Obstipation besser untersuchte, wirksame Substanzen zur Verfügung stehen.

37.5 Abgrenzung zu verschreibungspflichtigen Arzneimitteln und anderen ärztlichen Therapieverfahren

Eine akute Obstipation kann auf schwerwiegende Erkrankungen wie Ileus, Stenosen, Kolonkarzinome, Hypothyreosen, Morbus Parkinson, Nervenschäden oder Depressionen hindeuten. Diese Krankheitsbilder bedürfen einer Behandlung durch einen Arzt. Ebenso können sich Krankheiten, die die Bewegungsfähigkeit einschränken, auf den Stuhlgang auswirken. Dazu gehören starke Schmerzen oder rheumatische Veränderungen. Bei Kindern muss bei chronisch auftretenden Beschwerden prinzipiell mit einer Fehlbildung des Gastrointestinaltrakts gerechnet werden. Erst wenn eine schwerwiegende Erkrankung als Ursache einer Verstopfung ausgeschlossen werden kann, darf in der Selbstmedikation auf die genannten therapeutischen Maßnahmen zurückgegriffen werden.

Bei einer durch Opioide ausgelösten Obstipation oder bei postoperativem Ileus können verschreibungspflichtige, peripher wirksame µ-Opioid-Rezeptor-Antagonisten wie Methylnaltrexon, Naloxegol, Naldemedin oder das derzeit in Deutschland noch nicht zugelassene Alvimopan angewendet werden. Methylnaltrexon und Naloxegol erwiesen sich bei Patienten unter Opioidtherapie als wirksam, auch wenn zuvor die Therapie mit konventionellen Laxanzien versagt hat. Es gibt keinen Hinweis auf einen Opioidentzug. Weiterhin ist für Frauen, bei denen andere Maßnahmen unwirksam sind, der 5-HT_4-Agonist Prucaloprid zugelassen. Die Therapieerfahrung zu Opioid-Rezeptor-Antagonisten und Serotonin-Rezeptor-Agonisten ist bislang gering. Ihr Einsatz unter ärztlicher Überwachung sollte daher auf schwere Krankheitsbilder beschränkt bleiben. Der Einsatz des Chlorid-Kanal-Aktivators Lubiproston oder des Guanylatcyclase-C-Agonisten Linaclotid kann in therapierefraktären Fällen versucht werden, die weder auf konventionelle Therapie noch auf Prucaloprid ansprechen bzw. diese Therapien nicht vertragen. Die Indikation zur Kolonresektion soll auf schwere, therapierefraktäre Slow Transit Obstipation und/oder auf idiopathisches Megakolon beschränkt werden.

37.6 Handelspräparate (Auswahl)

Wirkstoff	Bewertung	Präparatebeispiele®
Anthraglykoside	●●●●○	Bekunis Instant Tee, Midro Tee, Kräuterlax, LEGAPAS, Neda
Bisacodyl	●●●●●	Dulcolax, Laxans AL, Mediolax Medice, Tirgon
Flohsamen/-schalen	●●●●●	Agiocur, Pascomucil
Glycerol (rektal)	●●●○○	Babylax, Glycilax, Milax, Nene-Lax
Lactose	●●●○○	Edelweiß Milchzucker
Lactulose	●●●●○	Bifiteral, Lactuflor, Lactulose-saar
Magnesium- oder Natriumsulfat	●●●○○	Bittersalz Bombastus (Magnesiumsulfat), Glaubersalz Bombastus (Natriumsulfat)
Natriumdihydrogen-phosphat mit Natrium-hydrogencarbonat	●●●○○	Phospho-soda Lösung, Lecicarbon-Laxans
Natriumpicosulfat	●●●●●	Laxoberal, Regulax Picosulfat
Paraffinum subliquidum	●○○○○	Obstinol M
Polyethylenglykol (Macrogol)	●●●●●	Kinderlax, Laxofalk, Macrogol-ratiopharm, Movicol
Sorbitol (rektal)	●●●○○	Microlax

Literatur

Ahmedzai SH, Boland JW. Constipation in people described opioids. BMJ Clin Evid 09: 2407, 2015

Ammon H, Mutschler E, Scholz H (Hrsg.). Arzneimittel Information und Beratung. 27. Akt.lfg., Wissenschaftliche Verlagsgesellschaft Stuttgart, 2023

Blaschek W et al. Wichtl Teedrogen und Phytopharmaka. 6. Aufl., Wissenschaftliche Verlagsgesellschaft Stuttgart, 2016

Candy B, Jones L, Larkin PJ et al. Laxatives for the management of constipation in people receiving palliative care. Cochrane Database Syst Rev 2015(5): CD003448, 2015

Chronische Obstipation (S2k-Leitlinie), AWMF-Register-Nr. 021/019, Stand 21.10.2021, gültig bis 30.10.2026

Deutschen Gesellschaft für Neurologie. Abführmittel: Möglicherweise ein Demenz-Risikofaktor – und in vielen Fällen vermeidbar. Pressemeldung vom 24.03.2023

Dobarrio-Sanz I, Hernández-Padilla JM, López-Rodríguez MM et al. Non-pharmacological interventions to improve constipation amongst older adults in long-term care settings: A systematic review of randomised controlled trials. Geriatr Nurs 41(6): 992–999, 2020

Drugdex® System. Thomson Healthcare, Zugriff 04/2023

Every-Palmer S, Newton-Howes G, Clake MJ. Pharmacological treatment for antipsychotic-related constipation. Cochrane Database Syst Rev 1(1): CD011128, 2017

Fachinformation Agiocur Madaus, Stand 09/2022

Fachinformation Bifiteral, Stand 04/2022

Fachinformation Dulcolax, Stand 07/2022

Fachinformation Fleet Phospho-soda, Stand 05/2015

Fachinformation Laxoberal, Stand 07/2022

Fachinformation Macrogol-ratiopharm, Stand 10/2021

Fachinformation Microlax Rektallösung, Stand 12/2014

Fachinformation Neda Früchtewürfel, Stand 12/2021

Fachinformation Nene-Lax, Stand 07/2021

Fachinformation Obstinol, Stand 04/2021

Gordon M, MacDonald JK, Parker CE et al. Osmotic and stimulant laxatives for the management of childhood constipation. Cochrane Database Syst Rev 2016(8): CD009118, 2016

Hamacher H, Wahl MA. Selbstmedikation, 2. Aufl., Wissenschaftliche Verlagsgesellschaft Stuttgart, 2022

Luthra P, Camilleri M, Burr NE et al. Efficacy of drugs in chronic idiopathic constipation: a systematic review and network meta-analysis. Lancet Gastroenterol Hepatol 4(11): 831–844, 2019

Mínguez M, López Higueras A, Júdez J. Use of polyethylene glycol in functional constipation and fecal impaction. Rev Esp Enferm Dig 108(12): 790–806, 2016

Nee J, Zakari M, Sugarman MA et al. Efficacy of treatments for opioid-induced constipation: a systematic review and meta-analysis. Clin Gastroenterol Hepatol S1542–3565(18): 30087–30089, 2018

Paknejad MS, Motaharifard MS, Barimani S et al. Traditional, complementary and alternative medicine in children constipation: a systematic review. Daru 27(2): 811–826, 2019

Piccoli de Mello P, Eifer DA, Daniel de Mello E. Use of fibers in childhood constipation treatment: systematic review with meta-analysis, J Pediatr (Rio J) 94(5): 460–470, 2018

Rachel H, Griffith AF, Teague WJ et al. Polyethylene glycol dosing for constipation in children younger than 24 months: a systematic review. J Pediatr Gastroenterol Nutr 71(2): 171–175, 2020

Rao SSC, Brenner DM. Efficacy and Safety of Over-the-Counter Therapies for Chronic Constipation: An Updated Systematic Review. Am J Gastroenterol 116(6): 1156–1181, 2021

Rao SSC, Brenner DM. Evidence-based treatment recommendations for OTC management of chronic constipation. J Am Assoc Nurse Pract 34(9): 1041–1044, 2022

Rungsiprakarn P, Laopaiboon M, Sangkomkamhang US et al. Interventions for treating constipation in pregnancy. Cochrane Database Syst Rev 2015(9): CD011448, 2015

Tabbers MM, Boluyt N, Berger MY et al. Constipation in children: fibre and probiotics. BMJ Clin Evid 03: 303, 2015

Tack J, Müller-Lissner S, Stangehellini V et al. Diagnosis and treatment of chronic constipation – a European perspective. Neurogastroenterol Motil 23(8): 697–710, 2011

Turawa EB, Musekiwa A, Rohwer AC. Interventions for preventing postpartum constipation. Cochrane Database Syst Rev 8(8): CD011625, 2020

Vijayvargiya P, Camilleri M, Vijayvargiya P et al. Systematic review with meta-analysis: efficacy and safety of treatments for opioid-induced constipation. Aliment Pharmacol Ther 52(1): 37–53, 2020

Wallace C, Sinopoulou V, Gordon M et al. Probiotics for treatment of chronic constipation in children. Cochrane Database Syst Rev 3(3): CD014257, 2022

Wang L, Xu M, Zheng Q, Zhang W, Li Y. The Effectiveness of Acupuncture in Management of Functional Constipation: A Systematic Review and Meta-Analysis, Evid Based Complement Alternat Med 2020: 6137450, 2020

Yang Z, Wei C, Li X et al. Association Between Regular Laxative Use and Incident Dementia in UK Biobank Participants. Neurology 100(16): e1702–e1711, 2023

38 Warzen

Warzen sind gutartige Hautwucherungen, die meist durch humane Papillomaviren (HPV) verursacht werden, von denen es mehr als 100 verschiedene Typen gibt. Lediglich Dellwarzen werden durch ein Pockenvirus ausgelöst, während Alterswarzen nicht durch Viren entstehen und daher nicht ansteckend sind. Warzen treten vorzugsweise an den Fingern, der Fußsohle, im Gesicht, unter der Nagelplatte oder im Genitalbereich auf. Der jeweilige Warzentyp ergibt sich aus dem auslösenden Virus und der befallenen Stelle.

Stachelwarzen sind stecknadelkopf- bis erbsengroß und sehen oft rau und schuppig oder pinselartig aus. Bei Warzen an den Fußsohlen handelt es sich im Wesentlichen um Mosaik- oder Dornwarzen. Mosaikwarzen treten beetartig in großer Zahl auf und verursachen normalerweise keine Beschwerden. Dornwarzen wachsen wie Dornen in tiefere Hautschichten ein und können beim Gehen erhebliche Schmerzen bereiten. Sie haben meist eine stark verhornte Oberfläche und sind von dunklen Pünktchen durchsetzt. Flachwarzen sind, wie der Name sagt, flach, nur wenige Millimeter groß und finden sich häufig im Gesicht sowie an den Händen. Sie betreffen in erster Linie Kinder und können in großer Zahl auftreten. Dellwarzen sind stecknadelkopfgroße, hellrote Knötchen, die in der Mitte eine charakteristische Delle aufweisen und eine breiige, weißliche Flüssigkeit enthalten. Sie kommen bevorzugt im Gesicht, am Hals sowie an Armen und Beinen vor, insbesondere bei Kindern mit trockener, zu Neurodermitis neigender Haut. Feigwarzen treten normalerweise im Genital- oder Analbereich auf, sind rötlich bis grau-weißlich und bilden knotige Warzenbeete. Insbesondere durch HPV-Typ 16 oder 18 ausgelöste Warzen können maligne entarten, daher sollten Feigwarzen stets unter ärztlicher Aufsicht behandelt werden. Alterswarzen treten ab dem 50. Lebensjahr vorwiegend an der Brust, am Rücken und im Gesicht auf. Sie sehen rundlich bis oval aus und sind linsen- bis bohnengroß. UV-Strahlen begünstigen ihr Auftreten.

Alle Warzenarten, bis auf Alterswarzen, werden durch Schmierinfektion oder beim Barfußlaufen, z. B. im Schwimmbad, übertragen, Feigwarzen durch ungeschützten Geschlechtsverkehr. Die Viren können über winzige Verletzungen in die oberste Hautschicht eindringen und dort einzelne Zellen infizieren. Die Inkubationszeit liegt zwischen 4 Wochen und 8 Monaten. Begünstigende Faktoren sind feuchtes Milieu, ein geschwächtes Immunsystem, trockene Haut bzw. Neurodermitis, Rauchen oder Diabetes mellitus. Auch Kinder haben ein erhöhtes Risiko für das Auftreten von Warzen, da ihr Immunsystem noch nicht entsprechend geprägt ist. Hände müssen nach Berührung einer Warze gründlich gewaschen oder desinfiziert werden, um eine Verschleppung der Viren zu vermeiden. Kontaminierte Handtücher und Kleidung sind bei mindestens 60 °C zu waschen.

Zwei Drittel aller nicht genitalen Warzen verschwinden bei immunkompetenten Personen nach einiger Zeit von selbst wieder. Bei Kindern dauert dies 6–12 Monate, bei Erwachsenen 12–24 Monate. Manchmal reicht es daher, einfach abzuwarten. Wenn die Hautwucherungen jedoch von der Hautoberfläche emporragen, zerklüftet aussehen und somit ein kosmetisches Problem darstellen oder wenn Dornwarzen Schmerzen bereiten, kann eine entsprechende Behandlung eingeleitet werden. Im Rahmen der Selbstmedikation kann dies durch Keratolytika, Vereisen, Teebaumöl oder systemisches Zinksulfat erfolgen.

38.1 Topische Therapeutika

38.1.1 Salicylsäure

Wirkung

Salicylsäure wirkt ab Konzentrationen von 5 % keratolytisch. Sie weicht die stark verhornte Haut auf und ermöglicht das schichtweise Abtragen der Warze. Die keratolytische Wirkung beruht auf der direkten Einwirkung auf die interzellulären Kittsubstanzen bzw. die Desmosomen, die den Verhornungsvorgang fördern. Unter Okklusion ist der epidermolytische Effekt verstärkt. Weiterhin zeigt Salicylsäure antiseptische, antiproliferative und entzündungshemmende Effekte.

Dosierung

- Lösungen: 5–40 %ige Zubereitungen 1–2-mal/d dünn auftragen
- Pflaster: 2–3 Tage lang Zubereitungen mit 10–25 mg Salicylsäure/cm^2 auf der Warze belassen und dann wechseln
- Erwachsene: 2 g/d (Tagesmaximaldosis)
- Kinder ab einem Jahr: 0,2 g/d (Tagesmaximaldosis)

Die Zubereitung darf nur für maximal eine Woche angewendet werden.

Pharmakokinetische Eigenschaften

Erforderliche Behandlungsdauer

Die Behandlung sollte bis zum vollständigen Verschwinden der Warze durchgeführt werden. Dies dauert in der Regel etwa 12 Wochen. Zwischenzeitlich kann die aufgeweichte Hornhaut immer wieder, z. B. bei einem Bad, entfernt werden. Es ist darauf zu achten, dass die Warze nicht blutet, da sonst möglicherweise eine Ausbreitung erfolgt.

Metabolismus und Ausscheidung

Die Bioverfügbarkeit nach topischer Applikation von Salicylsäure liegt bei 10–25 %, daher sind starke systemische Nebenwirkungen möglich. Dies gilt insbesondere bei der Behandlung von Kindern oder bei großflächiger Anwendung. Die Substanz wird nach transdermaler Aufnahme z. T. in Salicylursäure, Glucuronide, Gentisinsäure und Dihydroxybenzoesäure umgewandelt. Die Ausscheidung erfolgt fast ausschließlich renal. Insbesondere bei Niereninsuffizienz kann es daher zu systemischen toxischen Reaktionen kommen.

Besondere Hinweise

Die Zubereitung wird vorzugsweise nach einem (Teil-)Bad aufgetragen. Die umgebende Haut kann mit Zinkpaste oder Vaseline geschützt werden. Wenn sich auf der behandelten Stelle ein Film gebildet hat, sollte dieser vor dem erneuten Auftragen entfernt werden. Salicylsäure wird häufig mit der sehr ähnlich wirkenden Milchsäure kombiniert.

Salicylsäure kann Brennen und Rötungen, in Einzelfällen auch Kontaktallergien hervorrufen. Bei Säuglingen darf die Substanz nicht angewendet werden. Kleinkinder und Schwangere sollten nur auf kleineren Flächen (unter 5 cm^2) behandelt werden, um die resorbierte Menge möglichst gering zu halten. In der Stillzeit darf kein direkter Kontakt des Säuglings mit behandelter Haut erfolgen. Eine Anwendung im Gesicht, auf den Schleimhäuten oder im Genitalbereich sollte unterbleiben. Bei eingeschränkter Nierenfunktion ist Vorsicht geboten.

Zusammenfassende Bewertung

●●●●●

Topische Salicylsäure kann zur Behandlung von Warzen empfohlen werden. Die Substanz ist erwiesenermaßen wirksam und gut verträglich. Die Heilungsrate liegt nach 2–4-monatiger Behandlung bei 70–80 % und damit allerdings nur 1,6-mal höher als unter Placebo. Die Wirksamkeit bei Plantarwarzen ist gering.

38.1.2 Teebaumöl (aus Melaleuca alternifolia)

Teebaumöl besitzt nicht nur antibakterielle und antimykotische, sondern auch antivirale Wirkungen. Der Wirkungsmechanismus für die antivirale Aktivität ist nicht bekannt.

Dosierung

- Kinder, Jugendliche und Erwachsene: 1–2-mal/d unverdünnt oder als 5–10 %ige Zubereitung auftragen

Pharmakokinetische Eigenschaften

Erforderliche Behandlungsdauer

Die Behandlung sollte bis zum vollständigen Verschwinden der Warze durchgeführt werden. Dies dauert in der Regel mehrere Wochen.

Metabolismus und Ausscheidung

Aufgrund seiner Lipophilie wird Teebaumöl gut über die Haut und die Schleimhäute resorbiert. Zur weiteren Pharmakokinetik liegen keine Erkenntnisse vor.

Besondere Hinweise

Teebaumöl kann als Zellgift Reizungen verursachen oder allergische Reaktionen auslösen. Insbesondere gealtertes Öl enthält vermehrt Bestandteile wie *p*-Cymen und Ascaridol, die möglicherweise das Auftreten von Kontaktdermatitiden begünstigen. Dieser Alterungsprozess setzt bereits innerhalb weniger Tage nach dem Öffnen ein. Ein zugelassenes Teebaumölfertigarzneimittel mit definierter Indikation steht derzeit nicht zur Verfügung.

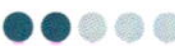

Zusammenfassende Bewertung

●●○○○

Ein Behandlungsversuch mit Teebaumöl kann allenfalls bei nicht zu tief gehenden Warzen erfolgen. Als Wirksamkeitsbeleg liegen bislang nur Einzelfallberichte vor. Zur Beurteilung sind kontrollierte randomisierte Untersuchungen an größeren Patientenkollektiven erforderlich.

38.1.3 Kryotherapie mit Dimethylether/Propan

Wirkung

Im Rahmen der Kryotherapie werden Warzen für einige Sekunden mit einem Dimethylether-Propan-Gemisch betupft oder besprüht. Das Warzengewebe soll dabei absterben. Die im Rahmen der Selbstmedikation erreichten Temperaturen liegen bei –50 bis –60 °C.

Dosierung

- In Abhängigkeit von Größe und Lokalisation der Warze über 10–40 Sekunden anwenden

Direkt benachbarte Warzen dürfen nur im Abstand von 2 Wochen behandelt werden.

Pharmakokinetische Eigenschaften

Erforderliche Behandlungsdauer

Die Wirkung setzt unmittelbar nach der Behandlung ein. Diese sollte im Rahmen der Selbstmedikation auf 3 Anwendungen im Abstand von jeweils 2 Wochen beschränkt bleiben.

Metabolismus und Ausscheidung

Zur Pharmakokinetik existieren keine Angaben.

Besondere Hinweise

Für die Behandlung von Kindern unter 4 Jahren besteht eine Kontraindikation. Bei Patienten mit Diabetes mellitus darf die Kryotherapie wegen des verzögert heilenden Gewebes nicht durchgeführt werden. Bei Patienten mit schlechter Durchblutung ist Vorsicht geboten. Die Haut kann sich vorübergehend weiß verfärben. Bei zu intensiver Anwendung ist mit Narbenbildung, Nervenschädigungen und Nekrosen zu rechnen. Die Kryotherapie darf daher nicht auf empfindlichen oder vorgeschädigten Hautarealen angewendet werden.

Die vorliegenden klinischen Studien zur Kryotherapie sind sehr heterogen und hinsichtlich der Beurteilung widersprüchlich. In jedem Fall sind bei der von medizinischem Fachpersonal durchgeführten, sogenannten aggressiven Kryotherapie mit flüssigem Stickstoff oder Kohlendioxid erheblich niedrigere Temperaturen erzielbar. Diese Formen gelten daher als deutlich effektiver als die mit einem Dimethylether-Propan-Gemisch im Rahmen der Selbstmedikation.

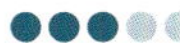

Zusammenfassende Bewertung

●●●○○

Die Kryotherapie im Rahmen der Selbstmedikation kann nur eingeschränkt empfohlen werden. Es sind weitere kontrollierte Untersuchungen erforderlich, um nachzuweisen, dass die im Rahmen der Selbstmedikation erreichten Temperaturen wirksam sind. Die von Leitlinien empfohlene Kryotherapie betrifft die unter ärztlicher Aufsicht durchgeführte.

38.2 Systemische Therapeutika

38.2.1 Zinkionen (peroral)

Wirkung

Zink ist als Spurenelement ein Cofaktor zahlreicher Enzyme im zellulären Metabolismus. Neben seinen antiinflammatorischen Wirkungen durch Hemmung der Granulozyten-Chemotaxis, Expression von TNF-α und des Adhäsionsmoleküls ICAM-1 wurde für Zinksulfat eine antivirale Wirksamkeit gegen viral bedingte Warzen nachgewiesen.

Dosierung

- Erwachsene und Kinder ab 10 Jahren: 25–50 mg/d, berechnet als elementares Zink

Pharmakokinetische Eigenschaften

Erforderliche Behandlungsdauer

Erkenntnisse über die erforderliche Behandlungsdauer liegen nicht vor.

Metabolismus und Ausscheidung

Etwa 30 % des eingenommenen ionischen Zinks werden über einen aktiven, sättigbaren und einen passiven, nicht sättigbaren Prozess aus dem Dünndarm resorbiert. Kupfer-, Eisen-, Calcium- und Phosphationen können diesen Vorgang behindern. Zinkionen unterliegen einem enterohepatischen Kreislauf. Hauptspeicherorgane sind Haare, Augen, Prostata, Muskulatur und Knochen. Die Ausscheidung erfolgt bis zu 85 % über die Fäzes. Zudem wird Zink über Haut, Haare, Sperma, Urin und Schweiß eliminiert.

Besondere Hinweise

Nach peroraler Applikation von Zinkionen können insbesondere bei höheren Dosierungen gastrointestinale Beschwerden wie Übelkeit, Erbrechen, Bauchschmerzen und Diarrhö auftreten. Die Gefahr einer akuten Zinkvergiftung besteht bei einmaliger Aufnahme von etwa 2 g Zink, chronische Vergiftungserscheinungen wurden bei Applikation von mehr als 110 mg Zink/d beobachtet. Für die perorale Gabe liegen keine Erkenntnisse zur Wirksamkeit und Sicherheit bei Kindern unter 10 Jahren vor. Während der Schwangerschaft sollten Zinkionen nur bei serologisch nachgewiesenem Zinkmangel eingenommen werden.

Zusammenfassende Bewertung

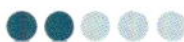

Zur peroralen Anwendung von Zink liegen für die Behandlung viral bedingter Warzen nur positive Befunde aus Untersuchungen mit sehr hohen Dosierungen über 100 mg/d vor. Diese Substanzmengen riefen jedoch auch verstärkt gastrointestinale UAW hervor und können bei chronischer Anwendung zu Vergiftungserscheinungen führen. Eine endgültige Beurteilung ist derzeit aufgrund der bisherigen Datenlage nicht möglich.

Anmerkungen

- Der Saft von Schöllkraut enthält viruzide Alkaloide, antimitotisch wirksames Chelidonin und proteolytische Enzyme. In der Volksmedizin wird er zur Behandlung von Warzen unverdünnt topisch aufgetragen. Der Nutzen ist jedoch nur unzureichend durch klinische Studien dokumentiert.
- Ein Nutzen durch alleinige Verwendung von Okklusivverbänden oder Tapes konnte nicht eindeutig belegt werden.
- Zur Wirksamkeit von Thuja-Urtinktur sowie zu entsprechenden Potenzen liegen nur Einzelfallberichte vor, sodass an dieser Stelle keine Empfehlung erfolgen kann.
- (Chlor-)Essigsäure und Silbernitrat wirken sehr stark ätzend, Letzteres dazu verfärbend. Der Nutzen ist nur unzureichend durch klinische Studien dokumentiert.
- Kaliumhydroxid kann allenfalls zur Behandlung von Dellwarzen angewendet werden. Der Nutzen ist nur unzureichend durch klinische Studien dokumentiert.

38.3 Abgrenzung zu verschreibungspflichtigen Arzneimitteln und anderen ärztlichen Therapieverfahren

Bei Warzen im Anogenitalbereich, oder wenn Blutungen im Rahmen der Selbstmedikation aufgetreten sind, sollte stets ein Arzt aufgesucht werden. Auch die Behandlung von Fußwarzen bei Patienten mit Diabetes mellitus ist wegen der Blutungsgefahr ärztlich zu überwachen. Weiterhin müssen sich rasch verändernde Hautwucherungen auf eine maligne Entartung geprüft werden.

Falls gutartige Warzen durch die Methoden der Selbstmedikation nicht abheilen, können verschiedene Maßnahmen ergriffen werden, deren Wirksamkeit, abgesehen von der Kryotherapie mit flüssigem Stickstoff, bisher nicht eindeutig belegt ist. Letztere wird von medizinischem Fachpersonal durchgeführt und erzielt mit −196 °C wesentlich niedrigere Temperaturen als die Kältebehandlung mit einem Dimethylether-Propan-Gemisch im Rahmen der Selbstmedikation. Die Heilungsraten durch eine Kryotherapie liegen im Bereich der durch topische Salicylsäure erzielten. Es treten jedoch wesentlich häufiger Schmerzen und Blasenbildungen auf. Aus diesem Grund sollte die Kryotherapie auf Fälle beschränkt bleiben, die nicht auf Salicylsäure angesprochen haben. Der therapeutische Stellenwert von topischem 5-Fluorouracil kann aufgrund der bisherigen Datenlage noch nicht eindeutig festgestellt werden. 0,1–1 %iges Bleomycin, Interferon alfa oder Masern-Mumps-Röteln-Vakzine können intraläsional appliziert werden, genauso wie für die perorale Behandlung mit Cimetidin wurde die Effizienz der Therapie nicht bestätigt. Eine photodynamische Behandlung mit Aminolävulinsäure führt möglicherweise zu einem beschleunigten Abheilen der Warzen, verursacht im Vergleich zu Placebo jedoch stärkere Schmerzen.

Kosmetisch störende oder in größerer Anzahl auftretende Warzen können chirurgisch entfernt oder mit einem Laser abgetragen werden. Eine Heilung ist jedoch auch durch diese Methoden nicht sichergestellt. Insbesondere bei tiefreichenden Dornwarzen an den Fußsohlen können schmerzhafte Wunden entstehen, deren Abheilung einige Wochen dauert.

Eine Impfung gegen humane Papillomaviren kann vor einer Infektion mit bestimmten HPV-Typen und damit gegen genitale Feigwarzen schützen. Gegen andere Warzenarten hat die Impfung keinen vorbeugenden Effekt.

38.4 Handelspräparate (Auswahl)

Wirkstoff	Bewertung	Präparatebeispiele®
Kryotherapie mit Dimethylether/Propan	●●●○○	Wartner
Salicylsäure	●●●●●	Clabin, Collomack Topical, Duofilm, Verrucid
Zinkionen (peroral)	●●○○○	Cefazink, Unizink, Zink Verla, ZINKOTASE

Literatur

Batista CS, Atallah AN, Saconato H, da Silva EMK. 5-FU for genital warts in non-immunocompromised individuals. Cochrane Database Syst Rev 2010(4): CD006562, 2010

Bergman H, Buckley BS, Villanueva G et al. Comparison of different human papillomavirus (HPV) vaccine types and dose schedules for prevention of HPV related disease in females and males. Cochrane Database Syst Rev 2019(11): CD13479, 2019

Bik L, Sangers T, Greveling K et al. Efficacy and tolerability of intralesional bleomycin in dermatology: A systematic review. J Am Acad Dermatol 83(3): 888–903, 2020

Blaschek W et al. Wichtl Teedrogen und Phytopharmaka. 6. Aufl., Wissenschaftliche Verlagsgesellschaft Stuttgart, 2016

Bruggink SC, Eekhof JA, Egberts PF et al. Natural course of cutaneous warts among primary schoolchildren: a prospective cohort study, Ann Fam Med 11(5): 437–441, 2013

Cockayne S, Hewitt C, Hicks K et al. Cryotherapy versus salicylic acid for the treatment of plantar warts (verrucae): a randomised controlled trial. BMJ 342: d3271, 2011

Drugdex® System. Thomson Healthcare, Zugriff 04/2023

Fachinformation Verrucid, Stand 04/2015

Fachinformation Zinkorotat-POS, Stand 09/2022

Feng C, Li W, Wang X, Zhang H et al. A systematic review evaluating the efficacy and safety of a combination of ablative treatment and self administered treatment versus ablative treatment alone for external anogenital warts. Int J Dermatol 59(10): 1210–1216 2020

García-Oreja S, Álvaro-Afonso FJ, Tardáguila-García A et al. Efficacy of cryotherapy for plantar warts: A systematic review and meta-analysis. Dermatol Ther 35(6): e15480, 2022

Gupta M, Mahajan VK, Mehta KS et al. Zinc therapy in dermatology: a review, Dermatol Res Pract 2014: 709152, 2014

Hamacher H, Wahl MA. Selbstmedikation, 2. Aufl., Wissenschaftliche Verlagsgesellschaft Stuttgart, 2022

Hekmatjah J, Farshchian M, Grant-Kels JM, Mehregan D. The status of treatment for plantar warts in 2021: No definitive advancements in decades for a common dermatology disease. Clin Dermatol 39(4): 688–694, 2021

Husein-ElAhmed H. Could the human papillomavirus vaccine prevent recurrence of ano-genital warts? A systematic review and meta-analysis. Int J STD AIDS 31(7): 606–612, 2020

Impfprävention HPV-assoziierter Neoplasien (S3-Leitlinie). AWMF-Register Nr. 082–002, Stand 01.05.2020, gültig bis 30.04.2025

Joseph R, Pulimood SA, Abraham P, John GT. Successful treatment of verruca vulgaris with Thuja occidentalis in a renal allograft recipient, Indian J Nephrol 23(5): 362–364, 2013

Kechichian E, Helou E, Sarkis J et al. The place of 5-aminolaevulinic acid-photodynamic therapy in the treatment landscape of urethral warts: A systematic review. Photodiagnosis Photodyn Ther 33: 102204, 2021

Loo SK, Tang WY. Warts (non-genital). BMJ Clin Evid 06: 1710, 2014

Millar BC, Moore JE. Successful topical treatment of hand warts in a paediatric patient with tea tree oil (Melaleuca alternifolia). Complement Ther Clin Pract 14(4): 225–227, 2008

Muse ME, Stiff KM, Glines KR et al. A review of intralesional wart therapy. Dermatol Online J 26(3): 13030, 2020

Shahmoradi Z, Assaf F, Al Said H et al. Topical pyruvic acid (70 %) versus topical salicylic acid (16.7 %) compound in treatment of plantar warts: A randomized controlled trial, Adv Biomed Res 4: 113, 2015

Simonart T, de Maertelaer V. Systemic treatments for cutaneous warts: a systematic review. J Dermatolog Treat 23(1): 72–77, 2012

Song D, Pan L, Zhang M, Wang S. Clinical use of zinc in viral warts: a systematic review of the clinical trials. J Dermatolog Treat 33(4): 1878–1887, 2022

Vania R, Pranata R, Tan ST. Intralesional measles-mumps-rubella is associated with a higher complete response in cutaneous warts: a systematic review and meta-analysis of randomized controlled trial including GRADE qualification. J Dermatolog Treat 27: 1–8, 2020

39 Wechseljahresbeschwerden

Als Wechseljahre oder Klimakterium der Frau bezeichnet man die Jahre der hormonellen Umstellung vor und nach der letzten Monatsblutung. Der durchschnittliche Beginn der Prämenopause liegt zwischen 45,5 und 47,5 Jahren. Das durchschnittliche Alter der eigentlichen Menopause, also der letzten Monatsblutung, liegt bei etwa 50 Jahren, die Streubreite ist jedoch groß. Die Postmenopause beginnt 1–2 Jahre nach der Menopause und reicht etwa bis zum 65. Lebensjahr. Im Körper der Frau verändern sich in diesem Zeitraum die Konzentrationen der Geschlechtshormone, insbesondere der Estrogene, des follikelstimulierenden Hormons (FSH) und somit auch des Progesterons. Durch das kontinuierliche Absinken der Progesteronspiegel ab dem Beginn der Prämenopause kommt es über eine längere Zeit zu einem Estrogenüberschuss, während die von der Frau produzierten männlichen Hormone auf dem bisherigen Niveau bleiben. Erste Anzeichen der Wechseljahre können Schwankungen in der Zykluslänge oder eine Verkürzung der Regelblutung sein. Die Abstände der Monatsblutungen vergrößern sich, die Blutungen können verstärkt sein und es muss mit Zwischenblutungen gerechnet werden. Sobald keine Eizellen mehr in den Eierstöcken vorhanden sind, kommt auch die Estrogenproduktion zum Stillstand.

Aufgrund des beschriebenen Hormonungleichgewichts treten die typischen Wechseljahresbeschwerden wie Hitzewallungen, Schweißausbrüche, Schlafstörungen, Stimmungsschwankungen, depressive Verstimmungen, Reizbarkeit, Nervosität, Gewichtszunahme, Brustspannungen, Haarausfall, abnehmende Leistungsfähigkeit oder Erschöpfungszustände auf. Durch den lokalen Estrogenmangel im Genitalbereich sind ein Elastizitätsverlust des Beckenbodens evtl. mit Blasenschwäche, ein Rückgang des Lustempfindens sowie ein Abbau der Scheidenschleimhaut mit entsprechender Trockenheit der Scheide möglich. Weiterhin kann es auch häufiger zu Harnwegsinfektionen kommen (▸ Kap. 4). Einige Symptome wie Hitzewallungen werden nur vorübergehend beobachtet, andere wie Scheidenatrophie bleiben jedoch dauerhaft bestehen. Wenn der Spiegel der weiblichen Hormone abnimmt, steigt auch das Risiko für eine Osteoporose.

Für manche Frauen sind diese Symptome sehr belastend, andere haben keine oder nur wenige Probleme. In einer schottischen Untersuchung an mehr als 6000 Frauen im Alter von 45–54 Jahren wurde bei einem Anteil von 84 % über mindestens ein klassisches Menopausensymptom berichtet. 45 % der Frauen empfanden ein oder mehrere ihrer Symptome als wirkliche Belastung. Häufig kommt es in dieser Zeit zu weiteren Veränderungen wie dem Selbständigwerden der Kinder, einer verstärkten Annäherung oder Abkehr in der Partnerschaft sowie zu beruflichen Umorientierungen oder einem völligen Neubeginn. Ob diese Zeit als Übergang in das Alter oder als neue Chance gesehen wird, ist individuell sehr verschieden. Die Betroffenen sollten sich jedoch immer bewusst sein, dass es sich um einen natürlichen Vorgang und keine Erkrankung im eigentlichen Sinne handelt.

Offenbar sind zur Milderung von Wechseljahresbeschwerden kognitive Verhaltenstherapien, Achtsamkeitstherapien, klinische Hypnosen und eine Gewichtsreduktion hilfreich. Auch die Wirksamkeit von Akupunktur bei vasomotorischen Störungen wurde im Rahmen einer Metaanalyse belegt. Der Nutzen von Ausdauersport, von Entspannungstechniken wie Yoga oder von der Einnahme von chinesischen Kräutern, Vitamin-E-Präparaten, Dihydroepiandrosteron (DHEA) oder Melatonin ist unwahrscheinlich. Feuchtigkeitsspendende Cremes, Zäpfchen oder Gele (sogenannte Lubricants) können bei trockener Scheide appliziert werden. Bei Blasenschwäche ist mitunter eine gezielte Beckenbodengymnastik von Nutzen. Allgemeine Ratschläge für eine gesundere Lebensführung wie ausreichend Bewegung, ausgewogenes Essen, ausreichende Flüssigkeitszufuhr, Verzicht auf Alkohol und Nicotin, Stressabbau durch bewusstes Entspannen oder ausreichend lange Schlafenszeiten gelten ebenfalls für die Zeit der Wechseljahre.

Im Rahmen der Selbstmedikation stehen verschiedene Phytohormone aus Traubensilberkerze, Sibirischem Rhabarber, Rotklee, Soja oder Mönchspfeffer (*Vitex agnus castus*) zur Verfügung. Bei vasomotorischen Beschwerden und/oder depressiven Verstimmungen können ebenso Johanniskrautpräparate eingesetzt werden (▸ Kap. 6). Die aktuelle Leitlinie „Peri- und Postmenopause" nennt Hypericumzubereitungen als beste Option gegen Hitzewallungen bei Frauen nach Brustkrebs. Bei menopausenbedingten Schlafstörungen ist eine kurzfristige Therapie mit H_1-Antihistaminika oder Baldrianpräparaten (▸ Kap. 27) möglich.

39.1 Pflanzliche Therapeutika

39.1.1 Traubensilberkerze (Cimicifuga racemosa)

Wirkung

Das Rhizom der Traubensilberkerze enthält neben Bitterstoffen auch Phytoestrogene, die hormonartige Wirkungen zeigen. Die Droge wird insbesondere bei prämenstruellen, dysmenorrhoischen, klimakterischen oder neurovegetativen Beschwerden eingesetzt. Ihre endokrine Wirkung ist im Tierversuch belegt und wird in erster Linie auf das Isoflavon Formononetin, die Triterpenglykoside Actein und 27-Deoxyacten sowie die Phenolsäuren Cimicifugasäure und Kaffeesäure zurückgeführt. Offenbar bewirken diese Substanzen eine Modulation des Estrogenrezeptors sowie eine reduzierte Ausschüttung von LHRH (Gonadorelin) bzw. von LH (luteinisierendes Hormon). Weiterhin wurden in vitro durch Cimicifugaextrakte eine Beeinflussung der noradrenergen und serotoninergen Systeme, eine intrinsische Aktivität am D_2-Rezeptor, osteoprotektive Effekte und eine Wachstumshemmung bei humanen Prostatakarzinomzellen nachgewiesen. Für acteinhaltige Auszüge wurden ferner spasmolytische, vasodilatierende und antihypertensive Wirkungen gefunden. Wässrige Cimicifugaextrakte zeigten im Tierversuch antiphlogistische und analgetische Effekte, möglicherweise über eine Hemmung der Prostaglandinsynthese.

Die vorliegenden Resultate aus klinischen Studien zur endokrinen Wirksamkeit von Traubensilberkerzenpräparaten sind widersprüchlich.

Dosierung

- Erwachsene: 40–200 mg Droge/d

Die Anwendung ohne ärztlichen Rat sollte auf 3–6 Monate begrenzt bleiben.

Pharmakokinetische Eigenschaften

Wirkungseintritt

Zum Wirkungseintritt liegen keine Erkenntnisse vor.

Metabolismus und Ausscheidung

Zum pharmakokinetischen Verhalten von Traubensilberkerzenextrakten sind keine klinischen Daten vorhanden.

Besondere Hinweise

Klinische Studien zur Milderung von Wechseljahresbeschwerden durch Extrakte aus Traubensilberkerzenwurzelstock ergaben bislang nur inkonsistente Ergebnisse. Möglicherweise sind isopropanolische Auszüge besser wirksam als ethanolische. Ein größerer Teil der vorliegenden Untersuchungen erfüllt weiterhin nicht die notwendigen Qualitätsanforderungen, insbesondere wegen schlechter Dokumentation und fehlendem Placebovergleich. Hinsichtlich der vasomotorischen Symptome ist bislang kein Unterschied zur Placebowirkung darstellbar. Ebenso liegen keine Daten zu einer möglichen Verbesserung von Lebensqualität, Sexualität oder Knochendichte vor. Traubensilberkerze kann gelegentlich gastrointestinale Beschwerden, Schwindel, Kopfschmerzen, Hautrötungen, allergische Reaktionen, Gewichtszunahmen, Brustspannungen und menstruationsähnliche Blutungen verursachen. Auch Hepatotoxizität wird zurzeit als mögliche Nebenwirkung diskutiert, daher ist besonders bei Leberfunktionsstörungen erhöhte Vorsicht geboten. Während der Schwangerschaft und der Stillzeit sowie bei Patienten mit hormonabhängig wachsenden Tumoren oder ungeklärten vaginalen Blutungen sollte die Einnahme wegen der endokrinen Wirkkomponenten der Droge unterbleiben.

Zusammenfassende Bewertung

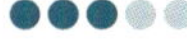

Zubereitungen aus Traubensilberkerzenwurzelstock können bei der Behandlung von Wechseljahresbeschwerden möglicherweise eine leichte Besserung bewirken. Die vorliegenden Resultate aus klinischen Studien zur endokrinen Wirksamkeit sind allerdings widersprüchlich. Die Durchführung kontrollierter randomisierter Untersuchungen mit größerer Aussagekraft wäre wünschenswert. Bei hormonabhängigen Tumoren besteht durch Traubensilberkerze möglicherweise die Gefahr einer Wachstumsstimulation.

39.1.2 Sibirischer Rhabarber (Rheum rhaponticum)

Wirkung

Die Wurzel des Sibirischen oder Rhapontik-Rhabarbers wird zur Besserung der durch die Wechseljahre bedingten psychischen und neurovegetativen Beschwerden wie Hitzewallungen, Schlafstörungen, depressiven Verstimmungen und Ängstlichkeit eingesetzt. Der mittels einer wässrigen Calciumoxidlösung gewonnene Trockenextrakt enthält in erster Linie die Hydroxystilbene Rhaponticin und Desoxyrhaponticin. Diese Phytoestrogene bewirken in vitro eine selektive Aktivierung des Estrogenrezeptors-β (ERβ), während am Estrogenrezeptor-α (ERα) kein Effekt zu beobachten ist. Somit kann davon ausgegangen werden, dass eine ERα-vermittelte Hyperproliferation von Brust- und Endometriumzellen weitgehend unterbleibt. Eine positive Beeinflussung der Knochendichte findet allerdings auch nicht statt. Im Gegensatz zu *Rheum palmatum* und *Rheum officinale* wirkt der Sibirische-Rhabarber-Trockenextrakt nicht abführend, da keine Anthranoide enthalten sind.

Dosierung

- Erwachsene: 4 mg Trockenextrakt 1-mal/d

Die Anwendung sollte mindestens eine halbe Stunde vor dem Frühstück oder 1–2 Stunden vor einer anderen Mahlzeit und jeweils etwa zur gleichen Tageszeit erfolgen. Eine über 4 Monate hinausgehende Therapie muss unter ärztliche Aufsicht gestellt werden.

Pharmakokinetische Eigenschaften

Wirkungseintritt

Zum Wirkungseintritt liegen keine Erkenntnisse vor.

Metabolismus und Ausscheidung

Zum pharmakokinetischen Verhalten von Sibirischem Rhabarber sind keine klinischen Daten vorhanden.

Besondere Hinweise

Wirksamkeit und Sicherheit von Sibirischem Rhabarber bei Wechseljahresbeschwerden wurden in 3 kleineren placebokontrollierten klinischen Studien überprüft. Bei guter Verträglichkeit konnte eine signifikante Besserung von Symptomen wie Hitzewallungen oder Ängstlichkeit gegenüber Placebo gezeigt werden. Für eine genauere Einschätzung sind jedoch weitere kontrollierte klinische Studien an größeren Kollektiven erforderlich. Sehr selten kann es durch Extrakte von Sibirischem Rhabarber zu Überempfindlichkeitsreaktionen der Haut kommen. Während der Schwangerschaft und der Stillzeit sowie bei Patienten mit hormonabhängig wachsenden Tumoren oder ungeklärten vaginalen Blutungen sollte die Einnahme wegen der endokrinen Wirkkomponenten der Droge unterbleiben.

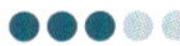

Zusammenfassende Bewertung

●●●○○

Zubereitungen aus Sibirischer Rhabarberwurzel können bei der Behandlung von Wechseljahresbeschwerden möglicherweise eine leichte Besserung bewirken. Die vorliegenden klinischen Studien sind allerdings klein und weisen relativ hohe Drop-out-Raten auf. Die Durchführung kontrollierter randomisierter Untersuchungen mit größerer Aussagekraft wäre wünschenswert. Eine Verbesserung der Knochendichte ist nicht zu erwarten. Bei hormonabhängigen Tumoren besteht durch die Inhaltsstoffe der Sibirischen Rhabarberwurzel möglicherweise die Gefahr einer Wachstumsstimulation.

39.1.3 Isoflavone (z. B. in Rotkleeextrakt oder Soja)

Wirkung

Isoflavone, die z. B. in Rotklee oder Sojaprodukten enthalten sind, besitzen strukturelle Ähnlichkeiten mit Estrogenen und werden daher als Phytoestrogene bezeichnet. Sie binden vor allem an den β-Subtyp des Estrogenrezeptors und lösen daher nur einen Teil der Estrogenwirkungen aus. Dieser β-Subtyp ist vorzugsweise an Ovar, Knochen, Lunge, Gefäßen und Hippocampus vorzufinden, der α-Subtyp eher an Uterus, Ovar, Brustdrüse und Hypothalamus. Kommen beide Subtypen an einem Organ nebeneinander vor, hemmt der β-Subtyp meist die α-vermittelten Wirkungen. Isoflavone sind weiterhin Substrate der thyreoidalen Peroxidase und können somit kompetitiv die Synthese von Schilddrüsenhormonen beeinträchtigen. Zum anderen wurde gezeigt, dass sie dieses Enzym auch direkt hemmen können. Diese Effekte bestehen jedoch nur bei Unterversorgung mit Iod und werden durch ausreichende Iodaufnahme aufgehoben.

Dosierung

- Erwachsene: ca. 40–100 mg/d

Die Einnahme sollte eine Dauer von 3–6 Monaten nicht überschreiten.

Pharmakokinetische Eigenschaften

Wirkungseintritt

Zum Wirkungseintritt liegen keine Erkenntnisse vor.

Metabolismus und Ausscheidung

Zum pharmakokinetischen Verhalten von Rotkleeextrakten sind keine Daten vorhanden.

Besondere Hinweise

Aussagekräftige klinische Studien bezüglich der Milderung von Wechseljahresbeschwerden durch isoflavonhaltige Arzneimittel und Nahrungsergänzungsmittel liegen bislang nicht vor. In einigen placebokontrollierten Studien war bei relativ hohem Placeboeffekt kein relevanter Unterschied zu den Verum-Gruppen feststellbar, weder bezüglich vasomotorischer Symptome wie Hitzewallungen und noch zu urogenitalen oder psychischen Befunden. Offenbar profitieren nur wenige Patientinnen von der Behandlung. Die Studien wiesen weiterhin qualitative Mängel auf, z. B. war die Deklaration der enthaltenen Isoflavone häufig insuffizient, die Dosierungen waren sehr heterogen und die Anzahl der

Patienten war meist sehr niedrig. Ein postulierter Schutz vor Herz-Kreislauf-Erkrankungen durch Senkung des LDL-Cholesterolspiegels und Oxidationsschutz von Lipoproteinen betrifft offenbar nur Patientinnen mit erhöhtem Lipidplasmaspicgcl. Als unerwünschte Wirkungen sind nach Applikation von Isoflavonen gastrointestinale Beschwerden wie Übelkeit, Verstopfung und Blähungen möglich. Frauen mit Brustkrebs in der Vorgeschichte sollten Isoflavone nicht anwenden, da sie in vitro und in Tierversuchen das Tumorwachstum förderten und die Wirksamkeit von Tamoxifen zur Brustkrebsbehandlung beeinträchtigten. Ebenso besteht offenbar ein erhöhtes Risiko für eine Endometriumhyperplasie, eine Schilddrüsenunterfunktion und eine reversible Kropfbildung. Weiterhin wirken insbesondere Sojaproteine stark allergisierend.

Zusammenfassende Bewertung

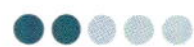

Zubereitungen mit Isoflavonen können derzeit nicht zur Behandlung von Wechseljahresbeschwerden empfohlen werden. Viele der vorliegenden kontrollierten klinischen Studien ergaben keinen nennenswerten Unterschied zur Placebowirkung. Weiterhin besteht durch Isoflavone die Gefahr einer Endometriumhyperplasie und einer Wachstumsstimulation von hormonabhängigen Tumoren.

39.1.4 Mönchspfeffer (Vitex agnus castus)

Wirkung

Wässrig-alkoholische Extrakte aus Mönchspfefferfrüchten hemmen in vitro die Prolaktinsekretion. Es soll zu einer selektiven Stimulation von D_2-Rezeptoren kommen. Tierexperimentell wurde eine Beeinträchtigung der Stillleistung nachgewiesen. Humanpharmakologisch ist eine Senkung des Prolaktinspiegels bisher nicht belegt. Mönchspfeffer wird bei verschiedenen Menstruationsstörungen, klimakterischen Beschwerden und Mastodynie eingesetzt. Die Wirkung wird einem Inhaltsstoff mit dopaminerger Wirkung an der Hypophyse zugeschrieben, wodurch die Prolaktinfreisetzung gehemmt wird.

Dosierung

- Erwachsene: 4–40 mg/d als Trockenextrakt oder bis zu 3 g/d als zerkleinerte Früchte

Pharmakokinetische Eigenschaften

Wirkungseintritt

Zum Wirkungseintritt liegen keine Erkenntnisse vor.

Metabolismus und Ausscheidung

Zum pharmakokinetischen Verhalten von Mönchspfefferextrakten sind keine Daten vorhanden.

Besondere Hinweise

Die Wirksamkeit von Mönchspfefferfrüchteextrakt bei Wechseljahresbeschwerden konnte bislang nicht belegt werden. Unter der Einnahme kann es vereinzelt zu Kopfschmerzen, Hauterscheinungen sowie zu Beschwerden im Magen-Darm-Trakt und im Unterleib kommen. Wegen einer möglichen Beeinflussung des Brustgewebes darf

Mönchspfeffer bei Patientinnen mit Mammakarzinom in der Anamnese nicht angewendet werden. Bei Spannungs- und Schwellungsgefühl in den Brüsten sowie beim Auftreten von Blutungen sollte zur diagnostischen Abklärung ein Arzt aufgesucht werden.

Zusammenfassende Bewertung

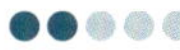

Zubereitungen aus Mönchspfefferfrüchteextrakt können nicht zur Behandlung von Wechseljahresbeschwerden empfohlen werden. Es sind keine aussagekräftigen klinischen Studien verfügbar. Bei Patientinnen mit Mammakarzinom oder Hypophysentumoren in der Anamnese besteht eine Kontraindikation.

Anmerkungen

- Zum Nutzen von Salbeiextrakten bei der Prophylaxe von menopausalen Hitzewallungen liegen keine zuverlässigen Daten vor.
- Für die Anwendung von Zubereitungen aus Nachtkerzenöl, Krokus, Lavendelöl, Yamswurzel oder Chinesischer Angelikawurzel (Dong Quai) bei Wechseljahresbeschwerden kann wegen der nur sehr wenigen vorhandenen klinischen Studien keine Empfehlung erteilt werden.
- Ginsengpräparate wirken sich zwar möglicherweise positiv auf Wohlbefinden, Stimmung und Schlafqualität während der Menopause aus, zur Wirksamkeit bei den typischen vasomotorischen Wechseljahressymptomen konnte jedoch bislang kein Nachweis erbracht werden.
- Zur Vorbeugung einer Osteoporose wird die kombinierte Anwendung von Calciumpräparaten und Colecalciferol bzw. Calcitriol empfohlen. Für die alleinige Einnahme von Calciumionen oder Vitamin-D_3-Präparaten konnte dagegen kein Nutzen nachgewiesen werden. Bei alleiniger Einnahme von Calcium besteht sogar möglicherweise ein erhöhtes Risiko für kardiovaskuläre Ereignisse.
- Zur Linderung von Scheidentrockenheit können topische Präparate auf Basis von Hyaluronsäure, Milchsäure oder Rosmarinölextrakt eingesetzt werden. Der Effekt ist jedoch, im Gegensatz zu hormonhaltigen Präparaten, nur von kurzer Dauer.

39.2 Abgrenzung zu verschreibungspflichtigen Arzneimitteln und anderen ärztlichen Therapieverfahren

Vasomotorische Symptome wie Hitzewallungen und Herzrasen können Folge des veränderten Hormonhaushalts in den Wechseljahren sein. Zumindest initial sollten die Beschwerden jedoch ärztlich abgeklärt werden, da auch viele andere Ursachen wie kardiovaskuläre Erkrankungen, Störungen der Schilddrüsenfunktion oder andere hormonelle Störungen infrage kommen. Zur Diagnosefindung können neben körperlichen Untersuchungen und Abstrichen über Bluttests die Konzentrationen der verschiedenen

Geschlechtshormone bestimmt werden, um herauszufinden, in welcher Phase der Wechseljahre sich die betreffende Frau befindet.

Bei starken Wechseljahresbeschwerden wird häufig eine Behandlung mit Hormonen (Estrogenen und/oder Gestagenen) erwogen. Das Ziel einer Hormontherapie (HT) ist im Gegensatz zu anderen Substitutionstherapien nicht, die physiologischen Verhältnisse wiederherzustellen. Daher wurde die frühere Bezeichnung „Hormonersatztherapie (HET)" zugunsten der „Hormontherapie (HT)" verlassen.

Durch eine Hormontherapie können die meisten akuten Symptome der Menopause effektiv kontrolliert werden. Ebenso sinkt das Risiko für Kolonkarzinome und das metabolische Syndrom. Die Hormon-Applikation erfolgt peroral, als intramuskuläre Injektion, Nasenspray, Gel, Creme, Zäpfchen oder Pflaster. Man unterscheidet zwischen einer Monotherapie mit Estrogenen und einer Kombinationstherapie mit Estrogenen und Gestagenen. Letztere wird bei Frauen mit vorhandener Gebärmutter bevorzugt angewendet, da ohne Gestagene ein erhöhtes Risiko für verstärkte Endometriumproliferationen, Endometriumkarzinome und Gebärmutterhalskrebs besteht. In der Peri- und frühen Postmenopause werden kombinierte Präparate meist sequenziell als perorale Arzneiformen oder Pflaster angewendet. In der späteren Postmenopause erfolgt die Applikation dagegen kontinuierlich. Generell sollte eine Hormontherapie wegen der damit assoziierten schwerwiegenden Nebenwirkungen in der niedrigsten wirksamen Dosierung und für die kürzest mögliche Dauer erfolgen.

Estrogene erhöhen nicht nur das Risiko für Endometrium- und Mammakarzinome, sondern auch für Schlaganfälle und venöse Thromboembolien. Zudem verbessern sich die kognitiven Fähigkeiten unter einer Hormontherapie nicht. Im Gegenteil liegen sogar Hinweise auf ein erhöhtes Risiko für eine Demenz bei Frauen vor, die bei Beginn einer kontinuierlichen kombinierten Hormontherapie oder einer Estrogen-Monotherapie älter als 65 Jahre waren.

Alternativ zur klassischen Hormontherapie kann das als Estrogen, Gestagen und Androgen wirksame Steroid Tibolon eine Reduktion von vasomotorischen Wechseljahressymptomen und eine Verbesserung der urogenitalen Störungen bewirken. Aber auch diese Substanz ist mit einem erhöhten Brustkrebsrisiko assoziiert. Bei trockener Scheide ist, zur Entlastung des Organismus, der Einsatz von topischem Estrogen als Creme, Zäpfchen oder Gel möglich.

Stark belastende depressive Verstimmungen müssen unter Umständen mit Antidepressiva wie selektiven Serotoninwiederaufnahmehemmern (SSRI), selektiven Serotonin/Noradrenalinwiederaufnahmehemmern, tricyclischen oder tetracyclischen Antidepressiva sowie Monoaminooxidasehemmern behandelt werden (▸ Kap. 6). Diese Substanzen mildern unmittelbar, zumindest über kürzere Behandlungszeiträume, auch vasomotorische Wechseljahressymptome ab. So reduzierten SSRI wie Venlafaxin, Paroxetin und Fluoxetin in Kurzzeitstudien die Inzidenz von Hitzewallungen um 50–60 %.

Eine zusätzliche Knochendichtemessung zum Eintreten der Wechseljahre kann eine möglicherweise beginnende Osteoporose sichtbar machen. In diesem Fall sollte eine Behandlung mit Calcium und Vitamin D_3 bzw. mit Bisphosphonaten wie Alendronat, Ibandronat oder Risedronat erwogen werden.

39.3 Handelspräparate (Auswahl)

Wirkstoff	Bewertung	Präparatebeispiele®
Isoflavon (Soja)	●●○○○	Isoflavon 40 mg Soja Kapseln, Dr. Böhm Isoflavon 90 mg, Orthomol flavon M
Johanniskraut	●●●●○	Felis, Hyperforat, Laif, Neuroplant Aktiv Kombination mit Traubensilberkerze: Remifemin plus Johanniskraut
Mönchspfeffer, Agnus castus	●●○○○	Agnolyt Madaus, Agnucaston, Femicur N, Gynocastus, Sarai
Rotklee	●●●○○	Menoflavon, Rimostil
Salbei	●●○○○	Salvysat Bürger, Sweatosan, Salbei Curarina
Sibirischer-Rhabarberextrakt (Rhapontikrhabarber)	●●●○○	FemiLoges
Traubensilberkerze (Cimicifuga)	●●●○○	Cimicifuga-ratiopharm, Feminon C, Klimadynon, Remifemin, Remifemin mono, Sinei Kombination mit Johanniskraut: Remifemin plus

Literatur

Ammon H, Mutschler E, Scholz H (Hrsg.). Arzneimittel Information und Beratung. 27. Akt.lfg., Wissenschaftliche Verlagsgesellschaft Stuttgart, 2023

Blaschek W et al. Wichtl Teedrogen und Phytopharmaka. 6. Aufl., Wissenschaftliche Verlagsgesellschaft, Stuttgart 2016

Burbos N, Morris EP. Menopausal symptoms. BMJ Clin Evid 06: 804, 2011

Castelo-Branco C, Gambacciani M, Cano A et al. Review & meta-analysis: isopropanolic black cohosh extract iCR for menopausal symptoms – an update on the evidence. Climacteric 24(2): 109–119, 2021

Chen LR, Ko NY, Chen KH. Isoflavone Supplements for Menopausal Women: A Systematic Review. Nutrients 11(11): 2649, 2019

Chin HY, Pan CH, Shyn YK et al. Effects of acupuncture on menopause-related symptoms and quality of life in women on natural menopause: a meta-analysis of randomized controlled trials. Menopause 22(2): 234–244, 2014

Drugdex® System. Thomson Healthcare, Zugriff 04/2023

Dwyer AV, Whitten DL, Hawrelak JA. Herbal Medicines, other than St. John's Wort, in the Treatment of Depression: A Systematic Review. Altern Med Rev 16(1): 40–49, 2010

Elkins GR, Fisher WI, Johnson AK et al. Clinical hypnosis in the treatment of postmenopausal hot flashes: a randomized controlled trial. Menopause 20(3): 291–298, 2013

Fachinformation agnus sanol, Stand 05/2022

Fachinformation femiLoges, Stand 12/2022

Fachinformation Johanniskraut MADAUS, Stand 04/2022

Fachinformation Klimadynon, Stand 12/2022

Fachinformation Sweatosan, Stand 02/2013

Gale CK, Millichamp J. Generalised anxiety disorder. BMJ Clin Evid 10: 1002, 2011

Hamacher H, Wahl MA. Selbstmedikation, 2. Aufl., Wissenschaftliche Verlagsgesellschaft Stuttgart, 2022

Jun JH, Lee HW, Zhang J et al. Herbal medicines (Danggui Liuhuang Decoctions) for management of menopausal symptoms: a systematic review of randomized controlled trials. J Clin Med 9(6): 1778, 2020

Kang I, Rim CH, Yang HS et al. Effect of isoflavone supplementation on menopausal symptoms: a systematic review and meta-analysis of randomized controlled trials. Nutr Res Pract 16(Suppl 1): S147–S159, 2022

Kargozar R, Azizi H, Salari R. A review of effective herbal medicines in controlling menopausal symptoms. Electron Physician 9(11): 5826–5833, 2017

Kaszkin-Bettag M, Ventskovskiy BM, Kravchenko A et al. The special extract ERr 731 of the roots of Rheum rhaponticum decreases anxiety and improves health state and general well-being in perimenopausal women. Menopause 14(2): 270–283, 2007

Liu H, Cai K, Wang J, Zhang H. The effects of mindfulness-based interventions on anxiety, depression, stress, and mindfulness in menopausal women: A systematic review and meta-analysis. Front Public Health 10: 1045642, 2023

Mareti E, Abatzi C, Vavilis D et al. Effect of oral phytoestrogens on endometrial thickness and breast density of perimenopausal and postmenopausal women: A systematic review and meta-analysis. Maturitas 124: 81–88, 2019

Marjoribanks J, Farquhar C, Roberts H et al. Long term hormone therapy for perimenopausal and postmenopausal women. Cochrane Database Syst Rev 1(1): CD004143, 2017

Méndez-Sánchez L, Clark P, Winzenberg TM et al. Calcium and Vitamin D for increasing bone mineral density in premenopausal women. Cochrane Database Syst Rev 1(1): CD012664, 2023

Mohebbi R, Shojaa M, Kohl M et al. Exercise training and bone mineral density in postmenopausal women: an updated systematic review and meta-analysis of intervention studies with emphasis on potential moderators. Osteoporos Int doi: 10.1007/s00198-023-06682-1, 2023

Nastri CO, Lara LA, Ferriani RA et al. Hormone therapy for sexual function in perimenopausal and postmenopausal women. Cochrane Database Syst Rev (6): CD009672, 2013

Newton KM, Reed SD, Guthrie KA et al. Efficacy of yoga for vasomotor symptoms: a randomized controlled trial. Menopause 21(4): 339–346, 2014

Peri- und Postmenopause – Diagnostik und Intervenionen (S3+IDA-Leitlinie). AWMF-Register-Nr. 015/062, Stand 01.01.2020, gültig bis 31.12.2024

Prophylaxe, Diagnostik und Therapie der Osteoporose (S3-Leitlinien-Entwurf). AWMF-Register-Nr. 183/001, Stand 31.12.2017, gültig bis 31.12.2022 (in Überarbeitung)

Rahte S, Evans R, Eugster PJ et al. Salvia officinalis for hot flushes: towards determination of mechanism of activity and active principles. Planta Med 79(9): 753–760, 2013

Roozbeh N, Ghazanfarpour M, Khadivzadeh T et al. Effect of lavender on sleep, sexual desire, vasomotor, psychological and physical symptom among menopausal and elderly women: A Systematic Review. J Menopausal Med 25(2): 88–93, 2019

Ruan X, Mueck AO, Beer AM et al. Benefit-risk profile of black cohosh (isopropanolic Cimicifuga racemosa extract) with and without St John's wort in breast cancer patients. Climacteric 22(4): 339–347, 2019

Sheng Y, Carpenter JS, Elomba CD et al. Effect of menopausal symptom treatment options on palpitations: a systematic review. Climacteric 25(2): 128–140, 2022

Stuenkel CA, Davis SR, Gompel A et al. Treatment of symptoms of the menopause: an endocrine society clinical practice guideline. J Clin Endocrinol Metab 100(11): 3975–4011, 2015

Weaver CM, Alexander DD, Boushey CJ et al. Calcium plus Vitamin D supplementation and risk of fractures: an updated meta-analysis from the National Osteoporosis Foundation. Osteoporos Int 27(1): 367–376, 2016

40 Wundbehandlung

Jeder Mensch zieht sich im Verlauf seines Lebens mehr oder wenig häufig größere oder kleinere Wunden zu. Im Alltag entstehen akute offene oder geschlossene Wunden u. a. durch Abschürfungen, Schnitte, Stiche, Risse, Verbrennungen, Quetschungen oder Bisse. Ziel einer Wundversorgung ist es, eine möglichst vollständige Wiederherstellung ohne störende Narbenbildung zu erreichen. Wunden schließen sich normalerweise wieder von selbst.

Die Phasen der Wundheilung werden wie folgt unterschieden:
- Exsudative Phase (Entzündung): 1.–4. Tag,
- Proliferative Phase (Granulation): 2.–16. Tag,
- Reparative Phase (Epithelialisierung): 5.–25. Tag.

Eine leichte Entzündungsreaktion beschleunigt die Wundheilung. Wird sie unterdrückt, hemmt man gleichzeitig den Heilungsprozess. Bei Infektionen mit Bakterien verstärkt sich die Entzündung und es kann zur Eiterbildung kommen. Als Richtlinie gilt, dass möglicherweise kontaminierte akute Wunden nur einmalig gereinigt und desinfiziert werden sollen, um durch die reizende Wirkung des Antiseptikums die Wundheilung nicht zu verzögern.

Kleinere Wunden können nach oberflächlichem Abspülen mit sauberem, fließendem Wasser oder isotonischer Kochsalzlösung versorgt werden. Bei etwas tieferen Wunden trägt meist die entsprechende Blutung ausreichend zur Ausschwemmung von Krankheitskeimen bei. Die Befeuchtung der verwendeten Kompresse und die erforderliche Spülmenge richten sich nach der individuellen Wundsituation. Die Wundreinigung sollte entsprechend den allgemein anerkannten Verfahren der Hygiene unter keimarmen Bedingungen mit sterilen Instrumenten und sterilem Material unter Beachtung der „Non-Touch-Technik“ erfolgen. Abgesehen vom Entfernen größerer Fremdkörper sind weitere Spülmaßnahmen nicht erforderlich.

Antiseptika wie Alkohole, iodhaltige Verbindungen, Polihexanid oder Octenidin können im Rahmen der Selbstmedikation eine Wundinfektion verhindern. Allerdings ist die Datenlage zum Nutzen dieser Maßnahmen nicht besonders gut. Die Substanzen werden auf die Wunde selbst und auf die angrenzende Region aufgebracht. Wundantiseptika sind – nach aktueller europäischer Konsensusempfehlung – nur nach sorgfältiger Indikationsstellung anzuwenden. Anderenfalls kann es zu Störungen der Wundheilung kommen. Eine Kombination der genannten Substanzen trägt nicht unbedingt zur besseren Wirksamkeit des Präparats bei, erhöht jedoch das Risiko für Nebenwirkungen wie Kontaktallergien. Hausmittel wie Mehl oder Öl sind abzulehnen. Mittel zur Regeneration wie Dexpanthenol, Hydrosomen oder verschiedene Pflanzenextrakte sollen die Wundheilung fördern.

Nach der Erstversorgung können kleinere Verletzungen durch Wundschnellverbände, semipermeable Wundfolien, Klammerpflaster oder Sprühverbände vor Sekundärinfektionen geschützt werden.

Ein optimaler Verband erfüllt folgende Kriterien:
- Aufnahme von Wundsekret ohne Austrocknung,
- atraumatischer Verbandswechsel möglich,
- verträgliches Material ohne Gefahr der Inkorporation in die Wunde,
- Möglichkeit zum Gasaustausch,
- Schutz gegen physikalische, chemische und mikrobielle Belastungen,
- Reduktion von Schmerz und Juckreiz.

Wundauflagen mit Alginat, Hydrogele oder Hydrokolloide können möglicherweise die Aufrechterhaltung eines feuchten Wundmilieus bewirken. Dies soll zu einer beschleunigten und möglichst narbenfreien Abheilung führen. Schaumverbände mit wasserdampfdurchlässiger Polyurethandeckschicht werden eher bei tieferen oder langwierigeren Verletzungen eingesetzt. Sie schützen die betroffene Region, binden das Wundsekret und erhalten ebenfalls ein feuchtes Milieu. Ein eindeutiger Nutzen von Schaum- oder Alginatverbänden konnte allerdings bislang nicht nachgewiesen werden.

Im weiteren Verlauf muss der Wundbereich möglichst trocken gehalten werden. Nach dem Duschen ist der Verband zu wechseln, Baden ist zu vermeiden, gegebenenfalls können Duschpflaster verwendet werden.

40.1 Antiseptika

40.1.1 Alkohole

Wirkung

Alkohole wie Ethanol und Isopropanol wirken schädigend auf die Hülle sowie das Innere von Mikroorganismen und töten sie somit ab. Sie besitzen ihr Wirkungsoptimum bei 70–80 %, da ein bestimmter Wassergehalt für die bakterizide, viruzide und fungizide Wirkung erforderlich ist. Die Wirksamkeit umfasst vor allem Bakterien (inkl. Tuberkelbakterien), Pilze und behüllte Viren. Die Wirkung gegen unbehüllte Viren wie Rota- u. Adenoviren ist jedoch begrenzt. Bakterielle Sporen werden nicht angegriffen.

Dosierung

- Kinder, Jugendliche und Erwachsene: 70–80 %ige Zubereitungen mit einem Tuch oder Tupfer aufbringen oder aufsprühen

Pharmakokinetische Eigenschaften

Wirkungseintritt

Die Einwirkzeit liegt mindestens bei einigen Minuten. Bei kleineren Wunden sollte die Anwendung nur einmalig erfolgen, um durch die reizende Wirkung des Antiseptikums die Wundheilung nicht zu verzögern.

Metabolismus und Ausscheidung

Zur topischen Applikation von Alkoholen liegen keine pharmakokinetischen Daten vor.

Besondere Hinweise

Alkohole dürfen nicht auf offenen Wunden oder Schleimhäuten angewendet werden, da hierbei ein unangenehmes Brennen auftritt. Ethanol und Isopropanol entfetten die Haut stark. Bei häufigerer Anwendung kann es daher zu Spannungsgefühlen kommen. Bei Säuglingen ist wegen der noch besonders empfindlichen Haut Vorsicht geboten.

Zusammenfassende Bewertung

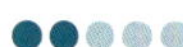

Alkohole sollten allenfalls zur kurzzeitigen Desinfektion kleinerer Wunden eingesetzt werden. Bei der Versorgung größerer Wunden kann verstärktes Brennen auftreten. Bei längerfristigem Einsatz wird die Wundheilung möglicherweise verzögert.

40.1.2 Povidon-Iod

Wirkung

Aus dem Povidonkomplex freigesetztes Iod reagiert als starkes Oxidationsmittel u. a. mit ungesättigten Fettsäuren sowie mit oxidierbaren SH- oder OH-Gruppen der Aminosäuren in Enzymen und Strukturproteinen von Mikroorganismen. Aufgrund des unspezifischen Wirkprinzips ist Povidon-Iod gegen ein breites Spektrum humanpathogener Mikroorganismen, z. B. grampositive und gramnegative Bakterien, Mykobakterien, Pilze, zahlreiche Viren und einige Protozoen, wirksam.

Dosierung

Kinder, Jugendliche und Erwachsene:

- Akute Wunden: 10 %ige Zubereitungen unverdünnt 1–2-mal/d auftragen
- Chronische Wunden: 10 %ige Lösungen vor dem Auftragen 1:2 bis 1:20 mit Ringerlösung oder physiologischer Kochsalzlösung verdünnen

Pharmakokinetische Eigenschaften

Wirkungseintritt

Die Wirkung setzt innerhalb von 15 bis 30 Sekunden ein und hält so lange an, wie die Anwesenheit von Iod durch die Braunfärbung angezeigt wird. Bei infizierten Wunden sollte die Anwendung so lange fortgeführt werden, wie noch Anzeichen einer Infektion bestehen. Kommt es nach Absetzen der Behandlung zu einem Infektionsrezidiv, so kann die Behandlung jederzeit erneut begonnen werden.

Metabolismus und Ausscheidung

Bei zeitlich begrenzter Anwendung auf intakter Haut werden nur sehr geringe Mengen an Iod resorbiert. Eine ausgeprägte Aufnahme kann bei längerfristiger Anwendung auf Schleimhäuten sowie ausgedehnten Haut-, Wund- oder Verbrennungsflächen erfolgen. Die Ausscheidung erfolgt überwiegend renal.

Besondere Hinweise

Povidon-Iod ist ein sicher wirksames und gut verträgliches Antiseptikum. Aufgrund seiner guten viruziden Wirkung ist es auch zur akuten Behandlung von Stich- und Schnittverletzungen bei Verdacht auf HIV-, HBV- oder HCV-Infektion geeignet. Povidon-Iod brennt auf verletzter Haut wesentlich schwächer als herkömmliche reine Iodtinktur. Offene tiefe Wunden sollten wegen einer verstärkten Iodresorption nicht behandelt werden. Ohnehin gehören sie in die Hand eines Arztes.

In kleineren Untersuchungen zur Prä- oder Postexpositionsprophylaxe von SARS-CoV-2-Infektionen hat sich der Einsatz von 1,25 %igen Povidon-Iod-Lösungen zum Gurgeln oder als Nasenspray effektiv erwiesen. Für eine tragfähige Beurteilung sind weitere kontrollierte Untersuchungen erforderlich.

Eine Erhöhung des Iodspiegels führt bei gesunder Schilddrüse nicht zu klinisch relevanten Veränderungen des Schilddrüsenhormonstatus. Eine Hyperthyreose und der Zeitraum vor und nach einer Radio-Iod-Untersuchung gelten jedoch als Kontraindikation. Kinder unter 6 Monaten dürfen nur nach strenger Nutzen-Risiko-Abwägung behandelt werden. Wegen der Plazentagängigkeit von Iod und der Empfindlichkeit der Schilddrüse des Fetus sollten iodhaltige Präparate während der gesamten Schwangerschaft vermieden werden. Auch die Anwendung in der Stillzeit wird nicht empfohlen.

Zusammenfassende Bewertung

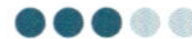

Povidon-Iod kann zur Desinfektion von kleineren Wunden eingesetzt werden. Es besitzt ein breites Wirkungsspektrum, ist im Gegensatz zu Alkoholen auch gut gegen unbehüllte Viren wirksam und brennt nur wenig. Bei längerfristigem Einsatz wird jedoch möglicherweise die Wundheilung verzögert. Weiterhin besteht die Gefahr einer Kontaktsensibilisierung.

40.1.3 Polihexanid

Wirkung

Das Antiseptikum Polihexanid ist eine kationenaktive Verbindung und wirkt durch selektive Bindung an saure Lipide bakterieller Zellmembranen. Die Mikroorganismen werden schon von sehr geringen Konzentrationen nachhaltig geschädigt und abgetötet. Eine Bindung an menschliche Zellen erfolgt nicht. Polihexanid hat ein breites Wirkungsspektrum, u. a. auch gegen den methicillinresistenten *Staphylococcus aureus* (MRSA). Die Substanz kann zur Dekontamination bei kritisch kolonisierten und infizierten Wunden eingesetzt werden. Die Wundheilung wird durch Polihexanid kaum beeinträchtigt.

Dosierung

- Kinder, Jugendliche und Erwachsene: 0,02–0,04 %ige Lösungen zum Spülen infizierter Wunden oder als antimikrobielle Wundauflage 1-mal/d applizieren

Pharmakokinetische Eigenschaften

Wirkungseintritt

Der Wirkungseintritt liegt bei 5–20 Minuten.

Metabolismus und Ausscheidung

Polihexanid wird sowohl bei Anwendung auf intakter Haut als auch auf Wunden nicht resorbiert.

Besondere Hinweise

Aufgrund der sehr guten Gewebeverträglichkeit und Wirksamkeit ist Polihexanid ein Antiseptikum der Wahl. Dies gilt auch für die Behandlung schlecht heilender chronischer oder sehr empfindlicher Wunden oder für die MRSA-Dekontamination. Die Substanz ist hilfreich zum Abtragen nekrotischer oder infizierter Gewebeteile, beeinflusst Granulation und Wundheilung positiv und wirkt zusätzlich befeuchtend. Für die Anwendung bei kleineren Kindern sowie während der Schwangerschaft und der Stillzeit bestehen zurzeit keine ausreichenden Erfahrungen.

Zusammenfassende Bewertung

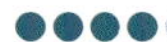

Polihexanid ist aufgrund seiner guten Wirksamkeit gegen Bakterien und Pilze und wegen seiner Gewebeverträglichkeit auch für die längerfristige Anwendung geeignet. Es ist zudem gegen MRSA wirksam. Die Effektivität gegenüber behüllten Viren ist nicht gesichert. Bei unbehüllten Viren ist keine Wirkung zu erwarten.

40.1.4 Octenidin

Wirkung

Octenidin ist eine kationenaktive Substanz und reagiert mit Zellwand- und Membranbestandteilen von Mikroorganismen. Als Folge kommt es zur Zerstörung von deren Zellfunktion. Octenidin zeigt bakterizide, tuberkulozide und fungizide Effekte. Die viruzide Wirkung ist auf behüllte Viren begrenzt.

Dosierung

- Kinder, Jugendliche und Erwachsene: 0,1 %ige Lösungen 1-mal/d mithilfe von Tupfern oder als Spray auf die betroffene Region aufbringen

Pharmakokinetische Eigenschaften

Wirkungseintritt

Die Wirkung tritt innerhalb von 30 Sekunden bis 5 Minuten ein. Die Anwendungsdauer sollte begrenzt bleiben.

Metabolismus und Ausscheidung

Octenidin wird sowohl gastrointestinal als auch perkutan in nur sehr geringem Umfang resorbiert. Ein Überwinden der Plazentaschranke kann ausgeschlossen werden.

Besondere Hinweise

Octenidin ist gut gewebeverträglich, sollte jedoch nicht am Ohr verwendet werden, um eine Beschädigung des Trommelfells zu vermeiden. Eine Anwendung während der Schwangerschaft und der Stillzeit erscheint vertretbar.

Octenidin wird meist in Kombination mit 2 %igem Phenoxyethanol eingesetzt. Dieser Alkohol wirkt aufgrund einer Erhöhung der Durchlässigkeit der Zellmembran für Kalium bakterizid und brennt ebenfalls nicht.

Zusammenfassende Bewertung

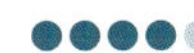

Octenidin ist zur Desinfektion von Wunden geeignet. Die Substanz ist farblos, gut wirksam und gewebeverträglich.

40.1.5 Ionisches Silber

Wirkung

Ionisches Silber wirkt über eine Störung der DNA-Synthese sowie über eine Bindung an Struktur- und Funktionsproteine von Bakterien. Aufgrund seiner zytotoxischen Wirkung beeinträchtigt es die Wundheilung.

Dosierung

- Kinder, Jugendliche und Erwachsene: Ionische Silberverbindungen werden vor allem in Form von Wundauflagen appliziert.

Pharmakokinetische Eigenschaften

Wirkungseintritt

Zum genauen Wirkungseintritt liegen keine Erkenntnisse vor.

Metabolismus und Ausscheidung

Nach topischer Applikation werden Silberionen praktisch nicht resorbiert. Die Substanz verteilt sich in die Gewebe, vor allem in Leber und Milz. Die Ausscheidung erfolgt hauptsächlich über die Fäzes.

Besondere Hinweise

Ionische Silberverbindungen sollten allenfalls als Beschichtung von Wundauflagen appliziert werden, damit die Durchdringung des Gewebes nicht zu stark ist und somit die Heilung nicht behindert wird. In einer Metaanalyse zur Behandlung von Diabetes-bedingten Fußulzera mit silberbeschichteten Wundauflagen konnte eine gewisse Heilungsbeschleunigung gezeigt werden. Bei alleiniger topischer Anwendung kann Argyrie, eine blaugräuliche Gewebeverfärbung durch Silbersulfid, auftreten.

Ionische Silberverbindungen werden in randomisierten kontrollierten Studien nicht gut bewertet. Es konnte weder eine Beschleunigung der Heilung noch eine Reduktion der

Infektionsrate nachgewiesen werden. In einigen Untersuchungen war die Heilung deutlich verzögert und es traten verstärkt Schmerzen auf.

Zusammenfassende Bewertung

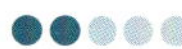

Ionische Silberverbindungen können trotz häufiger Anwendung in der Praxis nicht zur Wundbehandlung empfohlen werden. Aus der bisherigen Datenlage kann nicht geschlossen werden, dass die Wundheilung gefördert oder Wundinfektionen verhindert werden. Es liegen hingegen Hinweise vor, dass Silberverbindungen eventuell eine Verzögerung der Heilung und u. U. eine Verstärkung von Schmerzen bewirken.

Anmerkungen

- Das topisch eingesetzte Antibiotikum Tyrothricin kann über kurze Zeit bei leichten bakteriellen Wundinfektionen angewendet werden. Kontrollierte klinische Studien zum Wirksamkeitsnachweis liegen jedoch nicht vor.
- Das früher häufig eingesetzte Antiseptikum Dequaliniumchlorid gilt nicht mehr als bevorzugte Substanz. Es wirkt deutlich schwächer als z. B. iodhaltige Zubereitungen oder Alkohole.
- Benzalkonium, Biphenylol, Chinolinol, Chlorokresol und Dibromol gelten ebenfalls nicht mehr als bevorzugte Antiseptika. Es besteht ein erhöhtes Risiko für das Auftreten allergischer Reaktionen.
- Die Wirkung von Chlorhexidin ist zwar lange anhaltend, dafür bewirkt die Substanz eine Hemmung der Wundheilung und wirkt allergisierend. Daher kann allenfalls der einmalige Einsatz zur Erstversorgung empfohlen werden.
- Das iodhaltige Clioquinol ist ein nur mäßig wirksames Antiseptikum und wird in größerem Ausmaß systemisch resorbiert. Bei großflächiger Anwendung sind sogar Nervenschädigungen und Erblindung möglich. Von einer Anwendung wird abgeraten.
- Ethacridin ist ebenfalls ein überholtes Therapieprinzip. Neben einer unzureichenden antiseptischen Wirkung hemmt es die Wundheilung und löst Kontaktallergien aus.
- Zum Beleg der Wirksamkeit von Wasserstoffperoxid liegen keine klinischen Studien vor. Offenbar kommt es hauptsächlich zu einer mechanischen Reinigung der Wunde durch die Freisetzung von Sauerstoff.

40.2 Wundheilungsfördernde Substanzen

40.2.1 Hydrosomales Wundgel

Wirkung

Das Wundgel enthält Hydrosomen, zwiebelartig aufgebaute Doppelschichten mit eingelagertem Wasser, die bis zum Wundgrund penetrieren und die Wunde mit körperidentischen Phospholipiden und Feuchtigkeit versorgen. Diese Phospholipide unterstützen proliferative Vorgänge in der Wunde und den Abtransport von nekrotischem Material (autolytisches Débridement). Bei zusätzlicher Beladung der Hydrosomen mit einem Antiseptikum, z. B. Povidon-Iod, kann zusätzlich einer Wundinfektion vorgebeugt werden.

Dosierung

- Wundgel 2 mm dick auf die Wunde auftragen oder auf eine entsprechende Wundauflage aufbringen

Pharmakokinetische Eigenschaften

Wirkungseintritt

Zum genauen Wirkungseintritt liegen keine Erkenntnisse vor.

Metabolismus und Ausscheidung

Pharmakokinetische Daten sind nicht bekannt.

Besondere Hinweise

In einigen kleineren kontrollierten Studien, insbesondere bei diabetischem Fuß, konnte gezeigt werden, dass hydrosomale Wundgele zur verbesserten Heilung beitragen können. Die Wunden werden intensiv befeuchtet und heilen somit schneller ab. Eine vorausgehende Behandlung mit einem Antiseptikum oder die Einlagerung eines solchen in die Hydrosomen verbessern die Heilungsergebnisse zusätzlich.

Zusammenfassende Bewertung

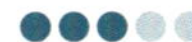

Zur Wundheilungsförderung hydrosomaler Wundgele liegen einige kleinere klinische Studien vor. Die Anwendung in Kombination mit einem Antiseptikum ist ebenfalls möglich. Zur endgültigen Beurteilung sind weitere kontrollierte Untersuchungen an größeren Patientenkollektiven erforderlich.

Anmerkungen

- Pflanzenextrakte aus Kamille, Echinacea, Hamamelis, Calendula oder Zwiebeln werden sehr häufig zur Unterstützung der Wundheilung eingesetzt. Aussagekräftige kontrollierte klinische Studien zur Wirksamkeit liegen jedoch nicht vor.
- Die feuchte Wundbehandlung hat sich insbesondere bei chronischen Wunden bewährt und wird in entsprechenden Leitlinien empfohlen. Durch hydroaktive Verbände oder Pflaster wird verhindert, dass die Wundflüssigkeit austrocknet. Die Neubildung von Zellen wird angeregt und das Infektionsrisiko gesenkt. Die Bildung von Wundschorf, der die Einwanderung neu gebildeter Zellen stört, und das Verkleben mit dem Verbandmaterial wird verhindert.

- Dexpanthenol ist das alkoholische Analogon des sogenannten Hautvitamins Pantothensäure und als Bestandteil von Coenzym A an zahlreichen Stoffwechselprozessen beteiligt.
- Entsprechend einer aktuellen Cochrane Review wirkt Honig möglicherweise, zumindest bei akuten Wunden und Verbrennungen, beschleunigend auf die Wundheilung. Die in zahlreichen In-vitro-Untersuchungen nachgewiesene antimikrobielle Wirkung beruht auf der hohen Osmolarität des enthaltenen Zuckers und der damit einhergehenden Membrandestabilisierung sowie auf dem Gehalt an Wasserstoffperoxid, welches durch das Enzym Glucose-Oxidase permanent gebildet wird. Zur eindeutigen Beurteilung sind jedoch weitere kontrollierte klinische Studien erforderlich.
- Wunden im Mund, z. B. durch Verletzungen oder schlechtsitzende Prothesen, können durch Spülen und Bepinseln mit Kamille-, Salbei- oder Myrrheextrakten behandelt werden. Auch das Spülen oder Betupfen mit Dexpanthenol- oder Chlorhexidinzubereitungen ist möglich. Bei sehr schmerzhaften Wunden können anästhesierende Gele, z. B. Lidocain, eingesetzt werden. Hier besteht allerdings das Risiko einer Methämoglobinämie. Die Datenlage zur heilungsfördernden Wirksamkeit ist bislang begrenzt.
- Zinkhaltige Externa haben einen adstringierenden, antiinflammatorischen und kühlenden Effekt. Die Anwendung kann daher bei entzündlichen Läsionen erfolgen. Eine Empfehlung auf der Basis kontrollierter Studien kann jedoch zurzeit nicht gegeben werden.

40.3 Abgrenzung zu verschreibungspflichtigen Arzneimitteln und anderen ärztlichen Therapieverfahren

Bei größeren offenen, entzündeten, infizierten oder stark eiternden Wunden sollte ein Arzt konsultiert werden, ebenso wie bei großem Blutverlust, Verdacht auf innere Verletzungen, Ulzerationen oder zusätzlichen Reaktionen wie Fieber oder Lymphknotenschwellungen. Es wird empfohlen, große Wunden bis zur ärztlichen Versorgung nicht auszuwaschen, zu reinigen oder zu berühren. Zunächst stehen Blutstillung, sterile Abdeckung und Ruhigstellung im Vordergrund. Schnittwunden mit mehr als 1 cm Länge oder nicht glatten Wundrändern müssen möglicherweise chirurgisch unter Anästhesie versorgt bzw. genäht werden. Spezielle Wunden wie größere Brandwunden, Säure-/Laugenverletzungen, Dekubitus oder schlecht heilende Wunden bei Diabetikern bedürfen einer besonderen Behandlung und sollten daher ebenfalls unter ärztlicher Aufsicht versorgt werden. Bei akuten Verletzungen muss zunächst der Tetanusimpfschutz überprüft und ggf. Tetanusimmunglobulin appliziert werden. Bei Tierbissen kann die Gabe von Tollwutimmunglobulin erforderlich sein.

Infizierte Wunden sollten vorzugsweise mit systemischen Antibiotika behandelt werden, da eine lokale Antibiose meist ineffektiv ist und Allergien hervorrufen kann. Bisswunden von Katzen führen eher zu bakteriellen Infektionen als Hundebisse. Auf Menschen zurückzuführende Bisswunden sind prinzipiell gefährlicher als Tierbisse. Häufig treten hier Infektionen durch Problemkeime wie α-hämolysierende Streptokokken oder *S. aureus* auf. Bei Patienten mit verzögerter Blutgerinnung kann die Stillung der Blutung mit besonderen Naht- oder Verbandstechniken herbeigeführt werden. Insbesondere bei chronischen Wunden kommt es mitunter zur Bildung von Wundbelägen und Nekrosen. Mit dem Débridementverfahren können diese Beläge entfernt werden. Dies ist entweder chirurgisch oder durch Aufbringen hydroaktiver Wundauflagen bzw. Enzymzubereitungen möglich. Biochirurgisches Débridement wird mithilfe steril gezüchteter Maden durchgeführt. Diese werden für 2–4 Tage auf die Wunde aufgebracht und sondern ein Sekret ab, das selektiv nekrotisches Gewebe auflöst, ohne gesundes Gewebe zu beschädigen.

Schlecht heilende Wunden, z. B. bei diabetischem Fuß, können mit Platelet-derived-growth-factor-(PDGF)-Zubereitungen behandelt werden. PDGF unterstützt das Zusammenziehen des Gewebes und die Wiederherstellung der Festigkeit. Als Folge wird das Eindringen von Bindegewebszellen, die der Wundheilung dienen, gefördert. Aus autologen, allogenen oder xenogenen Zellen hergestellte, sogenannte Tissue-Engineering-Produkte greifen ebenfalls aktiv in die Wundheilung ein. Die Behandlung mit Wachstumsfaktoren ist nicht immer erfolgreich, derzeit noch sehr teuer und daher nur speziellen Indikationen vorbehalten. Der eindeutige Nutzen dieser modernen Behandlungsformen muss in weiteren klinischen Studien nachgewiesen werden.

40.4 Handelspräparate (Auswahl)

Wirkstoff	Bewertung	Präparatebeispiele®
Alkohole	●●○○○	Kodan Tinktur
Hydrosomales Wundgel	●●●○○	Repithel
Octenidin	●●●●○	Octeniderm, Octenisept
Polihexanid	●●●●○	Serasept, Prontosan Wundspüllösung
Povidon-Iod	●●●○○	Betaisodona, Braunol, Sepso J Lösung

Literatur

Aftab R, Dodhia VH, Jeanes C, Wade RG. Bacterial sensitivity to chlorhexidine and povidone-iodine antiseptics over time: a systematic review and meta-analysis of human-derived data. Sci Rep 13(1): 347, 2023

Bergin S, Wraight P. Silver based wound dressings and topical agents for treating diabetic foot ulcers. Cochrane Database Syst Rev (1): CD005082, 2011

Chronische und sekundär heilende Wunden: Hygieneanforderungen (S1+IDA-Leitlinie). AWMF-Register-Nr. 029/042 Stand 01/2014

Cwajda-Białasik J, Mościcka P, Szewczyk MT. Antiseptics and antimicrobials for the treatment and management of chronic wounds: a systematic review of clinical trials. Postepy Dermatol Alergol 39(1): 141–151, 2022

Dumville JC, McFarlane E, Edwards P et al. Preoperative skin antiseptics for preventing surgical wound infections after clean surgery. Cochrane Database Syst Rev (3): CD003949, 2015

Dumville JC, O'Meara S, Deshpande S et al. Hydrogel dressings for healing diabetic foot ulcers. Cochrane Database Syst Rev 2013(7): CD009101, 2013

Fachinformation Iod-Wundsalbe Robugen, Stand 08/2022

Fachinformation Kodan forte, Stand 08/2015

Fachinformation Laryngomedin Octenidin Antisept, Stand 12/2021

Fernandez R, Green HL, Griffiths R et al. Water for wound cleansing. Cochrane Database Syst Rev 9(9): CD003861, 2022

Hamacher H, Wahl MA. Selbstmedikation, 2. Aufl., Wissenschaftliche Verlagsgesellschaft Stuttgart, 2022

Hasegawa T, Tashiro S, Mihara T et al. Efficacy of surgical skin preparation with chlorhexidine in alcohol according to the concentration required to prevent surgical site infection: meta-analysis. BJS Open 6(5): zrac111, 2022

Heal CF, Banks JL, Lepper PD et al. Topical antibiotics for preventing surgical site infection in wounds healing by primary intention. Cochrane Database Syst Rev 11(11): CD011426, 2016

Hoogewerf JC, Hop MJ, Nieuwenhuis MK et al. Topical treatment for facial burns. Cochrane Database Syst Rev 7(7): CD008058, 2020

Hunt DL. Diabetes: foot ulcers and amputations. BMJ Clin Evid 08: 602, 2011

Jull AB, Cullum N, Dumville JC et al. Honey as a topical treatment for wounds. Cochrane Database Syst Rev 2015(3): CD005083, 2015

Kramer A, Dissemond J, Willy C et al. Konsensusempfehlung zur Auswahl von Wirkstoffen für die Wundantiseptik, 2018

Lokaltherapie chronischer Wunden bei Patienten mit den Risiken periphere arterielle Verschlusskrankheit, Diabetes mellitus, chronisch venöse Insuffizienz (S3-Leitlinie). AWMF-Register-Nr. 091–001, Stand 12.06.2021, gültig bis 11.06.2017 (in Überarbeitung)

Luo Y, Li L, Zhao P et al. Effectiveness of silver dressings in the treatment of diabetic foot ulcers: a systematic review and meta-analysis. J Wound Care 31(11): 979–986, 2022

McLain NE, Moore ZE, Avsar P. Wound cleansing for treating venous leg ulcers. Cochrane Database Syst Rev 3(3): CD011675, 2021

Moore ZE, Cowman S. Wound cleansing for pressure ulcers. Cochrane Database Syst Rev 2013(3): CD004983, 2013

Norman G, Christie J, Liu Z et al. Antiseptics for burns. Cochrane Database Syst Rev 7(7): CD011821, 2017

Norman G, Dumville JC, Mohapatra DP et al. Antibiotics and antiseptics for surgical wounds healing by secondary intention. Cochrane Database Syst Rev 3(3): CD011712, 2016

Norman G, Dumville JC, Moore ZEH et al. Antibiotics and antiseptics for pressure ulcers. Cochrane Database Syst Rev 4(4): CD011586, 2016

Norman G, Shi C, Goh EL et al. Negative pressure wound therapy for surgical wounds healing by primary closure. Cochrane Database Syst Rev 5(5): CD009261, 2022

O'Meara S, Al-Kurdi D, Ologun Y et al. Antibiotics and antiseptics for venous leg ulcers. Cochrane Database Syst Rev (1): CD003557, 2014

O'Meara S, Cullum NA, Nelson EA et al. Compression for venous leg ulcers. Cochrane Database Syst Rev 11(11): CD000265, 2012

O'Meara S, Martyn-St James M. Alginate dressings for venous leg ulcers. Cochrane Database Syst Rev 2015(8): CD010182, 2015

O'Meara S, Martyn-St James M. Foam dressings for venous leg ulcers. Cochrane Database Syst Rev (5): CD009907, 2013

RKI-Ratgeber für Ärzte, Tetanus, Robert Koch-Institut, www.rki.de, Stand 2016

Soeselo DA, Yolanda R, Zita M et al. Antiseptic versus non-antiseptic solutions for preventing infection in acute traumatic wounds: a systematic review. J Wound Care 31(2): 162–169, 2022

Tsang KK, Kwong EW, Woo KY et al. The Anti-Inflammatory and Antibacterial Action of Nanocrystalline Silver and Manuka Honey on the Molecular Alternation of Diabetic Foot Ulcer: A Comprehensive Literature Review, Evid Based Complement Alternat Med 2015: 218283, 2015

Vermeulen H, van Hattem JM, Storm-VerslootMN et al. Topical silver for treating infected wounds. Cochrane Database Syst Rev (1): CD005486, 2010

Walker RM, Gillespie BM, Thalib L et al. Foam dressings for treating pressure ulcers. Cochrane Database Syst Rev 10(10): CD011332, 2017

Wunden und Wundbehandlung im Kindesalter (S1-Leitlinie). AWMF-Register-Nr. 006/129, Stand 01.07.2021, gültig bis 31.12.2025

Zeitgemäße Produkte zur Keimreduktion in Wunden, Wundzentrum-Hamburg, 2019

41 Zahnungsbeschwerden

Zahnungsbeschwerden treten vor allem im Säuglings- und Kleinkindalter sowie im frühen Erwachsenenalter beim Durchtritt der Weisheitszähne auf.

Die ersten Milchzähne brechen in der Regel im Alter zwischen 6 und 12 Monaten durch, die letzten Backenzähne des Milchgebisses mit 24 Monaten. In manchen Fällen kommt es dabei zu Schmerzen, Rötungen und Schwellungen, in schwereren Fällen auch zu Fieber.

Über den durchbrechenden Zähnen können sich zusätzlich Durchbruchszysten oder Zahnungsgeschwüre zeigen. Bei einer Dentitio difficilis (Pericoronitis) ist das Zahnfleisch um die Spitze des durchbrechenden Zahns entzündet und es kann zu Eiterbildung kommen. Säuglinge und Kleinkinder sind meist nicht in der Lage, die Ursache zu artikulieren. Verhaltensänderungen, Reizbarkeit, Schlafstörungen, Reiben am Zahnfleisch und lokale Rötungen bzw. Schwellungen können Hinweise sein. Zahlreiche weitere Beschwerden wie vermehrter Speichelfluss, Saugen, erhöhte Infektanfälligkeit, Verdauungsbeschwerden oder Ausschlag im Gesicht werden traditionell dem Zahnen zugeschrieben, ein kausaler Zusammenhang konnte in wissenschaftlichen Studien jedoch nur bedingt gezeigt werden. Möglicherweise handelt es sich um ein zufälliges zeitliches Zusammentreffen, das u. a. auf die Abnahme mütterlicher Antikörper im Blut des Kindes zurückzuführen ist.

Bei jungen Erwachsenen kann der Durchtritt der Weisheitszähne aufgrund von Platzmangel zu starken Schmerzen und Entzündungszeichen führen. Zusätzlich wird gelegentlich eine Einschränkung der Mundöffnung (Kieferklemme) beobachtet. Da der Vorgang in Schüben über mehrere Jahre andauern kann, ist die Belastung für den Patienten mitunter erheblich.

Nichtmedikamentöse Maßnahmen zur Linderung von Zahnungsbeschwerden sind:

- Beißen auf harte Gegenstände oder Lebensmittel,
- Massage,
- Kühlung (Beißringe o. Ä. nicht tieffrieren!).

Zur Anwendung von in der Alternativmedizin eingesetzten Bernsteinketten oder von homöopathischen Zubereitungen bei zahnenden Kleinkindern liegen keine gesicherten Hinweise zur Beurteilung der Wirksamkeit vor. Zur medikamentösen Behandlung von

Zahnungsbeschwerden im Rahmen der Selbstmedikation sind nur sehr wenige Untersuchungen vorhanden, die eine Einschätzung der verfügbaren Substanzen erlauben würden. An dieser Stelle daher nur ein kurzer Überblick über die Behandlungsmöglichkeiten. Eine Charakterisierung der im Folgenden genannten nichtopioiden Analgetika bzw. NSAID kann dem ▸ Kap. 17 entnommen werden.

Therapiemöglichkeiten

Zahnungsbeschwerden

- Lidocain und Polidocanol sind Lokalanästhetika und können bei Zahnungsbeschwerden zur kurzzeitigen Schmerzlinderung angewendet werden. Die Substanzen wirken jedoch weder entzündungshemmend noch antibakteriell und können Allergien auslösen. Bei lidocainhaltigen Zubereitungen besteht zudem die Gefahr einer Methämoglobinämie.
- Kamillengesamtextrakte wirken nach lokaler Applikation antiinfektiv, wundheilungsfördernd, antibakteriell und bakterientoxinhemmend. Wie in verschiedenen kleineren klinischen Studien gezeigt wurde, wirkt sich dies durchaus positiv bei Zahnungsbeschwerden aus. Eine analgetische Komponente fehlt jedoch.
- Myrrhentinktur wirkt desinfizierend, desodorierend, schwach analgetisch und granulationsfördernd, nach dem derzeitigen Erkenntnisstand jedoch nicht adstringierend. Die Tinktur ist zur topischen Behandlung von Zahnungsbeschwerden einsetzbar. Wegen fehlender Erfahrungen und wegen des bitteren Geschmackes erscheint die Zubereitung zumindest für kleinere Kinder ungeeignet.
- Ratanhiatinktur wirkt aufgrund ihres Gerbstoffgehalts adstringierend und schleimhautabdichtend. Sie kann zur topischen Behandlung von Zahnungsbeschwerden eingesetzt werden. Der erzielte Effekt ist jedoch schwach, die analgetische Komponente fehlt ganz.
- Nelkenöl entspricht in seinen Wirkungen weitgehend denen seines Hauptinhaltsstoffes Eugenol. Es wirkt bakterizid, fungizid und lokalanästhetisch. Wegen seiner gewebereizenden Effekte kann Nelkenöl jedoch nicht bei Zahnungsbeschwerden empfohlen werden.
- Beim Zahndurchbruch entstehende Wunden im Mund können durch Spülen und Bepinseln mit Salbeiextrakten behandelt werden. Die Zubereitungen wirken antiinflammatorisch, antibakteriell, antiviral und antimykotisch.
- Wenn Zahnungsbeschwerden mit starken Schmerzen oder Fieber einhergehen, können nichtopioide Analgetika oder NSAID angewendet werden. Paracetamol ist bei kleineren Kindern oder Fieber geeignet, Ibuprofen wirkt gut entzündungshemmend, Acetylsalicylsäure und Dexibuprofen sollten im Rahmen der Selbstmedikation sicherheitshalber nur bei Erwachsenen eingesetzt werden. Bei Patienten mit schwerer Herzinsuffizienz (NYHA IV) besteht für (Dex-)Ibuprofen eine Kontraindikation.

Anmerkungen

- Für die in der Volksmedizin verwendeten Veilchen- oder Eibischwurzeln konnte die Wirksamkeit nicht belegt werden. Weiterhin ist auch aus hygienischen Gründen von deren Verwendung abzuraten.

- Durch den Einsatz von desinfizierenden Präparaten zur Spülung bei größeren Kindern, wie Povidon-Iod, Dequalinium oder Chlorhexidin, wird lediglich eine Keimzahlverminderung in der Mundhöhle erreicht. Sie wirken nur kurzzeitig, unspezifisch und oberflächlich. Eine relevante Wirkung im Bereich der bei einer Zahnung auftretenden tiefen Zahnfleischtaschen kann nicht erreicht werden.
- Povidon-Iod führt u. U. zu systemischer Iod-Aufnahme, die insbesondere während einer Schwangerschaft gefährlich sein kann.

41.1 Abgrenzung zu verschreibungspflichtigen Arzneimitteln und anderen ärztlichen Therapieverfahren

Bei Zahnungsbeschwerden, die mehr als 3 Tage anhalten, mit Fieber über 39 °C, eingeschränkter Nahrungsaufnahme, Durchfall, Erbrechen, Krämpfen oder Hautausschlägen einhergehen, sollte ein Arzt konsultiert werden. Dieser kann abklären, ob die zugrundeliegende Infektion tatsächlich auf den Zahnungsvorgang zurückzuführen ist und ggf. ein Antibiotikum verordnen. Wenn Abszesse an der Stelle des durchbrechenden Zahnes auftreten, sollte ein Zahnarzt diese eröffnen und ebenfalls eine antibiotische Therapie erwägen. Nicht vollständig durchgebrochene Weisheitszähne sind oft Ursache einer chronischen Entzündung. Falls eine chirurgische Entfernung der aufliegenden Gingivakappe nicht zum Erfolg führt, sollte eine Extraktion des Zahnes in Betracht gezogen werden. Bei eindeutig vorhersehbarem Platzmangel ist eine prophylaktische Extraktion sinnvoll.

41.2 Handelspräparate (Auswahl)

Wirkstoff	Präparatebeispiele®
Kamillenextrakt + Lidocain	Dentinox, Kamistad (ab 12 Jahren)
Kamillen-, Nelken-, Salbei- und Pfefferminzöl + Propolistinktur	Osa Pflanzen-Zahngel
Lidocain (Lutschtabletten)	Trachilid (nur für Erwachsene)

Literatur

Ammon H, Mutschler E, Scholz H (Hrsg.). Arzneimittel Information und Beratung. 27. Akt.lfg., Wissenschaftliche Verlagsgesellschaft Stuttgart, 2023

Bailey B, Worthington HV, van Wijk A et al. Ibuprofen and/or paracetamol (acetaminophen) for pain relief after surgical removal of lower wisdom teeth. Cochrane Database Syst Rev (12): CD004624, 2013

Blaschek W et al. Wichtl Teedrogen und Phytopharmaka. 6. Aufl., Wissenschaftliche Verlagsgesellschaft Stuttgart, 2016

Canto FMT, Costa Neto OC, Loureiro JM et al. Efficacy of treatments used to relieve signs and symptoms associated with teething: a systematic review. Braz Oral Res 36. e066, 2022

Drugdex® System. Thomson Healthcare, Zugriff 04/2023

Fachinformation Kamistad, Stand 08/2020

Fachinformation Trachilid, Stand 11/2014

Gately F, Ali K, Burns L. The effect of pre-emptive ibuprofen on post-operative pain after removal of lower third molar teeth: a systematic review. Evid Based Dent doi: 10.1038/s41432-021-0211-1, 2022

Ghaeminia H, Nienhuijs MEL, Toedtling V et al. Surgical removal versus retention for the management of asymptomatic disease-free impacted wisdom teeth. Cochrane Database Syst Rev 5(5): CD003879, 2020

Hamacher H, Wahl MA. Selbstmedikation, 2. Aufl., Wissenschaftliche Verlagsgesellschaft Stuttgart, 2022

Hanisch M, Hanisch L, Kleinheinz J, Jung S. Primary failure of eruption (PFE): a systematic review. Head Face Med 14(1): 5, 2018

Krasny M, Zadurska M, Cessak G et al. Analysis of effect of non-steroidal anti-inflammatory drugs on teeth and oral tissues during orthodontic treatment. Report based on literature review. Acta Pol Pharm 70(3): 573–577, 2013

Massignan C, Cardoso M, Porporatti AL et al. Signs and symptoms of primary tooth eruption: a meta-analysis. Pediatrics 137(3): e20153501, 2016

Nemezio MA, De Oliveira KM, Romualdo PC et al. Association between fever and primary tooth eruption: a systematic review and meta-analysis. Int J Clin Pediatr Dent 10 (3): 293–298, 2017

Odontogene Infektionen und Abszesse (S2-Leitlinie). AWMF-Register-Nr. 007/006, Stand 30.09.2016, gültig bis 29.09.2021 (in Überarbeitung)

Rund um die Zähne – Anatomie. Online-Informationen der Kassenzahnärztlichen Bundesvereinigung. www.kzbv.de

Schneider T, Mauermann E, Ilgenstein B et al. Analgesic benefit of metamizole and ibuprofen vs. either medication alone: a randomized clinical trial. Minerva Anestesiol 88(6): 448–456, 2022

Staderini E, Patini R, Guglielmi F et al. How to manage impacted third molars: germectomy or delayed removal? a systematic literature review. Medicina (Kaunas) 55(3): 79, 2019

Tamimi Z, Abusamak M, Al-Waeli H et al. NSAID chronotherapy after impacted third molar extraction: a randomized controlled trial. Oral Maxillofac Surg 26(4): 663–672, 2022

Watson H, Hildebolt C, Rowland K. Pain Relief with Combination Acetaminophen/Codeine or Ibuprofen following Third-Molar Extraction: A Systematic Review and Meta-Analysis. Pain Med 23(6): 1176–1185, 2022

42 Exkurs: Evidenzbasierte Medizin

Die evidenzbasierte Medizin ist ein Bereich der Medizin, der in den letzten Jahren zunehmend an Bedeutung gewonnen hat.

Definition

„Die Evidenzbasierte Medizin ist der gewissenhafte, ausdrückliche und vernünftige Gebrauch der gegenwärtig besten Evidenz für Entscheidungen in der medizinischen Versorgung individueller Patienten. Die Praxis der Evidenzbasierten Medizin bedeutet die Integration der individuellen klinischen Erfahrung mit der besten verfügbaren, externen klinischen Evidenz aus systematischer Forschung." (David Sackett, 1996)

Sackett et al. haben zur Umsetzung der evidenzbasierten Medizin die fünf folgenden Schritte vorgeschlagen:

1. Formulierung einer relevanten, beantwortbaren Frage zum Fall,
2. Literaturrecherche zur besten externen Evidenz,
3. kritische Einschätzung der Evidenz hinsichtlich Validität und Relevanz,
4. Anwendung der Erkenntnisse auf das Ausgangsproblem,
5. Bewertung des eigenen Vorgehens und der Resultate und gegebenenfalls Anpassung.

Die therapeutische Entscheidung sollte im Einzelfall jedoch nicht nur auf Grundlage der sogenannten externen Evidenz, d. h. von wissenschaftlichen Erkenntnissen getroffen werden. Sie basiert im Idealfall auf insgesamt vier Säulen:

- wissenschaftliche Evidenz („externe Evidenz"),
- Erfahrung des Therapeuten („interne Evidenz"),
- Wunsch des Patienten,
- Erkrankung und Zustand des Patienten.

Als externe Evidenz bezeichnet man die zu einem bestimmten Zeitpunkt verfügbare Information aus methodisch hochwertigen klinischen Studien. Die Recherche anhand von Primärstudien ist jedoch sehr zeitaufwändig und in der Praxis häufig nicht durchführbar. Deshalb ist es in vielen Fällen praktikabel, auf die von Experten und Leitliniengruppen systematisch ausgewerteten und aufgearbeiteten Informationen zu einem Themengebiet zurückzugreifen, z. B. auf hochwertige Leitlinien von Fachgesellschaften oder systematische Übersichtsartikel, wie die der Cochrane Collaboration.

Besonders schwierig gestaltet sich das Vorgehen, wenn zu einem Thema nur begrenzt Daten oder nur Untersuchungen schlechter Qualität zur Verfügung stehen. In diesen Fällen ist es oft kaum möglich, sich aus der vorhandenen Datengrundlage eine eindeutige Meinung zu bilden. Hier bleibt dann in vielen Fällen nur der Therapieversuch.

Bei der eigenen Beurteilung klinischer Studien kann es hilfreich sein, sich über die Aussagekraft der jeweiligen Studie Gedanken zu machen. Für den Nachweis der Wirksamkeit gilt die gut durchgeführte randomisierte kontrollierte klinische Studie (RCT) als Goldstandard. Ergebnisse aus anderen Studiendesigns (z. B. Fall-Kontroll-Studien, Kohortenstudien oder Anwendungsbeobachtungen) haben eine geringere Aussagekraft. Den geringsten „Evidenzgrad" haben Expertenmeinungen, Fallserien oder Einzelfallberichte.

Neben dem Studiendesign spielen jedoch auch die Studienplanung und Qualität der Durchführung eine entscheidende Rolle. So können qualitative Schwächen wie z. B.

- unklare Methodik der Patientenauswahl,
- fehlende Vergleichsgruppe,
- fehlendes oder unklares Randomisierungsverfahren,
- fehlende oder nicht ausreichende Verblindung oder
- fehlende Intention-to-treat-Analyse und
- fehlende a priori-Definition der Zielkriterien

die Aussagekraft der Studie wesentlich mindern. Diese Effekte können eine sogenannte Verzerrung (engl. „bias") des Studienergebnisses verursachen, z. B. durch eine Überschätzung des tatsächlichen Effektes. Bei gut durchgeführten Studien ist die Gefahr der Verzerrung des Ergebnisses relativ gering.

Beim dargestellten Ergebnis sollte ein besonderes Augenmerk auf die klinische Relevanz gelegt werden. So ist es z. B. fraglich, ob die Verkürzung der Krankheitsdauer um einen halben Tag bei einer durchschnittlichen Krankheitsdauer von zehn Tagen für den Patienten wirklich relevant ist, auch wenn die statistische Signifikanz gegeben ist.

Leitlinien können in verschiedenen Entwicklungsstufen vorliegen. Die Arbeitsgemeinschaft der wissenschaftlichen medizinischen Fachgesellschaften teilt die Leitlinien in folgende Stufen ein:

- S1: Eine Expertengruppe erarbeitet im informellen Konsens eine Empfehlung. Diese Leitlinien haben die niedrigste Entwicklungsstufe (Expertenempfehlung).
- S2: Auf dieser Stufe hat eine strukturierte Konsensfindung (S2k) oder eine systematische „Evidenz-Recherche" (S2e) stattgefunden.
- S3: Diese Leitlinien haben die höchste Entwicklungsstufe und wurden systematisch entwickelt (d. h. systematische Recherche, Auswahl und Bewertung der wissenschaftlichen Belege).

Diese Zusammenfassung soll nur einen kleinen Einblick geben. Weiterführende Anleitungen und Hinweise finden Sie in der nachfolgend genannten Literatur.

Literatur

Arbeitsgemeinschaft der Wissenschaftlichen Medizinischen Fachgesellschaften e. V., AWMF-Regelwerk, www.awmf.org, Zugriff 04/2023

Datenbanken für evidenzbasierte Literatur, www.ebm-netzwerk.de/pharmaziebibliothek/literatursuche/db-evidenzbasierte-literatur

Evidenzbasierte Medizin, Cochrane Deutschland, www.cochrane.de/de/ebm

Hinneburg I. Evidenzbasierte Medizin im Apothekenalltag. PZ Prisma 19: 143–148, 2012

Sackett DL, Rosenberg WM, Gray JA et al. Evidence-based medicine: What it is and what it isn't. BMJ 312: 71–72, 1996

Sackett DL, Rosenberg WM, Gray JA et al. Was ist Evidenz-basierte Medizin und was nicht? Munch Med Wochenschr 139 (44): 644–645, 1997

SIGN 50, A guideline developer's handbook, Stand 2014, www.sign.ac.uk

Timmer A, Richter R. Systematische Übersichtsarbeiten zu Fragen der Therapie und Prävention, Teil 1: Was ist eine systematische Übersichtsarbeit? Arzneimitteltherapie. Wissenschaftliche Verlagsgesellschaft Stuttgart 4: 137–139, 2008

Wissensnetzwerk „evidence.de", www.evidence.de (Universität Witten-Herdecke)

Sachregister

E

H

I

L

M

O

P

T

W

X

Die Autorin

Dr. Monika Neubeck

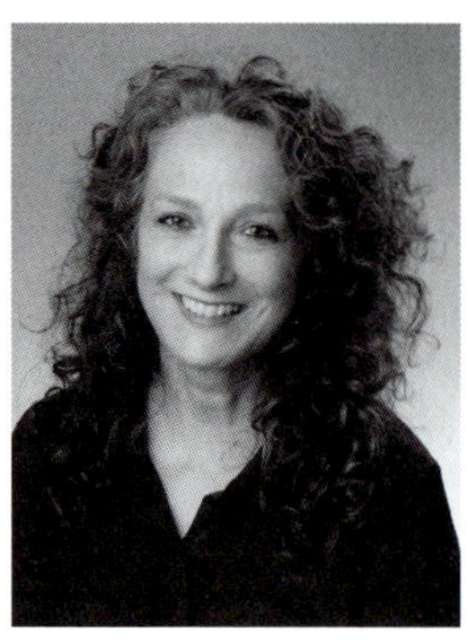

Monika Neubeck war nach dem Studium der Pharmazie an der Johann-Wolfgang-Goethe-Universität in Frankfurt am Main und nachfolgender Promotion zunächst als wissenschaftliche Mitarbeiterin am Pharmakologischen Institut für Naturwissenschaftler der Universität Frankfurt tätig. Hier leitete sie die Arbeitsgruppe Pharmakokinetik. Nach Verlassen der Universität arbeitete sie als selbstständige Gutachterin für Arzneimittel sowie als Übersetzerin von Zulassungsdossiers für die Firma Servier in Paris. Seit vielen Jahren ist sie als Autorin und Redakteurin für den Deutschen Apotheker Verlag und die Wissenschaftliche Verlagsgesellschaft Stuttgart an verschiedenen Projekten beteiligt, u. a. Arzneibuch-Kommentar, AMS-Arzneimittel Information und Beratung, Last Minute Check Pharmakologie, Helwig/Otto Arzneimittel und den mehrmals monatlich in der Deutschen Apotheker Zeitung erscheinenden Beiträgen zum Thema „Neue Arzneimittel". Durch die regelmäßige Tätigkeit in einer öffentlichen Apotheke hält sie den Bezug zur Apothekenpraxis. Frau Dr. Neubeck ist Mutter von einer Tochter und zwei Söhnen.